刺激性化学物中毒诊断与救治

U0225940

主　审　黄金祥　倪为民

主　编　李思惠

副主编　邹和建　孙道远　张雪涛

编　者（以姓氏笔画为序）

万伟国　复旦大学附属华山医院

王　凡　辽宁省职业病防治院

王　洁　上海市化工职业病防治院

王永义　重庆市职业病防治院

石冬梅　黑龙江省第二医院

匡兴亚　上海市杨浦区中心医院

毕玉磊　黑龙江省第二医院

刘移民　广东省广州市职业病防治院

闫永建　山东省职业病防治院

闫丽丽　上海市化工职业病防治院

孙承业　中国疾病预防控制中心职业卫生与中毒控制所

孙道远　上海市肺科医院(上海市职业病医院)

杜先林　中国军事医学研究院

李丹丹　黑龙江省第二医院

李思惠　上海市化工职业病防治院

李晓军　黑龙江省第二医院

杨志前　广东省广州市职业病防治院

邹和建　复旦大学附属华山医院

张巡淼　上海市肺科医院(上海市职业病医院)

张雪涛　上海市化工职业病防治院

陈嘉斌　广东省职业病防治院

林丽颖　福建省职业病防治院

金　辉　黑龙江省第二医院

赵　建　中国军事医学研究院

郝凤桐　北京市朝阳医院

胡训军　上海市化工职业病防治院

胡英华　黑龙江省第二医院

闻建范　上海市化工职业病防治院

贾晓东　上海市疾病预防控制中心

夏丽华　广东省职业病防治院

倪为民　上海市杨浦区中心医院

徐麦玲　复旦大学附属华山医院

徐希娴　北京大学第三医院

唐文娟　福建省职业病防治院

黄金祥　中国疾病预防控制中心职业卫生与中毒控制所

蒋轶文　辽宁省职业病防治院

谢兰兰　上海市肺科医院(上海市职业病医院)

穆进军　山西医科大学第二医院

秘　书　胡训军　闫丽丽

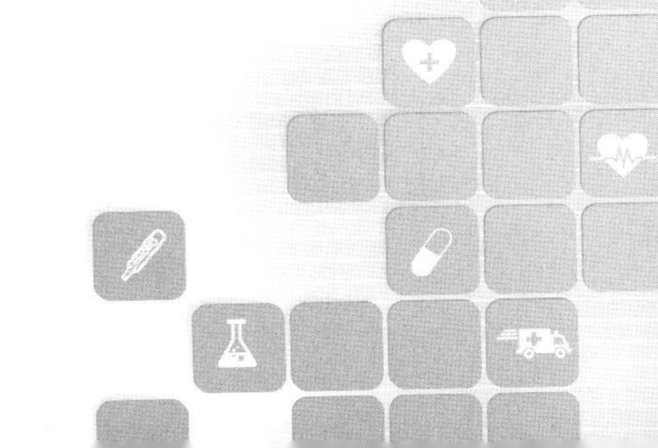

人民卫生出版社

图书在版编目（CIP）数据

刺激性化学物中毒诊断与救治 / 李思惠主编．—北京：
人民卫生出版社，2017
ISBN 978-7-117-24540-1

Ⅰ．①刺…　Ⅱ．①李…　Ⅲ．①化学物质 – 中毒 – 诊疗
Ⅳ．①R595

中国版本图书馆 CIP 数据核字（2017）第 109438 号

刺激性化学物中毒诊断与救治

主　　编：李思惠
出版发行：人民卫生出版社（中继线 010-59780011）
地　　址：北京市朝阳区潘家园南里 19 号
邮　　编：100021
E - mail：pmph @ pmph.com
购书热线：010-59787592　010-59787584　010-65264830
印　　刷：北京盛通印刷股份有限公司
经　　销：新华书店
开　　本：787 × 1092　1/16　　印张：22
字　　数：535 千字
版　　次：2017 年 6 月第 1 版　2017 年 6 月第 1 版第 1 次印刷
标准书号：ISBN 978-7-117-24540-1/R · 24541
定　　价：72.00元

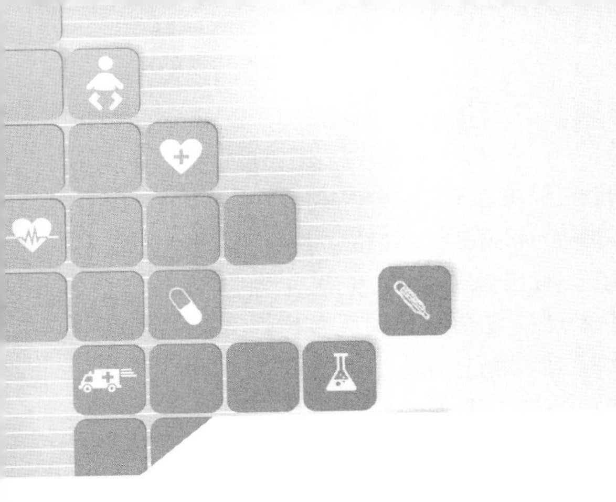

前言

刺激性化学物是以气体、烟雾形式，对眼、呼吸道黏膜、肺、皮肤产生刺激性损伤为特征的一大类化学物。急性刺激性化学物中毒是一次或短期内吸入高浓度刺激性化学物后导致的健康损害，主要靶器官是肺组织，引起的最严重病变是肺水肿及急性呼吸窘迫综合征（ARDS）。刺激性化学物品种繁多、具有易扩散、发生群体性中毒概率高等特点，若救治不及时或不恰当，则伤亡率高，社会危害大。

随着我国社会经济快速发展，接触各种有毒化学物的种类和使用量的迅速增加，突发性刺激性化学物中毒事故发生也随之增多，对职工生命、国家财产、社会安定造成巨大危害。刺激性化学物是工农业生产中常遇到的有害物质，大多是化学工业的重要原料和副产品，加上刺激性化学物多具腐蚀性、生产储存和运输等过程中常见设备、管道被腐蚀，因管道、容器内压力增高而大量外逸造成中毒事故。在化学物中毒中，刺激性化学物中毒的发生率较高，据报道全国仅 23 个省、自治区和直辖市，1989—2003 年的 15 年中报告了刺激性化学物中毒 1330 例，50% 以上发生在化工行业。此外，生活中的失火烟雾、现代建筑失火，至少含 60 种以上化学物，其中不少具有呼吸道毒性，如氮氧化物、光气、其他卤化物等。接触汽车内燃机废气、谷仓气等也均可造成刺激性化学物中毒事故。

上海市化工职业病防治院是职业病防治专业机构，从 1970 年建院迄今已四十多年，在刺激性化学物中毒的诊断与救治方面积累了丰富的临床实践经验。职业病防治院不仅在日常临床工作中，救治了大量刺激性化学物中毒患者（约占全部中毒病例 73.15%），还参与了上海市内外群体性刺激性化学物中毒的应急救援共 193 起，其中不乏重大事故，如四川省某县特大井喷，致 200 余人硫化氢中毒事故；上海某化工厂氯气泄漏，波及数千人吸入氯气事故；上海 1000 名小学生吸入液化石油气事故；四川省某地 24 个甲苯二异氰酸酯（TDI）储桶掉入河水，导致河水污染 37 人吸入 TDI 的事故，上海氨水储存钢瓶爆炸，导致 100 名市民氨气吸入中毒等等。刺激性化学物急性中毒诊治已成为职业病防治院应急救援的主要特色。由于刺激性化学物品种多，中毒常发生于生产事故，且往往是多人群发，临床表现复杂，病情危重、变化快。许多医务工作者对一些化学物的性质、毒性、用药及治疗方法尚不熟悉造成诊治困难。为了保障人民健康，提高急性刺激性化学物中毒的救治成功率，减少并发症，降低死亡率，尽快总结既往临床实践的经验与教训，编写专著，为临床医生提供急性刺激性化学物中毒诊断与救治的参考资料，尤显迫切和必要。由上海市化工职业病防治院牵头，联手国内 30 余名有丰富临床经验的专家共同撰写了《刺激性化学物中毒的诊断与救治》的临床专著。

本书从刺激性化学物的概念入手，系统地介绍了刺激性化学物在体内的代谢过程，常见刺激性化学物的中毒机制；分析了国内发生此类中毒的暴露方式及其原因。针对临床救治中存在的问题，阐述了刺激性化学物中毒的潜伏期，并按9个临床型介绍了各类中毒的临床特征，针对发病率高，处理复杂，特征性强的氯气、光气、有机氟化合物、氮氧化合物、硫酸二甲酯等中毒进行了系统阐述；针对刺激性化学物中毒表现的复杂性和预后多样性，本书用两章介绍了刺激性化学物中毒的并发症、后遗症，以及鉴别诊断的问题，并针对此类中毒具有发病突然的特征，系统介绍了院前应急处理和院内救治，并将编著的刺激性化学物按13类分别进行了介绍。

本书针对刺激性化学物中毒的临床诊治、突发事件应急处理和预防控制的需求，系统阐述了刺激性化学物的概念、中毒相关基本理论、现场处理和中毒诊治，理论联系实际，具有很强的理论引导和实践指引作用，可供临床医生、疾病预防控制工作者使用，对普及刺激性化学物中毒医学处理、规范临床诊治和事件应急处置具有极大的推动作用。本书内容不仅对从事职业病防治的医务人员有较大参考价值，同时也可供从事内科、急诊科和全科医师在抢救刺激性化学物中毒时作为临床诊治急救参考的工具书。本书对从事化学品安全生产、农药管理、化学品安全评价与咨询、职业健康与中毒控制等管理与研究的专业技术人员、高校相关专业师生也有较大的参考价值。

本书在编写过程中，承蒙各有关单位及本专业专家教授的大力支持，在此一并感谢。由于时间仓促，难免有不足甚至错误，恳请广大读者批评指正。

编者

2017年5月

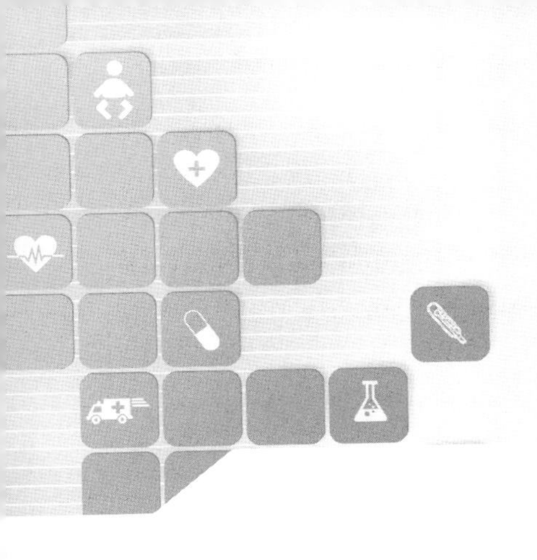

目　录

第一篇　总　论

第二篇 各 论

第一篇

总　　论

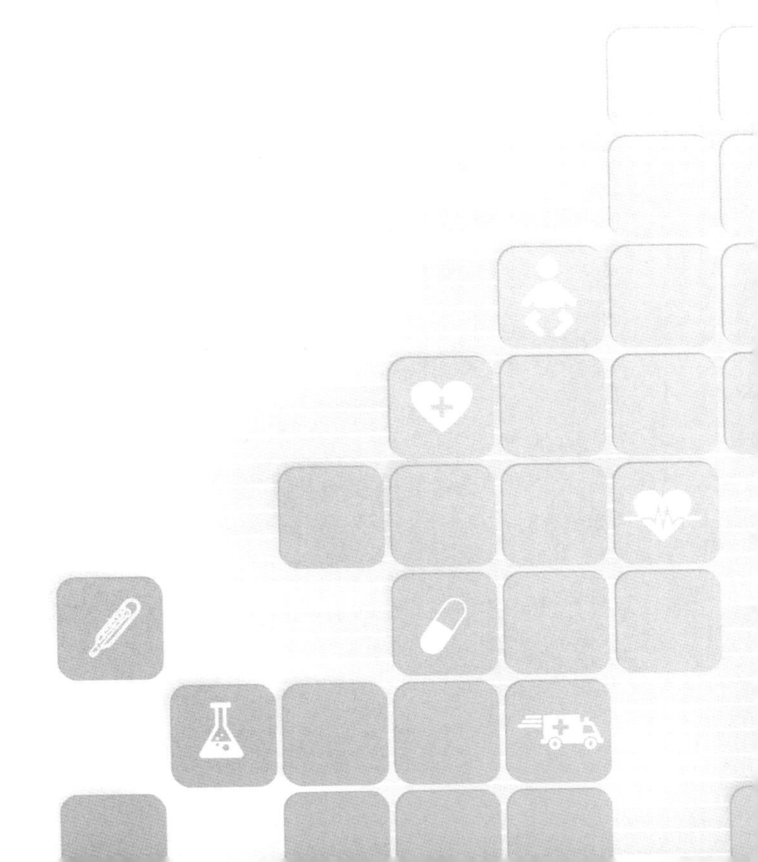

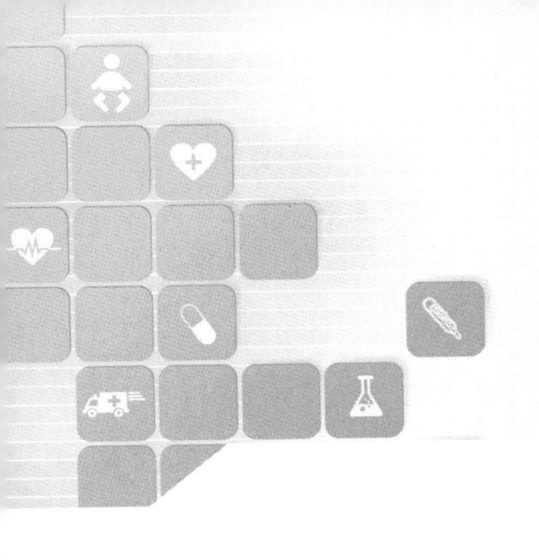

第一章

概　　论

第一节　刺激性化学物定义

刺激性化学物是指对眼、皮肤和呼吸道黏膜及肺泡上皮具有以刺激作用为主要特征的一类化合物。此类化学物多具有刺激性、腐蚀性，多在工农业生产环境中遇到，常因不遵守操作规程或容器、管道等设备被腐蚀发生跑、冒、滴、漏而污染作业环境。亦可因意外事故危害周围人群。

第二节　刺激性化学物理化特性

刺激性化学物化学物的种类繁多，多呈无色、黄褐色、棕红色或深蓝色，常有霉变的干草或烂苹果味，多以气体或烟雾的形式弥散，其中某些物质在常态下虽非气体，但可通过蒸发、升华及挥发等过程最终以蒸气和气体的形式作用于机体。

第三节　刺激性化学物毒代动力学

刺激性化学物主要经呼吸道吸入，再经肺泡膜进入血液循环；少量经过被污染的皮肤和黏膜吸收入血进入人体。由于有毒化学物本身的理化特点，以及人体组织生理、生化等特点，被人体吸收后的有毒化学物会聚集在某些组织或器官中，而表现出毒气对这些组织或器官的“选择性”和“亲和力”。如；苯、二硫化碳等有机溶剂类有毒化学物，易分布于骨髓、脑髓和富脂肪的组织中。经血吸收入体内的部分刺激性化学物可经过氧化、还原、水解和合成等代谢过程，如乙醇可氧化成为二氧化碳和水；醛类还原成醇类，再逐渐氧化成二氧化碳和水；乙酸乙酯水解成乙醇和乙酸，再氧化成二氧化碳；体内葡萄糖醛酸、甘氨酸等可与有毒化学物或其代谢产物结合。大多数有毒化学物经代谢或转化后，其毒性下降，所以，代谢或转化具有解毒作用。但有少数有毒化学物在转化过程中的某一阶段可能其毒性反而增大，经体内进一步代谢后，其毒性又下降。但人体各部位组织的解毒能力是有限的，因此，不能因为人体组织具有解毒能力而忽视了对有毒化学物的防护。吸收入体内的刺激性化学物主要以原形通过肺排出，少量以原形或代谢产物的形式经肾脏、肝脏代谢及皮肤汗液等排出。

刺激性化学物常以局部损害为主，仅在刺激作用过强时引起全身反应。决定病变程度和部位的因素是毒物的浓度、吸收速率、作用时间和溶解度。浓度、吸收速率和作用时间与病变程度有关,而水溶性则与毒物作用部位有关。高溶解度的氨、盐酸,接触到湿润的眼球结膜及上呼吸道黏膜时,立即附着在局部发生刺激作用;中等溶解度的氯、二氧化硫,低浓度时只侵犯眼和上呼吸道,而高浓度则侵犯全呼吸道;低浓度的二氧化氮、光气,对上呼吸道刺激性小,易进入呼吸道深部并逐渐与水分作用而对肺组织产生刺激和腐蚀性损害,重者可产生中毒性肺炎或中毒性肺水肿及全身中毒,且可发展为急性呼吸窘迫综合征(ARDS)。液态的刺激性毒物直接接触皮肤黏膜可发生灼伤。

(邹和建 张雪涛)

第四节 刺激性化学物中毒机制

一、病理表现

刺激性化学物主要引起眼、呼吸道黏膜、皮肤的急性刺激性损伤,部分有腐蚀性,其最为常见和危害较大的是呼吸道及肺泡上皮损伤,主要临床表现为急性支气管炎、肺炎、肺水肿、ARDS。刺激性化学物进入呼吸道可致喉、气管及支气管黏膜充血、水肿、出血等改变,支气管腔内可见泡沫样分泌物,肺组织肿胀,并可伴实变,表现为肺弥漫性水肿,肺泡腔内充满大量嗜伊红的液体,透明膜形成,肺间隔肿胀,可见多发性、灶性肺出血。肺部病变特点为:①肺间质及肺泡水肿、出血;②肺泡壁透明膜形成;③肺泡上皮细胞变性坏死与增生;④炎性细胞浸润;⑤肺微血管及动静脉血栓形成等。

二、毒性机制

(一)直接损伤

刺激性化学物对呼吸道黏膜具有直接的刺激与腐蚀作用,当进入呼吸道深部的细支气管及肺泡遇水后,可进一步形成刺激性、腐蚀性更强的酸、碱等物质,产生更强的损伤作用,进而导致肺水肿。

1. 肺泡上皮细胞损伤 高浓度刺激性化学物吸入可直接损伤肺泡上皮细胞,其中Ⅰ型上皮细胞可出现水肿、坏死、脱落,造成肺泡壁受损,呼吸膜完整性受到破坏;Ⅱ型上皮细胞受损后,其增殖分化为Ⅰ型上皮细胞以修补损伤的肺泡壁的功能降低,同时其产生肺泡表面活性物质(PS)减少,活性降低,肺泡气液面表面张力增加,导致肺泡塌陷,液体渗出增加,致气体交换障碍。

2. 肺毛细血管通透性增加 刺激性化学物进入肺泡可直接损害毛细血管内皮细胞,使内皮细胞胞质突起回缩、裂隙增宽、液体渗出,渗出液首先出现在毛细血管周围,而后逐渐向间质的其他部位及肺泡腔扩展,形成间质性肺水肿,造成急性肺损伤,其损伤程度与刺激性化学物的浓度和接触时间有关。

3. 能量代谢障碍 吸入的刺激性化学物可抑制肺泡细胞线粒体肌酸激酶及 Na^+-K^+-ATP 酶活性,破坏氧化磷酸化,造成肺组织能量代谢障碍,从而降低了生物膜的功能,使其通透性增加,并导致肺血管收缩、上皮细胞肿胀和水肿。

4. 肺换气障碍 刺激性化学物可对呼吸性细支气管及肺泡上皮细胞产生刺激作用,引起上皮细胞充血、水肿，气道管腔狭窄，造成通气不足和弥散障碍，通气 / 血流比率降低，血氧饱和度下降，从而导致机体缺氧，进一步引起部分毛细血管痉挛，而未痉挛的毛细血管流量和流体静力压增高。当肺毛细血管内流体静力压超过胶体渗透压时，液体从毛细血管渗出，进入肺间质和肺泡腔。

5. 肺淋巴循环受阻 毛细血管渗出液的回收与淋巴循环有关。刺激性化学物吸入后，可引起交感神经兴奋，使右淋巴总管痉挛，由于肺淋巴液大部分流入右淋巴总管，故其痉挛后造成肺内淋巴回流受阻，肺组织内液体滞留，从而加重或诱发肺水肿；此外，肺内体液增多，使血管邻近的淋巴管肿胀，阻力增加，淋巴回流障碍，促使肺水肿发生。

（二）间接损伤

刺激性化学物中毒造成肺损伤的机制错综复杂，除直接刺激作用外，目前认为尚与局部及全身的炎症反应、氧化应激反应、细胞凋亡、凝血纤溶系统异常、肺泡液体清除障碍、遗传因素等多方面因素有关。

1. 炎症反应 炎症反应是机体对各种病理损伤和刺激产生的生理反应，刺激性化学物吸入后可在肺部及全身引起失控的炎症反应导致肺损伤，多形核白细胞（PMN）、巨噬细胞等多种细胞均参与了机体失控的炎症反应。PMN 是机体炎症反应过程中的主要细胞，在刺激性化学物作用下，PMN 表面的细胞黏附分子表达上调，如甲醛能诱导细胞间黏附分子 Ⅰ（ICAM- Ⅰ）和血管细胞黏附分子 - Ⅰ μ（VCAM- Ⅰ）mRNA 的表达，增加 ICAM- Ⅰ 和 VCAM- Ⅰ 在黏膜微血管内皮细胞（HMMECs）上的数量，及其与嗜酸性粒细胞的黏附性。随着黏附分子的聚集，PMN 的变形能力下降，更容易在趋化因子的作用下滞留于肺泡内并被激活，释放大量炎性介质、细胞因子如弹性蛋白酶、组织蛋白酶、肿瘤坏死因子（TNF-α）、白细胞介素 -8（IL-8）和白三烯（LTs）等，进一步损伤肺泡上皮细胞和肺毛细血管内皮细胞，使肺毛细血管通透性增加，导致肺水肿。肺内的巨噬细胞主要包括肺泡巨噬细胞（AM）、肺间质巨噬细胞（IM）、血管内巨噬细胞（PIM）和树突状细胞（DC）等，存在于不同的部位，各自发挥其特有的功能，如 AM 分布于肺泡腔，直接与空气接触，是肺组织的第一道防线，在受到刺激时能够分泌 100 多种炎性介质；IM 分泌的 IL-l 和 IL-6 能发挥免疫调节作用；PIM 紧密黏附于肺毛细血管内皮，可产生溶酶体酶、前列腺素和 LTs 等，均对急性肺损伤（ALI）的发生起重要作用。如不同浓度二氧化硫吸入可引起小鼠肺组织及血清中 TNF-α、IL-6 含量显著升高；光气暴露可导致肺血管内皮生长因子（VEGF）及其受体蛋白含量显著下降、血管内皮通透性增加，同时肺组织中过氧化物酶体增殖物活化受体（PPARκ）与 ICAM-1 的 mRNA 水平也显著升高。光气染毒还导致肺组织的紧密连接蛋白（ZO-1）表达降低，使血管内皮紧密连接结构的完整性遭到破坏，血管通透性增加。这些炎症细胞分泌的前炎症因子如 TNF-α、IL-1、IL-6、IL-8 和血小板活化因子等，可进一步作用于 PMN、肺毛细血管内皮细胞和肺泡上皮细胞等诱发肺损伤，由此炎症细胞和炎症介质构成 ALI/ARDS 时炎症反应和免疫调节的细胞网络和细胞因子网络。

随着对刺激性化学物肺损伤的发生发展及细胞信号转导通路研究的不断深入，现已发现一些信号转导通路可调控机体的炎症反应，而刺激性化学物吸入可通过这些作用于细胞信号转导通路引发机体炎症反应，如：①核转录因子 -κB（NF-κB）信号通路：NF-κB 是一种转录调控因子，对多种免疫和炎症相关因子如细胞因子、生长因子、黏附分子、免疫受体及炎症反应中多种重要酶类的基因表达发挥重要的调控作用。静息状态下，NF-κB 与其抑制蛋白

IκB 结合以无活性的形式存在于细胞浆中，受到刺激时，NF-κB 与抑制蛋白解离并转入细胞核，从而启动靶基因的表达。抑制 NF-κB 的表达能够明显抑制肺部炎症因子表达，显著减轻肺部的炎症反应。② p38 丝裂霉素原活化蛋白激酶（p38MAPK）信号通路：丝裂原活化蛋白激酶（MAPKs）为广泛表达的丝氨酸 / 酪氨酸激酶，有三个主要的家族，其中 p38MAPK 是 MAPK 家族中调控炎性反应信号的最主要成员，活化的 p38MAPK 可导致促炎因子的生成，诱导环氧化酶 -2（COX-2）、诱导型一氧化氮合酶（i-NOS）和 VCAM-l 等黏附蛋白的表达及 PMN 黏附、呼吸爆发和弹性蛋白酶的释放，从而引起失控的炎症反应。③其他通路：信号转导 - 转录活化因子 -3（STATs-3）信号通路、ToII 样受体（TLRs）、G 蛋白、肾上腺素受体、JAR 激酶 / 信号转导 a- 转录激活因子（JAK/STAT）等也参与炎症反应的调节。

研究发现，光气染毒后可启动 NF-κB 和 MAPK 信号通路，光气染毒的动物肺组织髓过氧化物酶（MPO）水平增加、肺巨噬细胞的 NF-κB 核转位增强，MAPK 磷酸化水平升高。分别给予光气染毒动物 p38、JNK、细胞外调节蛋白激酶 1/2（ERK1/2）的抑制剂后，MAPK 相关的下游分子 iNOS、COX2、高迁移率族蛋白 B-1（HMGB1）等表达明显下降，肺水肿有所缓解。HMGB1 是一种与系统功能障碍相关的 DNA 结合蛋白，当机体受到外界损伤性刺激时，HMGB1 激活启动炎症反应，对炎症因子的转录调节发挥重要作用。HMGB1 的受体分布广泛。HMGB1 与受体结合后，通过 ERK1/2 激活 JNK 和 p38，活化炎症上游的 NF-κB，启动下游相关受体基因的表达，如高级糖基化产物受体、ICAM-1、VCMA-1，引起炎症因子 TNF-α、IL-8 等分泌增加，发挥其致炎损伤作用。在光气暴露后 ALI 的肺组织中，HMGB1 含量显著增加；采用抗 HMGB1 干预可以明显减轻肺水肿、减少炎症反应以及降低死亡率。

2. 氧化应激　氧化应激是指体内活性氧（ROS）的生成超过了抗氧化系统代偿能力的状态，ROS 包括氧自由基如超氧阴离子和羟自由基等，以及非氧自由基含氧物质如过氧化氢和臭氧等。正常情况下，肺部可产生少量的 ROS，但由于肺部含有超氧化物歧化酶（SOD）、过氧化氢酶（CAT）、谷胱甘肽过氧化物酶（GSH-Px）和谷胱甘肽转移酶等氧自由基清除剂，能及时清除自由基，不致对肺组织产生损害。刺激性化学物进入人体后可引发一系列氧化还原反应，生成大量 O^{2-}、OH^- 等活性氧自由基，直接作用于细胞膜、线粒体内膜，引起脂质过氧化而导致细胞损伤、死亡，进而导致肺出血、肺水肿、透明膜变性、间质或成纤维细胞增生，还可促进肺炎症细胞基因的表达加重炎症反应。可直接或间接引发 DNA 损伤、细胞凋亡、蛋白质及酶功能失调和细胞膜脂质过氧化等。动物实验结果显示，小鼠吸入甲醛后血浆与肺组织中丙二醛（MDA）含量升高，血浆 SOD 活性、肺组织 GSH-Px、SOD 活性下降，且血浆 MDA 含量与甲醛浓度呈正相关，SOD 活性与甲醛浓度呈负相关，表明吸入甲醛导致小鼠肺组织发生了氧化性损伤，同时也产生了相应的组织学改变。应用氧自由基清除剂能够有效地减少损伤或炎症时 ROS 产生，有效地减轻 ALI。

近年发现转录因子 NF-E2 相关因子 2（Nrf2）/ 抗氧化反应元件（ARE）通路（Nrf2/ARE）是机体抵抗内外界氧化和化学等刺激的防御性转导通路。生理条件下，Nrf2 在细胞质中与 Keap1 结合处于非活性、易降解的状态，在内外界自由基和化学物质刺激时，Keap1 的构象改变或者 Nrf2 直接被磷酸化，导致 Nrf2 与 Keap1 解离而活化。活化的 Nrf2 进入细胞核，与 ARE 结合，启动 ARE 下游的Ⅱ相解毒酶、抗氧化蛋白等基因转录和表达以抵抗内外界的有害刺激。光气染毒可导致以 Nrf2 为核心的抗氧化酶系统的变化，引起肺组织呼吸爆发产生大量 ROS，ROS 可进一步启动 NF-κB 和 MAPK 信号通路，促进炎症因子的大量表达。而炎症因子也可促进 ROS 生成，Nrf2 核转位显著减少，导致硫代巴比妥酸反应物（TBARs）水平增加和 GSH 含量降低，Nrf2 下游相关抗氧化酶如 CAT 等表达下调，NF-κB 转录的下游因子 TNF-α、IL-1β、iNOS、COX2、HMGB1 表达上调，导致 ALI。刺激性化学物吸入可致炎性介质的大量释放及氧自由基的大量产生。因此，炎症反应和氧化应激在刺激性化学物所致肺损伤中并行存在，互相作用。

3. 细胞凋亡 细胞凋亡是指细胞的程序性死亡。在 ALI/ARDS 发病早期的肺组织形态学检测即可发现肺泡Ⅰ型上皮细胞体积缩小、染色体聚集等典型的细胞凋亡变化，肺泡Ⅱ型上皮细胞凋亡可导致 PS 生成减少，造成局部肺泡塌陷和肺不张。血管内皮细胞的大量凋亡导致肺微血管壁完整性受损、通透性增加，引发和促进肺水肿和肺换气功能障碍。研究证实光气可导致肺泡Ⅱ型细胞的凋亡，通过上调分泌型磷脂酶 A2-IIA（sPLA2-IIA）mRNA 水平、增加其活性而直接破坏 PS，降低肺泡张力；导致肺水肿发生、肺损伤加剧。

4. 凝血 / 纤溶系统失衡 在正常肺组织中止凝血系统发挥抗血栓形成和促进纤维蛋白溶解的功能，在 ALI/ARDS 时转变为促进凝血和对抗纤溶状态，肺泡腔内纤维蛋白沉积形成覆盖于肺泡表面的透明膜，是 ALI/ARDS 的显著病理特征，也是局部凝血功能亢进的明显特征。研究发现，ALI/ARDS 患者血清血浆蛋白 C（PC）的活性和含量较健康对照者明显降低，凝血酶调节蛋白（TM）和血浆纤溶酶原激活物抑制剂（PAI-l）的抗原含量则高于健康对照组，说明 ALI/ARDS 时机体促凝血活性增加而纤溶活性降低，并且这两种变化与疾病的严重程度成正相关。同时，在炎症的刺激下肺泡上皮细胞、AM 和透明膜中产生并聚集大量的组织因子（TF），并且这些 TF 在炎症刺激下促凝血活性明显增强，促进 ARDS 患者肺部微血栓的形成。

5. 肺泡液体清除异常 肺毛细血管通透性增加时，大量液体渗漏进入肺泡腔可导致肺内分流增加和肺泡塌陷，引起严重的通气 / 血流比例失调和顽固的低氧血症，因此，如何有效清除肺泡腔和组织间隙内的液体、维持肺泡腔的相对干燥对有效的气体交换具有十分重要的意义。与肺泡内液体清除相关的分子主要有水通道蛋白（AQP）、肺泡上皮细胞钠通道、Na^+-K^+-ATP 酶和非选择性阳离子通道等。AQP 是提供液体快速转运的通道，参与了 ALI/ARDS 液体的异常转运，研究表明 AQP_1 和 AQP_5 基因敲除的小鼠与野生型相比，肺泡 - 毛细血管膜屏障水通透性明显下降。

在肺泡液体清除过程中肺泡上皮细胞钠通道也发挥着重要的作用，ALI 时肺泡上皮细胞钠通道表达降低，导致肺泡内液体的清除受阻。角质细胞生长因子（KGF）、p2- 受体激动剂等可以通过上调钠通道基因表达，以及增强 Na^+-K^+-ATP 酶活性，促进肺泡和肺间质内的液体清除，减轻肺水肿。酸敏感离子通道（ASICs）是一类广泛存在于细胞膜上的通透阳离子的蛋白复合体，ASIC3 属于上皮细胞钠通道家族，细胞外 pH 改变可激活钠离子通道，参与气道内液体的清除。炎症因子可促使 ASIC3 表达增加，pH 下降可持续激活 ASIC3 通道，使 Na^+ 通透增多，与正常对照组相比 ALI 大鼠 ASIC3 的表达明显升高。

6. 分子遗传学机制 流行病学研究发现 ALI/ARDS 的发病率和病死率存在明显的种族和个体差异，非洲裔和西班牙裔美国人 ALI/ARDS 病死率远远高于白种人群，我国大陆和台湾地区病死率也高达 52.0%~70.4%。研究发现炎症 / 抗炎症和凝血 / 纤溶通路的一些基因单核苷酸多态性（SNPs）与 ALI/ARDS 的易感性、病情程度和预后密切相关。SNPs 主要是指在基因组水平上由单个核苷酸的变异所引起的 DNA 序列多态性。研究发现 TNF-α 信号传导通路的负性调节因子 A20 蛋白的 TNFAIP3 基因变异与国人汉族 ALI/ARDS 的遗传易感性有关。TLRs 信号传导通路相关基因的基因多态性与 ARDS 的遗传易感性有关，ARDS 患者 TLRs 的 rs4755453 的基因频率和等位基因频率显著低于对照组。有报道位于 PAI-1 基因启动子区域的 4G/5G 多态性与 ALI/ARDS 患者的病死率有关，携带 4G 纯合子的个体 28 天病死率明显升高。血管紧张素转化酶（ACE）是肾素 - 血管紧张素系统（RAS）的关键酶，ACE 既可以直接作用于内皮细胞和上皮细胞，又可通过 RAS 系统改变肺血管的张力和通透性，从而影响 ALI/ARDS 的发生和预后。研究发现 ACE 基因 I/D 多态性在 ALI/ARDS 的发生和进展中具有重要作用，D/D 基因型患 ARDS 的概率和死亡率明显高于其他基因型。

总之，刺激性化学物导致急性肺损伤的发病机制错综复杂。涉及炎症反应失控、凝血与纤溶、氧化还原失衡、细胞凋亡、水通道蛋白的作用及遗传因素等多个层面，且这些层面互相关联、相互影响、互相作用，形成复杂的细胞网络和细胞因子网络。深入探讨 ALI/ARDS 的发病机制将为临床治疗提供更多依据和新的作用靶点。

（邹和建 张雪涛）

第五节 刺激性化学物常见种类

一、按刺激性化学物的化学结构分类

（一）卤族元素

氟、氯、溴、碘。

（二）无机氯化物

光气、二氯亚砜、三氯化磷、三氯化硼、氯化锌等。

（三）氨和胺类

氨、甲胺、乙胺、丙胺、乙烯亚胺、乙二胺等。

（四）酸

无机酸如硫酸、硝酸、盐酸、氢氟酸、铬酸等；有机酸如甲酸、乙酸、丙酸、丁酸、乙二酸、丙二酸、丙烯酸等；以及酸雾与酸酐。

（五）成酸氢化物

氯化氢、氟化氢、溴化氢等。

（六）成酸氧化物

二氧化硫、三氧化硫、二氧化氮等。

（七）酯类

硫酸二甲酯、二异氰酸甲苯酯、氯甲酸甲酯、甲酸甲酯等。

（八）强氧化剂

臭氧。

（九）金属化合物

氧化镉、硒化氢、羟基镍、五氧化二钒等。

（十）醛类

甲醛、乙醛、丙烯醛等。

（十一）有机氧化合物

环氧氯丙烷、环氧乙烷等。

（十二）氰和腈类化合物

简单氰类化合物、卤代类氰化合物如氰化氢、氯化氰等。

（十三）卤烃类

溴甲烷、氯化苦等。

（十四）醚类

氯甲基甲醚等。

（十五）混合烟雾

如失火烟雾等。

二、按刺激性化学物的化学特性分类

（一）高水溶性刺激性化学物

如氯气、氨气、二氧化硫等。这类毒物在水中的溶解度大，在眼和上呼吸道的潮湿组织表面能很快溶解，形成酸或碱类物质，产生速发的、强烈的刺激作用，出现眼和上呼吸道的刺激症状。

（二）低水溶性刺激性化学物

如氮氧化物、光气、硫酸二甲酯、羰基镍等。因其在水中的溶解度小，对上呼吸道的刺激作用弱，化学物吸入量相对增多，且易进入呼吸道深部，对下呼吸道及肺泡产生刺激和腐蚀，引起中毒性肺炎或肺水肿。其所致中毒常有一定的潜伏期，潜伏期的长短与吸入毒物的量、浓度、接触时间及溶解度等有关，常随接触毒物量、浓度、时间的增加而缩短，而与溶解度成反比。

第六节 刺激性化学物的接触机会和中毒原因

刺激性化学物是工农业生产中常遇到的有害化学物，大多是化学工业的重要原料和副产品，在制药业、冶金业、皮革业、造纸业、印染业等行业中经常接触到。由于刺激性化学物多具有腐蚀性，生产、储存和运输等过程中常易造成设备、管道被腐蚀而发生跑、冒、滴、漏现象，或因管道、容器内压力增高而大量外逸造成中毒事故，其危害不仅限于车间、工厂，也可导致周围环境污染，引起突发性中毒事故。杜燮祎等分析报道了1989—2003年全国23个省、自治区和直辖市刺激性化学物中毒事故，15年间共报告刺激性化学物中毒1330例，其中无机酸的中毒率和中毒死亡率均排名第一；50%以上发生在化工行业，发生起数、中毒人数和中毒死亡人数均排名第一，发生起数排序依次为纺织与服装工业、制造、服务与商业和水处理，食品酿造、运输与仓储的发生起数并列第六；发生岗位主要集中在生产、检修、清洗和爆破岗位，另外搬运、喷漆、电焊、编织、胶合岗位也不容忽视。

此外，生活中的失火烟雾如现代建筑失火烟雾等至少含60种以上化合物，其中不少具有呼吸道毒性，如氮氧化物、光气、其他卤化物等，也可造成大量人群中毒事件。医院、游泳池、自来水的消毒，接触汽车内燃机废气、谷仓气等也可造成刺激性化学物中毒的事故。

（邹和建 张雪涛）

参考文献

1. 杜燮祎,张敏,王焕强,等.1989至2003年全国刺激性化学物重大急性职业中毒的特征.中华劳动卫生职业病杂志,2006,24(12):716-719.
2. 牛颖梅,郝凤桐.急性刺激性化学物中毒防治研究现状.职业卫生与应急救援,2012,30(4):190-193.
3. 高建军,王晓波,孙纲,等.刺激性化学物中毒的预防及救治.临床军医杂志,2008,36(2):305-307.
4. Bates MN, Garrett N, Schemack P. Investigation of health effects of hydrogen sulfide from 8 geothermal. Arch Environ Health, 2002, 57(5): 405-411.
5. 杨迪,赵红梅.吸入甲醛对小鼠肺脏的损伤.实用预防医学,2005,12(3):562-563.
6. Kim WJ, Terade N, Nomura T, et al. Effect of formaldehyde on the expression of adhesion molecules in nasal microvascular endothelial cells: the role of formaldehyde in the pathogenesis of sick building syndrome. Clin Exp Allergy, 2002, 32(2): 287-295.
7. 孟紫强,刘玉香,武冬梅.二氧化硫对小鼠肺及血清中细胞因子的影响.中国公共卫生,2004,20(9):1050-1051.
8. 蔡维霞,张军,胡大海.氧化和化学应激的防御性转导通路-Nrf2/ARE.中国生物化学与分子生物学报,2009,25(4):297-303.
9. Tasaka S, Amaya F, Hashimoto S, et a1. Roles of oxidants and redox signaling in the pathogenesis of acute respiratory distress syndrome. Antioxid Redox Signal, 2008, 10(4): 739-753.
10. Lucas R, Verin AD, Black SM, et a1. Regulators of endothelial and epithelial barrier integrity and function in acute lung injury. Biochem Pharmaeol, 2009, 77(12): 1763-1772.
11. Tang PS, Mura M, Seth R, et a1. Acute lung injury and cell death: How many ways can cells die? . Am J Physiol Lung cell Mol Physiol, 2008, 294(4): L632-641.
12. Truong DH, Eghbal MA. Hindmarsh W, et al. Molecular mechanisms of hydrogen sulfide toxicity. Drug Metab Rev, 2006, 38(4): 733-744.
13. 闫永建.《职业性刺激性化学物致慢性阻塞性肺疾病的诊断》标准解读.中国卫生标准管理,2011,2(3):20-23.
14. 蔡绍雷,闫永建.刺激性化学物慢性呼吸道毒性作用研究概况.职业与健康,2010,26(19):2255-2257.
15. 林汉军,戚好文,方丽萍,等.低浓度二氧化硫暴露对大鼠气道感觉神经的影响.第四军医大学学报,2007,28(3):256-258.
16. Mayer AS, Stoller JK, Bucherbartelson B, et al. Occupational exposure risks in individuals with PMZA-l Antitryps in deficiency. Am J Respir Crit Care Med, 2000, 162: 553-558.
17. 姚峰,杨水莲,倪为民,等.急性化学物中毒致肺纤维化临床特点及研究进展.上海预防医学杂志,2011,23(10):518-521.

第七节 刺激性化学物中毒防治的必要性

在物质世界中,许多物质与人体接触时,通过与体表反应会产生刺激作用,引起局部损害及发生全身疾病。这些物质可以是简单的化学元素,如氯气、元素碘和硫等;更多的是化合物，如无机化合物氨、光气、氮氧化物，有机化合物苯酰氯、环己烷等。现实中遇到对人体具有刺激性作用的物质常常是混合体，如发烟罐燃烧产生的烟雾、漆科植物分泌的物质等。

技术发展和市场推动了人们开发新的物质，根据物质数字识别号码（Chemical Abstracts Service，CAS）数据，截止到 2016 年 10 月 18 日，已注册的有机和无机化合物种类高达 121 979 826 种。同时，我国是化工产业最发达的国家之一，其化工品产量已接近全球总量的 2/3。由于化学品种类众多，与人们日常生活联系紧密，接触频繁，使得由化学物刺激作用所致的健康损害的发病人数居高不下。根据国家“突发公共卫生事件管理信息系统”报告资料显示，近 11 年间，经呼吸道或（和）皮肤引发的中毒事件有 45 325 起，其中，中毒 742 451 人，病死率 3.86%；主要化学物涉及气体，有机溶剂，农药，金属、类金属及其化合物，硝基化合物和动物等。

人接触刺激性化学物后，往往短时间内会出现眼涩、口干、呛咳症状及接触部位红肿疼痛，随着接触浓度和时间的增加，接触部位还可能会出现更为复杂的病变。刺激性化学物随着种类、性状不同，以及人接触方式的差异，其能够通过呼吸道或皮肤进入人体，引起靶器官的特定病理变化，临床上出现相应的部分或全身性损伤改变。

2015 年 9 月 18 日，甘肃天水发生了一起急性混合气体中毒事件，由发烟罐释放的烟雾导致。最初这种烟雾所致的危害被当成普通木制品燃烧后引起的不适反应处理，直至 6 小时后，患者临床改变迅速恶化才引起各方重视。此次事件导致 200 余名中学生中毒，重症患者近 30 人。中毒人群最初表现为皮肤、呼吸道刺激表现，随后迅速出现大面积肺炎性渗出；随着病情进展，又出现肝酶学升高、肺纤维化等多器官病变。该事件处置持续了 3 个月有余。

从这个事件来看，物质刺激性反应所致疾病的初期识别是最突出的问题，不同物质刺激性反应后的健康影响结局差异也较大。对多数化学物而言，虽然人在暴露低剂量后能够很快康复，但也有许多化学物，人在接触后，特别是有较大暴露剂量时，可出现复杂的病理改变，如不能早期识别并采取相应干预措施，会造成严重的健康危害。

（孙承业）

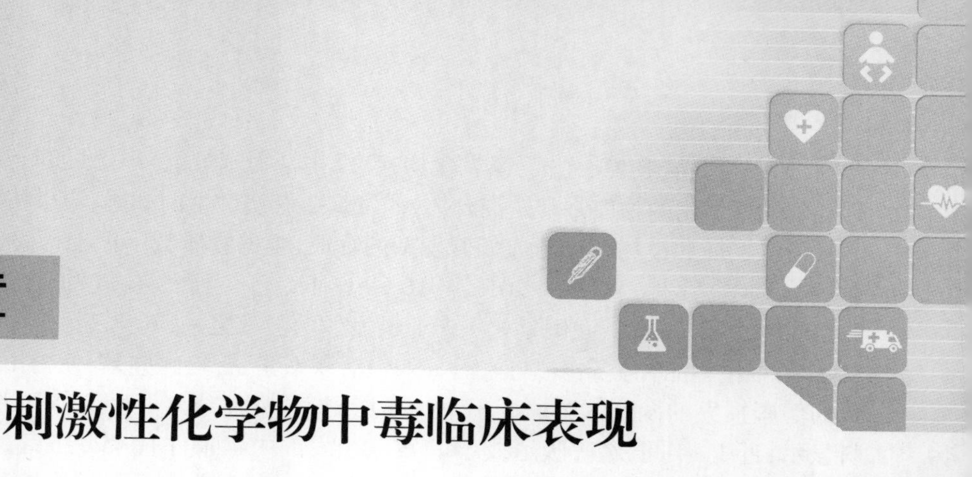

第二章

刺激性化学物中毒临床表现

在生产与生活环境中有许多化学物以气态或气溶胶状态通过呼吸道吸入而直接损害呼吸系统，该类化学物常对眼、呼吸道黏膜和皮肤具有一定的刺激作用，高浓度接触主要引起急性呼吸系统损害；如因生产布局不合理、工艺落后、管道设备保养不当而长期发生跑、冒、滴、漏现象，劳动者在此生产环境下，则可引起慢性阻塞性肺病。本章节主要就刺激性化学物引起的急性呼吸系统损害的临床类型及特点做一介绍。

第一节 潜伏期

潜伏期是指吸入刺激性化学物后出现肺水肿的时间，由于肺水肿是吸入刺激性化学物后较严重的临床表现，它的发生是化学物质作用于肺组织并引起损伤的结果，故需一定的演进时间，临床称之为肺水肿的“诱导期”（常称潜伏期）。诱导期的长短与下列因素有关：①刺激性化学物本身的理化性质，水溶性较强的化合物主要对上呼吸道刺激作用明显，易引起接触者的警惕，因而进入深部肺组织的量较少，但在高浓度大量吸入刺激性化学物时，其出现急性肺水肿的潜伏期短，可于接触后数分钟至半小时内出现相应的临床表现；而水溶性较弱的化合物因刺激作用较轻，不易引起接触者的重视，往往可继续深入肺泡，其出现急性肺水肿的潜伏期较长，可于接触后数小时至 24 小时，甚至 48~72 小时内出现相应的临床表现。②化学物的毒性强度及作用时间有直接关系，一般而言，毒性越强或浓度越高，其潜伏期越短，肺水肿也越严重。③与患者的体力负荷、心肺功能、个体敏感性、联合致病因子、治疗情况等因素有关。充分理解“诱导期”，积极采取措施，减轻乃至防止肺水肿的发生，对改善预后有重要意义。

（孙道远）

第二节 临床类型

一、急性咽喉炎、喉水肿

吸入刺激性化学物后，最常见的为咳嗽、咽痛等咽喉刺激症状，轻者可于脱离接触后逐渐好转，重者可发生：①喉痉挛：主要见于在吸入极高浓度刺激性化学物后，咽部黏膜受刺激后可立即引起喉返神经支配的环杓侧肌收缩，导致呼吸困难；②急性咽喉炎：咽喉部干燥、灼热、刺激感，严重者有声门水肿，出现吸入性喘鸣、吸气困难等；③喉水肿：主要见于在吸入高浓度刺激性化学物及伴有腐蚀性的化学物，通常在6小时左右开始出现相应的临床表现，如吸入性呼吸困难、声音嘶哑、失声等，重者可发生窒息，发绀为窒息前兆，三凹征提示病情严重，应在现场紧急处理。

二、急性化学性气管-支气管炎

短时间内吸入高浓度刺激性化学物后，出现咳嗽、胸闷、胸骨后痛、咳痰，可有痰中带血、气急；常伴有鼻塞、流涕、咽痛、畏光、流泪，并可有眼结膜，咽部充血及水肿；肺部检查可闻及干、湿性啰音，呼吸音粗糙；胸部影像学表现为肺纹理增多，增粗，延伸或边缘模糊；血化验可见血白细胞数量增高或核左移。动脉血气分析通常在正常范围内。

三、化学性肺炎

化学性肺炎可分为以下两种类型：

（一）中毒性肺炎

因短时间内吸入高浓度具有刺激性的化学物引起，如氮氧化物肺炎、汞肺炎、镉肺炎、铍肺炎等，临床上主要表现为咳嗽、咳痰、气急、咯血、胸痛、发热等，肺部听诊可闻及湿啰音。常先有或伴有流泪、眼刺痛、畏光、咽痛、呛咳、胸部紧迫感、声音嘶哑等眼及上呼吸道刺激症状。这为刺激性化学物首先引起上呼吸道急性炎症，然后进展为肺炎所致。肺部影像学检查显示两中下肺野点状或小斑片状浸润影，多沿支气管分布，两侧不对称，肺门无明显改变。动脉血气分析可出现轻至中度低氧血症。本病与一般肺炎相比有以下临床特点：①肺炎严重程度取决于吸入毒物的毒性、剂量，以及个体反应性等因素，符合一般中毒疾病规律，即存在剂量-效应关系；②刺激性化学物常侵及整个呼吸道，除肺炎外，常同时伴有眼结膜及鼻咽部刺激性炎症、灼伤，病情进展可发展为肺水肿，甚至引起全身中毒症状及多脏器损害；③化学性肺炎经早期较大剂量使用糖皮质激素治疗后病变可较快吸收。病程一般在1~2周。

（二）吸入性肺炎

因吞吸液体性化学物如汽油、煤油、润滑油等类脂质化合物所致肺炎，如司机口吸油管时，不慎将汽油吸入肺内引起肺炎。表现为剧烈呛咳、胸痛、痰中带血或铁锈色痰、呼吸困难、乏力、发热，体温一般不超过39℃，可有肺实变体征，如听诊浊音、语颤增强、呼吸音降低，可闻及干湿性啰音。实验室检查血白细胞和中性粒细胞明显增高，肺部影像学检查显示云片状或结节状模糊阴影，从肺门向外扩散，以右侧中下肺区多见，可局限于一叶，也可呈多叶扩散。动脉血气分析可出现轻至中度低氧血症。少数可并发渗出性胸膜炎，严重者也可出现肺水肿。病程一般在2~4周。

四、急性肺水肿（包括间质性肺水肿和肺泡性肺水肿）

化学性肺水肿的临床特点为在呼吸道刺激反应的基础上，可经一段症状缓解期后，一般在接触化学物后数小时至24小时变化最常见，常称“水肿期”，表现为突然发生呼吸急促、严重胸闷气憋、剧烈咳嗽，大量泡沫痰，呼吸常达30~40次/分以上，并伴明显发绀、烦躁不安、大汗淋漓，不能平卧。36 小时左右常为化学性肺水肿的发展高峰。听诊可闻两肺满布湿啰音，心率增快；重者可发生气胸、纵隔气肿，甚至 ARDS、多脏器功能障碍。化验可见外周血白细胞计数明显增加，中性粒细胞所占比例多在 0.9 以上；血气分析示有中至重度低氧血症，早期常因过度换气而使 CO_2 分压降低，危重患者到晚期则可因通气功能障碍而引起 CO_2 潴留。胸部影像学检查，早期常可见两肺透光度普遍降低，肺纹理增粗，网状结构明显，肺门扩大，提示有肺间质水肿存在；肺泡性肺水肿形成后，可见两肺有散在不规则片状阴影，边缘不清，严重者可融合成大片。肺水肿的影像学表现多早于临床症状及体征，因此通过早期对毒物性质、接触时间及临床症状的评估，对可能存在高风险患者应尽早拍片随访，可有助于早期诊断。肺水肿的恢复期需视病因及病情、治疗情况而定。如无严重并发症，一般情况下，经正确治疗后 3~5 天肺水肿临床表现可大致消退，称之为“恢复期”。但胸部影像学表现常需 1 周左右方能恢复正常，通气和换气功能则需 1~3 个月才能逐渐恢复。多数化学性肺水肿治愈后不留后遗症，但有些化合物，如氯气、氨气等可因支气管黏膜的瘢痕及增生肥厚，导致气道狭窄；有机氟化合物、现代建筑失火烟雾等则可引起肺间质纤维化等。

五、急性呼吸窘迫综合征

ARDS 是化学性肺水肿发展到最为严重阶段，其临床表现为：①突然发生进行性呼吸窘迫，呼吸频率 >28 次 / 分；②氧合指数（PaO_2/FiO_2）≤200mmHg[不管呼气末正压（PEEP）水平]；③正位 X 线胸片显示双肺均有斑片状阴影；④肺动脉嵌顿压≤18mmHg，或无左心房压力增高的临床证据。

六、吸入性呼吸道黏膜损伤

某些刺激性化学物还伴有腐蚀性，如氨、硫酸二甲酯、二氧化硫等，这些化学物吸入后即刻黏附于黏膜形成腐蚀性酸或碱，引起细胞死亡、水肿，导致广泛支气管痉挛，气道黏膜充血水肿、喉头水肿，以及气道黏膜脱落等。临床上某些体征可有助于早期发现呼吸道黏膜损伤。如出现声音嘶哑、刺激性咳嗽及前胸部听诊闻及高音调的干啰音，提示损伤已累及声门以下；顽固性的低氧血症；出现呼吸加快、呼气性呼吸困难、咳嗽、咳出小片状的支气管黏膜等。

七、反应性气道功能不全综合征

某些刺激化学物急性吸入后所致临床表现仅为哮喘样发作，伴有明显呼吸困难、咳嗽、胸闷、双肺哮鸣音等，且症状不易缓解，病程常持续 3 个月以上。其发病机制、临床表现与过程与支气管哮喘不同，称之为反应性气道功能不全综合征（RADS）。

八、猝死

刺激性化学物所致猝死可分为两种情况：一是由于化学物的毒作用所致，极高浓度作用下，引起反射性心搏和呼吸骤停，导致“电击样死亡”，或因喉痉挛导致窒息而死亡；另一种是由于呼吸道黏膜脱落而窒息，这种情况在氨气、硫酸二甲酯等中毒尤易发生。

九、其他脏器损害

（一）心脏、肝脏、肾脏及中枢神经系统等损害

许多刺激性化学物中毒的靶器官主要为呼吸系统，但也可伴有心血管系统、中枢神经系统以及肝肾等脏器损害。另外，部分重症 ARDS 患者，可出现多系统器官功能衰竭（MODS），同时或相继并发一个以上系统或（和）器官的急性功能障碍或衰竭。

（二）眼及皮肤损害

眼部不慎接触较高浓度刺激性化学物或溶液后，可出现畏光、流泪、烧灼疼痛、视物模糊等症状，查体可见眼结膜充血水肿，角膜浑浊、溃疡，虹膜炎，晶状体混浊，甚至角膜穿孔、失明。如皮肤接触，可引起灼伤，表现为接触性皮炎、皮肤溃疡等。

（孙道远）

第三节 辅助检查

一、外周血白细胞计数与分类

ARDS 早期，由于中性粒细胞在肺内聚集、浸润，外周白细胞常短暂的、一过性下降，最低可 $<1\times10^9/L$，杆状核粒细胞 >10%，随着病情进展，外周血白细胞数很快回升至正常。由于合并感染或其他应激因素，并可显著高于正常。作为 SIRS 的一部分，其诊断标准之一就是外周血白细胞计数 $>12\times10^9/L$ 或 $<4\times10^9/L$，或杆状核粒细胞 >10%。

二、胸部影像学检查

近代影像检查技术飞速发展，临床常应用于胸部疾病诊治的影像技术有：①传统 X 线检查技术，包括胸部平片、体层摄影和造影；② CT 检查技术，包括常规 CT 扫描、高分辨率 CT 扫描（HRCT）、增强 CT 扫描和螺旋 CT 扫描等；③胸部超声检查，包括普通超声检查和心血管超声成像等。

（一）胸部传统 X 线检查与胸部 CT 检查

肺是刺激性化学物中毒的主要靶器官，吸入高浓度气体后大部分急性肺损伤可在胸部影像学上体现，可显示不同形态或具有特征性的 X 线征象。在临床症状和体征等尚无表现之前，X 线胸片就可为临床提供唯一客观的肺部存在损伤的依据。

胸部含气的肺具有良好的自然对比性，传统 X 线检查可以发挥良好的诊断效果，能够发现比较明显的病变，加上低廉的价格、操作简便快捷、机体受放射剂量少，X 线胸片应用历史悠久，各科临床医师具有一定的观察和分析胸部影像的经验，因此即使是 CT 已普及的当今，尤其是数字化摄片 CR、DR 的广泛使用，X 线胸片迄今仍是胸部疾病初诊、复查、观察病变有无变化的首选检查技术。

但是 X 线胸部平片存在局限性，由于密度分辨率较低，较难分辨微细的正常和异常结构，一张平片使许多正常和异常的胸部结构前后重叠，有时难以确定被正常结构遮盖的病变表现，从而不易正确判断异常所见，尤其对某些局部的肺部改变，在胸部平片上不易被发现。

然而 CT，尤其是 HRCT（高分辨率计算机断层成像）及 MSCT（多螺旋 CT）的问世使用，

弥补了胸片的不足,它们具有较高的密度分辨率,并消除了前后组织的重叠,对正常解剖结构和病理表现具有在横断面断层上显示的能力,有利于检出特征性病理变化的过程,是分辨肺微细结构最敏感的无创伤性的首选诊断方法。

但必须指出由于放射线对人体是有害的,因此检查方法的使用更应该注意适应证。《胸部CT鉴别诊断学》中提示无论是心源性还是非心源性肺水肿,CT和HRCT均不是主要的适应证,肺水肿的诊断一般应基于临床表现和X线平片检查。同样对于刺激性化学物引起的急性肺部损伤,如急性气管炎、支气管炎、化学性肺炎、间质及肺泡性肺水肿的病因明确,致病毒物的化学特征及发病机制较清楚,胸片上显示的影像学改变,尤其是一些特殊性的X线征象,在一张体位标准的胸片上常易被发现,足以对病变做出确定性和定性的X线影像学诊断的结论。加上数字化摄影(CR、DR)具有各种软件功能,对刺激性化学物引起的急性中毒的特性,在肺部X线征象中具有表现早、变化快的特点,更有利于使用这些软件功能对病变部位进行局部放大观察。通过对胸片窗宽、窗位的调节,使复查的胸片可在几乎同等胸片质量的条件下进行对比观察,为临床的治疗全程提供快捷的确定性依据。因此胸部平片是对刺激性化学物急性中毒疑似患者的首选且不可缺少的检查方法。

要注意并发症的X线表现。当应用机械通气时,呼气末正压(PEEP)会影响胸片表现,随着PEEP压力增高,双肺阴影密度减低,肺部纹理稀少,若导致气压伤,会出现间质气肿、纵隔气肿、气胸和皮下气肿等并发症表现。

不过对于胸片正常但临床症状、体征、血液等实验室检查异常明显的;在治疗过程中出现反复或加重,且原因不明的;治疗后后遗症明显的,迁延演变为慢性肺病变的患者等,可作CT检查,以了解肺部病变情况或进一步了解肺部弥漫性病变的分布和范围,指导进一步治疗。ARDS还可伴少量胸腔积液,晚期CT可见网状影、条索影,伴肺部容积液缩小,甚至发展为蜂窝肺。

另外与X线胸片相比,胸部CT,尤其是高分辨率CT(HRCT)可为ALI/ARDS的早期诊断提供重要帮助。在ALI/ARDS早期,由于肺毛细血管膜通透性增高,可引起血管内液体甚至有形成分渗出到血管外,并呈非重力依赖性影像学变化,对于检测这一变化,HRCT具有很高的灵敏性,甚至在渗出局限于肺间质时即可发现。随着病程进展,当渗出突破肺泡上皮防线进入肺泡后,由于重力依赖性作用,渗出液易坠积在下垂的肺区域(仰卧时,主要在背部),HRCT可发现肺部斑片状阴影主要位于下垂肺区。为提高鉴别诊断的精确性,还可分别进行仰卧和俯卧位CT扫描。无肺毛细血管膜损伤时,两肺斑片状阴影应均匀分布,既不出现重力依赖性现象,也无变换体位后的重力依赖性变化。这一特点有助于与肺部感染性疾患相鉴别,但很难与心源性肺水肿区分,因为充血性心衰引起的高静水压性肺水肿可完全模仿ALI/ARDS的影像学变化。

(二)胸部X线征象与中毒临床表现

急性刺激性化学物中毒的诊断必须高度重视肺水肿形成有潜伏期,肺水肿的早期诊断至关重要。目前X线胸片仍然是早期发现中毒性肺水肿的重要检测手段。有时临床症状和体征尚未被发现,而胸片已显示典型的弥漫性肺水肿的X线征象。因此对吸入刺激性化学物后的中毒患者进行早期动态胸部摄片,有助于明确诊断。肺水肿中前期显示上肺野纹理增加,下肺野清晰。有时肺门阴影有增大、模糊,薄雾征、肺纹理及肺门模糊影、叶间水平隙增宽、Kerley线出现、袖口征、晕环征、双轨征等X线征象,均有助于早期间质性肺水肿的诊断。典型间质肺水肿的X线表现主要为肺血管纹理模糊、增多，肺门阴影不清，肺透光度降低，肺小叶间隔增宽。间隔线代表不同部位淋巴管的扩张，特别是小叶间隔，表示淋巴回流增加，间质液体排出增多。Kerley线有A、B、C三型：A线可在肺外周上中部可见，呈形态不整齐，屈曲状，无分支，由外周引向肺门的线形影像，长约3~4cm，宽0.5~1.0mm；B线见于肋膈角处，为间质水肿最常见的X线影像。长约2~3cm，宽1~2mm的水平横线；C线常见于肺的中、底部，为相互交织成网的线状阴影。而斑片状阴影的出现，则是肺泡性肺水肿的主要特征，且有助于诊断ARDS。主要表现有三种类型。①中央型，最常见，为双侧肺门向外侧扩散的密度增高阴影，边缘较淡，形如蝴蝶，为肺水肿典型表现；②弥漫型，较多见，为大小不等，边缘模糊，广泛散布于肺野内的绒毛状阴影，可融合成大片阴影；③局限型，较少见，可呈大叶分布的大叶型，或为孤立、边缘清楚的类圆形阴影。另外，两肺斑片影也是肺部感染的胸片表现，所以不是ARDS的特征影像，需要鉴别诊断。

值得注意的是有时胸片与临床的严重程度并不一致，单以胸片X线征象来判断病情并不全面。有的病例肺部临床体征与X线征象显示基本一致，某些病例胸片显示较明显的肺水肿，而相同时间段内临床却没有相应的表现，说明X线在发现肺水肿方面优于临床。当临床和X线表现不符合时，应根据较严重的指标作诊断。临床症状和体征与X线征象对照分析，对正确诊断十分重要。

CT和MRI成像术可定量甚至区分肺充血和肺间质水肿。

（三）胸部X线征象与诊断分级

X线征象是当前刺激性化学物中毒诊断分级的重要依据。

1. 轻度中毒　临床符合急性气管-支气管炎表现。出现呛咳、咳痰、气急、胸闷等症状，两肺有散在性干、湿啰音或哮鸣音等体征，X线表现无异常或部分可见两肺野肺纹理增多、增粗、边缘模糊征象。

2. 中度中毒

（1）临床符合急性化学性支气管肺炎表现：出现呛咳、咳痰、气急、胸闷等症状，可伴有轻度发绀，两肺有干、湿性啰音等体征。X线表现为两肺下部内带沿肺纹理分布呈现不规则点状或小斑片状边缘模糊、部分可密集或相互融合的致密阴影征象。

（2）临床符合局限性肺泡性肺水肿表现：除出现上述呛咳、咳痰、气急、胸闷症状外，伴有轻度发绀，两肺有干性、湿性啰音体征；X线表现为单个或多个局限性轮廓清楚、密度较高的片状阴影征象。

（3）临床符合间质性肺水肿表现：出现较明显的胸闷、气急症状，肺部呼吸音略低，无明显啰音；X线表现为肺纹理增多模糊，肺门阴影增宽且境界不清，两肺散在点状或网状阴影，肺野透亮度减低，常见水平裂增厚等征象。

3. 重度中毒　临床符合弥漫性肺泡性肺水肿或中央性肺水肿表现。出现咳嗽、咳大量白色或粉红色泡沫痰，呼吸困难、窒息、明显发绀、昏迷、两肺有弥漫性湿啰音等症状、体征，X线表现为迅速发展的两肺广泛且密度均匀的实变阴影，为肺泡结节、斑片状及大片状融合形态各异的阴影征象。病变进展时两肺出现广泛且密度均匀的实变影，可呈“蝶翼征”。发展快的可迅速延及全肺，形成特异的“白肺征”，显示ARDS，预后凶险，病死率高。如无并发症，经积极治疗X线异常征象可在1~2周内大部分消失。

三、动脉血气分析和酸碱平衡

通气或换气功能损害严重至一定程度时便可导致外环境（空气）和肺毛细血管之间气体交换不足，出现动脉血气异常，反映肺功能障碍的综合作用。当吸入大量或高浓度的刺激性化学物后可发生呼吸困难，并呈进行性加剧，伴有胸部紧束感或闭塞感等症状，应考虑早期肺水肿可能。此时除应早期进行 X 线胸部摄片外，并需动态监测血气分析，包括呼吸频率 R_R 动脉氧分压（PaO_2）、氧饱和度（SaO_2）、血红蛋白氧亲和力（P50）、二氧化碳分压（$PaCO_2$）、二氧化碳结合力（CO_2-CP）、动脉血氧含量（CaO_2）、氧合指数（PaO_2/FiO_2）与酸碱平衡调节等，都是刺激性化学物中毒诊断、处理与判断预后的重要且易于获得的指标。

（一）呼吸频率（R_R）

ARDS 时 R_R 增快，与病情程度大体上是平行的，但其对诊断的意义，尚需结合 PaO_2 等指标作综合判断，故只能作为参考指标。

（二）动脉血氧分压（PaO_2）

PaO_2 是指物理溶解于动脉血中氧分子所产生的分压力。正常值受大气压（即海拔高度）、患者年龄的影响，健康人随年龄增长逐渐降低。在海平面预计公式为 PaO_2=100mmHg–年龄 ×0.33。另外与体位有关，PaO_2 为 104.2–0.27× 年龄；仰卧位为 103.5-0.42× 年龄。但要注意其能受给氧浓度等因素影响。如 PaO_2 低于预计值 1.3kPa（10mmHg），提示低氧血症；PaO_2 低于 8kPa（60mmHg）反映急性呼衰。但当有进行性下降趋势时，即应警惕，需计算氧合指数。PaO_2 在临床上主要用于判断机体是否存在缺氧和缺氧程度。

（三）动脉血氧饱和度（SaO_2）

氧饱和度（SaO_2）指血液中与血红蛋白（Hb）结合的氧量占 Hb 最大结合氧量的百分数，亦即 SaO_2=Hb O_2/（Hb O_2+Hb）×100%。SaO_2 随 PaO_2 而变化，它们之间的关系图为血红蛋白氧解离曲线，简称氧离曲线（O-D-C）。当 PaO_2 8kPa 时，Hb 即可达 90% 氧饱和度，PaO_2 低于 8kPa，则氧离曲线处于陡直段，此时，PaO_2 较小的变化即可引起 SaO_2 大幅度的改变，使 HbO_2 释放更多氧供给组织。但以临床鉴别缺氧的敏感性而言，S 形曲线形态使 SaO_2 不能作为轻度缺氧的指标，因为 PaO_2 从 13.3kPa 至 8kPa（100mmHg 降至 60mmHg），下降 5.3kPa（40mmHg），SaO_2 仅有 5%~7% 差异，所以 PaO_2 比 SaO_2 能更敏感地反映轻度低氧血症。相反，在缺氧状态（PaO_2<8kPa）O-D-C 处于陡直部位，PaO_2 少许变化即引起 SaO_2 较大幅度升降。SaO_2 反映缺氧程度更为敏感有意义。健康人 SaO_2≥95%。

（四）血红蛋白氧亲和力（P50）

O-D-C 位置反映血红蛋白与氧的亲和力，P50 即指血氧饱和度 50% 时对应的 PaO_2 值。健康人当pH为7.40、$PaCO_2$ 为5.3kPa（40mmHg），37℃、碱过剩为0时，P50为3.5kPa（26.6mmHg）P50 降低表示 O-D-C 左移，氧亲和力增高，其升高表示 O-D-C 右移，氧亲和力下降。

（五）动脉血氧含量（CaO_2）

CaO_2 指每升动脉全血中含氧的毫摩尔数或和 100ml 动脉血中含氧的毫升数，包括血浆中物理溶解的氧和血红蛋白结合氧的总和。正常参照值为 20ml%±1ml%（9.0mmol/L±0.45mmol/L），CaO_2 减少可能为血红蛋白降低 / 或 SaO_2 下降所致。

（六）氧合指数（PaO_2/FiO_2）

PaO_2/FiO_2 是诊断 ARDS 的主要依据之一，不论呼气末正压水平（PEEP）如何，诊断 ARDS 的氧合指数比值为≤200mmHg。低氧血症是 ARDS 的突出表现 PaO_2<8.0kPa（60mmHg），且有进行性下降趋势时，即应警惕。应计算氧合指数，因其排除了氧浓度的影响，能较好地反映吸氧情况下机体缺氧的情况，而且与肺内分流量（QS/QT）有良好的相关性。且无须公式推导因素参与，所以是能更好地反映肺氧合程度的主要指标。

（七）动脉血二氧二碳分压（$PaCO_2$）

$PaCO_2$ 指血液中物理溶解的二氧化碳分子的压力，正常值为 35~45mmHg。早期 $PaCO_2$ 多不升高，甚至可因过度通气而低于正常；若 $PaCO_2$ 升高，则提示病情严重。$PaCO_2$ 的主要临床意义在于：①判断肺泡通气状态；$PaCO_2$ 升高肺泡通气不足，而 $PaCO_2$ 降低示肺泡通气过度；②判断呼吸衰竭的类型：$PaCO_2$ 大于 50mmHg 提示存在Ⅱ型呼吸衰竭；③判断有无呼吸性酸碱平衡失调或有无代谢性酸碱平衡失调的代偿反应。

（八）二氧化碳结合力（CO_2-CP）

CO_2-CP 是静脉血标本在室温下分离血浆后与含 5.5%CO_2 的气体或 $PaCO_2$ 40mmHg、$PaCO_2$ 100mmHg 的正常人肺泡气平衡后，测得血浆中 HCO_3^- 和 H_2CO_2 中 CO_2 量的总和。正常值为（60±10）vol%。它指血浆中呈结合状态的 CO_2 量，反映了体内的碱储备，但 CO_2-CP 不能及时反映血中 CO_2 的变化，对伴随通气障碍而发生的酸碱平衡失调的判断意义有限。

（九）酸碱平衡的调节

由于二氧化碳直接参与酸碱代谢，现代的动脉血气分析仪在测定的同时也报告酸碱指标。故动脉血气分析可以了解患者有无血气异常及其程度、推导肺部气体交换的病理生理改变、以及评价机体的酸碱状态，对指导临床具有十分重要意义，动脉血气分析与 X 线、心电图被作为临床处理重危患者所必备的"三大常规"检查。

酸碱失衡方面，早期多为单纯呼吸性碱中毒，随着病情进展，可合并代谢性酸中毒；晚期可出现呼吸性酸中毒，甚或三重酸碱失衡，此时预后差。

$PaCO_2$ 基本反映肺泡中 CO_2 情况，$PaCO_2$ 过高表示通气不足，过低则表示通气过度。代谢性酸碱失衡时 $PaCO_2$ 可以代偿性改变。其中酸中毒时下降，碱中毒时上升，但单纯代偿所造成 $PaCO_2$ 下降或上升，其值一般不会低于 15mmHg 或高于 60mmHg。超过该范围，常提示有原发呼吸性酸碱失衡存在。

血气分析对于判断机体的肺通气与换气状态、是否存在呼吸衰竭及呼吸衰竭类型、机体酸碱平衡状态、酸碱失衡的类型及代偿程度等均有重要的临床价值。正确的评价血气分析和各项指标还需要了解患者的临床状态、诊疗方法和其他相关的临床指标（如血红蛋白、混合静脉血指标、心排血量等）。

在进行动脉血气分析时应注意标本的收集、处理。穿刺部位选择桡动脉比股动脉和臂动脉好，因为股动脉和臂动脉没有双重循环，采血的注射器需经特殊的抗凝预处理。采得的血样不能暴露在空气中，如果注射器内混入气泡则应及时排除。血样与注射器内预置的少量肝素应混匀。采得的血样应置于冰水中。

分析血气结果时，应注意，在常压环境中，无论患者的吸氧条件如何，只要 PaO_2>48mmHg，则提示标本多为动脉血；如果患者是在自然状态下吸空气检查的结果，则 PaO_2+$PaCO_2$ 应小于 140mmHg，如在数小时内 HCO_3^- 浓度变化超过了 5mmol/L，而又缺乏原发的代谢失衡的证据，则提示 $PaCO_2$ 或 pH 的测量有误。

四、纤维支气管镜检查的诊断价值

对气道损害程度及预后判断，纤支镜检查比胸部X线摄片更有诊断价值。由于纤支镜具有可曲性大，患者痛苦小，能直视支气管内腔和获取活检标本等优点，其在刺激性化学物中毒的诊断和救治中的应用逐步得到重视。

（一）纤支镜检查可对气道损伤作出正确判断

刺激性化学物中毒的诊断先前主要依据X线摄片，但支气管内膜病变在X线胸片上有时不能显示，而此种病变是造成气道阻塞的主要原因，因此纤支镜检查显得格外重要。如有13例氨中毒者于中毒第6天行纤支镜检查，发现上、下呼吸道黏膜均有不同程度的充血、水肿、糜烂、浅表溃疡及假膜形成，而这些病理变化之严重程度与13例患者先前已拍摄的胸片表现不完全相符。从上述13例中毒者先前的胸部X线片征象与纤支镜检查结果对比结果表明纤支镜检查对气道损害程度的判断更有诊断价值。又如2例报告无异常的胸片，经纤支镜检查显示有轻度黏膜损害；另有8例胸片报告仅肺纹理增多，而纤支镜显示支气管黏膜为轻度损害5例，中度1例，重度2例。另有3例胸部X片报告广泛片状模糊影与纤支镜检查结果一致，均为重度损害。提示对胸部X线片报告已恢复正常及临床症状已消失的患者，建议均需加强对气道黏膜修复的治疗，以减少其后遗症。还有15例氨中毒病例，在急性期做纤支镜检查，並与其PaO_2进行比较，结果显示急性期气道黏膜损害越严重的病例，低氧血症则越明显。纤支镜检查还能了解预后，如一例氯磺酸中毒患者经纤支镜动态观察证实在治疗100天后，下呼吸道黏膜充血肿胀已完全消退。

（二）纤支镜检查可获得病原菌诊断

刺激性化学物中毒患者极易并发呼吸道感染，病原菌的获得对抗生素应用极其重要。经纤支镜采集致病菌，可大大提高抗感染的敏感性。

（三）纤支镜并发症与禁忌证

纤支镜并发症有麻醉药物过敏、出血、低氧血症，PaO_2检查前后平均水平可降低达2.7kPa（20mmHg），其次还有感染、心律失常、喉头水肿、支气管痉挛、肺功能不全、气胸及纵隔气肿等。

目前由于纤支镜应用普及，应用技术渐趋完善，使该检查的禁忌证相对减少。具有高危疾患者应列入禁忌对象，如不稳定型心绞痛；近期发生的心肌梗死；不能纠正的严重低氧血症；麻醉药物过敏；严重的心律失常；严重的心功能不全；除此还有明显出血危险；肺动脉高压等均为纤支镜检查的禁忌证。尿毒症等是活检的禁忌证。

总之，自纤支镜应用于临床30多年来，其对肺部疾病的诊断和治疗起到举足轻重的作用，纤支镜具有较大的视野和进入段支气管的能力，使之观察范围广。纤支镜已从常规检查发展到急救，从肺内发展到肺外检查，已是目前临床工作中不可缺少的检查工具之一。

当前电视支气管镜已逐渐取代传统的纤维支气管镜，前者能获得优秀的支气管内图像，可用作教学活动，能以多种数字化形式储存，并能通过网络传输，具有纤支镜不可比拟的优点，正在日益普及。其在临床应用的适应证、禁忌证、并发症和有关操作问题上与纤支镜相似。尽管如此，纤支镜仍然是诊断和救治气道损伤重要且不可或缺的技术手段。

（李思惠　李其琪　闫丽丽）

第三章

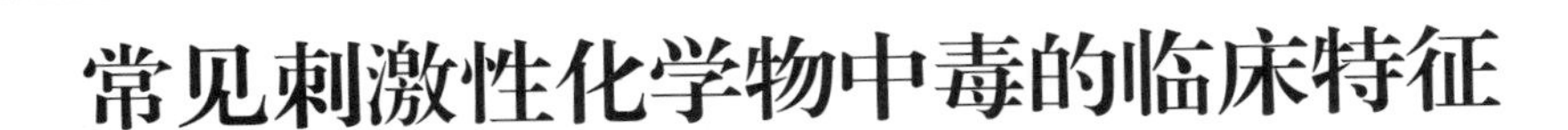

常见刺激性化学物中毒的临床特征

刺激性化学物具有品种多、易扩散、波及范围广、群体性中毒概率高，若救治不及时或不恰当则伤亡率高，社会危害大等特点。急性刺激性化学物中毒是职业中毒中常见和多发病症，刺激性化学物中毒的共同靶器官都是肺，对机体毒作用的共同特点是眼及呼吸道黏膜的刺激作用。共同的临床类型见本书第二章。由于不同品种的刺激性化学物因其不同的理化特性及毒性作用，临床表现可各具特征。本书收集了近 40 年中发生的刺激性化学物中毒事件共 10 种 2595 例，较常见的有氯气、氨气、硫酸二甲酯、光气、氮氧化物、三氯化磷、有机氟化合物、氟化氢、氯磺酸、硫酸或硝酸等酸雾，结合临床实践，归纳了上述 10 种化学物中毒的主要临床特征分述如下：

潜伏期：刺激性化学物中毒性肺水肿的发生均有一定潜伏期，潜伏期的长短与吸入气体的理化特性、水溶性强弱、吸入气体的浓度及时间长短不同等有关，潜伏期短者 0.5 小时，长者几十小时，最长达 2~3 日（详见本书第二章）。

第一节　氯　　气

氯气（Cl_2）是一种工业上应用广泛的有毒气体，对眼、皮肤、和呼吸道有强烈的刺激性，甚至极低浓度也具有刺激性气味。氯气可因其比重大于空气，而在空气中下沉向地面接近，从而易被接触者吸入呼吸道，群体性发病多见。

氯气为相对水溶性气体，水中溶解度大，在呼吸道黏膜潮湿的组织面也能迅速溶解。为此急性氯气中毒潜伏期短，上呼吸道刺激反应在几小时内甚至即刻迅速出现，促使患者迅速脱离现场，或及时就诊，从而早期获得阻止氯气向深层肺组织渗透的措施。故氯气中毒发生肺泡性肺水肿的比率较低，死亡率也低。但当高浓度吸入时也可迅速导致肺泡损伤，甚至发生 ARDS。分析 35 起群体氯气中毒事故显示，35 起就诊人数共 7390 人，其中发病最少的群体 6 人，最多达 1633 人；诊断为重度中毒 257 人，占 3.48%；死亡 61 人，仅占 0.83%。

氯气中毒还可引起声门痉挛或水肿、支气管痉挛或反射性呼吸中枢抑制，重者可导致窒息。氯气中毒病程后期还易发生反应性气道功能不全综合征、喘息性支气管炎或哮喘样发作。

（李思惠　闫丽丽）

第二节 光 气

主要临床特征是出现迟发性 ALI/ARDS。

光气水溶性弱，对呼吸道黏膜刺激小，早期常无刺激反应，起始症状轻微，大多表现为轻微咳嗽、气短、胸闷症状，经一定潜伏期(最长可达 48 小时)，对症处理后可缓解。光气潜伏期长短常与吸入量成反比，即吸入量多，潜伏期短，病情危重，吸入后活动量大可缩短潜伏期。潜伏期间可无明显临床症状及体征，极易被临床忽视而延误早期救治，直至光气潜入至呼吸道深部，导致肺泡和毛细血管急性损伤，通透性增强，突发呼吸困难，血氧饱和度进行性下降，缺氧难以纠正等严重后果，出现迟发性 ALI/ARDS，应予高度重视。

光气毒性约比氯气大 10 倍，属高毒性，光气对肺部产生的急性损伤，具有明显的累积作用。光气浓度在 30~50mg/m^3 时，即可引起急性中毒，在 100~300mg/m^3 时接触 15~30 分钟即可引起重度中毒，甚至死亡。病变危重时可导致心肌损害、脑病、休克等多脏器损害。

光气中毒第二个临床特征是休克发生率高。

其发生原因为光气潜入呼吸道深部后，导致肺泡和毛细血管通透性增强、渗出性病变严重所致。此时胸部 X 线通常呈现弥漫性、浸润性阴影，“白肺征”多见。但由于光气腐蚀性小，对肺组织损伤小，此时若能及时正确救治，预后大多良好。经 5 年随访二例重度光气中毒性肺水肿患者，未见后遗症。

特征之三为“呼吸爆发”性

大量实验研究表明，光气中毒早期对肺的刺激作用会激发炎症反应，引发“呼吸爆发”，释放大量的炎症介质和自由基，造成机体氧化应激，促进肺泡和肺血管损伤，组织液大量渗出，产生“瀑布”样级联反应，这是导致 ALI/ARDS 发生的重要机制之一。

(李思惠 闫丽丽)

第三节 有机氟化合物

有机氟化合物中毒从组分、毒性毒理、临床表现、抢救处理与一般化学物不同，具有特殊性。

一、有机氟品种及组分的特点

有机氟化合物是指分子结构中有氟碳键的化合物，是一类高分子合成材料。有机氟是一个总称，品种繁多。从化学结构来分，有氟烯烃和氟烷烃；从产品来分，有有机氟单体(三氟氯乙烯、四氟乙烯、六氟丙烯等)及氟聚合体(氟塑料、氟橡胶、氟硅橡胶等)；从氟聚合物生产过程中产生的品种来分，有各种裂解气、裂解残液气以及加工成型、使用过程中产生的各种热解物；随着温度升高(>380℃)而毒性增大，其中极毒的有八氟异丁烯、氟光气等组分。

二、氟塑料分解物的毒性组分特点

氟塑料分解物的混合气、残液气或有关有机氟烯烃类和烷烃类的单体，毒性大小不一。烯烃类主要靶器官以肺的损伤为主，致急性肺损伤，如 F-22 裂解气、裂解残液气和氟热分解物、八氟异丁烯及氟光气等。烷烃类主要靶器官以心血管系统损伤为主,其可提高心肌对肾上腺素或去甲肾上腺素的敏感性,使心肌应激性增强,诱发心律失常,促使室性心动过速或心室颤动甚至心搏骤停有关。而氟烯烃类对心脏也有相同的毒作用,考虑此为有机氟化合物及其代谢产物对心肌的直接损害所致。

大部分的氟代烃类化合物以呼吸道吸入为主,某些氟代烃类还能通过完整的皮肤进入体内。

三、其他毒作用

有机氟化合物对肝脏、肾脏及中枢神经系统都有一定损害,但均不严重。易挥发的氟代烃类化合物具有微弱的麻醉作用。其气态比空气重,能取代大气层中的氧,因缺氧而具轻度麻醉作用。多氟烷烃或卤氟烷烃类化合物对中枢神经系统更具抑制作用;动物实验提示某些有机氟化合物(如四氟乙烯、六氟丙烯、一氯三氟乙烯等)长期反复接触,可引起肝、肾损害。加压密封的致冷剂或低沸点的液态有机氟化合物,由于低温作用,可引起组织冻伤及喉水肿、肺水肿和胃肠穿孔。

四、临床表现特点

目前我国发生的有机氟中毒,主要是吸入中毒,主要组分有氟裂解气、裂解残液气、热分解物和纯的有机氟吸入气所致。

有机氟化合物水溶性小,无色无味。潜伏期较长,多在0.5~48小时,早期中毒症状多不明显,主要临床症状类同上呼吸道感染而误诊为“感冒”。心肺检查常无阳性体征,而错失早期救治机会。急性有机氟中毒症状出现早晚与病情严重程度、吸入种类、浓度和时间有关。

(一)急性肺损伤

若患者于早期出现X线胸片及肺部听诊证实有渗出病变,经及时采取相应救治措施,则病程短,预后佳。反之,早期X线胸片渗出性病变不明显,肺部听诊亦无异常,经较长一段潜伏期方出现迟发性肺损伤征象,则救治已晚,造成病程长、并发症状多、预后差。如一名男士吸入二氟一氯甲烷(F-22)3~4小时后因诊断为上呼吸道感染,心肺检查无阳性发现,而未采取相应有效救治,于中毒第8天出现了急性肺损伤X线胸片征象和临床症状体征,届时虽予以积极抢救,仍于第15天并发化学性肺炎、霉菌性肺炎、肺纤维化、气胸、纵隔气肿、ARDS、心肌损害等病变,最终因呼吸循环衰竭致死。

(二)中毒性心肌损害

氟烷烃与氟烯烃对心肌损伤的毒作用有相似之处。部分有机氟中毒时心血管系统损伤可与呼吸系统损伤共存,有的中毒仅表现为心肌损伤。早期心电图检查可在正常范围,随着病变逐渐加重,严重时出现室颤而致死亡。

总之,有机氟中毒的病情轻重不能以早期临床征象的多少、仅考虑有机氟化合物的毒性大小进行判断,必须从吸入化学物起就加强医学监护,严密观察病情,及时采取相应的预见性治疗措施,方为本病最重要的临床特点。

(三)广泛性肺组织纤维化

有机氟重度中毒后期可引起广泛性肺组织纤维化是其重要特点 有机氟裂解气可在一周内开始出现肺纤维化。1例患者因吸入F-22裂解残液气3小时发生严重毒性反应,症状与上呼吸道感染相类似，经 3 天治疗后，症状一度好转。但 1 周左右再次出现咳嗽、气急及高热，且日益加重，第 10 天出现肺水肿，虽再给予大剂量地塞米松及 PEEP 正压机械通气等救治，为时已晚，终因呼吸循环衰竭死亡。尸体解剖于死后第 8 天进行，见两肺肝样变，为广泛肺纤维组织增生。

（四）ARDS

有机氟裂解气重度中毒者容易发生 ARDS，早期发现 ARDS 的高危因素关系到预后，X 线胸片在早期诊断中不是敏感指标，呼吸急促（>20 次 / 分）、呼吸性碱中毒、低氧血症及急性炎症反应的临床征象（发热、血白细胞增高）为急性有机氟吸入后病情严重表现，但缺乏作为 ARDS 诊断的早期性及特异性。院内肺部感染是急性有机氟中毒最常见的并发症，可促使 ARDS 的形成。

（李思惠 闫丽丽）

第四节 氮氧化物

第一，氮氧化物中毒严重致迟发性化学性肺水肿是其临床重要特征。氮氧化物为常见的刺激性化学物之一，含氮的氧化物包括 N_2O、NO、NO_2、N_2O_3、N_2O_4、N_2O_5。是一种水溶性较小的刺激性化学物，故发病潜伏期较长（6~72 小时），上呼吸道的刺激性也越小。因此迟发性严重的急性肺水肿初期常不易引起人们的重视，一旦发病往往病情严重，使抢救措手不及。患者可突然出现严重呼吸困难，伴有胸痛、胸闷、咳嗽、咳粉红色泡沫样痰，脉搏加快，体温升高，严重发绀、缺氧情况会越来越重，最终因呼吸、循环衰竭致死。

氮氧化物发生迟发性肺水肿的主要机制是因其吸入后对上呼吸道几乎不发生作用，无明显症状。当其潜入肺泡后，逐渐与水作用，形成硝酸及亚硝酸，对肺组织产生剧烈的刺激和腐蚀作用，使肺泡和毛细血管通透性增加，液体渗透入肺泡，引起中毒性肺水肿，此时抢救往往为时已晚。中毒性肺水肿时大量痰液可淤积肺内，至呼吸道阻塞。缺氧、昏迷、休克、窒息接踵而至，此时气管切开刻不容缓，以保持呼吸道通畅。

对氮氧化物中毒患者还必须早期就诊观察，应用足量的糖皮质激素是控制病情的关键。使用呼气末正压通气（PEEP），以防治并发症。

第二，氮氧化物中毒个体差异较大，有的吸入 1~2 口就能发生严重肺水肿，有的人较长时间吸入并不产生明显病变，病情迁延时间长短，除了与是否早期治疗外，还与年龄、是否合并其他感染有关。年长者病程长，合并病毒性感染者也会拖延病程。较长时间吸入高浓度氮氧化物者也可在短期内出现严重的肺水肿，以致出现暴发性 ARDS，尤须引起重视。总之临床应高度警惕严重迟发性急性化学性肺水肿的发生，全病程严密观察病情，不可一概而论。

还有报道急性氮氧化物中毒 3 个月后，遗留小气道功能减退，考虑与细支气管、肺泡上皮受损未能完全恢复有关。此外，还表现有支气管敏感性增高，嗅到异味胸闷加剧，对重症患者宜在出院前后进行肺功能检查，对氮氧化物急性中毒后远期随访的重要性。

第三，氮氧化物除具有光气中毒特点外，还常并发较重的气胸、纵隔气肿，常见在氮氧化物中毒性肺水肿的恢复期（一般吸入后 2~4 周），突然出现进行性呼吸困难，两肺闻及干性或细小湿啰音。胸部 X 线表现为满布粟粒状阴影，诊断为迟发性闭塞性毛细支气管炎。

曾有一例临床诊断急性重度氮氧化物中毒，迟发性阻塞性毛细支气管炎的患者，被误诊为粟粒型肺结核的报告。诊断为迟发性氮氧化物中毒的依据是：①有确切的接触氮氧化物职业史；②在直接接触毒物后发病；③同一环境下另一人也发生咳嗽、胸闷、气短等症状；④具有咳白色泡沫痰，呼吸困难等肺水肿主要表现；⑤X线胸片呈现散在边缘模糊、密度不均、大小不等的粟粒状阴影，经用抗结核药物治疗未见显效，同时予以较大剂量糖皮质激素及抗炎、对症治疗后基本痊愈。被误诊为肺结核的原因是：①忽略接触氮氧化物的病史；②对急性氮氧化物中毒特点认识不足。患者经治疗2周后病情已明显好转，但呼吸道损害症状又突然加重，胸部X线片满布粟粒状阴影，以致被误诊为粟粒型肺结核，几乎濒临死亡，这类急性重度氮氧化物中毒迟发性阻塞性毛细支气管炎的临床病例，由于目前对刺激性化学物中毒早期大多采用激素救治，使之发病率已大为降低。误诊病例也提醒专业医务人员还是要重视少见病例。

第四，氮氧化物另一毒作用为可致血管扩张而导致血压下降，甚至发生中毒性休克。氮氧化物进入呼吸道后可逐渐溶于黏膜表面，直接进入血液，使氧合血红蛋白氧化成高铁血红蛋白，导致机体缺氧。

（李思惠　闫丽丽）

第五节　硫酸二甲酯

硫酸二甲酯（DMS）为油状略带刺激味的化学物，为工业常用原料，其在运输过程中如容器破损可大量挥发（特别在夏季），可经呼吸道、皮肤或消化道吸收。

DMS虽属水溶性小的化学物，但因其水解性大（可迅速水解成硫酸和甲酯），致使吸入后可迅速出现皮肤、咽喉、上呼吸道刺激反应，是具有一定腐蚀性及刺激性的化学物。当其附着呼吸道黏膜后，可迅速水解，毒作用更为明显。

DMS的毒性与芥子气及光气相似，比氯气大15倍，其气体无色无味，不易防范，事故常有发生。由于DMS水解需要一定的时间，故需较长的中毒潜伏期，一般为0.5~6小时。DMS的主要靶器官为呼吸道、咽喉部、眼及皮肤。大量吸入可合并实质脏器损害，如肝、肾、心肌等。严重者可引起肺水肿、急性呼吸窘迫综合征，甚至死亡。

DMS中毒后突出的临床特征主要有五点：

第一特征：上呼吸道病变重于下呼吸道。上呼吸道病变中表现严重的有咽喉肿痛、声音嘶哑及喉水肿，且发生率高，程度重，是急性DMS中毒突出的特征。可引起吸气性呼吸困难，造成窒息，甚至死亡。DMS中毒诊断标准中将喉水肿引起的呼吸困难分为一、二、三、四度。但喉水肿程度与肺部病变不完全平行，有时喉水肿的程度较重，但肺部病变却很轻。

第二特征：DMS中毒导致的间质性肺水肿发生率高于肺泡性肺水肿，此与DMS水解性大的理化特性有关。凡早期接触了DMS后，中毒患者的上呼吸道黏膜即会受到损害，而深部呼吸道损害则大多在高浓度吸入后或救治处理不当时方可发生。有文献报道分析了45例DMS中毒者的胸部X线片，其中间质性肺水肿占64%；另据不完全统计的国内报告573例急性DMS中毒病例，其中肺泡性肺水肿仅59例（占10.3%）。一旦发生肺泡性肺水肿，病情多凶险，两肺弥漫性湿啰音，胸部X线表现为两肺野有大小不等、边缘模糊的片状或云絮状阴影，有时可融合成大片状。经及时救治大多可痊愈。个别病例可发展成ARDS甚至死亡。

第三特征：黏膜组织的坏死脱落是急性DMS中毒的又一特点。

在DMS的病程中可出现鼻黏膜脱落或支气管黏膜脱落。前者多发生于中毒后24小时之内，后者多发生在病程的第4~10天左右，这种黏膜组织的坏死脱落可持续数天，如引流不畅可发生窒息，甚至致死。

第四特征：眼损伤是急性DMS中毒出现最早的，也是最为突出的症状之一。首先出现双眼异物感、刺痛、流泪、继而出现畏光、眼睑痉挛及视物模糊。部分病例可见角膜剥脱及溃疡。有报道还出现视野缺损、视力障碍，甚至很快失明。分析认为眼视力损害除与硫酸的腐蚀性有关外，还可能与水解产物甲醇有关。眼角上皮损伤的程度往往与中毒程度无关。

第五特征：DMS中毒常伴有皮肤损伤，皮肤损伤以暴露部位为多，如上、下肢及面部为多。男性患者往往有阴囊灼伤。表现为皮肤灼痛、瘙痒，可见红斑水肿及大疱。皮肤损伤疼痛多在中毒数小时内最剧烈，12小时后水疱明显增多(其发生常有短暂潜伏期)。经肾上腺皮质激素治疗，疗效显著，预后良好。DMS的皮肤损伤的特点与接触性皮炎中的变态反应表现极为相似。既有刺激性作用，又有变应性致敏作用。

一起因装载8吨DMS的卡车与另一辆卡车相撞翻车，致使8吨DMS泄漏事故。十一名消防员参与事故处置。参加处置的人员均穿戴全封闭式衣帽，佩戴防护眼镜，下肢还加穿防护长筒靴，致使DMS液体不能渗透直接接触机体，现场处置共4小时。10小时后查见抢险员双下肢均出现皮肤红肿、水疱、部分有大疱，都有咽部干痛、充血、黏膜肿胀、发声障碍。其中一例有呼吸道症状，咳嗽、胸闷、气急、闻及干湿性啰音及哮鸣音。胸部X线检查除一例肺纹理增多外，均无异常。综上分析11例患者虽采取严密的防护措施但仍有咽部及呼吸道损伤。患者的皮肤损伤，也非DMS液体灼伤所致，而为接触DMS蒸气导致的刺激性、致敏性接触性皮炎。

（李思惠　闫丽丽）

第六节　腐蚀性强的刺激性化学物

常见的腐蚀性强的刺激性化学物有5种氨、氟化氢或氢氟酸、三氯化磷、氯磺酸、及硝酸或硫酸等酸雾，这些化学物吸入后除造成眼、皮肤化学灼伤外，往往合并呼吸道损伤。高浓度吸入时，也可导致肺水肿及ARDS。呼吸道吸入损伤乃一种特殊类型的灼伤。这类腐蚀性强的化学物中毒的临床特征及致危原因主要有四点：①肺水肿；②气道黏膜脱落阻塞气道或大出血，甚至窒息；③气道持续、反复的严重感染；④引发皮下气肿、气胸、纵隔气肿等并发症。

其临床体征主要有四点：

首先，呼吸道黏膜坏死脱落为突出表现。其可发生于中毒后1~14天，大多在7天左右，发生脱落时间长短与中毒化学物浓度与吸入时间以及吸入深度有关。脱落黏膜形状不一，有条状、块状及树枝状。一例急性重度氨中毒患者，自中毒第3天起条状坏死黏膜从气管导管中咯出或吸出，共持续28天。脱落黏膜最小为2mm，最大为树枝状。另一例氨中毒患者经7天抢救度过休克期与肺水肿期后，病情平稳，生命体征正常，但第10天患者坐起时，突然出现呼吸困难、休克，2小时后救治无效死亡。死因为脱落黏膜难以排出，窒息致死。一例氯磺酸重度气道损伤者，自中毒后 1 小时即有坏死黏膜咯出或吸出，并持续 24 天，于 20 天、24 天分别咯鲜血 200ml、250ml。提示腐蚀性强的化学物；对呼吸道的损伤严重，因此在疾病全过程都必需对病情严密加以监护，决不可掉以轻心。

其次，腐蚀性强的刺激性化学物极易并发肺部感染，而且难以控制，是急性肺水肿的第 2 死因。其特点病程长，且感染发生反反复复。有尸检病理结果表明，肺部感染可发生于肺水肿的第 1~2 天。故肺部感染的防治应从中毒初期开始，肺水肿期、黏膜脱落期至恢复期均同等重要。感染原因有因其腐蚀性强致呼吸道黏膜损伤、气管切开、反复吸痰、病程迁延等因素导致继发性呼吸道感染。如一例氨中毒者，中毒第 3 天即并发呼吸道感染，第 10 天后纤支镜显示多处斑片状糜烂及大量脓性分泌物。经治疗 1 个月，肺部感染控制，但此后每日咳嗽、咳痰约 100ml，重则 300~500ml/d，动则气促，劳动力基本丧失，多次痰培养为铜绿假单胞菌、鲍曼不动杆菌生长。

第三，腐蚀性强的刺激性化学物中毒后遗症，继发症多而严重，是又一重要的临床特征。可造成呼吸道永久性肺部功能损害，如声带麻痹、支气管扩张、重度混合性通气功能障碍、肺纤维化、Ⅱ型呼吸衰竭，进一步发展为肺心病等。有一例氨中毒尸检报告肺部见肉质化。

最后，氟化氢 / 氢氟酸吸入中毒除可有上述腐蚀性化学物损害的共同表现外，还因氟离子的大量吸收，可与体内钙结合成氟化钙，发生严重低血钙、低血镁，甚至导致心室纤维颤动致心脏骤停，此乃氟化氢中毒的重要特征。一例无水氢氟酸喷至躯干、四肢、会阴，并吸入高浓度氟化氢气体，致 12% Ⅲ度灼伤伴急性重度氟中毒，出现急性肺水肿、ARDS、低血钙（低至 0.83mmol/L）（正常值 2.2~6.5mmol/L），尿氟高达 39 942mmol/L（正常值 168mmol/L），动脉血气氧合指数 PaO_2/FiO_2 示 100mmHg。入院时 EKG 示 ST 段压低，QT 间期延长，20 小时出现频发室性期前收缩，21.5 小时突然呼吸心搏停止，EKG 呈直线。本例死因为低血钙致心室纤颤。整个抢救过程用 DX 50mg，葡萄糖酸钙 22.0g。国外报道一例氟化氢死亡病例，曾经给予 140mmol/L 钙，血钙始终 <3.1μg/dl。

（李思惠　闫丽丽）

参考文献

1. 刘珍娟，王中秋，吴正参，等 . 基于移动 DRX 线对急性氯气中毒胸部损伤的动态观察 . 临床放射学杂志，2010，29（5）：607-610.
2. 刘镜愉 . 反应性气道功能障碍综合征，中国工业医学杂志，2001，1（4）：332.
3. 胡理明，李少华 . 急性氯气中毒的远期预后 . 中国工业医学杂志，1995，8（6）：338-339.
4. Malo JL，Artier A，Boulet LP，et al. Bronchial hyperresponsiveness can improve while spirometry plateaus two to three years after repeated exposure to chloride causing respiratory symptoms. Am J Respire Crit Care Med，1994，150（4）：1142-1145.
5. Demeter SL，Cordasco EM. Reactive airways dys function，syndrome：a subset of occupational asthma. J Disability，1990，1：23-29.
6. 岳茂兴，夏亚东，黄韶清，等 . 氮氧化物致急性化学中毒性肺水肿的临床救治研究 . 中国急救医学，2001，3：142-144.
7. 王凡，冯玉姝，虞孝里 . 硫酸二甲酯对人体毒作用的研究近况 . 职业卫生与应急救援，1998，16（1）：20-23.

8. 李其琪,李思惠. 光气与硫酸二甲酯急性中毒胸片征象分析. 中国工业医学杂志,1996,9(2):94-95.
9. 毕津洲,关芳,胡志军. 急性有机氟中毒的临床观察与治疗. 中国职业医学,2007,34(4):300-301.
10. 吕先慧,刘秀华. 氢氟酸烧伤处理与治疗分析. 现代预防医学,2005,32(6):658.
11. Sheridan RL,RyanCM,Quinby WC,et al. Emergency,management of major hydrofluoric acid exposures. Burns,1995,21(1):62-64.
12. 马华,贾建华. 三氯氧磷急性中毒 4 例报告. 工业卫生与职业病,2000,26(3):174.
13. 王茜丽,翟明芬. 一起三氯化磷中毒事故报告. 中国工业医学杂志,2001,14(1):59.
14. 杨帆. 三例职业性急性光气中毒案例讨论. 病案与病例,2015,9(19):273.
15. 吕淑秋. 急性氨中毒 323 例临床分析. 中华劳动卫生职业病杂志,1994,12(2):102-103.
16. 丁凤英. 急性光气中毒并发中毒性休克 1 例报告. 化工劳动卫生通讯,1995,12(1):23.
17. 匡兴亚. 剧毒产生预防控制是关键《职业性急性光气中毒的诊断》解读. 中国卫生标准管理,2011,2(3):28-32.
18. 杨淑娟,李智深,宫丽丽,等. 急性氨中毒致上呼吸道损伤的临床分析. 山东大学基础医学院学报,2003,17(1):38-39.
19. 张兴善. 中程冲击量地塞米松抢救有机氟中毒三例. 职业医学,1996,23(1):34-35.
20. 王曾礼,冯玉麟. 呼吸病诊疗手册. 北京:人民卫生出版社,2000:190-191.

第四章 刺激性化学物中毒的常见并发症、后遗症

第一节 并发症

一、自发性气胸

（一）发病原因

正常情况下胸膜腔内没有气体，毛细血管血中各种气体分压的总和仅为706mmHg，比大气压低54mmHg。呼吸周期胸腔内压均为负压，系胸廓向外扩张，肺向内弹性回缩对抗产生的。胸腔内出现气体常在以下情况下发生：①肺泡与胸腔之间产生破口，气体将从肺泡进入胸腔直到压力差消失或破口闭合；②胸壁创伤产生与胸腔的交通，也出现同样的结果。气胸时失去了负压对肺的牵引作用，甚至因正压对肺产生压迫，使肺失去膨胀能力，表现为肺容积缩小、肺活量减低、最大通气量降低的限制性通气功能障碍。由于肺容积缩小，初期血流量并不减少，产生通气/血流比例下降，导致动静脉分流，出现低氧血症。大量气胸时，由于失去负压吸引静脉血回心，甚至胸膜腔内正压对血管和心脏的压迫，使心脏充盈减少，心搏出量降低，引起心率加快、血压降低，甚至休克。张力性气胸可引起纵隔移位，致循环障碍，甚或窒息死亡。

原发性自发性气胸多见于瘦高体型的男性青壮年，常规X线检查肺部无显著病变，但可有胸膜下肺大疱（pleural bleb），多在肺尖部，此种胸膜下肺大疱的原因尚不清楚，与吸烟、身高和小气道炎症可能有关，也可能与非特异性炎症瘢痕或弹性纤维先天性发育不良有关。

继发性自发性气胸多见于有基础肺部病变者，由于病变引起细支气管不完全阻塞，形成肺大疱破裂引发气胸。急、慢性刺激性化学物中毒均可并发气胸，其他疾病常见者如慢性阻塞性肺病（COPD）、肺结核、肺癌晚期、肺脓肿、尘肺病、肺粉尘沉着症及淋巴管平滑肌瘤病等。

脏层胸膜破裂或胸膜粘连带撕裂，如其中的血管破裂可形成自发性血气胸。航空、潜水作业而无适当防护措施时，从高压环境突然进入低压环境，以及机械通气压力过高时，均可发生气胸。抬举重物用力过猛，刺激性化学物导致的剧咳，屏气等，可能是促使气胸发生的诱因。

（二）临床特点

自发性气胸的症状轻重与有无肺基础疾病及功能状态、气胸发生的速度、胸膜腔内积气

量及其压力大小三个因素有关。起病前部分患者可能有持重物、屏气、剧咳等诱因，大多数起病急骤，患者突感一侧胸痛，针刺样或刀割样，持续时间短暂，继之胸闷和呼吸困难，可伴有刺激性咳嗽，系气体刺激胸膜所致。少数患者可发生双侧气胸，以呼吸困难为突出表现。积气量大或原已有较严重的慢性肺疾病者，呼吸困难明显，患者不能平卧。如果侧卧，则被迫气胸侧在上，以减轻呼吸困难。

少量气胸体征不明显，尤其在肺气肿患者更难确定，听诊呼吸音减弱具有重要意义。大量气胸时，气管向健侧移位，患侧胸部隆起，呼吸运动与触觉语颤减弱，叩诊呈过清音或鼓音，心或肝浊音界缩小或消失，听诊呼吸音减弱或消失。

X线胸片检查是诊断气胸的重要方法，可显示肺受压程度，肺内病变情况以及有无胸膜粘连、胸腔积液及纵隔移位等。气胸的典型X线表现为外凸弧形的细线条形阴影，称为气胸线，线外透亮度增高，无肺纹理，线内为压缩的肺组织。大量气胸时，肺脏向肺门回缩，呈圆球形阴影。大量气胸或张力性气胸常显示纵隔及心脏移向健侧。合并纵隔气肿在纵隔旁和心缘旁可见透光带。合并胸腔积液时，显示气液平面，透视下变动体位可见液面亦随之移动。依据X线胸片还可以判断气胸容量大小，侧胸壁至肺边缘的距离为1cm时，约占单侧胸腔容量的25%左右，2cm时约50%。故从侧胸壁与肺边缘的距离≥2cm为大量气胸，<2cm为小量气胸。如从肺尖气胸线至胸腔顶部估计气胸大小，距离≥3cm为大量气胸，<3cm为小量气胸。CT表现为胸膜腔内出现极低密度的气体影，伴有肺组织不同程度的萎缩改变。CT对于小量气胸、局限性气胸以及肺大疱与气胸的鉴别比X线胸片更敏感和准确。

根据脏层胸膜破裂情况不同及其发生后对胸腔内压力的影响，自发性气胸通常分为以下三种类型：

1. 闭合性（单纯性）气胸　胸膜破裂口较小，随肺萎缩而闭合，空气不再继续进入胸膜腔。根据胸膜腔内积气的量与速度，轻者患者可无症状，重者有明显呼吸困难。体检可能发现伤侧胸廓饱满，呼吸活动度降低，气管向健侧移位，伤侧胸部叩诊呈鼓音，呼吸音降低。胸部X线检查可显示不同程度的肺萎陷和胸膜腔积气，有时尚伴有少量胸腔积液。

2. 交通性（开放性）气胸　破裂口较大或因两层胸膜间有粘连或牵拉，使破口持续开放，吸气与呼气时空气自由进出胸膜腔。伤员出现明显呼吸困难、鼻翼扇动、口唇发绀、颈静脉怒张。伤侧胸壁可见伴有气体进出胸腔发出吸吮样声音的伤口，称为胸部吸吮伤口。气管向健侧移位，伤侧胸部叩诊鼓音。呼吸音消失，严重者伴有休克。胸部X线检查可见伤侧胸腔大量积气，肺萎陷，纵隔移向健侧。

3. 张力性（高压性）气胸　破裂口呈单向活瓣或活塞作用，吸气时胸廓扩大，胸膜腔内压变小，空气进入胸膜腔；呼气时胸膜腔内压升高，压迫活瓣使之关闭，致使胸膜腔内空气越积越多，内压持续升高，使肺脏受压，纵隔向健侧移位，影响心脏血液回流。此型气胸对机体呼吸循环功能的影响最大，必须紧急抢救处理。可迅速出现严重呼吸循环障碍；患者表情紧张、胸闷、挣扎坐起、烦躁不安、发绀、冷汗、脉速、虚脱、心律失常，甚至发生意识不清、呼吸衰竭。气管明显移向健侧，颈静脉怒张，多有皮下气肿。伤侧胸部饱满，叩诊呈鼓音，呼吸音消失。胸部X线检查显示胸腔严重积气，肺完全萎陷、纵隔移位，并可能有纵隔和皮下气肿。胸腔穿刺有高压气体外推针筒芯。不少患者有脉细快、血压降低等循环障碍表现。

（三）避免发生的注意事项

急性刺激性化学物中毒患者，特别是吸入了腐蚀性较强的化学物如氨气等，易发生肺破裂导致气胸，应让患者保持安静，尽量避免用力过猛、剧咳、屏气、大笑等可能促发气胸的诱因。一旦出现呼吸困难突然加重，应想到并发气胸的可能，应立即行胸部X线检查。

二、纵隔气肿及皮下气肿

（一）发病原因

由于短时间吸入大量对呼吸道黏膜有损伤作用的特别是腐蚀性较强的刺激性化学物，引起呼吸道黏膜和肺泡上皮充血、水肿、糜烂、坏死等病理变化。吸入刺激性化学物可造成深部细支气管和肺泡的损害以致肺泡破裂引起气胸或间质气肿，随后气体沿肺血管、支气管进入纵隔，发生纵隔气肿；又因气体增多，压力增高，进而气体向上至颈、面部发生皮下气肿。

（二）临床特点

大多数患者并无症状，但颈部可因皮下积气而变粗，局部可有压迫症状。气体积聚在纵隔间隙可压迫纵隔大血管，出现胸闷、干咳、呼吸困难、呕吐及胸骨后疼痛，并向双肩或双臂放射。疼痛常因呼吸运动及吞咽动作而加剧。检查可见颈肩部及上胸部肿胀，触之有海绵样感觉或握雪感，可听到捻发音或握雪音。患者发绀、颈静脉怒张、脉速、低血压、心浊音界缩小或消失、心音遥远、心尖部可听到清晰的与心搏同步的“卡嗒”声（Hamman征）。X线检查可见皮下、纵隔旁或心缘旁（主要为左心缘）可见透明带。

（三）避免发生的注意事项

急性刺激性化学物中毒，特别是刺激性、腐蚀性较强的气体中毒，此类并发症常见，应密切观察病情，一发觉皮下组织肿胀，触之有海绵样感觉或握雪感，应立即给予体位引流。张力性气胸抽气或闭式引流时注意规范操作，尽量减少医源性纵隔气肿及皮下气肿出现的可能。

三、肺不张

（一）发病原因

主要因刺激性化学物吸入后气道内水肿液、脓痰或脱落的坏死黏膜堵塞小气道所致。

（二）临床特点

肺不张的症状和体征取决于支气管阻塞发生的速度，受累的范围以及是否合并感染。短期内形成的阻塞伴大面积的肺脏萎陷，特别是合并感染时，患侧可有明显的疼痛，突发呼吸困难，发绀，甚至出现血压下降，心动过速，发热，偶可引起休克；缓慢形成的肺不张可以没有症状或只有轻微的症状。

其典型体征有语音震颤和呼吸音减弱或消失，膈肌上抬，纵隔移位，叩诊呈浊音，可有明显的发绀和呼吸困难。如果受累的区域较小或周围肺组织代偿性过度膨胀，此时肺不张的体征可能不典型，故语音震颤常有增强，呼吸音存在，上叶不张因其邻近气管，可在肺尖闻及支气管呼吸音，下叶不张的体征与胸腔积液和单侧膈肌抬高的体征相似。

胸部X线检查是诊断肺不张最重要的手段，胸片通常可明确叶或段不张的存在及其部位，胸部CT检查断层摄片对诊断意义较大，特别有利于描述萎陷肺叶的位置与形状、阻塞病变的性状，明确有无支气管空气征、有无钙化及其位置、有无管腔内引起阻塞的包块等。

（三）避免发生的注意事项

急性刺激性化学物中毒早期呼吸道分泌物大量增加，应保持呼吸道通畅，积极防治肺水肿，注意患者体位引流，以免吸入。中后期常常合并感染，应给予稀化痰液，危重患者每 1~2 小时给予定时翻身、拍背，及时排痰。具有腐蚀性的刺激性化学物，可致呼吸道黏膜坏死脱落，应注意及时清除，防止胸腔积液、黏痰或坏死物排泄不畅、气胸等导致的肺不张。

四、肺部感染

（一）发病原因

病原微生物（细菌、病毒、支原体、衣原体、真菌等）可以通过空气吸入、血行播散、临近感染组织蔓延、上呼吸道、胃肠道定植菌误吸等多种途径侵入下呼吸道，正常呼吸道黏液一纤毛系统、肺泡巨噬细胞等对外来微生物具有免疫防御作用。刺激性化学物吸入可引起呼吸道急性化学损伤和炎症反应，生理免疫功能大大减弱，加之分泌物大量增加，肺泡引流不畅，极易合并肺部感染。另外，大剂量使用糖皮质激素、气管切开术也是引起继发肺部感染的常见因素。

（二）临床特点

刺激性化学物致急性气管 - 支气管炎合并感染，通常起病较急，全身症状较轻，在原有疾病的基础上，可有发热，痰量增多呈脓性，咳嗽加剧，偶伴痰中带血，肺部听诊双肺可闻及散在干、湿性啰音，血常规检查白细胞及中性粒细胞升高。痰培养致病菌阳性。X 线胸片可见肺纹理粗乱、模糊不清。如迁延不愈可演变成慢性支气管炎。

急性刺激性化学物中毒致肺炎合并肺部感染，由肺炎链球菌等引起的细菌性肺炎较常见，通常起病急骤，以高热、寒战、咳嗽、血痰及胸痛为特征。X 线影像呈肺段或肺叶急性炎性实变。因抗生素的广泛使用，使该病的起病方式、症状及 X 线影像改变均不典型。痰培养可以确定病原体。

病毒性感染常无显著的胸部体征，病情严重者有呼吸浅速、肺部可闻及干、湿性啰音。确诊则有赖于病原学检查，包括病毒分离、血清学检查以及病毒抗原的检测。血清学检查常用的方法是检测特异性 IgG 抗体。

肺部真菌感染在急性刺激性化学物中毒患者中常合并出现，多由于早期大量使用多种抗生素、糖皮质激素所致，可由念珠菌、曲霉、隐球菌、毛霉等引起。临床表现无特异性，X 线影像表现也多无特征性，可为支气管肺炎、大叶性肺炎、单发或多发结节，乃至肿块状阴影和空洞。侵袭性肺曲霉病病情进展迅速，CT 具有特征表现：早期为炎症阴影，周围呈现薄雾状渗出（晕轮征），随后炎症病灶出现气腔实变，可见支气管充气征，再后可见病灶呈现半月形透光区（“空气半月征”），进一步可变为完整的坏死空洞。肺部真菌感染的确诊有赖于培养和组织学检查。多次痰涂片或经纤支镜刷检取样，可以见到菌丝，培养可见霉菌生长。支原体感染约占各种原因的 10%，潜伏期 2~3 周，起病缓慢。症状主要为乏力、咽痛、头痛、咳嗽、发热等。发热可持续 23 周，体温恢复正常后可能仍有咳嗽。咳嗽多为阵发性刺激性呛咳，咳少量黏液。偶有胸骨后疼痛。肺外表现常见斑丘疹、多形红斑等。胸部体检与肺部病变程度常不相称，可无明显体征。CT 检查病变较广泛，呈弥漫小叶分布的磨玻璃影、斑片影和结节影，临床症状与 CT 改变不匹配，临床症状明显好转或消失但肺部阴影洗后较慢。培养分离出肺炎支原体对诊断有意义，但其检出率较低，血清抗体增高 4 倍及以上，有参考价值，但多为回顾性诊断。

衣原体感染起病多隐袭，早期表现为上呼吸道感染症状，通常症状较轻，可有咽喉炎表现、发热、寒战、肌痛、干咳、头痛、不适和乏力，少有咯血。体格检查肺部偶闻湿啰音。早期检测血清衣原体 IgM 滴度升高可辅助诊断。咽拭子分离出肺炎衣原体是诊断的金标准。

（三）避免发生的注意事项

吸入刺激性化学物后，呼吸道抵抗力减弱，应早期采取措施，积极防治感染。避免长期大量应用糖皮质激素。

五、气道黏膜脱落

（一）发病原因

当吸入高浓度刺激性化学物，特别是碱性、具有腐蚀性的气体时（如氨气、一甲胺等），可致呼吸道黏膜严重损伤，糜烂、溃疡、出血甚至坏死，恢复期坏死的组织黏膜脱落，如不及时清除，可堵塞气道导致窒息。

（二）临床特点

患者突然出现憋气加重，呼吸频率加快，甚至暂停，面色发绀，咳嗽反射减弱或消失，肺部听诊有哮鸣音、干啰音、呼吸音减弱或消失，呼吸暂停，均预示可能有大片气管黏膜脱落。

（三）避免发生的注意事项

对吸入高浓度刺激性化学物，特别是碱性、具有腐蚀性气体的患者，应注意密切观察病情，保护气道，尽量不做气管插管等有创检查治疗，如发现喉头水肿、大量咯血、大块坏死组织脱落排除不畅等情况时，经过一般保守处理患者呼吸困难无好转，应及早考虑气管切开。

六、中毒性心肌损害

（一）发病原因

刺激性化学物直接作用于心脏传导系统，可损害心脏窦房结或房室结；对心脏毒性作用可能与自主神经紊乱有关；与心肌细胞糖代谢紊乱可能有关，糖代谢紊乱时，心肌细胞能源主要来自脂肪，造成细胞内游离脂肪酸和甘油三酯的积聚，游离脂肪酸在心肌细胞堆积与细胞内阳离子发生皂化作用，使心肌细胞受损，并在阳离子损失后，出现异常起搏；另外，心肌缺氧致无氧分解增强，导致心肌受损。刺激性化学物导致的休克、肺部感染、水电解质及酸碱平衡失调等均可加重心肌损害。

（二）临床特点

和肺部损害表现相比，刺激性化学物所致心肌损害的临床表现多不明显，也无特异性。可表现为胸闷、心悸、气短、乏力、胸前区疼等，严重的患者可伴发急性心肌梗死（AMI）、阿-斯综合征、心源性猝死、心功能衰竭等。心电图检查多有异常，可出现窦性心动过速或窦性心动过缓、房性或室性期前收缩、S-T 段和 T 波改变、房室传导阻滞、室速、室颤等。心肌酶及同工酶、肌钙蛋白增高等。

（三）避免发生的注意事项

急性刺激性化学物中毒后积极防治缺氧。早期给予心电监护，发现异常及时对症处理。

七、休克

（一）发病原因

休克（shock）是一种急性循环功能不全综合征，是机体有效循环血容量减少、组织灌注不足，导致组织缺血缺氧、微循环淤滞、细胞代谢紊乱和功能受损的一系列病理过程。急性重症刺激性化学物中毒可因低血容量、感染、过敏、以及心源性、神经原性损伤而导致休克，前两者更常见。心源性休克多见于具有直接心肌损害的毒物，神经原性休克多在短期吸入高浓度刺激性化学物或失火烟雾等混合气体的情况下发生。

（二）临床特点

1. 休克早期　由于机体对有效循环血容量减少的早期有相应的代偿能力，患者的中枢神经系统兴奋性提高，交感 - 肾上腺轴兴奋。表现为精神紧张、兴奋或烦躁不安、皮肤苍白、四肢厥冷、心率加快、脉压小、呼吸加快、尿量减少等。此时，如处理及时得当，休克可较快得到纠正。

2. 休克期　患者神情淡漠、反应迟钝，甚至可出现意识模糊或昏迷；出冷汗、口唇肢端发绀；脉搏细速、血压进行性下降。严重时，全身皮肤、黏膜明显发绀，四肢厥冷，脉搏摸不清、血压测不出，尿少甚至无尿。若皮肤、黏膜出现窟斑或消化道出血，提示病情已发展至弥散性血管内凝血阶段。若出现进行性呼吸困难、脉速、烦躁、发绀，一般吸氧而不能改善呼吸状态，应考虑并发急性呼吸窘迫综合征。

3. 休克晚期　为不可逆休克，出现弥散性血管内凝血（DIC）和多脏器功能衰竭。

（三）避免发生的注意事项

急性重症刺激性化学物中毒患者应注意早期预防休克，积极防治缺氧，注意维护水电解质平衡，注意观察血压、脉搏。抢救急性刺激性化学物中毒时，应考虑由于过度通气而丢失的液体。有时为了预防发生急性肺水肿而过度强调限制液体，容易出现血容量不足的情况，应根据病情综合处理。

（闫永建）

第二节　后　遗　症

一、纤维化

（一）发病原因

肺纤维化的发生与吸入刺激性化学物的种类和量等因素有关，也受遗传因素的影响，遗传因素决定刺激性化学物致病作用的个体差异。

肺纤维化的发病机制尚不清楚，近年来国内外学者研究发现，多种致炎症介质（TNF、IL-8、TGF-β1、CXCL1、MIP-2、PDGF 和 Thl7 等）、氧化应激和细胞凋亡在肺纤维化的形成中起着重要作用。刺激性化学物导致肺泡上皮损伤和上皮下基底膜破坏，启动成纤维细胞的募集、分化和增生，致使胶原和细胞外基质过度生成。损伤的肺泡上皮和炎症浸润的白细胞通过自分泌和旁分泌的形式，分泌 TNF-α，TGF-β 和 IL-8 等多种生长因子和趋化因子诱导固有成纤维细胞增生。上皮异常激活产生肌成纤维细胞增生分泌过量细胞外基质，导致纤维瘢痕形成、蜂窝囊形成、肺结构破坏和功能丧失。

（二）临床特点

通常在急性刺激性化学物中毒后缓慢隐袭性起病，早期主要表现为胸闷、活动后呼吸困难、干咳等。有的可因各种诱因导致病情加重，病情进展的速度有明显的个体差异，个别患者经过数月至数年发展可致呼吸衰竭和肺心病，多数患者如没有反复感染等诱因，病情相对稳定，多数患者病情逐渐减轻。体征多不明显，病情严重者可见杵状指（趾），可在双肺基底部闻及吸气末细小的 Velcro 啰音。胸片可显示双肺弥漫的网格状或网格小结节状浸润影，典型的呈蜂窝样改变，通常伴有肺容积减小。高分辨 CT（HRCT）影像对早期肺纤维化以及蜂窝肺的诊断明显优于普通 X 线胸片，以下影像表现提示有早期肺纤维化改变：①肺小叶间隔增厚：主要是小叶间隔内有液体、细胞或纤维成分聚集所致，表现为边缘光滑规整的细线状、结节状、串珠状线影，在肺中央呈多边形，在外周胸膜下呈栅栏状，广泛小叶间隔增厚呈网格样改。②胸膜下线、沿胸膜下的微结节、不规则网格影，小叶中心结节等变化，而大部分肺组织未见异常表现，具有定性意义。而这些影像在普通胸片大多数患者胸片仅肺纹理增重。③肺外围薄壁小窝蜂阴影，如同蜜蜂蜂巢结构。

肺功能早期可大致正常，或仅表现小气道病变，典型的表现为限制性通气功能障碍、弥散量减少，有的表现为混合通气功能障碍，血气分析可有不同程度低氧血症。

（三）避免发生的注意事项

急性刺激性化学物中毒患者应注意避寒保暖，防止受凉感冒，防治肺部感染。早期可给予具有抗氧化、扩张肺部血管、抗纤维化作用的中草药预防治疗。

二、阻塞性肺气肿

（一）发病原因

急性刺激性化学物中毒后肺内结构不同程度异常，气道高反应性可持续很长时间，对外来物质高度敏感，气道阻力增加，有的甚至发生刺激后哮喘，久之出现阻塞性气肿。急性刺激性化学物中毒后呼吸道抵抗力下降，易反复合并感染，是加重阻塞性气肿发生发展的重要因素。发病确切病因尚不清楚。研究发现刺激性化学物吸入后，可引起多种炎症细胞，包括 AM、PMN、$CD8^{+}$T 淋巴细胞等参与其中的气道炎症反应，中性粒细胞活化和聚集，通过释放中性粒细胞弹性蛋白酶等多种生物活性物质引起慢性黏液高分泌状态并破坏肺实质。吸入刺激性化学物导致蛋白酶产生增多或活性增强，而抗蛋白酶产生减少或灭活加快，对组织产生损伤、破坏作用。另外，患者氧化应激增加，致使小气道纤维组织形成、小气道管腔黏液栓等，使小气道阻力明显升高，肺泡对小气道的正常牵拉力变小，小气道较易塌陷，肺泡弹性回缩力明显降低。陈燕等研究证明肺内皮细胞凋亡所致内皮损伤和功能障碍是阻塞性肺气肿的发病机制之一。

（二）临床特点

急性刺激性化学物中毒后持续出现慢性咳嗽、咳痰、胸闷、气短、喘息等症状，气短早期在劳力后出现，后逐渐加重，严重者在日常活动甚至静息状态也表现呼吸困难。临床检查早期听诊呼吸音粗，随病情进展可出现桶状胸，呼吸运动减弱，缩唇呼吸，叩诊肺部过清音，肺下界下移，听诊双肺呼吸音减弱，呼气延长，可闻及干啰音，合并感染可闻及湿性啰音。肺功能检查是判断气流受限的主要客观指标，第一秒用力呼气容积占用力肺活量百分比（FEV_1/

FVC）是评价气流受限的一项敏感指标，第一秒用力呼气容积占预计值百分比（FEV_1% 预计值）是评估严重程度的指标，吸入支气管舒张剂后 FEV_1/FVC 小于 70%、FEV_1% 预计值小于 80%，可确定为不能完全可逆的气流受限。其他指标：肺总量（TLC）、功能残气量（FRG）和残气量（RV）增高，肺活量（VC）减低，表明肺过度充气。胸部 X 线检查：早期可见纹理增多、粗乱、延伸外带，气肿加重两肺野透亮度增加，纹理反而看不清楚。胸部扩张，肋间隙增宽，肋骨平行，活动减弱，隔低平，心脏常呈垂直位，心影狭长。胸部 CT 检查：可见小叶型、局限型、瘢痕旁型肺气肿，早期发现肺大疱、肺不张等并发症。血气分析对发现低氧血症、高碳酸血症、酸碱平衡失调、判断呼吸衰竭的类型等有重要价值。

（三）避免发生的注意事项

急性刺激性化学物中毒急性期临床治愈后，应给予随访，如患者存在反应性气道功能不全综合征（RADS）或持续慢性咳嗽，适当应用吸入型糖皮质激素等药物治疗，以降低气道高反应性，避免接触刺激性烟雾、粉尘等，积极防治肺部感染。

（闫永建）

参考文献

1. 牛颖梅，郝凤桐．急性刺激性化学物中毒防治研究现状．职业卫生与应急救援，2012，30（4）：190-193.
2. Yang IV. Epigenomics of idiopathic pulmonary fibrosis. Epigenomics，2012，，4（2）：195-203.
3. Barnes PJ，Shapiro SD，Pauwels RA. Chronic obstructive pulmonary disease：molecular and cellularmechanisms. European Respiratory Journal，2003，22（4）：672-688.
4. 陈燕，陈平．慢性阻塞性肺疾病患者环氧合酶 2 和基质金属蛋白酶 2 的表达及其与气流阻塞的关系．中华结核和呼吸杂志，2005，28（5）：324-327.
5. 蔡珊，陈平，朱应群，等．慢性阻塞性肺疾病气道炎症与肺泡巨噬细胞炎症蛋白 1α、明胶酶 B 活性的研究．中华结核和呼吸杂志，2001，24（7）：429-432.

第五章

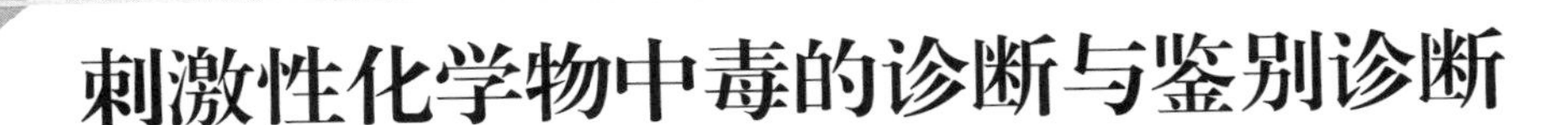

刺激性化学物中毒的诊断与鉴别诊断

第一节　诊断原则与诊断依据

一、急性刺激性化学物中毒的诊断原则

（一）明确病因

从接触史、现场调查、生物材料检测等方面取得依据。

接触史：要详细询问中毒接触的毒物品种、接触方式和时间，以及发生事故的过程及事故原因；生活性中毒应了解环境污染情况或误服的毒物名称，如药物、水源、食物等。

有多人发生中毒时，常应先得到接触毒物的初步情况，便于采取紧急措施，在抢救同时，再深入了解发生事故的全面情况，以便得出明确的结论。

现场调查：对发生事故的现场进行调查，以了解事故原因、泄漏毒物的品种、数量、污染环境情况以及现场环境处理及救护措施等，同时进行空气中毒物浓度的测定。

生物材料检测：①测定患者的血、尿、粪、唾液、呕吐物中的毒物品种及含量；②测定患者生物材料中的毒物在机体内的代谢产物或结合产物。可根据中毒的具体情况选择测定的标本及项目。③测定机体接触化学物后发生的早期生物效应。检测目的是作为诊断和鉴别诊断的佐证，指导治疗，并作为观察疗效判断预后的参考指标；④当临床疑为急性化学物中毒，但在既不知毒物来源，又不知毒物品种的情况下，生物材料检测对明确诊断有重要意义。可根据现场或流行病调查资料，结合患者临床表现，分析最大可能引起中毒的化学物品种，然后选择合适的检测项目。

（二）明确疾病的性质和受损伤的主要器官及严重程度

从病史、体征、实验室及其他辅助检查等方面获得患者受到损伤的资料。

1. 病史　详细询问症状出现的顺序、程度及进展情况，并了解过去健康情况及所患疾病，从中分析疾病性质与毒物接触的关系。

2. 体征　某些体征可为诊断提供重要线索，例如呼吸气的气味、皮肤灼伤后的色泽等；某些化学物中毒体征颇有特征性，某些体征常为某一或某类化学物中毒所特有，另一些体征则个体差异很大。因此决不能单凭一项体征就贸然作出诊断。

3. 实验室检查　可分为两大类：

（1）特异性指标：指中毒机体生物化学或细胞形态学等方面异常改变的指标，这类指标对诊断中毒有重要意义。

（2）非特异性指标：为一般内科疾病常用的化验检查项目，如肝、肾功能检查等，其结果可作为判断某些脏器有无疾病及其严重程度，对诊断有重要参考意义，但对明确病因缺乏特异性。

4. 其他辅助检查　如心电图、脑电图、肌电图、CT、MRI、肺功能、血气分析、超声声像和活体组织检查等，目的是了解机体受到损害和主要靶器官病变情况及其严重程度。

（三）综合分析得出结论

分析重点是：①判断化学物吸收时间与发病过程是否合乎发病规律；②化学物的毒作用与临床表现是否相符合；③可能吸收的剂量与中毒严重程度是否基本一致。在综合分析基础上做好诊断及鉴别诊断，从而得出结论。尽管某些体征或某项实验室检查对某些毒物中毒有重要诊断价值，但综合分析的原则必须遵循，不能仅以某项指标来决定诊断。

二、急性刺激性化学物中毒所致肺水肿与ARDS的诊断依据

急性呼吸窘迫综合征（ARDS）是指心源性以外的各种肺内外致病因素导致的急性、进行性、缺氧性呼吸衰竭。目前其死亡率仍然很高。

急性刺激性化学物中毒属急性弥漫性肺损伤（ALI/ARDS），是一种炎症和肺泡毛细血管急性损伤及通透性增加为特征的临床综合征，其病理特点为弥漫性肺泡毛细血管膜损伤、X线胸片显示弥漫性浸润影。是引起急性肺损伤的常见原因之一。

现在已经认识到ALI/ARDS的病因复杂多样性，其发病病因多达上百余种，按对肺损伤的作用，导致ARDS的原发病或高危致病因素，可分为经气道直接损害（直接肺损伤）和经血流间接损害（间接肺损伤）两种类型。直接肺损伤由直接原因所致ARDS。如吸入刺激性化学物、液体或胃呕吐物，以及其他各种病原体引起的严重肺部感染等，均为原发性ARDS。间接原因损害常在原发性疾病如败血症、休克、肺外创伤、药物中毒、烧伤等基础病因上发生。

急性刺激性化学物中毒所致ARDS为直接肺损伤较常见的化学物有氯、光气、氨、二氧化硫、氮氧化物、有机氟类化合物、硫酸二甲酯等。当吸入这些刺激性化学物后，直接损伤呼吸道组织，导致肺毛细血管壁通透性增加，肺泡表面活性物质减少，引起肺脏水液运行动态失衡及一系列病理生理变化，临床上有两种情况：一是患者有肺水肿的临床表现，伴有一定程度的低氧血症，经一般氧疗、激素等治疗，效果较好，2~3天左右肺水肿消退，进入恢复期；二是患者出现明显呼吸窘迫，严重低氧血症，一般氧疗难以缓解，预后凶险。以上两种肺水肿皆非心源性肺水肿，以常用标准衡量皆可诊断为ARDS。

由于两者之病因、中毒方式、发病机制等皆有共同之处，关系密切，但在发病机制、临床表现、治疗等方面均有所不同。有时发病可为连续的病理过程，其早期阶段表现为中毒性肺水肿（急性肺损伤ALI），最严重的程度是急性呼吸窘迫综合征（ARDS），也就是说重度的ALI才是ARDS。前者也可诊断为急性刺激性化学物中毒性肺水肿，后者则符合ARDS的诊断。

（一）ARDS临床表现

ARDS临床表现可以有很大差别，取决于潜在疾病和受累器官的数目和类型，常具有以下特征：①发病迅速；②呼吸窘迫；③难治性低氧血症；④无效腔/潮气比值增加；⑤重力依赖性影像学改变。

ARDS 多发病迅速。通常在受到发病因素攻击(如严重创伤,吸入有毒气体)后 12~48 小时发病,偶有长达 5 天者。在此期间的症状、体征多为原发病的表现,不一定提示 ARDS,特别是基础病为呼吸系统疾患时,如肺炎或吸入有毒气体。但是与其他非肺损伤性疾患不同,ARDS 一旦发病后,即很难在短时间内缓解,因为修复肺损伤的病理改变需要 1 周以上的时间。

呼吸窘迫是 ARDS 最常见的症状。主要表现为气急和呼吸次数增快,呼吸次数大多在 25~50 次 / 分之间,其严重程度与基础呼吸频率和肺损伤越严重,气急和呼吸次数增加越明显。ARDS 患者也常见到呼吸类型改变,主要表现为呼吸加快和潮气量变化。病变越严重改变越明显,甚至伴有吸气时鼻翼扇动,锁骨上窝及胸骨上窝和肋间隙凹陷等呼吸困难体征。在早期自主呼吸能力强时,常表现为深快呼吸,但是出现呼吸肌疲劳后,则表现为浅快呼吸。

难治的低氧血症。ARDS 可引起呼吸力学、呼吸驱动和气体变换等多种呼吸功能变化,其中特征性改变为严重氧合功能障碍。在潜伏期即可由于肺毛细血管内皮和(或)肺泡上皮损害,形成间质性肺水肿引起肺毛细血管膜弥漫距离加大,影响弥散功能。但由于二氧化碳弥散力较大(为氧的 21 倍),另外,两者的肺泡和血液分压差不同(二氧化碳为 6mmHg,氧为 60mmHg),所以主要影响氧合功能,表现为动脉氧分压降低。到肺损伤期后,随着肺泡上皮和毛细血管内皮损伤的加重,肺间质特别是肺泡渗出引起的动 - 静脉分流效应,将出现难以纠正的低氧血症。其变化幅度与肺泡渗出和不张形成的低通气或无通气肺区的比值有关,比值越大,低氧血症越明显。

无效腔 / 潮气比值增加。在 ARDS 时肺无效腔 / 潮气(VD/VT)比值不断增加,而且 VD/VT 比值增加是 ARDS 早期的一种特征。这一比值大于或等于 0.60 时可能与更严重的肺损伤相关。在 ARDS 早期,平均 VD/VT 比值的显著增加,死亡患者的 VD/VT 比值比存活患者的还要高。多因素分析结果显示,ARDS 患者无效通气量增加,是预测死亡率的独立危险因素。尽管该法不能确定无效通气的病因(毛细血管毁损、毛细血管可逆性或非可逆性阻塞),但为毛细血管损伤在 ARDS 发病机制及预后中的重要作用提供了参考。

重力依赖型影像学改变。在 ARDS 早期,由于肺毛细血管膜通透性一致增高,可引起血管内液体甚至有形成分渗出到血管外,呈非重力依赖型影像学变化。对检测这一变化,HRCT 具有很高的灵敏性,甚至在渗出局限于肺间质时即可发现。随着病程进展,当渗出突破肺泡上皮防线进入肺内后,会引起双肺斑片状阴影。由于重力依赖性作用,渗出液易沉积在下垂的肺区域(仰卧时,主要在背部),HRCT 可发现肺部斑片状阴影主要位于下垂肺区。为提高鉴别诊断的精确性,还可分别进行仰卧和俯卧位比较性 CT 扫描。无肺毛细血管膜损伤时,两肺斑片状阴影均匀分布,既不出现重力依赖性现象,也无变换体位后的重力依赖性变化。这一特点有助于与肺部感染性疾患相鉴别,但很难与心源性肺水肿区分,因为充血性心衰引起的高静水压性肺水肿可完全与 ARDS 的体位性影像学变化相同。

(二)急性刺激性化学物中毒的发病危险因素及发病诱因

有相应的原发病或发病诱因是诊断不可缺少的条件。如果没有原发病或发病诱因的限制,即使是其他条件都符合,仍可能导致误诊。ALI/ARDS 常见的发病危险因素或发病诱因见表 1-5-1。

表 1-5-1 ALI/ARDS 常见的发病危险因素或发病诱因

直接肺损伤	间接肺损伤
胃内容物吸入	脓毒性休克
胸部创伤/肺挫伤	多发性创伤
弥漫性肺炎	休克
呼吸机相关肺损伤	大量输血
吸入性损伤(烟、雾毒气体等,含高浓度氧吸入)	急性胰腺炎
溺水	药物过量/药物反应
肺血管炎	心肺转流
再灌注损伤	妊娠相关问题(子痫、羊水栓塞)
(肺移植)	脂肪栓塞综合征(ARDS 代名词)
肺部放射性损伤	脂肪溶解综合征
急性呼吸道阻塞后	头颅创伤/颅内高压

(摘自黄绍光,周新.呼吸危重病学.北京:人民卫生出版社,2011)

(三)中毒性肺水肿的临床表现

急性刺激性化学物中毒性肺水肿初期主要表现为眼和上呼吸道刺激症状,如流泪、流涕、喷嚏、呛咳、咳痰、咽干、咽痛等。加重时可持续性呛咳,可为干咳,也可伴有少量黏液痰、或可带有血丝等。还可有胸闷、胸痛与气急。胸部听诊可有呼吸音粗、闻及干、湿啰音。严重时可表现为呼吸困难、发绀、烦躁不安、剧烈咳嗽、咯大量白色或粉红色泡沫痰,甚至血性泡沫痰从口鼻大量涌出。常伴体温升高、心搏加快、意识障碍,甚至昏迷等。中毒性肺水肿早期的肺部体征可不明显或不典型,而 X 线征象的出现可早于临床表现,应及时动态观察胸部 X 线及血气分析监护。病情一般在 2~4 天内最为严重,可因缺氧、酸中毒致神经、循环系统功能衰竭,并发气胸、纵隔与皮下气肿等。经救治,大多病员可在一周左右逐渐好转。

(孙承业 李思惠)

第二节 诊断与分级标准

肺内正常的解剖和生理机制保持肺间质水分恒定和肺泡处于理想的湿润状态,以利于完成肺的各种功能。任何原因引起的肺血管外液体量过度增多和渗入肺泡,引起生理功能紊乱,称之为肺水肿。

一、急性刺激性化学物中毒诊断分级标准

(一)诊断

根据有明确的短期内接触较大剂量刺激性化学物的职业史,出现呼吸道刺激及肺部损害为主的临床表现,结合胸部 X 线影像学表现,及动脉血气分析等实验室检查结果,参考中毒事故现场职业卫生调查资料,综合分析,排除其他相类似疾病后,得出诊断。

（二）分级标准

诊断分级可分为轻度中毒、中度中毒及重度中毒三级：

1. 轻度中毒　具备急性气管 - 支气管肺炎，哮喘样发作及 1~2 度喉阻塞中的任一项。

2. 中度中毒　具备急性支气管肺炎，急性吸入性肺炎，急性间质性肺水肿及 3 度喉阻塞中的任一项。

3. 重度中毒　具备肺泡性肺水肿、急性呼吸窘迫综合征（ARDS）、多脏器功能障碍或严重气胸或纵隔气肿等并发症、4 度喉阻塞和（或）窒息、猝死中的任一项。

二、ALI/ARDS 诊断分级标准

（一）诊断

急性呼吸窘迫综合征（ARDS）最早在 1967 年由 Ashdaugh 等报道，1994 年欧美的 ARDS 会议上认为 ARDS 诊断应符合以下要求：① $PaO_2/FiO_2 \leq 200mmHg$，不管有无 PEEP 以及 PEEP 水平多高；②胸片表现为双侧肺浸润，可与肺水肿共同存在；③临床上无充血性心衰，证据为应用肺动脉导管测定肺动脉楔压≤18mmHg。

如果患者居住在海拔较高的地区，根据 PaO_2/FiO_2 可能无法评价患者的病情，特别是无法比较不同海拔高度时 PaO_2/FiO_2 的意义。此时可采用肺泡氧分压（PAO_2/FiO_2）比值，因其较少受海拔高度的影响，$PAO_2/FiO_2<0.2$ 可代替 $PaO_2/FiO_2 \leq 200$ 作为第一项标准。

根据这一定义，很多达到 ARDS 诊断标准的急性肺损伤仅代表了最严重的临床表现，无法包括程度较轻的肺损伤，不利于对这一综合征的早期诊断和治疗。为此，欧美 ARDS 共识会议上就这一问题进行了讨论，并力图将较轻的肺损伤包括在内，称之为急性肺损伤（ALI）。在 ALI 定义中，除了氧合损害较轻外，PaO_2/FiO_2 比值 <300，但 >200 外，其余要求与 ARDS 相同。这一区分的目的不是用这项评分标准发现 ARDS 和 ALI 标准中的差别，而是为提高急性肺损伤的早期诊断率。

（二）诊断分级标准

1994 年欧美共识会定义了 ALI（急性肺损伤）和 ARDS（急性呼吸窘迫综合征）对于临床研究起了重要的推动作用。ALI 和 ARDS 是指心源性以外的各种肺内、外致病因素导致的急性、进行性、缺氧性和急性呼吸衰竭。2011 年欧洲急危重症医学学会组建了专家小组又制定了新版定义——柏林定义，重点关注其可行性、可靠性及有效性，将 ALI 作为 ARDS 的较轻形式。

制定的柏林新定义有：① ARDS 时程为临床发病或呼吸症状新发或加重后一周内；②水肿起源无法用心力衰竭或体液超负荷完全解释的呼吸衰竭；③如果不存在危险因素，则需要进行客观评估（例如超声心动图）以排除流体静力型水肿；④将 ARDS 的氧合指数分为 3 级：

1. 轻度　$200mmHg \leq PaO_2/FiO_2 \leq 300mmHg$；伴 PEEP 或 CPAP（持续性气道正压）≥ $5cmH_2O$。

2. 中度　$100mmHg \leq PaO_2/FiO_2 \leq 200mmHg$；伴 PEEP≥$5cmH_2O$。

3. 重度　$PaO_2/FiO_2 \leq 100mmHg$；伴 PEEP≥$5cmH_2O$。

此外，在欧美 ARDS 会议上的诊断标准，并没有提及诱发因素和呼吸窘迫的临床表现。最近中华医学会呼吸病分会提出的 ALI/ARDS 的诊断标准中，对这些问题给予了充分重视，

并明确提出诊断分级标准。①有发病的高危因素;②急性起病,呼吸频数和(或)呼吸窘迫;③低氧血症:ALI 时动脉血氧分压(PaO_2)/ 吸氧浓度(FiO_2)≤300mmHg(1mmHg=0.133kPa);ARDS 时 PaO_2/FiO_2≤200mmHg。④胸部 X 线检查两肺浸润阴影;⑤肺毛细血管楔压(PCWP)≤18mmHg 或临床上能除外心源性肺水肿。

凡符合以上 5 项可以诊断 ALI 或 ARDS。与欧美诊断标准比较,进一步强调了发病的高危因素和临床症状及胸部影像学表现,是目前较为详细全面的临床诊断标准,更利于临床工作。但对第 4 和第 5 项的局限性没有解决。如果既往病史具有呼吸系统疾病、吸入毒性气体或胃内容物,即可影响诊断。此外,PCWP<18mmHg 确实可排除心源性肺水肿,但只诊断为心源性肺水肿,就可能漏诊 ARDS,进而影响其治疗和预后。

(闫丽丽 李思惠)

第三节 鉴别诊断

刺激性气体中毒性 ALI/ARDS 突出的临床征象为肺水肿和呼吸困难,因此,临床鉴别诊断必须以这两项临床征象为主线。

一、心源性肺水肿

急性左心功能不全引起的心源性肺水肿,影像学表现为中心向外辐射的斑片影,且呈重力依赖性分布,以及患者临床表现为难以纠正的低氧血症等均与 ARDS 很难鉴别。其主要区别有肺动脉楔压小于 18mmHg 可排除心源性,大于 18mmHg 提示心源性肺水肿,但不能排除 ALI/ARDS,因为二者也可同时存在。其次肺泡水肿液内蛋白含量有助于鉴别。心源性肺水肿时,肺微血管屏障功能完整,无血管内蛋白外渗至肺泡内,故肺泡水肿液蛋白量较低,肺泡液蛋白与血浆蛋白比值通常 <0.6。而 ARDS 由于肺泡毛细血管屏障功能受损,不能有效地限制血管内白蛋白外渗至肺泡内,所以肺泡液蛋白含量高。肺泡液蛋白与血浆蛋白比值 >0.7. 肺泡水肿液蛋白与血浆蛋白浓度比值在 0.6~0.7 之间时,通常提示 2 种肺水肿并存。若不能行肺动脉楔压测定和肺泡水肿液蛋白定量,可通过观察治疗效果进行鉴别诊断。其中最为重要且可行性强的是利尿剂使用后肺内渗出影的变化,如渗出影迅速消散,提示心源性肺水肿;反之,肺内阴影不能在 1~2 天内吸收的,提示 ARDS。

二、非心源性肺水肿

ARDS 是非心源性肺水肿的一种,但非心源性肺水肿决非仅为 ARDS,尚可见多种情况,如输血液过量,血浆胶体渗透压降低,肝硬化、肾病综合征等。尤其是库存较久的血,因可致广泛微栓塞而引发 ARDS,需注意鉴别。

三、弥漫性肺感染性疾病

多种细菌、真菌、支原体和寄生虫肺感染可导致两肺弥漫分布的渗出浸润影,严重肺炎也可导致低氧血症,但程度较轻。后者可通过氧疗或机械通气容易纠正,且抗生素治疗效果好,肺泡液体蛋白含量较低。

四、其他非感染性疾病

有些非感染性原因引起的弥漫性肺浸润和急性呼吸衰竭也需要与ALI/ARDS鉴别。这些疾病也可合并两肺弥漫性的斑片状阴影和严重的低氧血症，测定动脉血氧合指数也可低于300mmHg甚至200mmHg，但无肺毛细血管膜损伤的病理基础。例如某些药物（阿司匹林、吸入毒性气体等）、急性间质性肺炎、特发性间质性肺炎、高原肺水肿、神经源性肺水肿等。病史对二者的鉴别会提供重要帮助。胸部X线检查很难区分二者引起的肺部弥漫性肺浸润，但是ALI/ARDS发病时由于肺毛细血管膜通透性增高的渗出往往呈重力依赖性分布，致使HRCT可显示其肺泡渗出主要集中在下垂肺区。这种重力依赖性改变还可变换体位后重复出现，而有助于与非感染性原因引起的肺部弥漫性肺浸润相鉴别。另外，也可测定肺水肿液体和血浆中蛋白浓度。非感染性疾病的肺微血管屏障功能多完整，不应有过多蛋白渗透到肺泡内，所以其水肿液中蛋白与血浆蛋白浓度的比值通常<0.6，当此比值>0.7时，通常提示已发生肺毛细血管损伤，应考虑ALI/ARDS。

（闫丽丽　李思惠）

参考文献

1. 陈灏珠，林果为．实用内科学．第13版．北京：人民卫生出版社，2009.
2. 蔡柏蔷，李龙芸．协和呼吸病学．第2版．北京：中国协和医科大学出版社，2013.
3. 黄金祥．职业中毒诊断医师培训教程．北京：化学工业出版社，2014.
4. 陈静，赵金垣．急性肺损伤与急性呼吸窘迫综合征．中国职业医学，2004，31(1)：54-57.
5. 朱晓丹，宋元林，白春学．急性呼吸窘迫综合征——从共识到定义解读．国际呼吸杂志，2012，32(14)：1041-1044.
6. 潘纪戎，蔡祖龙．胸部CT鉴别诊断学．北京：科学技术文献出版社，2003，9，178.
7. 刘长庭，张进川．现代纤维支气管镜诊断治疗学．北京：人民军医出版社，1997，193-198.
8. 李其琪，李思惠．光气与硫酸二甲酯急性中毒胸片征象分析．中国工业医学杂志，1996，9(2)：94-95.

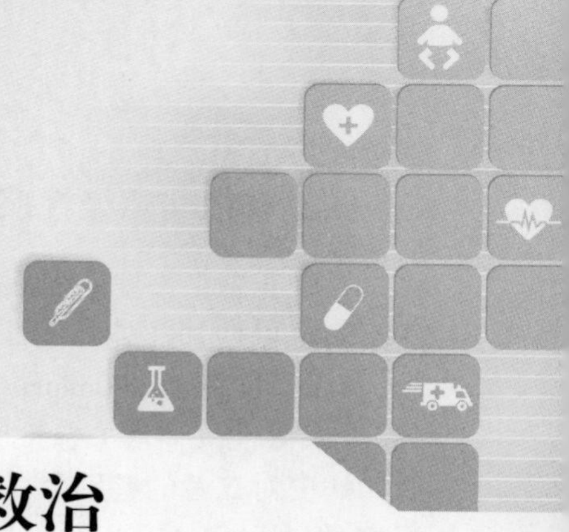

第六章

刺激性化学物中毒的救治

第一节 现场救援

一、损伤分类

（一）按毒物性质和接触方式分类

刺激性化学物可对皮肤和黏膜造成直接刺激和腐蚀作用，引起黏膜充血、水肿、组织溶解坏死。同时可造成机体缺氧，影响器官系统功能。刺激性化学物中毒还可刺激多种细胞因子分泌量增多，诱发一系列间接损害，少数情况下可合并免疫介导损伤。

不同毒物的毒性作用不同，水溶性强的刺激性化学物如氯、二氧化硫、硫酸二甲酯（常温下）等，主要作用于上呼吸道，引起上呼吸道黏膜的直接刺激损伤作用为主，而深部肺组织的损伤相对较小。水溶性弱的刺激性化学物，如光气、氮氧化物、有机氟热裂解气等，经呼吸道进入后，对上呼吸道黏膜刺激性较弱，但能潜入呼吸道深部黏膜，刺激肺泡壁和毛细血管，使之通透性增强，导致化学性肺炎或迟发性化学性肺水肿的发生。

刺激性化学物不同的接触方式导致的后果也不同。急性中毒现场以呼吸道吸入和皮肤接触为多见，亦有少量消化道误入的。

1. 呼吸道　呼吸系统为刺激性化学物损害的主要靶器官，可并发心、脑、肝、肾等多脏器系统损害。

（1）呼吸系统：多首先出现上呼吸道刺激反应，如咽痛、呛咳、咳少量痰，很快咳嗽加剧，出现胸闷、气急、胸骨后疼痛、呼吸困难或哮喘样发作等症状。严重者可在1~2小时内出现肺水肿及ARDS，少数可在24~48小时内发生，表现为进行性呼吸频数、口唇发绀、心动过速、咳白色或粉红色或血性泡沫痰、顽固性低氧血症等。氨、氟化氢、氯磺酸等腐蚀性强的刺激性化学物吸入后常合并呼吸道严重损伤。极高浓度刺激性气体可致喉头水肿、喉痉挛窒息。某些刺激性化学物中毒可以哮喘为主，呼气时尤为困难，伴咳嗽、胸闷等。体征两肺弥漫性哮鸣音，呈哮喘表现。少数可表现为反应性气道功能不全综合征（RADS）。

（2）神经系统：可出现头晕、头痛、烦躁、嗜睡等症状，严重中毒者可陷入昏迷，出现中毒性脑水肿。

（3）其他：此外尚可发生休克、急性肾衰竭、心肌损伤（心电图呈ST-T改变、传导阻滞、心律失常等）等多脏器损害。极高浓度刺激性化学物有时可引起迷走神经反射性心搏骤停而发生电击样死亡。腐蚀性刺激性气体可致皮下气肿、气胸、纵隔气肿。

2. 皮肤黏膜　主要以局部皮肤接触和眼损害多见。

(1) 皮肤损害：可致皮肤暴露部位急性皮炎或化学性皮肤灼伤；依据灼伤的深度分为Ⅰ、Ⅱ、Ⅲ、Ⅳ度灼伤。Ⅰ度，为表皮层，临床表现为红斑，轻度红肿热痛，感觉过敏，常为烧灼感，无水疱，干燥，3~5天后，局部由红转淡褐色，表皮皱缩、脱落，创面愈合，无瘢痕。浅Ⅱ度，为浅真皮层，剧痛，感觉过敏，水疱形成，水疱壁薄，基底潮红，质地较软，可见无数扩张充血的毛细血管网，创面无感染，1~2周愈合，可有色素改变，不留瘢痕。深Ⅱ度，为深真皮层，可有或无水疱，撕去表皮见基底潮红，红白相间或苍白、质地较韧，上有出血点、水肿明显，痛觉迟钝。创面无感染，3~4周愈合，可留瘢痕。Ⅲ度，全层皮肤、皮下脂肪，局部苍白、发凉、无水疱，痛觉消失，感觉迟钝，质韧似皮革。Ⅳ度，伤及肌肉、骨骼、脏器，创面焦黄或炭化、干瘪、坏死，感觉丧失，活动受限。

(2) 眼部损害：可引起急性眼角结膜炎：有明显的眼部刺激症状，眼痛、灼热感或异物感，流泪、眼睑痉挛、结膜充血、角膜上皮脱落等。或化学性眼灼伤：眼睑皮肤或睑缘充血、水肿或水疱，结膜充血、水肿乃至坏死，巩膜坏死等。

3. 消化道　刺激性化学物液化或液态时，可有消化道的误服，现场以消化道腐蚀性伤害为主，但少见。

(1) 咽部灼伤：包括口腔黏膜和咽部黏膜的损伤，咽部黏膜灼伤的程度将视液温、药剂的性质、浓度、进入的容量以及停留的时间而异，口腔咽部受伤较重的部位常在唇颊、咽峡、咽后壁、会厌及杓区等处。受伤后的主要症状为疼痛、吞咽痛、咽下困难、流口水等，如伴有喉水肿，将出现呼吸困难。重度灼伤常有发热或中毒症状。可见软腭、腭垂、咽后壁、会厌舌面黏膜起泡、糜烂、或盖有白膜。

(2) 食管灼伤：误服腐蚀剂后，立即引起唇、口腔、咽部、胸骨后以及上腹部剧烈疼痛，随即有反射性呕吐，吐出物常带血性。通常腐蚀剂与食管三个生理狭窄段接触的时间最长，因此常在这些部位发生较广泛的灼伤。根据灼伤的病理程度，一般可分为Ⅰ度、Ⅱ度、Ⅲ度灼伤。Ⅰ度：食管黏膜表浅充血水肿；Ⅱ度：灼伤累及食管肌层；Ⅲ度：食管全层及其周围组织凝固坏死，可导致食管穿孔和纵隔炎。

(3) 腐蚀性胃炎：吞服腐蚀剂后达到胃部的，可出现恶心、呕吐血性物或黏稠的分泌物，严重时可因食管、胃广泛的腐蚀性坏死而致休克，也可出现食管及胃的穿孔，引起纵隔炎、胸膜炎和弥漫性腹膜炎。

(二) 按检伤分类

现场中毒事件及病情较急，一般可根据检伤分类，是国际上通用的检伤分类方法，又称START(simple triage and rapid treatment)检伤分类法。此分类方法以红色代表伤情严重，需要优先救治；黄色伤情中度，可延迟救治；绿色代表伤情较轻，可最后处置；黑色代表死亡或濒临死亡，不需要积极处置。主要依据呼吸、血液循环和神经精神状态情况判断伤情。

1. 行动检查　所有自行行走伤员判断为轻度，给绿色标志。

2. 呼吸检查　为所有不能行走的伤者进行呼吸检查；如有需要先保持气道通畅（须同时小心保护颈椎），可用提颌法等；呼吸在30次 / 分以上判断为重度，给予红色标志。如无呼吸则给予黑色标志，判断为死亡。

3. 循环检查　呼吸在30次 / 分以下，检查桡动脉或微血管血液循环回流时间；任何循环不足(不能感觉到桡动脉跳动或微血管血液循环回流时间大于2秒),则判断为重度,给予红色标志。

4. 神经精神检查 如桡动脉波动可触及,或检查末梢循环充盈时间小于2秒,则进一步检查神经系统。如能按照指令做动作或回答问题,则判断为轻度,给绿色标志;如不能按照指令做动作或回答问题,则判断为重度,给予红色标志。

不属于上述伤情的伤员判断为中度,给予黄色标志。

依据症状现场初级检伤:

(1) 具有下列指标者为轻症患者——绿标:眼、上呼吸道刺激症状如流泪、流涕、呛咳等,咳少量痰等。

(2) 具有下列指标者为重症患者——黄标:呼吸急促;发绀;双肺干、湿啰音或哮鸣音;眼灼伤、皮肤灼伤。

(3) 具有下列指标者为危重症患者——红标:严重呼吸困难;咳粉红色或血性泡沫痰;窒息;昏迷;持续抽搐。

(4) 同时具备下列指标者为濒死或死亡患者——黑标:瞳孔散大;无自主呼吸;大动脉搏动消失。

二、中毒现场救援措施

中毒现场急救是挽救生命的关键。急性化学物中毒的抢救,时间就是生命,必须争分夺秒地做好现场急救。国际医学界称现场急救为“gold time”,即最佳的“黄金时间”,1小时内为黄金时间,10分钟内为白金时间。尤其对重症中毒者,首先是恢复或维持其循环和呼吸功能,迅速消除中毒威胁生命的效应,保证呼吸道通畅和机体供氧,纠正低血压、心律失常,对心搏骤停者,必须及时实施心肺复苏术,并力求初步稳定。心肺复苏开始的时间越早越好,应熟练而准确地掌握目前国际上普遍采用的方法。在心肺复苏的患者中,约50%死于中枢神经系统损伤,20%~50%的生存者也会有不同程度的脑损伤,心肺复苏是脑复苏的基础。

(一) 现场急救措施

1. 现场处理

(1) 个人防护:医疗卫生救援人员的防护:参与医疗卫生救援的人员进入现场应首先根据危害水平选择适宜的个体防护装备,任何个人和组织不能在没有适当个体防护的情况下进入现场工作(参考GB/T 18664—2002《呼吸防护用品的选择、使用和维护》)。使用个体防护装备时必须了解各类防护装备的性能和局限性,以确保救援人员的安全。

包括被救援者的防护,依据刺激性化学物毒害作用和浓度进行相应的防护。一般医生的救援多于清洁区,部分刺激性化学物可能需要佩戴简易防护装置,如D级防护,即戴乳胶或化学防护手套和防护眼罩等。

(2) 现场救治点的选择:医疗救援点设置:医疗救援点的位置选择关系到能否有序地开展救援和保护自身的安全,医疗救护点的设置需考虑下列因素:

地点:应选在上风向的非污染区域,需注意不要远离事故现场,便于指挥和救援工作的实施。

位置:救援队伍应尽可能在靠近现场救援指挥部的地方设点并随时保持与指挥部的

联系。

路段：应选择交通路口，利于救援人员或转送伤员的车辆通行。

条件：可设在室内或室外，应便于人员行动或群众伤员的抢救，同时要尽可能利用原有通信、水和电等资源，有利救援工作的实施。标志：医疗救援点应设置醒目的标志，方便救援人员和伤员识别。悬挂的旗帜应用轻质面料制作，以便救援人员随时掌握现场风向。

转移：在救援行动中应随时注意气象和事故发展的变化，一旦发现所处的区域受到污染或将被污染时，应立即向安全区转移，并向指挥部汇报取得指挥部的同意。

（3）脱离现场：这是在抢救急性刺激气体中毒时的首要一步，基本原则为立即脱离现场环境至空气无污染及新鲜处或医疗救治点，期间在为减少吸入而进行的防护措施需因情况而定，如氨气事故现场的脱离过程中不宜用湿毛巾捂面，以免氨气遇水形成“强氨水”而灼伤面部皮肤；如果是因爆炸等合并副损伤的如腰椎、颈椎等受伤时，注意脱离环境中外伤搬运规则以避免损伤加重；如果是患者昏迷时或不能独自脱离时，急于救助时注意施救者的个人防护，同时需有他人的接应及监护，在众多的急性气体中毒的救治过程中因忽略这一点而使施救者接连发生意外的屡见不鲜。胡振华报道在硫化氢中毒事故中救援人员中毒发生率高于直接作业人员，占中毒人数的59.1%，占死亡人数的43.5%。脱离现场是为进一步救治简单而又重要的一环，是气体中毒时强调“第一时段”救治的前提。

（4）清除毒物或洗消：脱去患者被污染衣物移离救治现场并适当处理该衣物，注意在脱去衣物时加强保暖措施，尤其寒冷气候下；眼或皮肤接触时立即用大量流动清水彻底冲洗污染部位，以免眼或皮肤发生不可逆的严重病变，这一点尤为重要，许多抢救病例因未重视这一点而加重不良后果，尤其一些强酸碱中毒患者。冲洗时间应考虑当时气温及患者耐受程度，有条件的要求20~30分钟，至少不低于10分钟。碱性物质灼伤后冲洗时间应延长。眼部冲洗时也可以将面部浸入面盆清水内，拉开眼睑，摆动头部，以达到冲洗目的。同时注意其他特殊部位如头皮、手、会阴及褶皱部位的冲洗。灼伤创面经水冲洗处理后，必要时可进行合理中和治疗：如硝酸或盐酸等酸类合并局部皮肤灼伤可在大量清水冲洗后用碳酸氢钠湿敷，同样一些碱性气体如氨气局部灼伤后可以用硼酸等弱酸湿敷。但这种中和冲洗或治疗不是刻意强调，不能因此一味等待配制该液体而贻误时间。如果具有洗消车或洗消装置，更有利于清除毒物。咽部、食管或胃灼伤：可吞服橄榄油、石蜡油，使伤口干燥，并具有防腐、润滑和保护作用。强酸、强碱所致的咽喉灼伤，在伤后3~4小时内就诊者，应视其所服毒物的不同给予中和剂。服强碱者可用食醋、橘子汁、柠檬汁、牛乳、蛋清等中和。对酸类用氢氧化铝凝胶、肥皂水或稀氧化镁乳剂等中和。但忌用小苏打、碳酸钙中和，防止其产生的二氧化碳使受伤的食管和胃发生破裂。

2. 维持呼吸道通畅，合理氧疗

（1）维持呼吸道通畅：根据刺激气体引发的疾病特征可给予支气管解痉剂（如氨茶碱、β_2受体激动剂等）、去泡沫剂（如10%二甲硅油）、雾化吸入疗法等保持呼吸道通畅。其中雾化吸入疗法是急性刺激性化学物中毒抢救和治疗过程中的较有效手段，可给予地塞米松5~10mg+氨茶碱0.125~0.25g+糜蛋白酶4000IU+抗生素（庆大霉素8万IU）等，同时对不同酸碱性的刺激性气体可加入中和性雾化吸入治疗，如酸性气体氯气中毒，可给予2%~5%的碳酸氢钠10~20ml加入雾化吸入，碱性气体氨气中毒可给予3%的硼酸10~20ml加入雾化吸入。对气体中毒引发哮喘发作或哮喘样呼吸困难的患者，可给予必可酮、丙酸倍氯米松、喘乐宁等吸入以利于迅速缓解症状，也可给予25%葡萄糖液20ml+氨茶碱0.125g或激素静脉应用。

由急性刺激性化学物迅速引发三度至四度喉水肿而致较重吸气性呼吸困难，保守处理无效时，立即给予气管切开，以防止窒息。

喉痉挛的患者可给予阿托品0.5~1mg皮下注射，必要时亦可气管切开。

一些腐蚀性气体，可造成气道黏膜脱落，鼓励患者咳出，对于昏迷的患者，禁用气管插管，以免将脱落的黏膜组织推向下呼吸道、肺部造成阻塞而发生窒息性死亡。

（2）合理氧疗：合理的氧疗既有利于乏氧的缓解，也有利于毒物的排出。可选择适当方法给氧，吸入氧浓度不宜超过50%，使动脉血氧分压维持在8kPa以上（60mmHg）。轻症患者可给予鼻导管吸氧；重症患者宜面罩吸氧，保持O_2sat（血氧饱和度）>90%，一般不主张高压氧治疗。但据报道部分刺激性化学物如氯气、硫化氢中毒采用高压氧治疗有效。危重症患者采用面罩吸氧或机械通气氧疗，保持O_2sat>90%。不宜较长时间高浓度（FiO_2>50%）吸氧。出现呼吸窘迫、窒息的患者立即进行气管切开，面罩间歇或持续正压通气（压力<30cmH_2O）或呼气末正压通气（PEEP压力<5cmH_2O）。

3. 基础生命支持

（1）保暖、休息、镇静：注意患者的保暖措施，尤其在脱去衣物及寒冷条件下。强调休息，即使无症状的患者，也要求休息观察，过度的体力活动及精神紧张可诱发肺水肿。且刺激性化学物中毒有一定的潜伏期，可在吸入几小时甚至更长时间后发生迟发性肺水肿，所以强调休息，密切观察。对于情绪紧张、烦躁不安，躁动的患者除给予语言安慰外，需给予镇静药，如地西泮（安定）5~10mg，或异丙嗪25mg肌内注射，注意避免使用有呼吸抑制作用的制剂如吗啡等。

（2）维持血压稳定，呼吸平稳：血压下降者给予多巴胺（40~80mg加入5%葡萄糖或0.9%氯化钠250~500ml中）等血管活性药物维持血压。对呼吸衰竭者可用尼可刹米0.375~0.75g和（或）洛贝林1~3mg加入5%葡萄糖或0.9%氯化钠250~500ml中静滴。

（3）预防控制感染，防治并发症：感染、败血症、多脏器功能衰竭（MOF）是刺激性化学物中毒重症死亡的主要原因之一，尤其腐蚀性较大的刺激性气体，所以初期需积极预防感染。可通过局部雾化吸入抗生素如庆大霉素和静滴抗生素如头孢类或喹诺酮类等来控制。

（4）维持水、电解质、酸碱平衡：需合理掌握输液量，一般不超过1000ml，尽管初期强调补液利尿促进毒物的排泄，但对刺激性化学物中毒作用有限，反而易诱发肺水肿等不良后果。

（5）防治脑水肿、保护脑细胞：对昏迷或有颅压增高的患者需给予甘露醇125~250ml快速静滴或呋塞米（速尿）20~40mg或地塞米松（10~20mg）等防治脑水肿。

（6）对症治疗：应用H_2受体拮抗剂西咪替丁或奥美拉唑等保护胃黏膜等。

4. 特效解毒剂的应用　目前刺激性化学物中毒无特效解毒剂。国内曾有在抢救硫化氢中毒时应用大剂量亚甲蓝（美蓝）有效的报道，亚甲蓝在高剂量（10~20mg/kg）时才有氧化作用，在低剂量（1~2mg/kg）时则是还原剂，用药量过大可引起严重不良反应。有动物实验报告，4-二甲基氨基苯酚（4-DMAP）对急性硫化氢有解毒作用，且其效果优于亚甲蓝，有望成为急性硫化氢中毒时治疗药物，但目前尚无临床病例应用报告。所以目前仍应以对症综合治疗为主。

此外，一些刺激性化学物中毒虽无特效解毒剂，但可根据其作用机制及毒理特性，给予一些针对性药物：如氢氟酸中毒，除常规治疗外，需静脉给予葡萄糖酸钙，以避免在12小时内血钙低谷期发生严重心律失常等急症。

急性氮氧化物中毒可考虑应用三羟甲基氨基甲烷（THAM）静脉滴注，常用7.28%THAM 100ml加于10%葡萄糖注射液100ml中静脉滴注，每日1~2次，能中和细胞内酸中毒，可望减少肺水肿的发生率，降低病死率。

5. 肺水肿的防治　肺水肿是众多急性刺激性化学物中毒后最严重的危害。

（1）糖皮质激素：糖皮质激素是急性刺激性化学物中毒急救过程中非常关键的药物，是防治肺水肿的必要措施。基本原则为早期、足量、短程。轻症患者可予地塞米松5~10mg静脉注射；重症患者可予地塞米松20~40mg静脉推注或静脉滴注；危重症患者可予地塞米松40~60mg，必要时可>60mg静脉推注或静脉滴注，通常连用3~5天，足剂量应用一般不超过1周。为防止某些刺激性化学物引起肺纤维化，可在肺水肿控制后，小剂量口服糖皮质激素1~2周。有报道对有机氟中毒的激素用延长中量冲击剂量达3周左右。在急性刺激性化学物中毒肺水肿的救治中发挥了重要作用。

（2）改善微循环药物：氢溴酸东莨菪碱，盐酸消旋山莨菪碱，有松弛平滑肌、减少黏液分泌、改善微循环的作用。低分子右旋糖酐有减少微血栓形成等作用；中药如丹参注射液，川芎注射液等，亦有改善微循环的作用。

（3）气雾剂或雾化剂：重症及危重症患者立即给予吸入必可酮、丙酸倍氯米松、喘乐宁等气雾剂或超声雾化吸入液，一般用生理盐水或5%$NaHCO_3$液，根据病情加入地塞米松、抗生素及支气管解痉剂等。

6. 其他治疗措施

（1）急性呼吸窘迫综合征（ARDS）：ARDS是肺水肿发展的严重阶段，主要是短期给予大量糖皮质激素，可给予地塞米松>60mg静脉推注或静脉滴注，并合理的机械通气等措施，一般采用呼气末正压通气。目前气管内吹气（TGI）导管技术在COPD及ARDS患者应用取得了较好的效果，对排出二氧化碳效果显著，因而可以考虑在急性刺激性化学物中毒ARDS患者的抢救中应用。

（2）猝死：一些刺激性化学物通过各种作用机制可导致猝死，如高浓度的氯气、二氧化硫、硫化氢等，应即刻现场进行心肺复苏，可依据2005年国际CPR指南和化学源性猝死诊断标准进行，某些毒物如硫化氢不主张采用口对口式人工呼吸，以免使施救者发生中毒。因化学性猝死很多患者无基础病，积极心肺复苏和救治会取得相对较好的预后，更需注重脑保护。

（3）其他：纵隔气肿可取坐位将气体引至颈部皮下慢慢吸收；气胸重者可抽气或插管作闭式引流。

（二）检伤分类处理

红标患者要立即吸氧，建立静脉通道，可使用地塞米松10~20mg肌内注射或稀释后静脉注射。窒息者，立即予以开放气道；皮肤和眼灼伤者，立即以大量流动清水或生理盐水冲洗灼伤部位15分钟以上。有抽搐的及时采取对症支持措施。

黄标患者应密切观察病情变化，有条件可给予吸氧，及时采取对症治疗措施。

绿标患者在脱离环境后，暂不予特殊处理，观察病情变化。

三、转运

（一）基本原则

1. 对有严重污染或转运途中有生命危险的危重患者，应予以洗消或清除毒物和初步救治等现场医疗处理后，病情相对稳定再行转运；

2. 转运过程中，医护人员必须密切观察患者病情变化，确保治疗持续进行，并随时采取相应急救措施；

3. 统一指挥调度，合理分流患者，做好患者交接，及时汇总上报。

（二）分类转运

黄标患者在给予现场急救措施后，立即转运至具备中毒治疗条件的医院进行治疗。

红标患者首先应在中毒现场急救点进行急救处理，症状得到初步控制后立即转运至中毒专科医院或综合医院治疗。转运过程中，因刺激性化学物易发展至急性喉阻塞，对转送时间或转送车有配套要求，如要具备气管切开等软硬件条件。

绿标患者在给予现场急救措施后，首先应在中毒现场急救点留置进行医学观察，在黄标和红标患者转运完毕后，再转运至具备中毒治疗条件的医院治疗。

上述不同病情程度患者分流时，需注意合理分流，即注意所转运医院的条件，如硫化氢气体中毒，可能需要高压氧治疗，所转送医院应具有相应治疗条件。

中毒患者送到医院后，由接诊医护人员与转送人员对中毒患者的相关信息进行交接，并签字确认。

然后按院内救治应急预案进行相关救治。

（胡英华　毕玉磊　李晓军）

参 考 文 献

1. 杜燮伟，张敏，王焕强，等．1989 至 2003 年全国刺激性化学物重大急性职业中毒的特征．中华劳动卫生职业病杂志，2006，24（12）：716-719.
2. 王一镗．努力加强和提高“第一时段”救治的质量．中国急救医学，2003，23（2）：94.
3. 任引津．急性刺激性气体中毒性肺水肿．中国工业医学杂志，1988，1（1）：41-45.
4. American Heart Association，AHA（2005）. AHA Guidelines for CPR & ECC. Circulation，2005，112（24 Supplement）：13-23.
5. 孙承业．中毒事件处置．北京：人民卫生出版社，2013：9，165-170.

第二节　院 内 救 治

急性刺激性化学物中毒实施综合性医学救治措施。基本措施首先是查清病因、掌握病情、严密观察与正确处理。发生群体中毒时，必须加强病房管理和加强护理，做好呼吸道管理及消毒隔离，防止细菌交叉感染和病情突变。常规救治措施归纳如下：

一、病因治疗

1. 在现场冲洗的基础上，再尽快、彻底清除未被吸收的毒物，是最简单又是最重要的病因治疗措施，其效果远优于毒物吸收以后的解毒和其他治疗措施。

2. 根据不同品种的刺激性化学物使用特效解毒剂。但引起刺激性化学物中毒的绝大多数毒物尚无特效解毒剂，因此，在抢救过程中，不能因单纯依赖特效解毒剂而忽略综合治疗，尤其对重症患者，更应重视采用综合治疗措施，以免耽误治疗时机。

3. 当前尚无防治和修复肺损伤的方法，处理 ARDS 的主要原则是治疗引起 ALI/ARDS 的基础疾病，并避免治疗中产生的可能加重 ALI/ARDS 的继发因素。

二、潜伏期内医学监护

高度重视潜伏期内的医学监护，是防治迟发性肺水肿的重要措施。

1. 迅速脱离中毒事故现场，不论早期有无症状、体征，均应给予医学监护，加强观察。

观察期依具体化学物品种而定，至少不小于 24 小时，尤其应关注水溶性弱的刺激性化学物中毒。观察期内保持安静，绝对卧床，限止活动，保暖，以减少氧耗。因为体力活动或精神紧张可诱发肺水肿。对水溶性弱的气体，其潜伏期较长，还应防治迟发性肺水肿。密切观察可及时发现病情变化，采取必要的预防措施，这样既可阻断病情进展，又为进一步治疗打下良好基础。刺激性反应期有部分患者，由于恐惧不安、躁动而诱发肺水肿。甚至出现癔症样表现，尤其群体中毒时更易发生，所以此时心理疏导尤为重要。

2. 对已送达医院的医疗监护患者，应避免过多的检查。

必须进行的检查，应尽量安排在床旁，如胸部 X 线摄片、心电图检查等，以避免患者活动增加，而促发病情加剧。

3. 应在未出现中毒症状前或出现轻度中毒时的潜伏期内，加强预见性治疗，以防止病变加重及发生并发症和后遗症。

若等到症状明显时，方采用针对性治疗，往往事倍功半，甚至危及生命。

4. 立即进行医学监护，并给予预见性治疗

在群体中毒时，常会发生重视了重症患者的抢救，而忽视了轻症患者的管理，如轻症患者为协助救护他人而奔跑、或急于洗澡等，从而发生病情转重，甚至死亡的不幸事件。因此对凡有明确吸入化学气体者，无论病情轻重均应立即进行医学监护，并给予预见性治疗，如静注或静滴地塞米松 5~10mg。潜伏期内需重视减少液体的输入量等。

三、肾上腺糖皮质激素（GC）的正确合理使用

（一）概述

长期以来 GC 一直是治疗 ALI/ARDS 应用最广泛的非特异性抗炎药物，应用 GC 有助于 ALI/ARDS 肺泡水肿液和蛋白的消散，促进Ⅱ型细胞的增生和分化，使纤维化逐渐消散。ALI/ARDS 的发生和发展过程中，有许多炎性介质 / 炎性细胞参与病理过程，广泛的纤维增生反应常预示 ALI/ARDS 不良预后，为抑制过度的炎症反应和恢复期的纤维增生，需采用 GC 治疗。多年来用 GC 治疗 ALI/ARDS 已被医学界肯定，并提出早期和积极使用冲击剂量的主张。然而当前医学界对 ALI/ARDS 患者应用激素治疗存在不同意见，已有多个前瞻性

多中心用安慰剂进行对照研究，结果证明 GC 在 ALI/ARDS 早期治疗或预防其发生均无明显效果，大致有以下几种情况：

1. 有报道早期大剂量短疗程 GC 治疗严重的感染性休克、伴和不伴 ALI/ARDS 的研究均显示短期大剂量 GC 应用对预防 ALI/ARDS 的发生，逆转肺损伤、缩短 ALI/ARDS 病程或减少死亡率均无效，反可因继发感染、诱发上消化道出血、电解质紊乱而增加死亡率；

2. 中小剂量 GC 常规用于治疗无法纠正顽固性低氧血症、休克及中期 ARDS 的肺纤维化。所以不推荐 GC 用于治疗 ALI/ARDS。

3. 但有些例外情况，如对创伤性骨折所致脂肪栓塞等非感染性 ARDS 宜尽早、大量使用 GC、肺孢子菌肺炎致 ARDS 危险患者应用大剂量甲泼尼龙有效。

4. 有些中晚期（亚急性期）患者，肺水肿逐渐吸收，纤维增生是其主要病理特点，应用 GC 可减轻纤维化，减低死亡率。

5. 对脓毒症和感染性休克和存在肾上腺功能相对不足的 ARDS，给予 GC 进行补充治疗，可减低死亡率，减少应用血管活性药物时间、较快纠正休克、预防 MODS 的发生等均有明显好处。

6. 又如少数 ARDS 患者根据对支气管肺泡灌洗液测定，在其血和肺内有大量嗜酸性粒细胞，这些患者应用激素有效，认为与嗜酸性粒细胞参与有关。

不过以上研究对象大多为间接损伤的 ARDS，且不是最后结论，尚有待在今后临床实践中进一步检验和评价。

学者钮氏认为尽管严格对照研究已经证明 GC 在 ARDS 早期治疗或预防其发生均无明确效果，对 ARDS 存活患者激素能否减少肺纤维化国外也正在进行大系列、多中心随机对照研究。但是大量临床治疗经验认为在刺激性化学物吸入和误吸者，激素治疗有益。

目前，GC 对直接原因所致 ALI/ARDS 的治疗效果研究大多通过临床实践证实，基本持肯定意见，例如明确肯定 GC 对急性刺激性化学物中毒救治具有显著疗效。其治疗机制为改善毛细血管膜损伤及通透性。又如 GC 对急性呼吸综合征即传染性非典型肺炎（SARS）导致的急性肺损伤 ALI 或 ARDS 时的治疗疗效有较多肯定，钟南山等学者对酷似 ARDS 进展期表现的患者，试用 GC 治疗，第 2、3 天发现 GC 能迅速改善患者的氧合功能、减少肺部渗出和改善全身中毒症状，并经过多家医院的临床应用，对 GC 的治疗作用取得比较一致的共识。尽管没有随机双盲对照，从总体治疗效果得出病死率（3.8%），显著低于国际报道的病死率约 15% 的平均水平。分析总结认为 GC 的合理使用，可能与病死率低有关。并认为其治疗机制为免疫抑制，改善通透性。因此，研究 GC 对直接原因所致 ARDS 的发病机制、临床病程、诊断和治疗，无论在理论上、还是应用上都具有积极意义，同时也可为研究间接原因所致 ARDS 提供有益的资料。区别 GC 对直接原因与间接原因所致 ARDS 的治疗效果有助于提高对 ARDS 的诊断和治疗质量。

学者宋氏认为前列腺素 E、抗氧化剂、各种促炎性细胞因子单克隆抗体等相比，GC 在临床中应用最多，时间最久。虽然对其疗效始终存在争议，然而临床上一旦出现难以纠正的低氧血症和顽固性休克，人们总会考虑应用 GC。还指出多数持否定态度的学者的依据是 GC 不能降低病死率，但影响病死的因素很多，年龄、原发病能否及时去除、是否合并基础疾病等，均是不可忽视的重要因素，况且临床上总是在常规治疗无效或不佳时才考虑应用 GC，致使接受 GC 治疗患者的病情总是相对较重，仅凭 GC 不能降低病死率来否定 GC 在 ALI/

ARDS 临床应用价值的观点是不客观的。GC 一直被认为是内源性抗炎激素,大量临床与基础研究均已证实 GC 能在细胞和分子水平上发挥着肺部和全身抗炎作用。

(二)GC 对急性刺激性化学物中毒的治疗原则及疗效分析

1. 急性刺激性化学物中毒无特效解毒剂,GC 的应用起着举足轻重的作用,已公认为中毒救治的关键技术,历来是急性刺激性化学物救治的非特异性解毒剂。多年来大量的临床实践经验证实,GC 对急性刺激性化学物中毒所致肺水肿和 ARDS 的救治具有确切肯定的治疗和预防效果,同时也总结了不少经验、教训。这也是与间接原因所致 ARDS 的不同点,今后还应不断积累资料,有计划地进行研究,以探索更为合理的用药规律。

总之,GC 具有增强机体应急能力,改善毛细血管通透性,减少液体渗出、稳定细胞膜及溶酶体等作用,急性期使用可降低病死率,早期应用 GC 可阻断肺组织中渗出物的积聚,从而达到防治肺纤维化的发生和发展。

2. 糖皮质激素治疗原则　GC 治疗原则为早期、足量给药、逐步减量停药、疗程原则为短程应用,但不强调短程。

(1)早期应用 GC 是治疗成功的关键:早期是指在吸入刺激性化学物后出现接触反应时,或脱离接触毒性气体现场时,或在潜伏期内,即给预见性用药,可达到消除或预防肺水肿的双重作用。凡患者有呼吸道刺激症状、肺部闻及干湿性啰音均应使用 GC 治疗,预防肺水肿的发生。一名驾驶员在运输硫酸二甲酯(DMS)储桶的途中吸入 DMS,在运输结束后感到眼和咽部不适,但未在意,回家休息。次日症状加重,去五官科医治,又按急性咽喉炎处理打发回家,终因喉水肿、中毒性肺水肿于当天下午死亡。本例教训为在吸入 DMS 后十几个小时的潜伏期内未能早期使用 GC 是致病情发展的重要原因。

(2)"足量"是指中毒救治初次使用的 GC 量须足以达到防治肺水肿的高峰浓度:具体剂量主要依据患者症状、肺部呼吸音体征、胸部 X 线征象、动脉血气分析确定,而不是无依据地大剂量使用。以临床常规采用的传统剂量,以地塞米松(DX)为例即接触反应 <10mg,轻度中毒 10~20mg,中度中毒 30~60mg,重度中毒 >60mg。使用疗效也应依据临床病情变化进行判定,如患者临床表现明显改善、肺部啰音及泡沫痰不再加剧、动脉血氧分压逐渐升高,胸部 X 线片显示弥漫性渗出开始吸收等。一例急性碳酸镍粉尘吸入重度中毒者发病初期呼吸急促,不能平卧,需双上肢支撑方能勉强俯卧喘气,胸部 X 线片示两肺弥漫性渗出。动脉血氧分压 5.3kPa,首剂 DX 给予 20mg 静注,但胸片显示肺泡渗出继续增加,呼吸窘迫进行性加剧,然后增加 DX 至 30~40mg,病情仍未见好转,直至追加 DX 到 50mg,两肺渗出明显减少,窘迫症状也渐减轻。又如一例三氯化磷中毒伴灼伤患者,于气体吸入中毒后 7 小时出现声音嘶哑,两肺细湿啰音,即予 DX 20mg 静滴,但 12 小时后病情仍持续进展,出现血性泡沫痰、烦躁、大汗淋漓,两肺明显水泡音,随即又追加 DX 10mg,半小时后水泡音略有减少,但 1 小时后又复加剧,继又静注 2 次 DX 10mg,共反复静注 4 次,共用 DX 50mg 病情方稳定。上述 2 例入院初的临床表现已显示为重度中毒,应在中毒早期 DX 的用量按重度中毒常规的传统剂量给足,而 2 个病例却均采用多次小剂量治疗,致使病情多次反跳。而当激素达到重度中毒的治疗剂量时病情则即刻改善,临床实践证明多次小剂量使用糖皮质激素的疗效远不如少次足量的疗效明显。

另有 35 例急性轻、中度刺激性化学物中毒患者,其中 13 例入院即刻根据病情给足糖皮质激素治疗剂量,预后除 1 例有慢性支气管炎后遗症外,余均获痊愈,而另 22 例中除 3 例曾用小剂量激素外,其余 19 例均未使用激素,由于较长时间未经规范治疗,致使病情迟迟未见好转,之后再用短程适量激素,已不能见效,结果 19 例后遗慢性支气管炎(占 86%)、3 例后遗支气管扩张(占 14%)。

(3)疗程:多数学者认为激素治疗疗程基本为短程,3~5 天后即停药。临床有使用甲泼尼龙 30mg/kg 静注 9.6 小时,连续 48 小时后骤停的;有用 DX20~30mg,连续 48 小时,最长不超过 3 天的;或停止静脉使用激素后继续超声雾化吸入小剂量激素,延长到 5~7 天,但激素总量不变的等。致临床实践中诸如此类短程疗法,因激素减量过早,而出现病情"反跳"渗出增多或渗出吸收停止的报道屡见不鲜。造成病情恶化,甚至救治无效而致死的并不少见。

经 40 余年临床实践证实,GC 应用疗程应依据病情而定,不能一味强调短程。如有 4 例二氟一氯甲烷裂解气急性重度中毒者,经 DX50mg/d 治疗 5 天后,即激素减量,至停药之后第 1~2 天,病情出现"反跳",迅速恶化,发绀明显,呼吸急促(28~58 次 / 分),PaO_2 下降至 3.22~7.67kPa,胸部 X 线片示絮、片状阴影或融合,迅速发展至 ARDS。随即再加大激素量及采取其他综合措施,经 3 周不规则治疗,4 例患者均有持续性低氧血症,间有发热,伴肺部湿啰音。1 个月后胸片渗出阴影吸收,但纤维网络影多而紊乱,分别住院 91~150 天,1 年后复查均有严重肺纤维化。此后同一医院对另一起 4 例二氟一氯甲烷裂解气重度中毒患者,采用 DX 中程冲击剂量,获得抢救成功;均未出现"反跳"及发展成 ARDS,也未遗留明显纤维化。上述第一起二氟一氯甲烷裂解气重度中毒因激素减量过早,疗程过短、激素治疗不规范、又未能控制减量幅度(DX),导致严重后遗症。又如一例急性重度氨中毒 ARDS 患者,第一天予以 DX80mg 静滴,第二天改为 60mg,第 3 天起减至 20mg,第四天减量至 10mg,胸片显示渗出性病变明显进展,出现"反跳"。第五天再将激素加至 30mg,连用 2 天后复胸片肺水肿明显吸收。考虑第 4 天病情的进展与激素递减剂量过早、过快、幅度过大有关。

国内曾有采用中、长疗程(平均 36 天)较大剂量激素治疗取得良好效果的文献报道,如 11 例有机氟急性中毒致 ARDS 并发 MODS 的患者,早期采用甲泼尼龙 400~600mg/d,持续 5~7 天后改维持量,且逐渐减量,3 周左右停药,全部病员安全度过危险期。其激素应用为早期、足量、较长疗程(3 周)。总而言之,GC 应用疗程原则应依据病情而定,以短程为主,不能一味强调短程。

3. 糖皮质激素使用的不良反应

(1)大剂量 GC 使用易发生并发症:有骨坏死、电解质紊乱、糖尿病等,其中最常见的并发症消化道溃疡大出血和真菌感染。如一例硫酸二甲酯急性中毒伴大面积皮肤损伤 25% 患者,给地塞米松 60mg/d,第十天肺部体征改善,创面愈合,进入恢复期。但同时也出现"消化道应激性溃疡",经全力救治,仍于第 17 天死于消化道大出血,为激素应用的并发症。在大剂量使用激素时,没有同时采用抗酸剂及抗真菌药物所致。某医院近 40 年来至今在重度中毒的救治中除出现皮肤痤疮外未曾有其他并发症发生,其主要原因为在应用糖皮质激素时,重视合并使用抗酸剂及抗真菌等有关药物。另有医院凡应用激素病例均使用 H_2 受体拮抗剂,以防应激性溃疡的发生,其中 4 例患者应用地塞米松剂量超过 100mg,由于应用了 H_2 受体拮抗剂均无应激性溃疡发生。又如前述 3 例重症碳酸镍中毒患者,因吸入中毒后病情呈进行性加剧,呼吸窘迫、氧合指数 <200mg,在 38 天内共用 DX 1050mg,因病程中自始至终积极采取防治激素并发症的措施,最终无一例发生严重并发症,获得痊愈。经一年后门诊随访,高分辨胸部 CT 仅提示轻度纤维化。

(2)激素使用不当,会使病情恶化或留有后遗症:一例急性氨中毒者因激素采用早期小剂量迁延疗法，使肺水肿加重，导致肺部严重感染，并发症多，最后救治无效死亡。

（3）激素治疗与患者的预后也密切相关：曾有 6 例急性氨中毒患者，2 例重度中毒者经合理应用激素获痊愈，无后遗症；而 4 例轻度中毒，因未使用激素，致病情迁延，15 个月后随访，见其中 2 例肺功能异常，2 例纤维支气管镜活检示慢性炎症，胶质纤维化增生。另 2 例急性 PCl_3 中毒性肺水肿患者间断使用激素治疗 10 余天后，症状有所缓解，但有持续咳喘和声嘶，双肺闻及细、小湿啰音。间接喉镜检查，声带麻痹、黏膜充血，纤支镜见支气管上段狭窄，分析认为上述病变与激素使用不规则，未能有效控制气道化学性炎症有关。

4. 糖皮质激素使用剂量

（1）对急性刺激性化学物中毒的激素治疗通常采用全身性用药治疗方法，如静脉注射或静脉滴注。统计分析了 10 种常见刺激性化学物中毒共 2595 个病例使用激素（DX）的首次用药剂量及总剂量，按不同中毒程度列表如下，结果显示首次平均用药剂量（mg）为接触反应（12.84 ± 2.59）mg；轻度中毒（13.33 ± 4.26）mg；中度中毒（20.89 ± 5.15）mg；重度中毒（41.11 ± 4.57）mg（表 1-6-1，表 1-6-2）。结果 2595 个病例 GC 的首次使用剂量与临床常规传统使用剂量二者基本一致，即接触反应 <10mg，轻度中毒 10~30mg，中度中毒 30~50mg，重度中毒 >50mg。

表 1-6-1　7 种刺激性气体中毒病例数及其诊断分级

诊断分级	有机氟		氮氧化物		氯气		光气		硫酸二甲酯		氨气		氟化氢		小计	
	例	%	例	%	例	%	例	%	例	%	例	%	例	%	例	%
刺激反应（接触反应）	95	9.68	75	7.65	169	17.23	308	31.4	208	21.30	74	7.54	52	5.30	981	37.80
轻度中毒	41	3.66	38	3.40	29	2.50	700	62.61	260	23.26	32	2.86	18	1.61	1118	43.08
中度中毒	23	8.61	29	1086	14	5.24	75	28.09	94	35.21	23	8.61	9	3.37	267	10.29
重度中毒	17	7.42	25	10.92	23	10.04	78	34.04	28	12.23	37	16.16	21	9.17	229	8082
合计	176	6.78	167	6.44	235	9.06	1161	44.74	590	22.74	166	6.4	100	3.85	2595	100.0

表 1-6-2　2595 例刺激性化学物中毒地塞米松用药剂量

诊断分级	首次用药剂量（mg）		总用药剂量（mg）	
	范围	$\bar{X} \pm S$	范围	$\bar{X} \pm S$
接触反应	5~35	12.84 ± 2.59	10~40	26.23 ± 6.73
轻度中毒	5~35	13.33 ± 4.26	10~60	36.70 ± 9.45
中度中毒	7.5~60	20.89 ± 5.15	11~220	79.68 ± 15.44
重度中毒	12.5~80	41.11 ± 4.57	25~530	156.50 ± 26.69

（2）不同品种刺激性化学物因理化性质及毒性的不同，GC 使用的疗程及用药总剂量也不尽相同，统计分析如下：统计学处理应用 SPSS10.0 统计软件包对数据进行统计分析，计量资料用 t 检验，计数资料用 χ^2 检验，$P<0.05$ 为差异有统计学意义。

1）对水溶性强弱不同的重度中毒者的地塞米松使用剂量统计分析比较，结果显示首次用药剂量差异无统计学意义。低水溶性的用药总剂量显著高于高水溶性的用药总剂量（$t=-2.491$，$P<0.05$）差异有统计学意义。分析低水性的化学物中毒可引起迟发性肺水肿，其病程较长，病情也较重，致使激素用药总剂量相应增大，用药疗程也延长有关。

2）对腐蚀性严重程度不同的重度中毒者的地塞米松使用剂量统计分析比较。结果显示首次用药剂量差异无统计学意义。而腐蚀性强的气体中毒使用地塞米松的用药总剂量低于腐蚀性弱的化学物（$t=-2.831$，$P<0.01$），差异有显著统计学意义。分析原因对腐蚀性强的化学物中毒为考虑控制感染及创面早期愈合等因素，通常相应减少激素的用药剂量，使用疗程也相应缩短，通常不超过 7 天之故。

3）对有机氟化合物（水溶性小）、硫酸二甲酯（水解性大）、氨气（水溶性小且腐蚀性大）三种不同性质的刺激性化学物重度中毒的地塞米松用药总剂量的统计分析比较。结果显示，硫酸二甲酯中毒与氨气中毒两种气体的地塞米松使用总剂量比较，差异无统计学意义（$P>0.05$）。首次用药剂量差异也无统计学意义。但有机氟化合物中毒的地塞米松用药总剂量分别高于硫酸二甲酯及氨气中毒（t 值分别为 4.538、4.787，$P<0.01$）；分析原因，为了防治有机氟具有导致肺纤维化的特征通常延长了激素用药时间，使激素用药剂量同时也相应增加所致。

综上归纳，激素使用原则为“早期、足量给药，使用时间原则为短程，但不强调短程，主要依据病情及中毒化学物特性决定疗程”。GC 减量过早、过快、增减幅度过大均会出现病情反跳、恶化或肺泡渗出液吸收停止等。通常每次用药增减幅度以 10~20mg 为宜。从救治实践的经验和教训得出，GC 使用疗程、加量、减量及停药，均取决于病情，如可根据临床症状、体征是否改善、X 线胸片渗出阴影吸收与否、动脉血气 PaO_2 及氧合指数有无上升等作出调整。关于采用中、长疗程及较大剂量 GC 治疗方法，国内外均有取得良好效果报道，但需同时加强防治 GC 使用的并发症，应注意合并使用抗酸剂及抗真菌药物等措施，GC 治疗是否合理与患者预后密切相关。

总之，激素治疗是一把双刃剑，使用得当可事半功倍，使用不当，可带来许多严重问题，如发生或加重感染，体内潜在病灶扩散，菌群失调，使机体免疫功能低下，甚至成为死亡的重要原因，都是激素应用的限制。因此，激素必须应用合理，不能滥用。总之，对 GC 的正确使用，仍是一个需继续探索的重要课题。

四、合理氧疗，尽快纠正低氧血症

保持呼吸道通畅，采用合理氧疗，尽快纠正低氧血症，能使原发病的救治赢得时间。

刺激性化学物大量吸入后由于支气管痉挛、大量分泌物堵塞、肺内分流增加、肺通气血流比例失调、气道水肿等多种因素致通气和弥散功能障碍，导致机体严重缺氧，并互为因果形成恶性循环，是中毒死亡的根本原因。阻断恶性循环的关键是尽快改善缺氧状态，合理氧疗至关重要。合理氧疗的原则是根据具体情况，用最低的有效浓度氧，在最短时间内达到纠正低氧血症目的，使 PaO_2 达 8kPa（60mmHg）以上，SaO_2 达到 90% 以上。在治疗过程中需进行动脉血气分析监护，随时结合病情加以调整。

由于氧合血红蛋白解离曲线呈 S 形，在血氧分压 PaO_2 为 8kPa 以下时，曲线坡度陡直，而 8kPa 以上坡度逐渐平坦，此特点保证了当氧分压在 8kPa 时，血氧饱和度（SaO_2）可达到近 90%，因而保证了能在较低吸氧浓度条件下，组织能得到较充足的氧气供给，从而达到疗效。

救治急性刺激性化学物中毒常用的氧疗方法：

（一）双侧鼻孔鼻塞导管给氧

此方法因不影响患者饮食、患者易接受。吸氧浓度（%）=21+ 氧流量（L/min）× 4。一般给氧流量约 4~6L/min，供氧浓度可达 37%~45%，氧流量 >7L/min 以上时，对鼻腔可产生刺激，患者不易接受。

（二）面罩给氧

封闭式面罩不利于 CO_2 排出，不宜使用。目前多用开放式面罩，呼气可经活瓣装置由出口排出，不会使 CO_2 潴留，助高流量氧气，可使供氧浓度达到 80% 以上，是最常用的给氧方法。当病情较重需要较高的吸氧浓度时，可采用可调节吸氧浓度的文丘里面罩或带贮氧袋的非重吸式氧气面罩。

（三）升高 FiO_2，提高溶解氧

在氧的传递中，虽然以结合氧为主，溶解氧为辅，但氧都是以溶解形式为组织细胞所利用，而且溶解氧随 PaO_2 升高而增加，1 个大气压下吸纯氧，每 100ml 血中溶解氧比常压下吸空气时增加 6.6 倍。故在 SaO_2 低于 80% 时，通常可采用提高 FiO_2（>60%），严重低氧血症时甚至可采用纯氧冲击，每次不可大于 2 小时，然后尽快递减 FiO_2 至 <50%，重症 ARDS 可 2 次 / 天。若吸纯氧对症状改善仍不明显时，则提示肺内异常分流及 ARDS 病理过程已经启动，预后不佳。

（四）机械通气加压给氧，提高 SaO_2

ARDS 的主要死因是顽固性低氧血症，一般氧疗难以纠正，此时提高 SaO_2 必须依靠机械通气加压给 O_2。当 FiO_2>0.5，SaO_2<8.0kPa，动脉血氧饱和度 <90%，应予机械通气。

急性刺激性化学物中毒临床常用的机械通气模式大多为无创正压通气（NIV），无须建立气管插管或气管切开等人工气道，从而避免引起并发症，且可采用鼻 / 面罩的方式连接患者，适应证广泛，对急性刺激性化学物中毒性肺水肿及 ARDS 所致低氧血症的救治有较好效果。

临床常用的机械通气模式有呼气末正压通气（PEEP），双水平正压通气（BiPAP），高频通气，持续气道正压通气（CPAP）。由于刺激性化学物对呼吸道组织损伤常较严重，使用机械通气，较易发生气胸、纵隔气肿等气压伤，故应采用较低的吸气峰压。

机械通气并不能改善或阻止 ARDS 的病程进展，对 ARDS 本身没有治疗作用，目的在于赢得抢救时间，使肺组织逐步恢复功能。因此应用机械通气同时，还应结合临床表现给予综合治疗。

1. 呼气末正压通气（PEEP）　PEEP 为较有效的机械通气疗法。严重的化学性肺水肿不但可导致顽固的低氧血症，而且部分可复张的肺泡周期性塌陷开放，而产生剪切力，会导致或加重呼吸机相关肺损伤。因此在机械通气进行呼吸支持时应采用能防止肺泡塌陷的最低 PEEP。PEEP 可使闭合萎缩的肺组织重新张开，减少分流、脱出肺内水分，提高 PaO_2 和 SaO_2，改善动脉氧合，降低 FiO_2。目前治疗 ARDS 的呼吸机模式几乎都与 PEEP 联用，以改善通气效果。PEEP是常用模式，但PEEP本身不能防治ARDS，只是作为一种支持手段，为综合治疗赢得机会。使用PEEP时必须注意：①一般从0.3~0.5kPa（3~5cmH_2O）开始，以后酌情增加，但最高不应超过2.0kPa（20cmH_2O）；②峰吸气压（PIP）不应太高，以免影响静脉回流及心功能，并减少气压伤的发生；③如PaO_2达到10.7kPa（80mmHg），$SaO_2 \geq 90\%$，$FiO_2 \leq 0.4$，且稳定12小时以上者，可逐步降低PEEP至停用。PEEP过低使萎陷的肺泡不能复张，起不到重建肺泡功能；过高则可对肺造成损伤，因此选择最佳PEEP可最大限度改善肺顺应性，使肺内分流小于心排出量的15%。由于刺激性化学物本身对呼吸道黏膜有不同程度的刺激和腐蚀，因此刺激性化学物中毒性肺水肿使用的最佳PEEP不宜过高，以5cmH_2O以下为宜，最高不超过8cmH_2O，以避免气胸、纵隔气肿和肺大疱等并发症。一旦病情好转应及时停用。

严重低氧血症时可同时吸入高浓度氧，甚至采用纯氧冲击，但每次不可大于2小时，然后尽快递减FiO_2至<50%。

2. 高频通气　高频通气是另一肺开放策略，即以高于同期通气量的容积来开放已塌陷的肺泡。根据通气频率和潮气量可分为①高频正压通气，呼吸频率50~150次/分，潮气量100~300ml；②高频喷射通气，呼吸频率150~500次/分，潮气量低于100ml；③高频振荡通气，呼吸频率500~3000次/分，潮气量仅数毫升。由于潮气量小，且系开放式通气，故导致气压损害可能性较小，对循环功能影响也小。如一例SO_2、H_2S、NaOH等混合化学物吸入者于第3天，突然发生纵隔气肿、左侧张力性气胸、胸壁气肿，血气示ARDS、高碳酸血症，即行气管切开，吸出坏死组织。用呼吸机正压给氧，但又导致气肿加重而停用。后改用高频喷射给氧63小时，呼吸渐趋平稳，低氧血症、呼酸得以纠正。9天后拔除气管套管和胸腔引流管，痊愈出院。分析认为皮下气肿、气胸及纵隔气肿等是刺激性化学物中毒常见并发症，为消除气肿，首先通过调整呼吸机的使用参数，如减少潮气量及气道压力，此时气肿虽得到减轻，但$PaCO_2$增高继续，此矛盾得不到解决是救治上的难点。但上述病例通过高频喷射，抢救成功，给予很大启示，其既调整了潮气量及气道压力，又消除了气胸等并发症的压力，同时又降低了$PaCO_2$压力，抢救获得成功。

另外，急性刺激性化学物中毒性肺水肿患者在应用纤支镜检查或插管进行诊治时，PaO_2可下降1.38~2.67kPa，且心率加速。近来有提倡在高频通气下进行纤支镜检查或气管插管，可提高PaO_2，以改善纤支镜和气管插管引起的低氧血症。三门峡报道2例职业性急性氨中毒在高频喷射通气给氧下行多次纤支镜检查，未引起低氧血症及其他意外。

3. 双水平气道正压通气　此模式本质上是压力支持通气（PSV），差别在于双水平气道正压通气（BiPAP）为一种流量触发系统，不需建立人工气道，并设定呼吸道内吸气正压水平（IPAP）和呼气正压水平（EPAP）。IPAP相当于PSV，EPAP相当于PEEP。

BiPAP在伴有自主呼吸情况下作用更加明显，允许患者在二个正压水平上随意自主呼吸，克服了传统机械通气时，自主呼吸和控制通气不能并存的缺点，从而避免人机对抗。无须使用镇静剂或肌松剂抑制患者的自主呼吸。且气道压力较低，可避免气压伤。BiPAP呼吸机还有操作方便、体积小、易携带、无创伤、患者易接受、脱机也容易等优点。

临床实践证实对自主呼吸能力尚可，尚无气管切开指征的中毒性肺水肿及ARDS患者使用BiPAP呼吸机通气给氧，依据不同病情，调节不同的FiO_2，都能使患者氧饱和度很快提升至90%以上，疗效显著。为抢救ARDS，使肺组织及毛细血管损伤逐步获得修复，赢得时间。

4. 面罩机械通气适应证和禁忌证 面罩机械通气原则上可使用于各种情况的呼吸衰竭,极重度二氧化碳潴留也不是面罩机械通气的禁忌证。但由于刺激性化学物大多具有不同程度腐蚀性,面罩机械通气采用气管插管时易将腐蚀的呼吸道黏膜被挤压脱落至支气管的深部,导致支气管大出血或气道阻塞而窒息,因此通常不宜插管,需要时尽量选择气管切开。经面罩机械通气的禁忌证大体如下:①呼吸道分泌物多、明显精神症状或顽固性气道痉挛的患者,面罩辅助通气短期内不能纠正时;②腐蚀性强的气体吸入中毒时;③机械通气压力需超过 30cmH_2O 时;④严重感染所致的 ARDS 和危重哮喘患者经面罩机械通气治疗病情继续恶化时;⑤患者频繁呃逆、恶心呕吐、严重腹胀时。

总之,机械通气迄今仍然是 ALI/ARDS 支持治疗中无法替代的主要措施之一。众多病例所见,凡对中毒性肺水肿 ARDS 重症患者,适时地应用机械通气加压给氧均能获得良好预后;反之绝大多数死亡患者与未能及时采用机械通气,缺氧状态得不到很好纠正有关。

五、保持呼吸道通畅、建立人工气道

刺激性化学物中毒所致呼吸道吸入性损伤,可因严重的上呼吸道梗阻或重度肺水肿、通气和弥散功能障碍而危及生命,此时必须保持呼吸道通畅,必要时建立人工气道。

(一)气管插管

施行气管插管,面罩加压给氧能增加氧的供给,有利于纠正低氧血症,但在腐蚀性强的气体吸入后而遭受严重损害的气道黏膜,易受插管的机械作用发生脱落,甚至堵塞气道而危及生命。一例氰化氢吸入中毒女性患者,因肺水肿,遂行气管插管,并用手挤式简易呼吸机进行人工呼吸,于吸入毒物后 1.5 小时死亡,尸检证实气道内有 3cm×1.5cm×1cm 的异物,由脱落的上皮细胞及植物纤维组成,并与昏迷状态下吸入的呕吐物一起被挤压成团。从中提示吸入腐蚀性较强的化学物时,通常不宜进行气管插管,尤伴昏迷及严重呕吐者更应慎用。

(二)气管切开

由于刺激性化学物大多具有腐蚀性,综上所述此时在建立人工气道时不宜采用气管插管,而气管切开则是重要的救治措施。但气管切开易诱发皮下气肿、纵隔气肿、气胸及感染等并发症,需严格掌握适应证。一名女性氨中毒者于中毒第一天即出现呼吸窘迫、唇发绀、明显三凹征及喉水肿,生命垂危,此时当机立断实施气管切开,解决了气道阻塞、改善了通气功能,保证了氧疗的有效施行,患者转危为安。

1. 气管切开时机及适应证 对腐蚀性强的气体(如氨、氯磺酸、氟化氢、硫酸二甲酯等)吸入,因其易导致喉水肿、气道黏膜坏死脱落,常危及生命,故宜及早切开,且早切比晚切好。如一例急性重度氨气中毒性肺水肿,伴呼吸道吸入性损伤者,早期未行气管切开。在支持对症处理后,精神明显好转,呼吸平稳两肺啰音明显减少。但于第 3 天突然出现烦躁不安,呼吸困难、唇发绀、伴大汗淋漓,立即施行气切,术中呼吸、心搏停止。患者突然病情恶化为呼吸道黏膜脱落所致,届时紧急气管切开为时已晚。

另有学者认为应具体患者具体分析,对气管切开适应证不宜一概而论。如学者倪氏报道一例 DMS 重度中毒咯大块气管黏膜,在积极采取保持呼吸道通畅措施下,严密观察病情,未行气管切开而治愈。

重度弥漫性肺泡性肺水肿者,当大量分泌物由口鼻腔涌出而阻塞呼吸道时,应及时切开,以利于分泌物排泄,通畅呼吸道。

发生喉头水肿、严重呼吸困难、声门痉挛时，则气管切开刻不容缓。如3例化学灼伤伴呼吸道严重吸入损伤患者为处理创面，在翻身至俯卧位时，突发急性喉头水肿致窒息，经紧急气管切开得以转危为安。

呼吸道分泌物多且伴昏迷者，无法进行主动排痰，严重影响气体交换，应立即气管切开，目的以使潴留于呼吸道的分泌物被及时清除，并为呼吸、心搏骤停创造抢救条件。

刺激性化学物中毒伴有气胸、纵隔气肿等并发症时，即刻切开，既可改善呼吸困难，也有利于清除气道分泌物。

2. 气管切开的优点及不足　虽然气管切开有很多优点，如减少呼吸无效腔与减轻呼吸道阻力，提高氧吸入浓度，使 CO_2 和痰液易于排出，便于肺内直接给氧及湿化，并可连接呼吸器便于正压通气等。但也有不少不足之处，如易于感染、切开手术不慎易局部出血、发生皮下气肿等并发症，故应严格掌握其适应证。气管切开后应做好呼吸道管理，严格消毒隔离，合理选用抗生素以防治呼吸道继发感染，对缩短病程，减少减轻后遗症也有重要意义。

六、防治继发性呼吸道感染

防治继发性呼吸道感染要贯穿中毒救治整个病理过程。

刺激性化学物中毒发生呼吸道继发性感染的概率很高，其特点病程长、易反复、感染难以控制，常于第二周起为感染高峰期，是急性肺水肿的第二位死因。

（一）病因

1. 刺激性化学物对呼吸道有强腐蚀性，致气道内渗出液多，坏死组织、水肿液及炎性渗出液均是病原微生物生长的良好培养基。

2. 呼吸道的正常防御功能丧失。

3. 糖皮质激素使用不当，使机体免疫功能低下。

4. 各种治疗措施如气管切开、呼吸机应用等均属肺部感染的诱因。

（二）临床表现

呼吸道感染时患者常会出现发热、脓痰、白细胞计数增高，肺部出现湿啰音，胸部X线片出现点、片状模糊阴影等肺部细菌感染等征象。有尸检病理结果表明，肺部感染通常发生于肺水肿1~2天。故肺部感染的防治应从中毒初期开始，在肺水肿期，黏膜脱落期和恢复期均同等重要。防治措施要贯穿中毒救治的整个病理过程。病程迁延不愈者还可导致肺部肉芽组织增生。

（三）呼吸道继发感染的防治

严重的感染是ARDS首位的高危因素，ARDS的病程中也常并发感染。宜早期做好预防感染的措施是最重要的，如发生感染后特别要重视病原学检查，尽早采取有关标本进行细菌培养和药敏试验，最好在应用抗生素之前、寒战、发热时抽血送检。送检标本需注意对气管插管者应吸取深部的痰，在换 / 拔管时吸取管端的支气管分泌物，并早期停用肾上腺糖皮质激素，严格执行无菌操作及气管切开护理，减少病原菌侵入。重症患者可口服或咽部喷涂非吸收抗生素并同时预防真菌感染。

七、纤维支气管镜对刺激性化学物中毒救治的作用

纤维支气管镜（以下称纤支镜），不仅是呼吸系统诊断的重要技术手段，而且也是呼吸性

疾病的主要救治措施之一。

1. 利用纤支镜吸痰是抢救痰液阻塞呼吸道的有效手段。

2. 纤支镜灌洗法可促使气道坏死组织排出,是维持氧饱和度的有力措施。

如一例氯磺酸重度吸入损伤患者,有持续低氧血症,经纤支镜下多次生理盐水灌洗,2周后突然吸出管状树枝样坏死黏膜(病理证实),伴咯鲜血二次计450ml。3天后低氧血症也随之好转,从而防止了ARDS发生。

3. 纤支镜肺泡灌洗可以减少肺纤维化等后遗症。

灌洗液还能进行细菌培养作药敏试验,为抗生素使用提供客观依据,加快肺部感染的好转。

4. 纤支镜有利于判断疾病的预后。

一例冷食厂女工患急性重度氨中毒3个月后,纤支镜下见支气管黏膜已有广泛纤维化瘢痕形成,肺功能提示重度混合性通气功能障碍,伴低氧血症。活检组织高位扫描电镜显示黏膜表面细胞形态破坏,纤毛消失,黏膜的屏障作用及清除功能基本消失。判断患者已有不可逆的永久性呼吸功能损害。

5. 纤支镜是直接观察呼吸系统病变的重要手段,特别是当诊断不明或疑有其他性质不明的并发症时,其检查更为重要。

综上可见纤支镜治疗对刺激性化学物中毒的防治有诸多好处,建议有条件者,应对急性刺激性化学物中毒患者开展纤支镜检查与救治,并积累资料。至于对纤支镜检查治疗的时机有不同说法,有认为在中毒1个月内不宜检查,目的以防气道黏膜脱落;发生窒息,但未见病例报告。根据目前临床所见大部分检查时间在中毒后7~10天,也有20天后进行,对此有待临床进一步观察。

八、高压氧对急性刺激性化学物中毒性肺水肿的治疗作用

对于高压氧(HBO)治疗急性刺激性化学物中毒性肺水肿的作用存在两种不同的意见。

(一)支持者认为高压氧有高压和高氧的特点

当肺水肿发生时,患者的通气功能是降低的,升压时可使患者呼吸道内气体压力增加,气泡及体积缩小或破碎,而改善通气功能。且高气压可使肺组织间的静水压和肺泡内压超过毛细血管静脉压,从而阻止毛细血管内液体外渗。近年来国内有高压氧治疗急性氯气、氨气、氮氧化物、光气等化学物中毒性肺水肿有效的报道。

临床可见肺水肿常在高压氧治疗1~2天后缓解或消失。如一名氯气中毒性肺水肿者因入舱前呼吸困难,不能平卧,烦躁不安,咯大量白色泡沫痰,呼吸25次/分,端坐呼吸,两肺布满湿啰音,X胸片示两肺大片云絮状物阴影。经给予HBO一次治疗上述症状消失,二次治疗痊愈出院,救治成功。

又如7例急性二氧化氮中毒者,3例为重度中毒,其中一例死于急性肺水肿。因吸取了惨痛教训,对其他6例加用高压氧,疗程分别为6~23天,均获救成功。还有4例氨中毒致ARDS者行高压氧治疗,结果3例获救,另1例死亡。

另有两起急性氯气中毒事件,其中有61例应用HBO治疗,10天痊愈出院,效果良好。主张应早期使用,但压力不可过大(0.2MPa),吸纯氧时间不能太长(60分钟),中间间歇10分钟,并缓慢减压,以减少不良反应。强调对于已发生严重肺水肿、气管黏膜脱落坏死者,不

可使用 HBO。

（二）不同意采用 HBO 治疗者认为弊多利少，不宜使用。

因高压氧可使已损伤的肺腔病变加重，气道内氧压过高能损伤肺表明活性物质和肺泡上皮细胞，而导致肺功能减退；血液内氧分压过高，可损伤毛细血管内膜，促使肺间质水肿。另外中毒性肺水肿常有小支气管堵塞，减压时易出问题等。

有实验研究证明对急性光气中毒的动物采用 HBO 治疗无效的报道。《职业性急性氯气中毒诊断标准与处理原则》修订组，曾用大鼠造成急性氯气中毒模型，采用 HBO 治疗，结果动物在高压氧舱内呼吸平稳，但出舱后很快发展为 ARDS，呼吸困难加剧，肺水肿和肺出血加重，少数动物出现气胸、死亡率增加。分析原因，可能与未行综合治疗及减压太快，以致“反跳”有关。

曾有 3 例急性的四氟乙烯裂解物中毒，呈现肺水肿和意识模糊，经 HBO 治疗后肺水肿减轻，随即昏迷、死亡。另有 2 例，也先后出现类似恶化，在短期内死亡。2 例尸体解剖，见肺部有明显弥漫性纤维化。讨论认为该中毒气体有致肺纤维化的毒作用，而 HBO 仅起到一过性改善机体缺氧作用，既未能控制病情发展，又促进肺维化。

学者任氏关于 HBO 治疗急性刺激性化学物中毒性肺水肿提出以下建议：①全面分析病情充分估计利弊后决定是否应用；②密切注意气胸、纵隔气肿的发生；③应用 HBO 的压力要略低于常规应用的压力，时间也宜缩短；④要逐渐减压；⑤同时应用综合治疗。

总之，有关高压氧治疗中毒性肺水肿问题，尚待积累资料，深入研究。

九、胆碱能阻滞剂莨菪碱类药物的应用

应用胆碱能阻滞剂莨菪碱类药物，以改善微循环，可有效治疗肺水肿

莨菪碱类药物早期应用能解除血管痉挛及支气管痉挛，减少氧耗量及抑制呼吸道腺体分泌，从而改善微循环。为此对刺激性化学物中毒的救治除氧疗及 GC 等应用外，同时联合给予莨菪碱药物很有裨益，常用的莨菪碱类药物为山莨菪碱（654-2）。

如一例氨中毒后 2 小时，咳大量粉红色泡沫痰，两肺满布水泡音，在应用地塞米松同时，给大剂量 654-2 初次为 20mg，之后每隔 15 分钟静推 1 次，3 小时后，肺部湿啰音基本消失，呼吸困难改善。另一例因氯磺酸致头面部极重度灼伤伴吸入性损伤者，中毒 1 小时不到即有大量血性泡沫痰从口鼻及气管切口喷出，4 小时内共使用大剂量 DX 80mg 及机械通气等综合治疗，仍无法阻止泡沫样痰涌出，后每隔 0.5~1 小时用 654-2 10~20mg 静注，30mg 静脉滴注维持，3 小时后肺部湿啰音及泡沫痰不再涌出，随即将 FiO_2 渐减至 <0.5，也能维持 SaO_2 达 90% 以上，提示气道通畅改善。

综上可见，莨菪类药物对减少气道分泌，保持呼吸道通畅，改善氧合作用方面，不失为首选药物。但莨菪碱治疗急性肺水肿在剂量和应用方法及应用时间上，尚需进一步联系实践及总结经验。通常认为应临床严密观察病情，若用药后面色从青紫或苍白转红润，四肢厥冷转为温暖，尿量 30ml/h，呼吸道分泌物减少，肺部湿啰音减轻，表示已达到一定疗效，即可改用维持量。但不强调莨菪化。除青光眼外，一般无用药禁忌证。

十、ARDS 肺损伤的防治

目前尚无有效的方法能终止 ARDS 的炎症性肺损伤，也无修复肺损伤的药物应用于临

床，治疗原则主要为去除病因、抗感染、改善氧合和组织供氧，纠正水、电解质紊乱和酸碱失衡以及支持治疗，为肺损伤的自然修复争取时间。

（一）去除病因

病因治疗在ARDS的防治中占有重要地位，主要为治疗ARDS涉及的基础疾病。如果基础疾病为脓毒血症，除了清除感染灶外，应及早经验性抗生素治疗；对感染的病毒，应使用抗病毒药物。有研究提示皮质激素和大剂量氨溴索或可具有一定程度上降低炎症反应。对于建立人工气道患者，还需加强呼吸道卫生，减少院内感染率，例如有效地进行呼吸道湿化，物理排痰，鼓励患者咳嗽等。此外，还有部分直接和间接的肺损伤原因是可以治疗和避免的，如避免大量输血、输液和积极早期诊断和治疗原发病，避免高浓度吸氧等。

（二）维持心排血量

采取有效措施防治血管内静水压力升高，以减少肺水肿和改善肺功能。具体措施包括减少总的液体入量，或根据血压、尿量应用利尿剂。限制液体入量，缩短机械通气时间，维持中心静脉压不超过8~12mmHg。高渗生理盐水替代普通生理盐水可以减少液体容积。维持心排血量对于ARDS患者氧气的传输极其重要。

（三）改善气体交换

1. 提高吸氧浓度　提高FiO_2可以纠正通气-血流比值所致的中度缺氧，也可改善低氧血症。但当分流量较大时，单纯增加FiO_2是不够的，需应用机械通气，加PEEP治疗。

2. 机械通气　大量动物实验证明，机械通气本身可以引起类似ARDS的严重肺损伤，主要的病理生理改变是肺毛细血管通透性增高性肺水肿。ARDS时肺泡及肺间质弥漫性充血和水肿，造成大片的肺实变，实变组织周围可充气的肺组织明显减少，常规的通气量即可引起非实变性正常肺组织的显著扩张并导致肺泡破裂等并发症。因此肺保护通气策略受到重视。但应注意高碳酸血症带来的副作用，如增高碳酸血症带来的副作用，增高颅内高压等，气管内吸气可克服此弊端。

3. 膜氧合和血液净化　启动体外膜（ECMO）合并应用较小潮气量机械通气的试验。然而，如同体外移除CO_2的研究一样，并没有减少死亡率，而且可产生炎症因子而导致肺及其他器官的损害。近年国外有报道ECMO治疗甲流的经验，使治疗肺损伤又重新得到重视，对于严重ARDS患者，采用ECMO，6个月存活率可以从47%上升到63%。

（四）防治肺水肿

1. 抗炎治疗　ALI/ARDS肺损伤的本质是炎症，因此抗炎成为该病治疗的一大方向。低剂量激素可减少脓毒性休克，可能降低ARDS的发生率，而大剂量激素治疗可增加感染危险性。通过对以往多项研究进行综合分析后，推荐在ARDS起病14天以前，开始应用甲泼尼龙[起始剂量为1mg/(kg·d)]。目前认为激素对病毒感染导致某些患者的急性肺损伤有一定效果。

2. 防治继发性肺损伤　大量临床研究已经证实呼吸机相关性肺损伤促进了患者的死亡。损伤性机械通气可能通过加重已存在的肺损伤，延长需要机械通气的时间、增加并发症，进而增加患者死亡率。损伤性通气也可以增加炎症介质释放入全身血流，直接介导MODS。现在临床上采用的小潮气量通气策略可能无法完全预防机械通气相关性肺损伤的发生，需要发展新的治疗方法改善这一现状。

十一、其他治疗措施

（一）血管扩张剂的应用

心与肺功能两者相互依赖，相互影响、相互作用，当 ARDS 低氧血症时必然造成心肌缺血缺氧，心功能不全，继而引起肺淤血、肺高压、肺水肿等，加重 ARDS。血管扩张剂不仅减轻心肺前后负荷，改善微循环，更重要降低肺高压、减少肺循环短路开放，缓解支气管痉挛，有利于通气改善和纠正低氧血症。

1. 酚妥拉明 是临床应用较多的血管扩张剂，它具有快速、短暂、强烈及多方面的综合药理作用。有明显减轻肺水肿和平喘作用，尤其当中毒性肺水肿早期致血压升高，心率加快及后期小气道阻塞，$PaCO_2$ 增高等时，可适时辅用。但血容量不足时慎用，因为此时血管内皮细胞通透性增加，胶体可渗透至间质内。

一例氨中毒患者气道黏膜脱落持续近 1 个月，$PaCO_2$ 后期增高达 8~9kPa，以及一例氯磺酸中毒患者血压高达 180/130mmHg，心率增快至 150 次 / 分以上时，均采用酚妥拉明 1~2 支及多巴胺 2~3 支加入葡萄糖液中慢滴，取得良好疗效。

2. 肺血管扩张剂 一氧化氮或依前列醇（前列环素）。

（1）吸入一氧化氮：在对 ALI/ARDS 的肺动脉高压研究中观察到给予肺血管扩张药治疗有益，吸入一氧化氮（NO）可选择性扩张通气良好肺区域的肺血管，有助于逆转缺氧性肺血管收缩和右至左的分流，从而改善不均匀受损肺的通气 / 血流比例，改善动脉氧分压，降低肺动脉压而达到治疗作用。NO 与血红蛋白有很高的亲和性，NO 吸入后与 Hb 迅速结合，可防止全身任何的血管扩张和其他并发症。在大多数患者，NO 浓度在 24.54~49.08mg/m^3 可完全达到良好作用。多数研究表明，NO 不良反应很小，对正铁血红蛋白血症没有剂量依赖性。专家们认为，严重的难治性缺氧患者，早期给予 NO 可以改善氧合，是一项可行的救治方法。但是低剂量 NO 吸入（<10ppm）对 ARDS 患者虽然有益，而吸入后对机体的影响及疗效仍尚待观察。

（2）依前列醇：吸入依前列醇是用以达到良好通气区域选择性血管扩张的另一种技术，可减少肺的分流量以及肺动脉压。气溶胶吸入依前列醇似乎不良反应较少，然而对这种技术尚缺乏临床经验，目前尚不推荐为常规治疗方法。

（二）加强液体管理

1. 对于急性期患者，应保持较低的血管内容量，予以液体及平衡。应控制补液量，以免肺循环流体静压增加，通过渗透压增加，使液体在肺泡和间质积聚，促进和加重肺水肿，故在 ARDS 早期不宜使用胶体液。而肺循环灌注压过低又会影响心输出量，不利于组织氧合。因此若出现低蛋白或休克时，应适当补充液体。

理想的补液应使 PCWP 维持在 1.87~2.13kPa（14~16cmH_2O）之间，必要时可放置 Swan-Ganz 导管，动态监测 PCWP。

2. 进液量应依据病情而定，在急性中毒初期及中毒性肺水肿早期应适当限制进液量，否则可促使肺水肿的发生和发展，如一名女性患者，吸氧 2 小时后出现双肺广泛哮喘音和水泡音，在 17 小时内静脉输液 4280ml，其中等渗液 1900ml，给地塞米松 55mg，但肺水肿仍急剧加重，导致病情恶化致死。但当中毒性肺水肿发展导致循环量不足时，若不及时补充液体，则可导致休克，血液黏稠、缺氧加重而致死。

3. 通常判断循环血容量最简便的方法，可依据血红蛋白浓度即 Hb 100~120g/L 或血细胞比容（Hct）0.33~0.35 为宜，Hb 太高会增加血液黏稠度，影响微循环灌注，Hb 太低不利于氧的携带，导致低氧血症。如一例光气中毒性肺水肿、ARDS 患者，中毒 5 小时后血常规示 Hb 200g/L，Hct 0.55，BP 进行性下降，但为防止肺水肿 12 小时内只补给 500ml 液体，最后导致严重缺氧致死。动脉血中物理溶解的氧含量很少，Hb 携带氧是运输氧的主要方式。因此应当纠正严重贫血，保证 Hb 大于 100g/L，但应避免大量输血，因为输血本身可能引发肺损伤。尤其输库存血，库存 1 周以上的血含微型颗粒，可引起微栓塞，损害肺毛细血管内皮细胞，需加用微过滤器。在保证血容量、稳定血压前提下，要求出入液量轻度负平衡（-500~-1000ml）。

4. 总之，中毒性肺水肿时，进液量及液体性质均应依据病情而定。以最低有效血管内容量来维持有效循环功能，肺处于相对“干”状态，使肺动脉楔压（PAMP）维持在 1.37~1.57kPa（14~16cmH_2O）。必要时可使用利尿剂。为掌握液体输入的限度，可应用 Swan-Ganz 导管监测，对指导抗休克补液的质和量有实际意义。心排血量减少时如 PCWP 不增高，提示血容量不足，应该给予输液治疗；如果不宜输液的，可予以多巴胺增加心排出量，此时应避免使用扩血管药，因扩血管药可增加肺内分流，使气体交换障碍。

（三）调控全身炎症反应

针对 ARDS 主要发病环节，进行药物治疗，以调控全身炎症反应，如布洛芬及其他新型非固醇类抗炎药，N- 乙酰半胱氨酸等抗氧化剂，过氧化物歧化酶（SOD）、过氧化氢酶（CAT）等氧自由基清除剂、以及针对炎症细胞、介质如某些致病因子的免疫疗法，目前研究较多的，有抗内毒素抗体、抗 TNF、IL-1、IL-6、IL8 以及抗细胞黏附分子的抗体和药物。免疫治疗还有通过中和致病因子，对抗炎症介质和抑制效应细胞治疗 ARDS。己酮可可碱为甲基嘌呤衍生物，可抑制 PMNS 和单核细胞应激活和介质，氧自由基、蛋白酶释放，降低血液黏滞度，抑制血小板聚集，减轻肺损伤，改善肺灌注和氧运输。

（四）防治并发症

1. 预防呼吸机相关性肺炎，应该缩短有创呼吸机应用时间，加强营养支持和物理治疗，包括尽可能使用通气、口腔卫生、气道护理、患者翻身、体位、拍背、主动或被动咳嗽排痰、气道湿化、肠道营养等。

2. 气压伤是 ARDS 常见并发症之一可能是基础病的临床表现、肺炎的并发症或机械通气气道压力过高。气压伤按积气部位不同，有间质性肺气肿、气胸、纵隔气肿、心包积气、皮下气肿和腹膜积气等，一旦发生应及时处理。包括治疗原发病、调节呼吸机，降低气道峰压，同时引流排出气体。除极少数张力性以外，间质性肺气肿、腹膜后积气和皮下气肿不威胁生命，不需要特殊处理。可予以高浓度吸氧、减少机械通气，促进气体吸收。病情严重时，可考虑手术减压排气。

3. 应激性溃疡的预防尤其重要，可给予减少胃酸分泌的药物或抗酸剂，但是胃液 pH 升高后，胃部细菌定植增多，呼吸机相关肺炎发病率上升。因此建议使用既能保护胃黏膜又不升高胃液 pH 的药物，如硫糖铝等。

（五）防治酸碱平衡失衡

ARDS 病程及治疗过程中可能出现酸碱失衡，早期常见呼吸性碱中毒，是低氧血症引起的反射性肺泡过度通气所致；低氧血症及组织缺氧，可造成代谢性酸中毒，此时血乳酸增高；

肾功能障碍也可引起代谢性酸中毒；通气不足、CO_2潴留可致呼吸性酸中毒，可因为ARDS晚期呼吸功能失代偿，也可能为小潮气量机械通气导致。其他医源性因素造成的酸碱平衡紊乱有潮气量过大，或呼吸频率过快引起过度通气，从而导致呼吸性碱中毒；大量输入碱性药物或快速利尿，可致代谢性碱中毒。

纠正酸碱平衡紊乱根本方法是去除诱因。代谢性酸中毒，在治疗诱因同时，补充碱性药物，如碳酸氢钠。增加肺泡通气量，可纠正呼吸性酸中毒；小潮气量通气策略下的严重呼酸，可适当补充碱性药物。代谢性碱中毒，去除诱因后可进行纠正；pH过高的低氯性碱中毒，可补充氯化钠等含氯药物，且在严密监测下补充大量氯化钾（每天6g左右）。

（六）维持重要脏器功能，预防多脏器功能障碍综合征（MODS）

引起MODS甚至衰竭的原因很多，包括引起ALI/ARDS的直接或间接原因及病情恶化或治疗过程中出现并发症，最常见的是感染、休克和创伤，许多医源性因素可造成脏器功能障碍，如大量输血和输液造成凝血功能紊乱和急性左心衰；药物使用不当诱发多脏器功能衰竭，如去甲肾上腺素等血管收缩药的大量使用；长期大剂量抗生素的使用，损伤肝肾功能；大剂量脱水剂引起肾衰竭；高浓度吸氧引起氧中毒、急性呼吸衰竭。

综上为减少MODS的发生，必须维持重要脏器的功能，如严格控制感染，纠正缺氧，保护心脏功能，必要时选用血管紧张剂，或用血管扩张剂以加强心脏后负荷，应用心肌营养药、多巴酚丁胺增加心肌收缩性和组织灌注，有助于维持心功能在有效通气支持下，呼吸衰竭已不是ARDS的主要死因，但要注意通气并发症的发生，如气胸、纵隔气肿等。在机械通气时，定时加用间歇指令通气，吸出气道分泌物，尽可能让患者变换体位，有助于防止肺不张的发生。检测肾功能不全的早期征象，如尿减少，体重增加，以及血钠和红细胞压积下降等，以便ARDS合并肾功能不全时及时采取相关措施。还可应用氢氧化铝凝胶和甲氰咪呱等防治消化道出血，低分子右旋糖酐和小剂量肝素等预防弥散性血管内凝血发生。

（七）营养支持

ARDS时，机体处于高代谢状态，影响营养状况、呼吸肌功能和免疫功能，从而影响预后。营养不良的ARDS患者易反复肺部感染、呼吸肌乏力，撤机困难，增加死亡率。所以ARDS患者需给予积极的营养支持，纠正营养不良，并预防营养不良发生。应给予适量的高蛋白、高脂肪、低糖营养支持方案，补充各种维生素和微量元素。在保证提供足够能量同时，防治营养不良；减少CO_2产生。

营养支持可经胃肠道或胃肠外途径实施。尽量给予胃肠道营养支持，以有助于恢复胃肠道黏膜完整性，减少肠萎缩，保持胃肠道pH，抑制细菌过度生长，减少胃肠道出血，同时减少补液量。

（八）心理疏导

当刺激反应期有部分患者，由于恐惧不安、躁动，而诱发肺水肿。也由于上述原因而变为癔症样表现，尤其是群体性中毒时，更易发生，所以此时心理疏导尤为重要。

（九）治疗展望

生长因子和干细胞的治疗仍处在研究阶段，一系列的辅助措施如机械通气联合一氧化氮吸入；俯卧位机械通气、容许性高碳酸血症气管内吹气、部分液相通气、体外膜肺（Ecr10）肺保护通气策略、改善肺内灌流切断ARDS进展的抗凝治疗等一系列措施，都在深入探索及研究，目前尚待推广及大规模的临床应用。

自10年前欧美ALI/ARDS研讨会以来，由美国国立心肺血液研究所（NHLBI）组织的ARDS网上研究，以及其他许多Ⅲ期前瞻性多中心随机对照临床试验，对了解ALI/ARDS的病理机制、制订以循证医学为依据的ALI/ARDS治疗指南具有一定影响。十多年来，ARDS的死亡率已明显降低，与这些研究成果的取得并得到广泛应用分不开。只有进行设计良好的多中心前瞻性随机对照研究，并以这些研究结果作为“证据”进行荟萃分析，才能得出较为科学和有说服力的结论，作为今后临床应用的推荐意见。

ARDS是一综合征，其病因、病情在患者之间差异很大，因此，今后对ARDS治疗如何进行个体化方案的RCT试验，值得深入探讨。

十二、眼、皮肤损伤的救治

（一）概述

刺激性化学物在侵害人体呼吸道的同时，对人的皮肤或眼睛同样具有刺激作用。根据不同刺激性化学物的性质、浓度以及接触方式和时间，可导致皮肤或眼睛不同程度的灼伤。刺激性化学物致皮肤或眼的灼伤不同于一般的开水烫伤或火焰烧伤，其本质就是化学灼伤。

刺激性化学物种类繁多，且大多数具有腐蚀性。由于刺激性化学物的水溶性不同，引起皮肤或眼灼伤的时间及程度会有所区别。水溶性大的化学物，如氯气、氨气、二氧化硫等与皮肤或眼接触后，在出现呼吸道症状的同时，即可出现皮肤或眼灼伤的症状；水溶性小的化学物，如接触光气、二氧化氮等，可有明显的呼吸道症状，但一般很少伴有皮肤或眼的灼伤。

刺激性化学物致皮肤或眼睛灼伤常有以下共同特点：①刺激性化学物可直接导致皮肤或眼睛灼伤，伴有或不伴有呼吸道症状或全身中毒；②某些刺激性化学物接触人体后，需经过一段时间的潜伏期，然后才出现灼伤症状、形成灼伤创面，易被忽视；③某些刺激性化学物作用于皮肤或眼睛后可呈进行性损害，使灼伤创面逐渐加深；④某些刺激性化学物本身具有毒性，可通过灼伤的皮肤或眼睛吸收，引起或加重全身的化学中毒。

（二）刺激性化学物致皮肤灼伤

1. 中毒机制　刺激性化学物导致皮肤灼伤，一方面是由于气体本身的刺激作用所致；另一方面主要是刺激性化学物与环境中的水或皮肤表面的水接触后，产生化学反应形成腐蚀性较强的酸或碱和其他一些有机化合物，从而造成皮肤灼伤。

刺激性化学物中的酸性化学物可分为无机酸和有机酸，后者种类繁多、差异较大，其致灼伤作用一般较无机酸弱。由于大多数酸可使皮肤脱水后凝固性坏死而形成一层防止酸继续损害的痂壳；而碱性化学物具有“皂化”脂肪的作用，故可进一步损伤皮下组织，因此碱性化学物灼伤创面往往较深。但有些腐蚀性很强的酸性化学物，如氢氟酸等所造成的组织损伤十分严重。

由于刺激性化学物的种类不同，因此各种化学物对皮肤的作用机制会有所不同。一种刺激性化学物作用于皮肤可以仅为一种发病机制，也可同时存在几种。常见的作用机制有以下几种类型：

（1）氧化作用：是一种快速而剧烈的反应，将物质分解并释放出能量的一种过程。如次氯酸钠、臭氧等化学物与皮肤组织接触时，因其氧化作用可致皮肤损伤。

（2）还原作用：是指从化合物中去掉氧的作用，它是一种与氧化作用相反的作用。如盐酸、硝酸等化学物与皮肤组织接触后，能通过还原作用结合组织蛋白的游离电子而产生蛋白变性。

(3) 腐蚀作用：化学物作用于皮肤组织后，使组织蛋白广泛变性、溃烂，如氢氟酸具有强烈的腐蚀性，可经创面吸收使组织变性坏死。

(4) 脱水作用：指化学物与皮肤接触后，可使皮肤组织脱水，如硫酸、盐酸等化学物具有较强的脱水作用，可造成皮肤损伤或坏死。

(5) 起疱作用：是指某些化学物作用于局部皮肤后，使之释放组胺及 5- 羟色胺，通过引起局部缺血、缺氧、坏死等一系列病理性改变产生水肿及水疱，如具有糜烂性的芥子气等。

(6) 原生质毒作用：某些刺激性化学物如三氯乙酸、甲酸、氢氟酸等具有原生质毒作用，这些化学物与组织中的蛋白结合形成盐，可造成严重的组织功能丧失。

2. 病理变化　皮肤灼伤的病理变化主要取决于化学物的种类、浓度、剂量、接触时间和伤后处理方法。

刺激性化学物中的无机酸由于其分子小，结构简单，活动性强，容易渗入组织，因此无机酸所致的组织损伤较有机酸为重。高浓度酸与组织接触后，使组织蛋白凝固坏死，形成痂膜，可阻止剩余的酸继续向深层渗透。

化学性皮肤灼伤可用四度五分法判断创面深度：

(1) Ⅰ度灼伤：灼伤只限于表皮的浅层，即表皮角质层、透明层、颗粒层和棘细胞层，基本上不损伤表皮的基底细胞层（生发层）。

(2) 浅Ⅱ度灼伤：灼伤深达表皮的基底细胞层和真皮的浅层（乳头层）。表皮全层有明显的变性坏死，表皮与真皮分离后，渗液积聚于表皮下形成水疱。去除水疱可见创面基底潮红，其中有红色小点，为真皮乳头层血管扩张充血所致。

(3) 深Ⅱ度灼伤：灼伤深达真皮的深层，但仍有部分真皮残留。由于人体各部位真皮的厚度不一，故深Ⅱ度灼伤创面变异较多，浅的接近浅Ⅱ度，深的则临界Ⅲ度。灼伤部位的原有组织结构消失，发生凝固坏死，形成痂皮。

(4) Ⅲ度灼伤：皮肤全层及其附属结构完全坏死，有的甚至伤及皮下脂肪。创面苍白、黄褐或焦黄，质韧似皮革，焦痂下常可见栓塞的血管网。

(5) Ⅳ度灼伤：伤及皮肤全层和皮下肌肉、骨骼、脏器等。

3. 临床表现　刺激性化学物引起皮肤灼伤，大部分创面以浅度为主，深度灼伤创面较少见。不同的刺激性化学物作用于皮肤导致皮肤灼伤后会具有各自的临床特征，特别是皮肤的色泽和弹性发生变化，以下为常见刺激性化学物致皮肤灼伤的临床表现。

(1) 强酸通常指硫酸、硝酸和盐酸。低浓度强酸接触皮肤后表现为局部红肿，高浓度强酸接触皮肤后，皮肤可有不同的色泽改变。硫酸灼伤可见局部皮肤呈黄色或棕褐色，严重者可见黑色痂皮，创面干燥，界限清楚，略凹于皮肤；硝酸灼伤皮肤可呈黄色或黄褐色；盐酸灼伤皮肤，可呈灰棕色或淡白色。

(2) 氢氟酸皮肤接触后可有一定时间的潜伏期，根据不同浓度可立即或数小时后出现由潮红逐渐转变为灰白色或白色的水疱，疼痛剧烈，剪开苍白的表皮后，可见有咖啡色样液体流出，轻者创面基底潮红；重者创面基底发黑，可累及肌肉甚至骨骼。氢氟酸经皮肤吸收后可引起低钙血症、严重者可因室颤而死亡。

(3) 氯磺酸在空气中发烟，遇水后生成盐酸和硫酸，可引起皮肤灼伤，创面一般较深，痂皮呈棕褐色或黑色。

（4）氯乙酸对皮肤有较强的刺激性，皮肤接触后呈红褐色，有针刺样疼痛、麻木伴瘙痒，可出现小水疱，水疱吸收后皮肤干燥、皱缩、反复多次脱皮。氯乙酸灼伤虽然多数为Ⅱ度创面，但其毒性可经创面吸收造成心、脑、肝、肾多脏器的损害。

（5）甲酸皮肤接触后主要引起刺激症状，有轻微疼痛或无疼痛，表现为皮肤发红，可有水疱，创面以浅Ⅱ度为主。

（6）溴（素）为深红棕色发烟挥发性液体，有刺激性气味，其烟雾能强烈地刺激眼睛。皮肤接触后可引起灼伤，创面呈暗棕红色，局部可有水疱，一般为Ⅱ度或Ⅱ度偏深，创面愈合较慢。

（7）硫酸二甲酯遇水后可水解成甲醇和硫酸，皮肤接触后先出现红斑，局部疼痛继而出现淡黄色的小水疱，水疱密集可融合成片，有时水疱较大，一般为Ⅱ度灼伤。如创面以痒为主且无疼痛，则为硫酸二甲酯致皮肤过敏，应注意鉴别。

（8）甲醛具有明显的刺激性和腐蚀性，皮肤接触后出现干燥可呈紫红色，局部有明显的刺痛症状，创面以浅Ⅱ度为主。

（9）三氯化磷在空气中可生成盐酸雾，对皮肤、黏膜有强烈的刺激、腐蚀作用。皮肤接触后可呈白色、局部疼痛，有大小不等的水疱出现，创面多以深Ⅱ度为主。

（10）氨（气）很容易与水接触后生成碱性的氢氧化铵，可对皮肤、黏膜造成腐蚀性和刺激性损害。灼伤创面红肿、灼痛，可有水疱出现，一般多为Ⅱ度灼伤。氨（气）引起的皮肤灼伤与液氨不同，液氨溅到皮肤后，因在气化时需吸收大量的热量而瞬间降低了皮肤表面的温度，从而导致皮肤冻伤。

4. 辅助检查　化学性皮肤灼伤可根据不同的刺激性化学物和灼伤面积大小，选作下列检查：

（1）血常规检查：小面积轻度灼伤可无异常；但大多数表现为白细胞增高，中性粒细胞增高提示创面感染。红细胞、血红蛋白因机体脱水可出现短暂的相对性增高。

（2）尿常规检查：一般无明显异常，但在重度化学灼伤患者中，由于深度创面坏死或肾功能受到损伤，尿液中可见大量红细胞或蛋白。

（3）肝、肾功能检查：对于某些靶器官为肝脏或肾脏的毒物，无论灼伤面积大小，均应该及时检查肝、肾功能，便于掌握病情。

（4）血清电解质离子测定：灼伤患者为防治水、电解质紊乱而需检验电解质，而有些化学物与皮肤接触后可与体内的无机离子结合，造成严重后果，如氢氟酸灼伤可造成低钙血症等。

（5）其他特殊检查：有些化学物进入机体后，在通过肾脏排泄时，可检测其尿液中的含量来判断其接触的程度。如氢氟酸灼伤后可检查尿氟等。

5. 中毒救治　化学性皮肤灼伤的治疗应根据不同的化学物以及灼伤面积大小而采取不同的急救措施，在治疗过程中应全面考虑、权衡利弊，以抢救生命为主。

（1）现场处理：迅速脱离事故现场，尽快脱去被化学物污染的衣裤、手套、鞋袜等。如氢氟酸灼伤，应立即用六氟灵洗消液喷洗，其他刺激性化学物灼伤均可马上用敌腐特灵洗消液喷洗，无洗消液时也可用大量流动清水彻底冲洗污染的皮肤。一般要求15~20分钟左右，碱性物质灼伤后冲洗时间应延长。冲洗后创面，必要时可进行合理的中和治疗。冲洗时要注意当时气温及患者耐受程度，对于大面积灼伤以及有些小面积灼伤即可导致生命危险的化学灼伤(如氢氟酸灼伤、氯乙酸灼伤),应马上采取相应的抢救措施,而不强调现场冲洗。

(2) 院内处理

1) 抗休克:大面积化学灼伤患者需补液抗休克治疗,但对于同时有刺激性化学物吸入导致肺水肿的患者,则应控制补液量输入。因此,在计算患者的输液量时,要充分考虑多方面的因素,合理输入液体。

2) 抗感染:创面污染严重或面积较大以及头面部灼伤者,应早期使用抗生素,防治创面因感染而加深或并发全身感染。

3) 创面处理:化学灼伤创面应彻底清创,剪去水疱,防止化学毒物吸收,浅度创面经换药治疗后均能治愈,深度创面应立即或早期进行切(削)痂植皮或延迟植皮。

4) 对症处理:包括维持水、电解质平衡、营养支持、保护心、脑、肝、肾等重要脏器、防治合并中毒及各类并发症的发生。

(三) 刺激性化学物致眼灼伤

1. 中毒机制 引起化学性眼灼伤的化学物多达10余大类,主要以酸、碱类化学物为主。酸性化学物与眼部组织接触后,可使组织蛋白变性、凝固,形成假膜,它可阻止剩余的酸向深部组织渗透;碱性化学物与眼部组织接触后,可使组织蛋白溶解、脂肪皂化,生成水溶性、半透明的胶状物,剩余的碱可继续向深部组织渗透、扩散,破坏力强而持久。因此,碱性化学物眼灼伤较酸性化学物眼灼伤为重。由于其他化学物的种类繁多,如腐蚀剂、氧化剂、起疱剂、催泪剂、表面活性剂、有机溶剂等,因此各种化学物对眼部的作用机制会有所不同,常见的发病机制主要是化学物与眼部组织接触后所产生的氧化、还原、腐蚀、脱水、起疱等作用,导致眼部组织的腐蚀破坏性损害。从化学物的pH来讲,中性物质对眼组织损伤较小,对眼危害性最大的物质为碱性及强酸物质。化学物的浓度与眼损伤程度呈正比关系,低浓度的化学物引起眼部损伤较轻;高浓度的化学物可造成角膜上皮脱落、水肿、基质混浊,继而导致角膜溃疡并引起穿孔;还可通过结膜、角膜、巩膜进入前房,影响房水的成分;此外尚能引起虹膜炎、白内障及继发性青光眼,严重者最终可造成眼球萎缩。

2. 病理变化 在眼灼伤中由于酸性物质溶于水、不溶于脂肪。故易被嗜脂肪性组织的角膜上皮所阻止。碱性物质可与细胞中的脂类发生皂化反应,同时又与组织蛋白形成可溶于水的碱性蛋白,形成的化合物具有双相溶解性;既能水溶又能脂溶,故破坏了角膜上皮屏障,并很快穿透眼球的各层组织。碱进入细胞后,pH迅速升高,使碱性物质与细胞成分形成的化合物更易溶解。而且在碱性环境中有利于细胞膜脂类的乳化,进而导致细胞膜的破坏。

化学性眼灼伤的损伤程度一般分为四级:

(1) 化学性结膜角膜炎:眼睑痉挛、结膜充血、角膜上皮可散在的点状脱落,角膜实质层无损害。

(2) 轻度化学性眼灼伤:眼睑皮肤或睑缘充血、水肿和水疱;结膜充血、出血、水肿;角膜上皮有弥漫性或片状脱落,角膜实质浅层水肿,角膜缘缺血 <1/4。

(3) 中度化学性眼灼伤:结膜出现坏死、后期有睑球粘连;角膜上皮脱落明显、角膜实质深层水肿混浊,角膜缘缺血 1/4~1/2。

(4) 重度化学性眼灼伤:眼睑皮肤或睑板全层损伤,后期有睑外翻或睑裂闭合不全;巩膜坏死、角膜全层混浊呈瓷白色,甚至穿孔,角膜缘缺血 >1/2。

3. 临床表现 刺激性化学物单纯引起眼灼伤时,其临床表现比较明显,不会漏诊。但在刺激性化学物导致人体中毒而伴有眼灼伤时，往往由于中毒症状较重而掩盖了眼灼伤的临床表现。有些刺激性化学物接触眼睛后，需经过一段潜伏期后才出现临床症状。

刺激性化学物导致化学性眼灼伤，临床主要表现在三个方面：

（1）化学性结膜角膜炎：短时间内接触高浓度的刺激性化学物或在较长时间内接触低浓度的刺激性化学物，均可出现眼部的刺激症状，如眼痛、眼烧灼感或异物感，常有流泪、畏光、眼睑痉挛等症状。眼睛检查可有结膜充血、水肿；角膜上皮点状脱落、荧光素染色阳性。

（2）眼睑灼伤：常为脸面部灼伤的一部分，创面大部分以浅Ⅱ度为主，眼睑皮肤肿胀、可出现小水疱。少数创面较深的可累及皮下肌肉、睑板等组织，后期可出现眼睑外翻、内翻或睑裂闭合不全等。

（3）眼球灼伤：刺激性化学物导致眼球灼伤以轻度灼伤为主，急性期主要表现为结膜的缺血坏死、角膜上皮的片状脱落、角膜实质层可有轻度水肿、混浊。重度化学性眼灼伤所表现的角膜全层坏死、穿孔等现象，一般极少发生。

4. 辅助检查　化学性眼灼伤除常规检查眼周皮肤外，主要通过以下方法检查：

（1）裂隙灯检查：为眼科检查中必不可少的项目之一，能清楚地对结膜、角膜、虹膜、晶状体、前房、瞳孔等作全面的观察，及时发现病变部位和受损程度。

（2）角膜荧光素染色试验：用无菌玻璃棒蘸取少许消毒的 1% 荧光素涂于结膜囊内，再用生理盐水冲洗干净；或直接用荧光素钠眼科检测试纸染色，然后在裂隙灯显微镜下观察角膜损伤的部位、范围和程度。

5. 中毒救治　化学性眼灼伤的现场处理是治疗的一个重要环节，早期是否采取正确有效的处理方法，将直接与损伤程度及预后有关。

（1）现场处理：尽快脱离事故现场，如眼睛被氢氟酸喷溅，应立即用六氟灵洗眼液喷洗；其他化学物喷溅至眼睛，可立即用敌腐特灵洗眼液喷洗，无上述洗眼液时也可用流动的清水冲洗，冲洗时间不得少于 15 分钟。如现场无洗眼冲淋设施或自来水，可立即找一盆清水，将面部浸入水中并用手拉开上、下眼睑，摆动头部，尽量将溅入眼内的化学物清除。

（2）院内处理

1）用生理盐水冲洗，并仔细检查眼内有无化学物残留，冲洗后可用石蕊试纸测定结膜囊内 pH，以判断化学物酸碱性质和冲洗效果。对眼睑痉挛不能睁眼的患者可先滴 1% 丁卡因表面麻醉，再用开睑钩拉开眼睑，充分暴露上下穹隆部，将可能附着的化学物质彻底冲洗掉。

2）中和治疗可在入院后立即施行，酸性化学物灼伤可用弱碱性溶液如 2% 碳酸氢钠行球结膜下注射；碱性化学物灼伤可用弱酸性溶液如维生素 C 0.5~1ml 行球结膜下注射。

3）前房穿刺：对严重的眼灼伤，为清除进入前房的化学物，可在伤后 24 小时内作前房穿刺。再生的房水可将残留的化学物质稀释，减轻化学物对角膜内皮细胞和内眼组织的腐蚀作用。

4）球结膜切开：当结膜出现显著水肿，无法进行结膜下注射时，可施行球结膜切开，即在有水肿的象限于角膜缘部将结膜剪开，也可从角膜缘呈放射状剪开结膜。

5）药物治疗：为控制局部炎症，可选用抗生素眼液滴眼，根据病情需要可全身选用抗生素；使用糖皮质激素可抑制非特异性的炎症反应，减轻细胞膜和溶酶体膜的脂质过氧化反应，有明显的抗脂质过氧化损伤的作用；早期局部和全身应用维生素 C 除能中和组织内一部分碱性物质外，同时对促进角膜水肿的消退有显著效果；局部使用表皮生长因子（EGF）能刺激角膜细胞增生,增加胶原合成,提高角膜基质的再生能力,促进角膜上皮的分裂,加速损伤角膜的愈合过程。

6) 手术治疗适用于中、重度的化学性眼灼伤,包括羊膜移植术、结膜移植术、角膜缘上皮移植术以及角膜缘上皮移植联合角膜移植术等。

(闫丽丽 李思惠 孙道远 闻建范)

参考文献

1. 郑则广,钟南山.糖皮质激素在急性呼吸窘迫综合征治疗中的应用.中华内科杂志,2003,42(10):676-677.
2. 宋志芳,郭晓红,王树云,等.糖皮质激素在急性呼吸窘迫综合征综合救治中的价值探讨.中国危重病急救医学,2003,15(6):349-353.
3. 陈静,赵金垣.急性肺损伤与急性呼吸窘迫综合征.中国职业医学,2004,31(1):54-57.
4. 程颐清,李芳林,阚秀荣.气管切开在抢救急性中毒中的应用体会.职业卫生与应急救援,1999,17(3):135-136.
5. 朱晓丹,白春学.ALI/ARDS 发病机制及治疗研究进展.中华急诊医学杂志,2010,19(10):1111-1113.
6. 朱晓丹,宋元林,白春学.急性呼吸窘迫综合征——从共识到定义解读.国际呼吸杂志,2012,32(14):1041-1044.
7. Ranieri VM, Rubenfeld GD, Thompson BT, et al. Acute Respiratory Distress Syndrome_The Berlin Definition of ARDS. JAMA, 2012, 307(23):2526-2533.
8. 葛绳德,夏照帆.临床烧伤外科学.北京:金盾出版社,2006:688-697.
9. 孙永华,盛志勇.临床技术操作规范(烧伤分册).北京:人民军医出版社,2005:4-8.
10. 李卫,陆平言,吴晓峰.化学灼伤 328 例临床分析.中国临床医学,2010,17(4):584-585.
11. 王慧飞.浓硫酸泼溅皮肤应急洗消的研究.职业卫生与应急救援,2009,27(3):127-130.
12. 程云友,于学伟.化学灼伤 183 例临床特点及其治疗.中国冶金工业医学杂志,2011,28(4):468-469.
13. 闻建范,李思惠.化学性眼灼伤的临床研究.中华劳动卫生职业病杂志,2002,20(2):148.
14. 王光进,张悦.眼表化学烧伤的早期治疗研究进展.实用医院临床杂志,2010,7(3):102-105.
15. 李崇林,纪丽君.眼酸碱化学性烧伤 93 例临床观察.眼外伤职业眼病杂志,2009,31(9):652-653.
16. 徐正同.60 例眼部化学烧伤综合治疗的临床分析.中国临床研究,2011,24(1):50-51.

第三节 刺激性化学物防护

刺激性化学物多具有腐蚀性,常因作业人员不遵守操作规程或容器、管道等设备被腐蚀而导致刺激性化学物中毒事件,因此防止刺激性化学物在生产、运输、使用及储存过程中的跑、冒、滴、漏,是刺激性化学物中毒防护工作的重点。刺激性化学物中毒的主要预防措施包括:组织管理措施、工程控制技术措施、个人防护措施和工作场所监测措施。

一、组织管理等措施

加强领导,设置安全卫生机构,并指派专人负责刺激性化学物的安全卫生工作,建立健全刺激性化学物的各项安全卫生管理制度和相关安全操作规程，并严格执行，确保刺激性化学物中毒预防控制有关要素的良好与有效运行。

加强生产设备、管道、容器的维修与管理工作，做到“两勤一化”，即眼勤、手勤和经常化，杜绝刺激性化学物跑、冒、滴、漏，防止中毒发生。做好应急救援设备的日常维护与保养工作，使之能在应急救援工作中发挥作用。

做好职业人群和应急救援处置人员的教育培训工作，普及防毒知识和现场处置技术。做好工人就业前和定期体格检查，发现明显的呼吸系统疾病、明显的心血管疾病等禁忌证时，应禁止从事刺激性化学物相关作业，并采取相应措施，保障劳动者职业健康。

二、工程控制技术措施

生产流程应优先采用机械化和自动化，避免直接人工操作。采用防腐蚀材料制造的管道，或可能存在毒物或酸碱等强腐蚀性物质的工作场所应设冲洗设施；工作场所墙壁、顶棚和地面等内部结构和表面应采用耐腐蚀、不吸收、不吸附毒物的材料，必要时加设保护层；车间地面应平整防滑，易于冲洗清扫；可能产生积液的地面应做防渗透处理，并采用坡向排水系统，其废水纳入工业废水处理系统。

为防止物料跑、冒、滴、漏，其生产和使用刺激性化学物的设备和管道应采取有效的密闭措施，密闭形式应根据工艺流程、设备特点、生产工艺、安全要求及便于操作、维修等因素确定，并应结合生产工艺采取通风和净化措施。对移动的逸散刺激性化学物的作业，应与主体工程同时设计移动式轻便通风排毒设备；储运过程应符合防爆、防火、防漏气的要求；做好废气的回收利用等。

有可能发生化学性灼伤及经皮肤黏膜吸收引起急性中毒的工作地点或车间，应根据可能产生或存在的职业性有害因素及其危害特点，在工作地点就近设置现场应急处理设施。急救设施应包括：不间断水的冲淋、洗眼设施；气体防护柜；个人防护用品；急救包或急救箱以及急救药品；转运病人的担架和装置；急救处理的设施以及应急救援通信设备等。

三、个人防护措施

（一）呼吸防护用品

个人防护措施的选择应首先根据刺激气体种类、毒作用特点、浓度、接触机会等因素，判定危害程度，根据危害程度，选择不同种类的呼吸防护用品，且应符合相关技术标准要求。刺激性化学物呼吸防护用品主要有：

1. 自吸过滤式防毒面具　是靠佩戴者自身的呼吸为动力，将污染的空气吸入到过滤器中经净化后的无毒空气供人体呼吸。根据结构不同，可分成导管式防毒面具和直接式防毒面具两类。前者又称隔离式防毒面具，是由将眼、鼻和口全遮盖住的全面罩、滤毒罐和导气管等部件组成；后者由全面罩或半面罩直接与滤毒罐或滤毒盒相连接。过滤式防毒面具应符合《过滤式防毒面具通用技术条件》的要求。

2. 隔离式呼吸器　又分为送风式和携气式两类。送风式有电动送风、手动送风和自吸式长管呼吸器，而携气式则主要是正压自给式空气呼吸器，这类呼吸器通常由高压空气瓶、输气管、面罩等部件组成。使用时，压缩空气经调节阀由瓶中流出，通过减压装置将压力减到适宜的压力供佩戴者使用。正压自给式空气呼吸器可以在缺氧、立即威胁生命和健康的有毒气体浓度环境下使用。

在每次使用呼吸防护用具时，使用密合性面罩的人员应首先进行佩戴气密性检查，以确定使用人员面部与面罩之间有良好的密合性；若检查不合格，不允许进入有害环境。

（二）防护服

是人们在生产过程中抵抗环境中各种有害因素的一道屏障。防酸碱工作服多用耐酸织物或橡胶、塑料等防酸碱面料制成。使用防酸碱工作服时，之前应检查是否破损，并且只能在规定的作业环境中作为辅助用具使用；穿用时应避免接触锐器，防止受到机械损伤；橡胶和塑料制成的防护服存放时应注意避免接触高温，用后清洗晾干，避免暴晒，长期保存应撒上滑石粉以防粘连；合成纤维类防酸碱工作服不宜用热水洗涤、熨烫，避免接触明火。

（三）耐酸碱手套

该类手套主要用来预防酸、碱等伤害手部，其质量应符合技术规范《耐酸（碱）手套》的规定。耐酸碱手套的主要技术性能是手套的不泄漏性和耐渗透性能。前者要求手套在（10±1）kPa 压力下，不准有漏气现象发生。后者应进行耐渗透性试片试验和成品试验，并符合相应技术要求。耐酸碱手套使用前应仔细检查，观察表面是否有破损，采取简易办法是向手套内吹气，用手捏紧套口，观察是否漏气，若漏气则不能使用。接触强氧化酸如硝酸、铬酸等，因强氧化作用容易造成产品发脆、变色、早期损坏。高浓度的强氧化酸甚至会引起烧损，应注意观察。乳胶手套只适用于弱酸、浓度不高的硫酸、盐酸和各种盐类，不得接触强氧化酸，如硝酸等。

（四）防化靴

通常由改性橡胶材料和改性 PVC 材料一次铸塑成形，具有耐酸碱、耐腐蚀、耐磨、防砸、防穿刺等功能，防化靴需要与防化服配合穿着，开口较大，方便穿脱。

（五）眼面部防护用品

眼部的防护主要用防化学品防护眼镜，镜框应有遮盖，防止刺激气体或液体接触到眼结膜；面部防护主要用防护面罩，防御液态的有害物体伤害眼睛和面部。面的产品防护皮肤污染时，也可选用适宜的防护油膏，如防酸用 3% 氧化锌油膏，防碱可用 5% 硼酸油膏；防止牙齿酸蚀症可用 1% 小苏打或白陶土溶液定期漱口。疏水性防护膏含油脂较多，在皮肤表面形成疏水性膜，堵塞皮肤毛孔，能防止水溶性物质的直接刺激。膏的成分常用凡士林、羊毛脂、蓖麻子油、鲸蜡、蜂蜡为基质；用氧化镁、次硝酸铋、氧化锌、硬脂酸镁等为充填剂，从其中选用几种适宜比例配合制成。疏水性防护膏能预防酸、碱、盐类溶液对皮肤所引起的皮炎。由于这类防护膏含油性成分较多，有一定黏着性，因此不宜在有尘毒的作业环境中使用。

四、工作场所监测措施

工作场所中刺激性化学物监测工作，对预防和控制刺激性化学物中毒具有重要意义。工作场所监测中如发现刺激性化学物超过职业接触限值的情况，应查找原因，并采取相应的维修或工艺改进措施，杜绝刺激性化学物的泄漏。工作场所刺激性化学物监测主要有日常监测和在线监测。

（一）日常监测

对工作场所空气中的刺激性化学物浓度进行日常或定期的监测。在刺激性化学物职业接触限值为时间加权平均容许浓度时，应选定有代表性的采样点，在空气中有害物质浓度最高的工作日采样1个工作班；在刺激性化学物职业接触限值为短时间接触容许浓度或最高容许浓度时，应选定具有代表性的采样点，在一个工作班内空气中有害物质浓度最高的时段进行采样。

（二）在线监测

在可能发生刺激性化学物跑、冒、滴、漏的管道、阀门、采样口、釜、塔、罐等生产和储运设备固定位置，设置固定式气体检测报警仪，该类装置可对刺激性化学物进行采集、测量、分析和报警。气体检测报警仪由气体采集部分、信号处理部分、显示及报警部分、数据存储及传输部分及供电部分组成。传感器是气体采集部分、也是整个气体检测仪的关键部件，通过与刺激性化学物反应，产生电流，转换成线性电压信号，电压信号经放大、模数转换，信号处理器对模数转换的数据进行分析处理后由显示器显示出所测气体浓度。当检测刺激性化学物的浓度达到预先设定报警值时，蜂鸣器和发光二极管将发出报警声、光信号，同时将报警信息记录在内置或外置存储器中，也可同时传输至现场控制室，帮助工作人员及早发现刺激性化学物的泄漏，并及时采取控制措施。

此外，在巡检、维修、保养等作业过程中，工作人员根据可能所接触到的刺激性化学物，可佩戴相应的便携式气体报警仪，便于及时发现工作环境中刺激性化学物浓度的增高，避免刺激性化学物危害事件的发生。

（贾晓东）

参考文献

1. 中华人民共和国国家质量监督检验检疫总局．GB/T 24536—2009，防护服装化学防护服的选择、使用和维护．北京：中国标准出版社，2009.
2. 牛颖梅，郝凤桐．急性刺激性气体中毒防治研究现状．职业卫生与应急救援，2012，30（4）：190-193.
3. 高建军，王晓波，孙纲，等．刺激性气体中毒的预防及救治．临床军医杂志，2008，36（2）：305-307.
4. 王世俊．刺激性化学物中毒的防治．北京：化学工业出版社，1988：26-28.
5. 中华人民共和国国家质量监督检验检疫总局．GB2890—2009 呼吸防护自吸过滤式防毒面具．北京：中国标准出版社，2009.
6. 中华人民共和国国家质量监督检验检疫总局．GB/T 18664—2002 呼吸防护用品的选择、使用与维护．北京：中国标准出版社，2002.
7. 葛均波，徐永健．内科学．第8版．北京：人民卫生出版社，2013.
8. Yang IV. Epigenomics of idiopathic pulmonary fibrosis. Epigenomics，2012，4（2）：195-203.
9. Barnes PJ，Shapiro SD，Pauwels RA. Chronic obstructive pulmonary disease：molecular and cellular mechanisms. European Respiratory Journal，2003，22（4）：672-688.

第二篇

各　　论

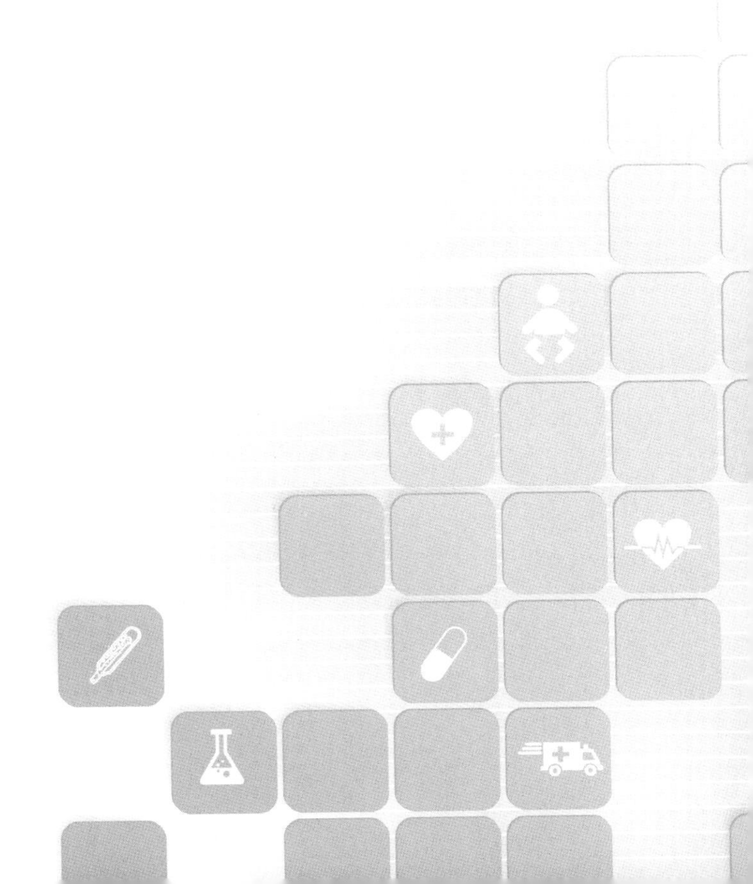

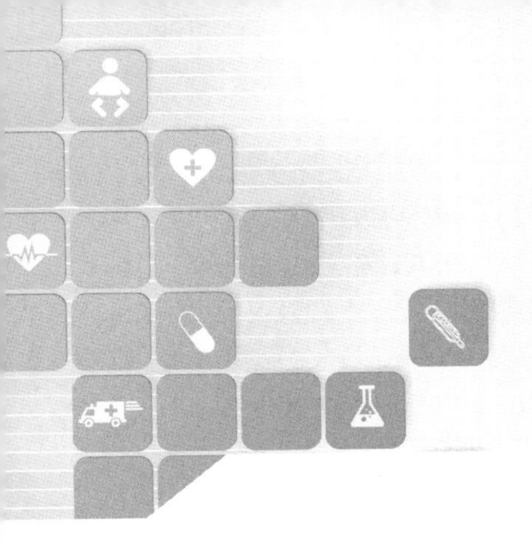

第七章

卤素及其化合物

第一节　氟及其无机化合物

一、概述

自然界的氟常以无机化合物的形式存在。氟是人体的必需元素，各种组织及体液均含氟。人体每日摄入 1~1.5mg，最多不超过 4mg。氟及其化合物主要来源于萤石（CaF_2）、冰晶石（Na_3AlF_3）和磷灰石[$3Ca_3(PO_4)_2 \cdot CaF_2$]。

工业上常见的无机氟化合物有元素氟（F）、氟化氢或氢氟酸（HF）、除此还有二氟化氧（OF_2）、三氟化氯（ClF_3）、三氟化氮（NF_3）、四氟化二氮（N_2F_4）、五氟化硫（SF_5）、六氟化硫（SF_6）、十氟化硫（SF_{10}）、氟化钠（NaF）、三氟化硼（BF_3）、四氟化硅（SiF_4）、氟硅酸（H_2SiF_6）、六氟化铀（UF_6）、氟化铝（AlF_3）、过氯酰氟、氟硅酸钠、四氟化铀、氟化钙（萤石）、氟化铝钠（冰晶石）等。

无机氟化合物主要以气态、蒸气、酸雾或粉尘形态经呼吸道、皮肤或胃肠道侵入人体导致中毒。呼吸道吸收迅速而完全；吸收速度与氟化物的溶解度有关，水溶性大的氟化物在呼吸道吸收很快而完全，水溶性差的氟化物也能经呼吸道吸收。大多数氟化物不易经完整皮肤吸收，但经灼伤皮肤可被大量吸收。胃肠道摄入多见非职业性接触所致，在消化道中水溶性的氟化物几乎全被吸收。但可因环境或食入物中同时存在的钙、磷、镁、铝等元素与氟结合成难溶性氟化氢而减少氟化物的吸收。

吸收后的氟约 75% 与血浆白蛋白结合，其余分布到各组织和器官，主要分布于骨骼、少量分布于心、肺、肝、肾等软组织，可透过胎盘屏障。软组织中的含氟量接近或略低于血浆中浓度。氟的分布受血流、CO_2 张力、pH 和钙离子浓度等影响。血液氟与组织氟之间保持相对的动态平衡。

吸入的氟主要随尿排出，吸收后 3 小时自尿排出 20%，8 小时排出 80%~90%。汗液、乳汁、胆汁、唾液等也可排出微量，汗氟与尿氟水平近似。经消化道吸收的氟，从粪排出约 10.13%，粪内的氟多为口服后未被吸收者。氟的排泄与氟的吸收一样，也受多种因素影响，与饮水、食物氟摄入量和气候因素有关，并随尿量、比重、酸碱度等不同而改变。

二、元素氟及氟化氢类

（一）理化性质

元素氟常由电解氟化氢或电解氟化钾溶液制得，为淡黄色液体，是强氧化剂，有强烈腐蚀性。分子量 38，比重 1.69，密度 1.318g/L，熔点 –219℃，凝点 –219℃，沸点 –188.14℃。氟化氢在常温下（19℃以上）为无色带刺激味的气体。分子量 20.01，蒸气比重 0.921，凝点 –92.30℃。在常压下，<19℃时氟化氢呈液态，在水中溶解度极大，19.5℃极易溶于水，20℃以下完全溶解于水，其溶液即为氢氟酸。无水氟化氢及浓度 40% 浓度的氢氟酸在空气中可发生烟雾。其蒸气具有腐蚀性。吸入氟化氢 30 分钟的 MLC 为 40.9mg/m^3，60 分钟 LD_{50} 为 233mg/m^3。人嗅觉阈为 0.15~0.03mg/m^3，25~45mg/m^3 下短时间即刺激眼和鼻，75mg/m^3 人不能耐受，150~300mg/m^3 对皮肤有明显痛感，达 400~430mg/m^3 时，就可引起急性中毒死亡。

气态氟具有高度化学活性，能与大量的物质发生强烈反应，遇水产生臭氧和氢氟酸。与氢接触发生爆炸，能与氯、溴、碘发生反应形成含有这些卤素的氟化物，并能使溴、碘、硫、晶体硅、碱金属和大量的有机物质（如苯和乙醇）着火燃烧。

（二）职业接触

氟及其无机化合物在工业生产中应用广泛，在化学工业生产中用于制造药物、农药、灭菌剂、杀虫剂、冷冻剂、有机反应催化剂，木材防腐剂、氟塑料和氟橡胶等；轻工业中用于制造和腐蚀玻璃、搪瓷和釉料、建筑木材等；冶金工业中用于制造火箭系统的高能燃料；还用于提取磷和硅酸盐、燃料煤炭、焙烧水泥、砖瓦等，由于材料中含氟而生成氟化硅、氟化氢等；氟化氢又为制造无机氟化物和有机氟化物的原料，无水氟化氢可用作高辛烷汽油和有机合成催化剂，金属清洗剂。还用于提炼金属铍、铀及铝合金。

（三）毒性机制

氟是一种原生质毒物，易透过各种组织的细胞壁与原生质结合，具有破坏原生质的作用。氟的无机化合物可以气体、粉尘等形式经呼吸道和胃肠道进入人体引起中毒。

急性无机氟化物中毒致病机制：

急性无机氟化合物中毒是因接触较高浓度的无机氟化合物所致，其中引发急性无机氟化合物最常见的是氟化氢及其液态溶液——氢氟酸。急性毒作用常见有吸入性肺损伤、低钙血症、干扰多种酶活性、皮肤灼伤等。其致病机制为：

1. 吸入性肺损伤　元素氟及大多数无机氟化合物为原发性刺激剂，对皮肤、呼吸道和胃肠黏膜均有不同程度的刺激作用。氟化氢还具有高度弥散性，极易透过细胞膜而扩散至血流，大部分与白蛋白结合而运转，引起机体中毒。氟化氢吸入呼吸道后遇水迅速变成氢氟酸，后者具有更强烈的刺激性和腐蚀作用，可导致呼吸道黏膜充血、水肿、坏死。重者可引起喉痉挛、支气管痉挛、发生急性肺水肿、呼吸窘迫，甚至呼吸衰竭致死。

2. 低钙血症　氟进入血液可与血红蛋白钙、镁等离子结合为不溶性氟化钙、氟化镁引起低钙血症及低镁血症。而发生四肢麻木、甚至抽搐。重者损害心肌，导致 QT 间期延长，ST-T 波改变及心律失常。低血钙则进一步引起心室纤颤等心肌损伤，严重时危及生命。

3. 干扰多种酶活性　氟进入血液可与血红蛋白结合形成氟血红素，并能抑制琥珀酸脱氢酶，致氧合作用下降，影响细胞呼吸功能。还可干扰体内多种酶活性，如烯醇化酶、酮戊二酸脱氢酶、乌头酸酶、骨磷酸化酶、脱氢辅酶Ⅰ、Ⅱ等，阻碍糖代谢和三羧酸循环，使能量代谢发生障碍，从而影响呼吸中枢，造成窒息死亡。有报道认为心脏毒性还可能因氟离子直接激活腺苷环化酶有关，由于增加了环腺苷酸的形成，从而导致心肌的应激，出现心电图 QT 间期延长及 ST-T 波变化。

4. 皮肤灼伤　氢氟酸灼伤在无机酸类灼伤中更具特殊性，可引起全身致命性中毒的潜在危险性。氢氟酸 <19℃呈液态，>19℃呈气态。具有强烈腐蚀作用，对组织蛋白有脱水及溶解作用。氢氟酸中的氟离子可溶解细胞膜，造成表皮、真皮、皮下组织，乃至肌层的液化性坏死。氟离子带很强的负电荷，与其结合的氢离子不易分离。这种较少离子化的特征使其易于透过完整的皮肤和脂质屏障，进入皮下深部组织，氟离子从氢氟酸中离解出来的钙、镁、等离子结合形成不溶性氟化盐，分离后的氢离子则引起局部酸灼伤。氢氟酸灼伤后如不及时正确处理，可继续深入更深不得组织达到骨膜或骨质，引起骨质无菌性坏死。深部灼伤可形成难愈合的溃疡，严重者可致坏疽。氢氟酸中的氟离子又可由灼伤皮肤渗透入血导致氟中毒，其中毒发生率及其病情严重程度与氢氟酸浓度、灼伤面积或深度、灼伤部位等有关。其中氢氟酸浓度是最重要的影响因素。分析氢氟酸灼伤吸收中毒导致死亡者的病例资料显示氢氟酸浓度 >40% 者占 73.91%。氢氟酸灼伤具有剧烈疼痛，疼痛机制主要与钙、氟结合后导致细胞膜对钾的通透性增高，并引起神经去极化有关。

（四）临床表现

急性无机氟化合物中毒的临床特点：主要有吸入性肺损伤，灼伤皮肤吸收中毒。灼伤皮肤合并吸收中毒、灼伤皮肤合并吸入中毒三方面的表现。引发急性中毒的最常见无机氟化合物有氟化氢及其液态溶液——氢氟酸。

1. 单纯性呼吸道吸入性损伤　单纯性呼吸道吸入性损伤的临床表现以呼吸系统急性损害为主，临床严重病症主要有急性肺水肿及喉水肿，甚至窒息猝死。呼吸道吸入中毒大多因吸入氟化氢和氢氟酸酸雾所致。其中单纯氢氟酸吸入临床较少见，大多合并氢氟酸皮肤灼伤，多见于合并头面部灼伤。少数也可有恶心、呕吐、腹胀、腹痛、腹泻等消化道症状及头昏、头痛、无力、烦躁、昏迷等中枢神经系统症状。也可发生低钙血症、心肌损害及喉水肿，甚至发生窒息致猝死。

另外，有因吸入除锈剂（含氢氟酸）引起反应性气道功能障碍综合征（RADS）的报道。

单纯性吸入性损伤引起低钙血症的发生率低，低钙血症大多发生于重度吸入中毒者，常表现为突发性迟发性低钙血症，迟发时间最长可在伤后 64 小时。少数也可导致中毒性心肌损害及喉水肿致窒息。

2. 单纯性皮肤灼伤吸收中毒　单纯性皮肤灼伤吸收中毒导致的主要危害是低钙血症，最早于伤后 2 小时即可血钙迅速下降，临床表现以神经兴奋性升高及心血管系统急性损害为主，出现四肢麻木、肌肉痉挛、抽搐，甚至癫痫样发作以及心律失常、心室颤动等。心源性猝死是其死亡的主要原因，若获得及时恰当救治，可使中毒病情转危为安。氢氟酸灼伤皮肤不同于一般酸灼伤，可因氟离子吸收导致急性氟中毒使病情恶化。下列几种情况必须高度警惕有发生吸收中毒的可能：①皮肤吸收伴吸入性损伤；②头面部灼伤；③吸入浓度大于 40% 的氢氟酸或浓度大于 60% 的氢氟酸酸雾；④灼伤面积 >10%；⑤灼伤面积 <10% 的Ⅲ度灼伤。

3. 灼伤皮肤吸收合并吸入中毒　灼伤皮肤吸收合并吸入中毒病情程度大多严重，猝死率高，预后差，多见于无水氟化氢及高浓度氢氟酸酸雾吸入或大面积灼伤，尤其是头面部及口鼻周围灼伤更易导致吸收中毒，此类病情即使小面积轻度灼伤也可导致死亡。究其原因除因氟离子迅速渗透灼伤皮肤导致致命性低钙血症继而造成心肌急性损伤外，还由于氟化氢气体和氢氟酸的强烈刺激及腐蚀性，使气道支气管黏膜和肺组织受到严重的渐进性破坏，从而导致难以救治的急性呼吸道损伤及合并急性心肌损伤有关。当皮肤灼伤同时伴有刺激性咳嗽、声嘶、呼吸困难等症状或双肺出现干湿啰音时，即应考虑伴有吸入性损伤，需引起高度重视积极采取干预措施。分析 100 例灼伤皮肤吸收合并吸入损伤的急性氟中毒病例，显示灼伤部位含头面部的共 57 例，其中死亡 23 例。

灼伤皮肤吸收伴吸入中毒者主要临床表现，常呈急性痛苦面容，多伴意识障碍，烦躁不安，意识恍惚，两手抓空，鼻翼扇动，双唇发绀，口腔大量分泌物，大汗淋漓，四肢湿冷、抽搐、肌张力增强，双肺呼吸音低，闻及干湿啰音，可伴哮鸣音及血压下降等，猝死发生率高。

上述 23 例死亡者的死亡时间均不超过伤后 24 小时，其中 77.78% 发生在伤后 3 小时内。猝死主要原因为心源性猝死或喉水肿窒息。心源性猝死主要病因为低钙血症或氟离子的直接细胞毒作用。喉水肿窒息主要表现为剧烈咳嗽、吸入性呼吸困难、声音嘶哑、失声等。发绀为窒息前兆，三凹征提示病情严重。

（五）实验室检查及辅助检查

1. 尿氟检测　氟离子吸收进入血液循环后，迅速与体内钙离子结合，从尿中排出。尿氟升高可表明体内含氟量增高。对 94 例急性氟中毒的尿氟检测资料分析得出高于正常值范围（168μmol/L）共 44 例，异常值范围为 181.5~39 942μmol/L。其中无中毒症状的尿氟值大多在 181.5~1267.9μmol/L，其中轻度中毒 1710~1731μmol/L，中度 2118.5~4467μmol/L，重度 5386.6~39 942μmol/L。尿氟值与中毒程度不成比例，不能作为诊断分级指标，尿氟增高有助于鉴别诊断。

2. 血氟检测　早期检测血氟对防治氟中毒具有重要临床价值。实验研究表明氢氟酸灼伤后 0.5 小时血氟浓度迅速上升，1.0 小时后可达损伤前值的 107 倍，而高血氟引起的血钙降低速度比较缓慢，在伤后 8.0 小时或 12.0 小时降至最低值，得出血氟上升峰值与血钙下降的低谷值并非在同一时间出现，前者早于后者约 7.0~11.0 小时，血氟变化急剧，幅度大，血钙变化相对平稳，提示氟离子穿过组织能力强，进入血液循环迅速，而与钙离子结合的过程相对缓慢。综上得出血氟浓度的变化比血钙浓度变化更敏感，更能早期反映急性氟中毒的病情严重程度。若在尚未出现明显低钙血症的高氟期，就进行恰当的补钙及对创面进行合理处理，即可避免或减轻氟中毒引起的致死性低钙血症。

3. 骨氟检测　骨氟含量作为氟中毒诊断指标的价值国外报道较多，且趋势偏向肯定，但因取材困难，不易推广。

4. 血钙检测　低钙血症是导致急性氟中毒病情加重的重要病因，是急性氟中毒的特异性指标。随着血钙进行性下降，病情也迅速变化，随着补钙后低钙的纠正，病情也很快好转，因此动态检测血钙，是判断急性氟中毒病情的重要依据，但不能依据血钙值作为诊断分级指标。

低钙血症的症状与血钙降低的程度不完全一致，而与血钙下降速度有关，血钙下降程度与速度又决定于纠正低钙血症快慢。另外，临床常存在实验室检查虽有明显低钙，而无中毒症状，即无症状性低钙血症。不同侵入途径的急性氟中毒低血钙发生率不同详见表 2-7-1。

表 2-7-1　375 例急性氟中毒的侵入途径与低血钙发生率

侵入途径	检测例数	血钙降低例数	低血钙发生率（%）
皮肤吸收合并吸入	17	15	88.24①
单纯皮肤吸收	116	27	23.28②
单纯呼吸道吸入损伤	243	5	2.06③
合计	375	46	12.27

注：① vs ②：$\chi^2=29.0$，$P<0.001$；② vs ③：$\chi^2=43.5$，$P<0.001$；① vs ② vs ③：$\chi^2=125.7$，$P<0.001$

由表 2-7-1 可见皮肤吸收合并吸入中毒的低血钙发生率最高，此类患者往往病情严重，死亡率高。单纯性灼伤皮肤吸收中毒者的低血钙发生率次之，单纯性吸入中毒者的低血钙发生率最低，且低血钙大多发生于重度中毒。

5. 心肌酶活性检测及心电图检查　氢氟酸进入机体后能争夺体内的功能钙，造成致命性低钙血症，影响心脏功能且危及生命，国内外已形成共识。国内实验研究并经临床实践证实，氢氟酸灼伤后，各项心肌酶含量均有明显增高伤后 1 小时即增高，增高峰值在伤后 48 小时内，以磷酸肌酸激酶（CPK）增幅最大。光镜、电镜观察下证实心肌纤维及心肌细胞呈现变性、坏死、出血、细胞水肿、线粒体肿胀等严重的病理形态学变化。表明急性氟中毒早期心肌就可受到损伤，心肌酶含量反映致伤后心肌损害程度。

心电图异常改变主要表现有 QT 间期延长、ST-T 波改变，严重者可出现心律失常，如室性心动过速、频发室性期前收缩，甚至心室颤动，突发心源性猝死。因此对急性氟中毒患者，应早期监测心肌酶谱，同时动态监测心电图。

6. 胸部 X 线摄片　短期内吸入高浓度氟化氢或氢氟酸酸雾后胸部 X 线摄片征象可见两侧肺纹理增粗、增多、紊乱或边缘模糊呈网状阴影，或散在呈片状阴影，或大片状、云雾状、或相互融合成斑片状阴影分别符合气管 - 支气管炎、急性支气管肺炎、间质性肺水肿、肺泡性肺水肿征象。

（六）诊断与鉴别诊断

1. 诊断原则　急性中毒：根据短期内接触较高浓度氟及其无机化合物的职业史，以呼吸系统急性损害及症状性低钙血症为主的临床表现，结合实验室血（尿）氟及血钙等检查结果，参考作业现场职业卫生资料，排除其他原因所致类似疾病后，综合分析，方可诊断。

2. 鉴别诊断

（1）出现呼吸道急性损伤时，应注意与上呼吸道感染、慢性支气管炎急性发作、支气管肺炎、支气管哮喘和心源性肺水肿等加以鉴别。

（2）出现低钙血症者应注意与维生素 D 缺乏，甲状旁腺功能减退，急性胰腺炎等疾病加以鉴别。

（3）发生中毒性心肌炎或心源性猝死时，应注意与冠状动脉粥样硬化性心脏病，急性心肌炎、急性心肌梗死，接触致心律失常的药物等疾病加以鉴别。

3. 接触反应　短期接触较大量无机氟化合物后，出现下列表现之一者：①出现眼痛、流泪、畏光、咳嗽、咽痛、胸闷及头晕、乏力、心悸等症状；②血钙降低但无临床表现。并于脱离接触 72 小时内明显减轻或消失。不属中毒范畴。

4. 诊断与分级　依据 GBZ 5—2016 及 GBZ 73—2009 分述如下：

急性中毒

1）急性轻度中毒：短期接触较高浓度氟及其无机氟化合物后，出现头晕、乏力、咳嗽、咽痛、心悸、胸闷、恶心、呕吐等症状及血（尿）氟增高，并具有下列表现之一者：①急性气管 - 支气管炎；②Ⅰ～Ⅱ度喉水肿；③心电图显示 QT 间期延长或 ST-T 波改变、阵发性室上性心动过速或频发单源性室性期前收缩。

2）中度中毒：在轻度中毒基础上，具有下列表现之一者：①急性支气管肺炎或间质性肺水肿；②Ⅲ度喉水肿；③阵发性室性心动过速；④频发多源性室性期前收缩；⑤反复抽搐。

3）重度中毒：具有下列表现之一者：①肺泡性肺水肿；②急性呼吸窘迫综合征；③Ⅳ度

喉水肿或窒息；④低钙血症危象（室性心动过速、心室颤动及癫痫样抽搐）；⑤猝死。

（七）中毒救治

1. 吸入性损伤

（1）迅速将患者移离现场：凡明确有较高浓度吸入者均应立即脱离中毒现场，移至毒源的上风向或空气新鲜处。不论有无临床症状和体征，均应卧床进行医学监护，避免体力活动，减少氧耗。监护期间尽早拍摄胸部X线片、检查心电图及血钙、血镁等电解质，并送检血、尿氟及动脉血气分析。静脉注射或静滴地塞米松10~20mg、10%葡萄糖酸钙10~20ml，以预防肺水肿及低钙血症发生。

（2）保持呼吸道通畅，必要时气管切开，及行纤维支气管镜检查：轻度吸入损伤者在救治无效时立刻施行气管切开，中、重度吸入性损伤则应尽早切开。气管切开同时可在纤维支气管镜下予以3%葡萄糖酸钙溶液气道冲洗，不仅可确定吸入损伤部位，还可确定气道黏膜损伤程度，并能在纤支镜下给予药物治疗，进行气道引流，气管切开吸痰还能随痰液带出部分氢氟酸，有利减少氟离子的渗透，同时还有利于随时吸出脱落的气管黏膜及气管内渗出物，防止呼吸道阻塞。

（3）积极防治喉水肿及肺水肿的发生：

1）合理氧疗：及早给氧，必要时采用机械辅助通气，以及时纠正低氧血症，维持动脉血氧分压达8kPa以上，以保证机体对氧的需求。

2）早期足量使用糖皮质激素：改善毛细血管通透性及肺间质和肺泡的渗出性病变，最有效的药物是糖皮质激素。糖皮质激素使用剂量以甲泼尼龙为例，刺激反应每日40mg，共3天；轻度中毒每日80mg，共3~5天；中度中毒80mg，每日2次，共5~7天；重度中毒80~120mg，每日2次。使用疗程视病情酌情增减。

3）解除支气管痉挛，改善微循环，消除或减轻气道水肿：除二羟丙茶碱（喘定）、氨茶碱等常用药物，还有莨菪碱类药物，能解除支气管痉挛，减少氧耗及抑制呼吸道腺体分泌，从而改善微循环。目前应用较多的药物是山莨菪碱654-2。每次20mg，每隔15分钟静推1次，3小时后肺部湿啰音可基本消失，呼吸困难得以改善。

4）防治肺部感染，合理应用抗生素：被吸入损伤的气管-支气管炎、肺泡上皮坏死脱落物，以及气道渗出水肿液是细菌良好的培养基，易发生细菌感染。对呼吸道症状明显、肺部有病变、咽喉部有溃疡者应及早使用抗生素治疗。

5）不同药物输液速度应合理安排，同时注意强心剂和利尿剂的应用，以减轻心肺负担。

2. 灼伤皮肤吸收中毒

创面处理：创面处理目的是预防氢氟酸皮肤吸收中毒及减轻皮肤被氢氟酸污染的深度。具体措施：

1）伤后立即用大量流动清水或1%~2%碳酸氢钠反复、彻底、有效冲洗被污染的皮肤，持续冲洗20~30分钟以上，目的是减低皮表氟离子浓度，并使局部毛细血管收缩，缓解吸收，还能达到止痛效果。禁用热水冲洗，热水可使毛细血管扩张，加速毒物吸收。

2）可动脉注射10%葡萄糖酸钙10ml+25%葡萄糖溶液40ml，在灼伤部位近端的桡动脉、股动脉、足背动脉等处进行缓注。

3）钙镁混悬液含氯化钙、硫酸镁、利多卡因、地塞米松、二甲亚砜、基质等。使用方法：创面清水冲洗，1%苯扎溴铵消毒，剪除水疱皮后，局部创面浸泡20~30分钟，或湿敷2~3小时。要求在伤后 2 小时内进行，目的是使体表氟离子与镁离子结合成不溶解的氟化镁，使氟离子不能与血液中的钙离子结合，阻止低钙血症，减少吸收中毒的发生。若创面涉及手指、足趾等部位，应将灼伤部位置于药碗内充分浸泡，效果更佳。若创面未见明显坏死组织形成，可敷糖皮质激素软膏包扎创面，每日 1 次直至创面愈合。

4）必须重视氢氟酸烧伤疼痛剧烈，但有一定潜伏期，低浓度氢氟酸烧伤早期通常无疼痛，当发生疼痛时皮肤已有损伤，而贻误救治时机。然而，由于被氢氟酸灼伤的皮肤具有热敏感，当皮肤尚无痛觉时，可接触 40~50℃的温水，以激发痛觉，可早期确定灼伤部位和范围，利于早期行创面处理，既可减轻疼痛，又避免造成皮肤深度灼伤及因氟离子被吸收发生氟中毒。有报道伤后 4 小时内用药多在 1 小时左右减轻疼痛，6~8 小时可完全止痛。

3. 中毒性心肌损伤救治（同内科）。

4. 控制抽搐，纠正休克等对症处理（同内科）。

5. 加强支持疗法　重度氟中毒可导致心、肺、脑、肝、肾等脏器严重损害，应加强支持综合治疗，如保肝、强心、利尿，增强机体免疫功能，少量多次输新鲜血液；防治肾衰竭，如碱化尿液，防止血红蛋白尿；纠正酸碱平衡，5%$NaHCO_3$ 液 100~200ml 静滴；防治后遗症等。

6. 低钙血症防治

（1）早期足量补钙：在心电监护仪动态监护下严密监测血钙，及时足量补钙是救治的关键措施。钙离子除能直接阻断氟离子的吸收，早期使用可避免骨坏死外，注射钙剂后还可立即缓解疼痛，临床也常以疼痛有无作为停止动脉注射钙剂的指征。补钙剂量依病情而定，原则应是在心电监护仪监护下早期，足量应用。

（2）宜在高氟期补钙：补钙宜在尚未引起组织剧痛即高氟期效果明显。血钙每降低 0.1 补钙 2.0g/d，最大量可达 48g/d，血钙浓度可在 24~96 小时恢复。对危重患者建立一条专用补钙的静脉通路，心电监护和连续血钙浓度测定有助于低钙血症的防治。

综上可见在救治急性氟化物中毒过程中，除了检测血钙浓度外，有条件者最好动态监测血氟浓度，血氟浓度比血钙浓度的变化更敏感，能更确切、更及时地反映急性氟化物中毒病情的严重程度。

（3）补充葡萄糖酸钙可防止低钙血症已为共识，但对于终止氢氟酸导致的皮肤黏膜剧痛的作用并不明显，尤其对于解除被腐蚀的深层组织疼痛更难以发挥作用，葡萄糖酸钙凝胶或电极导入法有较好疗效。

（4）心理护理：由于患者因口腔溃疡、咽痛、吞咽困难以及留置胃管等产生烦躁不安，需耐心细致地开导患者，使其解除思想负担，才能积极配合治疗。

（八）预后

单纯吸入性损伤，病死率低，大多可经恰当救治而痊愈，个别可出现间断性咳嗽、咳痰、哮喘发作等；单纯性吸入氢氟酸酸雾少见，吸入时大多伴有皮肤灼伤；一例吸入氢氟酸酸雾损伤呼吸道，经 5 年随访，左胸背部水疱音长期存在，胸部 X 线摄片示左肺下叶，心缘旁片状阴影迁延不吸收，肺功能示阻塞性混合性通气功能障碍，支气管镜证实气管、支气管瘢痕形成和慢性支气管炎等后遗症；单纯灼伤皮肤吸收中毒者主要视眼或皮肤灼伤部位和深度，可遗留视力减退和皮肤瘢痕形成等；灼伤皮肤吸收中毒合并吸入性损伤死亡率高，救治痊愈率低、后遗症多。

三、四氟化硅

（一）概述

四氟化硅（silicon tetrafluoride）为无色刺激性气体。易水解为氟硅酸。用于制造氟硅酸及化学分析。在炼钢炉的废气中也存在本品，由荧石与石英砂作用生成。在冰晶石炼铝、人造冰晶石制造及用氢氟酸刻玻璃等作业中都能接触到。属中等毒类。

（二）临床表现

吸入后可有眼、鼻刺激感、喉痒、口内异味，有时见鼻黏膜溃疡。

（三）中毒救治

1. 急性呼吸道吸入参照急性氟化氢中毒处理。
2. 眼部接触应立即用清水冲洗，局部用抗生素眼药膏涂抹。
3. 口腔接触应用生理盐水漱口。

四、氟化钠

（一）概述

氟化钠（sodium tetrafluoride）为白色的晶体粉末，能溶于水。属高毒类，人经口致死量为75mg/kg。对呼吸道和皮肤黏膜有强刺激作用，影响钙代谢。

（二）临床表现

1. 急性中毒由误服所致，短时大量吸入粉尘可出现呼吸道刺激症状，如咽喉灼痛、咳嗽、咯血、胸闷、气急、鼻出血、声音嘶哑等。有时伴有头昏、头痛、无力以及食欲减退、恶心、呕吐、腹胀、腹泻等症状。
2. 粉尘气溶胶和溶液对皮肤有刺激作用，可引起皮肤瘙痒及皮炎，重者形成溃疡和大疱。

（三）中毒救治

1. 急性口服中毒者，1% 氯化钙 100ml 及早洗胃。静注 10% 葡萄糖酸钙或氯化钙 10~20ml，注意防治休克。
2. 急性吸入中毒者参照急性氟化氢中毒处理，根据血钙和 EKG 情况适量补钙。
3. 皮炎可用 5% 氯化钙溶液或炉甘石洗剂涂抹；脓疱或溃疡局部可敷 10% 硼酸软膏。

五、其他无机氟化合物

其他无机氟化合物见表 2-7-2。

表 2-7-2　其他无机氟化合物

品种	化学性质及毒性	临床要点	处理原则
三氟化氯	无色气体	类似二氟化氧毒性	同二氟化氧
四氟化硫	无色液体，遇水可分解为氟化亚砜及二氧化硫	对黏膜有刺激作用，实验动物可发生肺水肿，高毒类，对呼吸道有明显刺激作用	对症处理，注意防治肺水肿
五氟化硫	无色液体，可水解成氟化氢	高毒类，对呼吸道有明显刺激作用，急性吸入早期症状不明显，或轻度呼吸道刺激	以对症处理为主，早期密切观察 24 小时，注意防治肺水肿和肺出血

续表

品种	化学性质及毒性	临床要点	处理原则
五氟化硫		症状，经数小时后可突然出现肺水肿症状，且病情进展迅速，可发生 ARDS	
十氟化硫	无色不稳定液体，可水解成氟化氢	高毒类，同上	同上
六氟化硫	无色、无臭的惰性气体，稍溶于水。纯品基本无毒。如产品中含有氟化氢、低氟化硫、尤其是十氟化硫时毒性明显增强。曾有吸入含十氟化硫的六氟化硫气体而引起严重肺水肿的病例	需注意含杂质的毒性	
六氟化铀	无色或淡黄色晶体。易溶于水	剧毒，急性吸入中毒主要出现呼吸道刺激症状，重症者发生肺炎、肺水肿。部分患者伴有肝、肾损害（近曲小管上皮细胞损害为主）。尿铀增高。皮肤接触可致灼伤	主要用 $CaNa_2EDTA$ 或 $CaNa_2DTPA$ 及时促排体内的铀；对症处理；急性吸入中毒和皮肤灼伤处理参见“氟化氢和氢氟酸”
氟化铝	六角形晶体。溶于热水	分解产生氟化氢，有刺激性	
过氯酰氟	无色气体	毒性小于氟和氟化氢，实验动物急性中毒出现高铁血红蛋白血症，尿氟增高	
二氟化氧	无色有轻刺激性的气体。属高毒类。大鼠吸入 1 小时的 LD50 为 6.63mg/m³。对黏膜有刺激作用。嗅觉阈为 0.24mg/m³，人接触 0.25mg/m³，60 分钟；0.48mg/m³，30 分钟或 1.2mg/m³，10 分钟一般无明显反应	①较高浓度下经一定潜伏期可发生头痛、头昏、胸闷、咳嗽和气急，严重者出现肺水肿；②高浓度时在一定压力下可致皮肤灼伤	参见“氟化氢和氢氟酸”
三氧化硼	气态为无色，易溶于水。在空气中水解成硼酸和硼氟氧酸白雾	①吸入大量气体可引起呼吸道刺激症状，重者可致肺炎和肺水肿；②吸入多量时，有震颤和抽搐；③皮肤接触可致灼伤	①急性吸入所致呼吸道刺激症状，参照急性氟中毒处理；②有抽搐者静脉予以 10% 葡萄糖酸钙 10~20ml；③皮肤灼伤参照氢氟酸皮肤灼伤处理原则
氟硅酸	无色发烟液体，溶于水和碱性溶液，脱水分解成四氧化硅和氟化氢。急性毒性同氢氟酸，但较弱	①吸入高浓度引起上呼吸道刺激症状，急性支气管炎，严重发生肺水肿、肺出血；②肾损害；③高浓度致皮肤灼伤	参见“氟化氢和氢氟酸”
四氟化硅	为无色刺激性气体。易水解为氟硅酸。用于制造氟硅酸及化学分析。在炼钢炉的废气中也存在本品，由萤石与石英砂作用生成。在冰晶石炼铝、人造冰晶石制造及用氢氟酸刻玻璃等作业中都能接触到。属中等毒类	吸入后可有眼、鼻刺激感、喉痒、口内异味，有时见鼻黏膜溃疡	①急性呼吸道吸入参照急性氟化氢中毒处理；②眼部接触应立即用清水冲洗，局部用抗生素眼药膏涂抹；③口腔接触应用生理盐水漱口

（李思惠　刘文）

参考文献

1. 宋长平,李岳,王青兰,等.某电铝厂工业性氟病发病分析及诊断思考.中国工业医学杂志,2010,23(4):294-296.
2. 张金录.氢氟酸烧伤16例治疗体会.中国冶金工业医学杂志,2011,28(2):165.
3. 刘松影,黄信有编译.接触氢氟酸引起的气喘病(ARDS).职业卫生与应急救援,2004,22(2):105.
4. Sheridan RL,Ryan CM,Quinby WC Jr,et al. Emergency management of major hydrofluo-ric acid exposures. Burns,1995,21(1):62-64.
5. 杨敏杰,吕国忠,谢卫,等.氢氟酸烟雾吸入对大鼠肺及血钙的影响.现代康复,2000(13):30.
6. 涂俊,刘克俭,李明峰,等.职业性氟接触人群血氟、尿氟水平及相关因素研究.中国工业医学杂志,2010,23(3):163-165.
7. 夏安莉,曾达兴,王永义,等.电解铝工人工业性氟病Ⅰ期6例分析.职业卫生与病伤,2010,25(5):301.

第二节 氯及其化合物

一、氯气

(一)概述

氯气(chlorine),别名高纯氯气。自然界中游离状态的氯存在于大气层中,是破坏臭氧层的主要单质之一。氯气受紫外线分解成两个氯原子(自由基)。大多数通常以氯化物的形式存在,常见的主要是氯化钠(食盐,NaCl)。氯气为黄绿色、具有异臭和强烈刺激性的气体,在高压下液化为琥珀色的液态氯。分子式 Cl_2,分子量 70.91,凝点 -100.98℃,沸点 -34.6℃,密度为 3.214mg/ml(0℃)。氯易溶于水和碱溶液,也易溶于二硫化碳和四氯化碳等有机溶剂,难溶于饱和食盐水。干燥的氯在低温下并不活泼,但有痕量水分存在时其反应活性即大幅增加。遇水首先生成次氯酸和盐酸,次氯酸又可再分解为氯化氢和新生态氧,因此是强氧化剂和漂白剂。在高热条件下氯尚与一氧化碳作用,生成毒性更大的光气。

急性毒性:LC_{50} 850mg/m^3(大鼠吸入,1小时)。亚急性与慢性毒性:家兔吸入 2~5mg/m^3,每天5小时,1~9个月,出现消瘦、上呼吸道炎、肺炎、胸膜炎及肺气肿等;大鼠吸入 41~97mg/m^3,每天1~2小时,3~4周,引起严重但非致死性的肺气肿与气管病变。致突变性:细胞遗传学分析 人淋巴细胞 58mg/m^3;精子形态学分析 小鼠经口 20mg/kg(5天,连续);微生物致突变 鼠伤寒沙门菌 1800μg/L。其他:LCL_0 2530mg/m^3(人吸入30分钟),1450mg/m^3(人吸入5分钟)。工作场所空气中氯的最高容许浓度(maximum allowable concentration,MAC)为 1mg/m^3。

氯气吸入后,主要作用于气管、支气管、细支气管和肺泡,导致相应的病变,部分氯气又可由呼吸道呼出。人体对氯的嗅阈为 0.06mg/m^3;90mg/m^3 可致剧咳;120~180mg/m^3 30~60分钟可引起中毒性肺炎和肺水肿;300mg/m^3 时,可造成致命损害;3000mg/m^3 时,危及生命;高达 30 000mg/m^3 时,一般滤过性防毒面具也无保护作用。

(二)接触机会

氯主要由电解食盐(直流电电解饱和食盐水法)产生,是重要的工业原料,广泛用于氯碱工业，制造杀虫剂、杀菌剂、除草剂、漂白剂、漂粉精、消毒剂、溶剂、颜料、塑料、合成纤维、洗涤剂原料等，还可制造盐酸、次氯酸钠、光气、氯仿、氯化苯、氯乙醇、氯乙烯、三氯乙烯、过氯乙烯等各种氯化物。常用于将 $FeCl_2$ 氧化成 $FeCl_3$，工业上用于海水提溴。在制药业、皮革业、造纸业、印染业以及医院、游泳池、自来水的消毒等也都有应用。氯气还曾被用作化学战剂，在战争中使用。

液氯的灌注、运输或贮存均可污染空气，且以事故性居多，如贮氯钢瓶、液氯蒸发罐和缓冲罐的爆炸，输氯管道失修爆裂，液氯钢瓶超装、错装以及运输途中暴晒等也可发生意外爆炸，使大量液氯外逸而致急性中毒。

（三）毒性机制

氯气主要由呼吸道侵入体内，在呼吸道黏膜表面与水分反应生成盐酸和次氯酸，但很少有机会再进一步生成氯化氢和新生态氧；生成的盐酸和次氯酸属强酸，对局部黏膜有刺激和烧灼作用，可迅速透过细胞膜，破坏其完整性、通透性及肺泡壁的气 - 血、气 - 液屏障，使大量浆液渗透至组织，引起眼、呼吸道黏膜炎性水肿、充血，甚至坏死，造成呼吸困难，所以氯气中毒的明显症状是发生剧烈的咳嗽；进入深部呼吸道的氯气尚可损伤肺泡上皮，破坏其表面活性物质，引起肺水肿。氯气的强氧化性可使其在肺内产生脂质过氧化损伤，次氯酸还可与半胱氨酸的巯基起反应，抑制多种酶活性。氯气损伤部位及程度随吸入浓度大小而异。低浓度吸入主要引起上呼吸道黏膜损伤；高浓度吸入时则损伤深部小气道和肺泡。急性氯气中毒动物气道损伤明显，其组织学变化表现为纤毛融合、脱落，杯状细胞扁平，黏膜层凝固坏死及大片剥脱。气管及Ⅰ、Ⅱ级支气管的损伤重于Ⅲ级以下支气管。损伤后的气道仍保留大部分基底细胞，有利于再生。肺水肿的发生过程往往以间质性水肿在先，肺泡性水肿继后，重者则为出血性水肿，这与毛细血管内皮细胞和Ⅰ、Ⅱ型上皮细胞的损伤有关。氯也能直接吸收而产生毒性作用。

氯气对心肌细胞有直接毒性，特别是心脏传导系统，或由于缺氧、体内代谢紊乱及血流动力学改变而致心肌损害，也可引起自主神经功能紊乱，如通过兴奋迷走神经引起心脏骤停，导致“闪电式死亡”。

（四）临床表现

1. 急性中毒　主要为呼吸系统损害。起病及病情变化一般均较迅速，通常无潜伏期。其损伤部位、性质及程度随吸入氯气量而异。一般在吸入少量低浓度氯气时，可出现一过性上呼吸道黏膜刺激症状，如畏光、流泪、咽痛、呛咳等，病程在数小时内自行缓解。在吸入较低浓度氯气时，出现眼黏膜及急性气管 - 支气管炎或支气管周围炎为主表现，病程在 1~2 天。在吸入较高浓度氯气时，一般以下呼吸道、肺间质改变为主表现，可发生急性化学性支气管肺炎、局限性肺泡性肺水肿、间质性肺水肿，甚至呈哮喘样发作；肺部听诊闻及干、湿啰音或大量哮鸣音；病程在 4~5 天。在吸入高浓度氯气时，一般以肺泡病变为主表现，可在 1~2 小时内出现肺水肿，少数可在 12 小时内发生；患者表现为进行性呼吸频数、呼吸困难、唇发绀、心动过速、咳白色或粉红色或血性泡沫痰、顽固性低氧血症等，甚至可出现昏迷、脑水肿或中毒性休克；肺部听诊可闻及广泛干、湿性啰音及哮鸣音；病程在 1~2 周左右。在吸入极高浓度氯气时由于呼吸道黏膜内末梢感受器受刺激，致局部支气管平滑肌反射性挛缩而加剧通气障碍，出现呼吸窘迫，甚至喉痉挛窒息死亡。有时还可引起迷走神经反射性心搏骤停而发生电击式死亡。有报道因支气管黏膜坏死而出现窒息死亡。

液氯或高浓度氯气尚可引起皮肤暴露部位急性皮炎或灼伤。

氯可引起急性结膜炎，高浓度氯气或液氯可引起眼灼伤。

由食管进入人体的氯气会使人恶心、呕吐、腹痛、腹泻。

急性氯气中毒的并发症主要有心肌损害、气胸及纵隔气肿、肺部感染等，另外还可有肝、肾功能损害，上消化道出血等。中毒后可遗留有气道影响，如肺气肿、慢性毛细支气管炎、喘息性支气管炎、支气管哮喘、肺活量及肺弥散功能下降、气道狭窄阻力增加等。少数病例表现为反应性气道功能不全综合征（RADS），表现为哮喘，两肺可闻弥漫性哮鸣音，并再次接触氯气或其他刺激性气体易诱发哮喘。后遗症的程度及持续时间与当时中毒严重程度、治疗情况，以及患者有无吸烟史及哮喘史等因素有关。

2. 实验室检查及辅助检查

（1）胸部X线检查：胸部X线检查是急性氯气中毒诊断分级的重要依据，病情严重者可拍摄床旁胸片。依照中毒的轻重和不同的检查时间，可出现符合急性气管-支气管炎、肺炎、肺水肿等X线胸片影像学的改变。重症患者在进行床旁摄片时，由于体位、摄片位置、呼吸状态及靶-片距与常规胸部X线摄片不同，读片时应充分了解摄片情况对摄影的影响。当临床症状、体征与X线征象不平行时，应以X线征象为主进行综合诊断。

（2）血气分析检查：急性氯气中毒主要损害呼吸系统，肺脏系呼吸功能为主的脏器，包括肺通气和换气功能，前者因胸廓或神经肌肉病变、呼吸肌疲劳、呼吸阻力增加均可引起肺泡通气不足，发生缺氧和二氧化碳潴留；后者由于肺通气/血流比例失调、静动脉分流增加、弥散功能损害而致缺氧。动脉血气分析 $PaCO_2$ 和 PaO_2 能反映肺泡通气和换气功能情况，是急性氯气中毒诊断及病情严重程度的重要参考指标，并可作为重度中毒的诊断依据之一。在中、重度中毒可表现为不同程度的低氧血症或高碳酸血症，甚至可表现为呼吸性碱中毒或呼吸性或代谢性或混合性酸中毒。在轻度中毒时血气分析一般无低氧血症。在中度中毒时血气分析提示常伴轻度或中度低氧血症，PaO_2 8~10.7kPa 或 PaO_2 5.5~8kPa。在严重中毒时血气分析常提示重度低氧血症，$PaO_2 \leq 5.3$kPa、$PaO_2/FiO_2 \leq 40$kPa，符合弥漫性肺泡性肺水肿或中央性肺水肿的病情。当病情严重且胸部X线出现双肺浸润性改变时，血气分析 $PaO_2/FiO_2 \leq 26.7$kPa，符合ARDS病情。但在评价血气分析时须有动态观察的资料，应密切与临床相符合，如不符合，必须了解实验室测定的可靠性，测定技术上的误差等，分析时应考虑低氧血症和组织缺氧既有联系又不是等同概念，需正确判断病情。

（五）诊断原则、诊断分级及鉴别诊断

1. 急性中毒　诊断原则：根据短期内吸入较大量氯气后迅速发病，结合临床症状、体征、胸部X线表现，参考现场职业卫生学调查结果，综合分析，排除其他原因引起的呼吸系统疾病，方可诊断。

2. 接触反应　若少量接触氯气，出现一过性眼和上呼吸道黏膜刺激症状，肺部无阳性体征或偶有散在性干啰音，胸部X线无异常表现，可列为刺激反应。

3. 诊断分级

（1）轻度中毒：临床表现符合急性气管-支气管炎或支气管周围炎。如出现呛咳、可有少量痰、胸闷，两肺有散在性干、湿啰音或哮鸣音，胸部X线表现可无异常或可见下肺野有肺纹理增多、增粗、延伸、边缘模糊。

（2）中度中毒：凡临床表现符合下列诊断之一者：

1）急性化学性支气管肺炎：如有呛咳、咳痰、气急、胸闷等，可伴有轻度发绀；两肺有干、湿性啰音；胸部X线表现常见两肺下部内带沿肺纹理分布呈不规则点状或小斑片状边界模糊、部分密集或相互融合的致密阴影。

2）局限性肺泡性肺水肿：除上述症状、体征外，胸部X线显示单个或多个局限性轮廓清楚、密度较高的片状阴影。

3）间质性肺水肿：如胸闷、气急较明显；肺部呼吸音略减低外，可无明显啰音；胸部X线表现肺纹理增多模糊，肺门阴影增宽境界不清，两肺散在点状阴影和网状阴影，肺野透亮度减低，常可见水平裂增厚，有时可见支气管袖口征及克氏B线。

4）哮喘样发作：症状以哮喘为主，呼气尤为困难，有发绀、胸闷；两肺弥漫性哮鸣音；胸部X线可无异常发现。

（3）重度中毒：符合下列表现之一者：①弥漫性肺泡性肺水肿或中央性肺水肿；②急性呼吸窘迫综合征（ARDS）；③严重窒息；④出现气胸、纵隔气肿等严重并发症。

4. 鉴别诊断　急性氯气中毒应与其他金属和刺激性气体所致的急性喉炎、化学性支气管炎、支气管炎、肺炎和肺水肿，以及呼吸道感染、细菌性或病毒性肺炎、心源性肺水肿等鉴别。

（六）中毒救治

1. 急性中毒

（1）现场处理：应立即脱离中毒现场，移至毒源的上风向或空气新鲜处，保持安静及保暖。出现刺激反应者，至少严密观察12小时，并予以对症处理。吸入量较多者应卧床休息，以免活动后病情加重，并应用喷雾剂、吸氧，必要时静脉注射糖皮质激素，有利于控制病情进展。

（2）合理氧疗：可选择适当方法给氧，吸入氧浓度不应超过60%，使动脉血氧分压维持在8~10kPa，O_2SAT>90%。在发生严重肺水肿或急性呼吸窘迫综合征时，给予鼻面罩持续正压通气（CPAP）或机械通气，如呼气末正压通气（PEEP）疗法，呼气末压力宜在0.5kPa（5cmH_2O）左右，还须注意对心肺的不利影响，心功能不全者慎用。也可用高频喷射通气疗法（通气频率为80~100次/分，驱动压在40~58kPa）。此外严重肺水肿、或不宜气管插管者，肺外给氧不失为一种补救措施。如：

1）应用光量子自血辐射治疗法，有提高红细胞血氧饱和度、改善血液流变、增强免疫力等作用。

2）注射用碳酸酰胺过氧化氢，是一种内给氧剂，静脉注入体内后，逐渐分解出过氧化氢。在过氧化氢酶的作用下，分解出氧分子，以改善机体缺氧。近年来有应用高压氧治疗中毒性肺水肿取得一定疗效的报道，对急性氯气中毒引起的肺水肿能否用高压氧治疗，尚需积累更多的资料，以评价其确实疗效。

（3）糖皮质激素：用于预防及治疗急性肺水肿。糖皮质激素能控制炎性渗出性病变和改善毛细血管通透性，达到阻止富有蛋白质的水肿液渗入肺泡和发生机化，缓解支气管痉挛，改善微循环及改善急性肺水肿等各种病理变化。应用原则是早期（吸入后即用）、足量（地塞米松每日10~80mg）、短程，一般3~5天，不超过7天，用药时间的长短主要根据临床症状的改善和胸部X线表现决定，并预防发生副作用。

（4）维持呼吸道通畅：可给予支气管解痉剂和药物雾化吸入，如沙丁胺醇、丙酸倍氯米松等气雾剂，β_2受体激动剂如特布他林等。如有指征应及时施行气管插管或气管切开术。

（5）氧自由基清除剂：抗氧化酶药物，如过氧化物酶、谷胱甘肽过氧化物酶；抗氧化剂药物，如维生素 C、维生素 E、辅酶 Q10、N- 乙酰半胱氨酸，可减轻氯气产生的氧化性损伤。

（6）去泡沫剂：肺水肿时可用二甲硅油（消泡净）气雾剂 0.5~1 瓶，咳泡沫痰者 1~3 瓶，间断使用至肺部啰音明显减少。酒精作为去泡沫剂虽有一定疗效，但可加重黏膜刺激，患者不易忍受。

（7）控制液体入量：病程早期应适当控制进液量，慎用利尿剂，一般不用脱水剂。

（8）改善微循环功能：适当使用血管活性药物，可联合应用 α 受体阻滞剂，以改善微循环，纠正血液流变性障碍，常用阿托品、654-2 等药物，如 654-2 5~20mg 肌内注射或加入葡萄糖液中静脉注射或静脉滴注，注射前后应监测血压和心率。

（9）积极防治肺部感染，合理使用抗生素：吸入性急性损伤的气管 - 支气管炎及肺泡上皮坏死脱落物，以及气道渗出水肿液是细菌良好的培养基，易发生细菌感染。对呼吸道症状明显、肺部有病变、咽喉部有溃疡者应及早使用抗生素治疗。

（10）对症支持治疗：注意维持血压稳定，防治休克，补充血容量，纠正酸碱失衡和电解质紊乱，良好的护理及合理的营养支持等。

2. 眼和皮肤损伤　按化学性眼、皮肤酸灼伤处理常规进行治疗。立即用清水或生理盐水彻底冲洗污染的眼和皮肤，给予 0.5% 可的松眼药水及抗生素眼药水；皮肤酸灼伤用 2%~3% 碳酸氢钠溶液湿敷。

3. 其他处理　临床资料表明，急性氯气中毒是否有后遗症，决定于中毒程度、治疗情况及个体差异等，多数急性氯气中毒患者无明显后遗症。少数重度中毒患者在急性期过后，肺功能恢复需数周至数月。因此，轻、中度中毒患者治愈后，可恢复原工作；重度中毒患者治愈后，原则上应调离刺激性气体作业；中毒后如常有哮喘样发作或慢性支气管炎表现，应调离刺激性气体作业工作。

4. 预防

（1）氯作业工人应进行岗前职业卫生及防护知识培训。

（2）氯气的生产、装卸、运输、储存、使用过程，尽量做到密闭化、管道化、自动化，备有足够的压缩泵；氯对金属设备和管道有较强的腐蚀性，因此设备、管道应定期检查、维修、更新。

（3）氯气作业人员应配备个人防护用品；作业现场应设置滤毒罐式或供氧式防毒面具，并有标志清楚的安全通道。

（4）严格施行职业禁忌制度，禁止哮喘、慢性呼吸系统疾病、明显心血管系统疾病的患者从事本项作业。

（5）本品应储存于阴凉、通风的有毒气体专用库房，实行“双人收发，双人保管”制度。远离火种、热源。库温不宜超过 30℃。

（七）案例分析及救治教训

【案例 1】

1. 中毒经过　2006 年 4 月 19 日 8:00，某冷饮加工厂职工用含有有效氯为 65% 的漂粉精约 5kg，直接撒于有水的地面，对约有 $400m^2$ 的生产加工车间进行消毒。20:00，有 30 名夜班职工继续上班，大约 1 小时后，陆续有 13 人出现流泪、头晕、气急、胸闷、腹痛等症状；21:30 左右有 8 名职工被送往县医院急诊科进行治疗。

2. 临床资料　8 名中毒职工双肺呼吸音清，肺部未闻及干湿性啰音，胸部 X 线摄片无异常表现，县医院急诊科初步诊断为“急性有毒气体中毒”，给予中毒患者吸氧及对症处理。经过3天的治疗，8例患者全部痊愈出院。

3. 现场调查　住院治疗的8例患者均为女性，年龄分布范围为17~25岁之间，工种有盐水操作工、摆放工、装箱工，从事现工作岗位工龄均约40余天；8例患者上班均穿戴工作衣、帽、口罩、胶鞋，既往无类似病史。经过对现场22名夜班职工调查，另有5名女职工有流泪、眼睛不适、头晕、胸闷等症状，但离开车间后上述症状很快缓解。据大部分夜班职工叙述，上班时车间内有大量蒸气，并有刺鼻气味，眼睛有不适感。该生产车间为一座砖混结构房屋，顶高约3.5m，面积约为400m^2，车间内冷冻设施以液态氯为冷冻剂，各种机械设备表面、工具、地面、工作人员手均使用含氯消毒剂消毒；车间空气、生产操作台面使用紫外线灯消毒。调查时，职工已全部撤离生产加工车间，生产处于停产状态。车间门敞开，窗户紧闭，进入车间后，仍有大量蒸气，并有刺鼻气味，眼睛有不适感觉；无机械通风设备，未发现冷冻设备及管道氯气跑、冒、滴、漏现象。经查看消毒记录及询问相关管理人员，近1年使用的化学消毒剂均为漂白精。约22:00左右，根据GBZ 159—2004《工作场所空气中有害物质监测的采样规范》，用四合一毒性气体测定仪对生产车间空气中甲醛、氨气、氯气、二氧化硫有毒有害因素含量进行了检测。共设7个检测点，7个检测点氯气检测值在1.0~1.2mg/m^{3}之间，超过氯气最高允许浓度（1mg/m^3），甲醛、氨气、二氧化硫气体均未检出。

4. 诊断　急性氯气接触反应。

5. 分析及救治教训　漂白精遇水后能水解成次氯酸，而次氯酸不稳定，分解释放活性氯和原子态氧，呈现杀菌作用。分析此次事故发生的原因可能与以下因素有关：①由于漂白精使用方式不当，未按消毒技术规范中要求600~800mg/kg比例配比稀释，而是将65%漂白精直接撒于有水的地面，造成车间氯气浓度随着溶解程度逐渐升高，是造成此次事故发生的主要原因；②冷饮厂卫生制度不健全，无机械通风设施，未定期对车间进行通风换气是此次事故发生的次要原因；③职工职业卫生知识缺乏，发现异常未及时报告，未能及时采取人员撤离、开窗通气等有效措施，导致事态扩大化，是此次事故发生的不可忽视原因。此次中毒事故，30名职工均为1个班组，工作时间相同，13名职工发病，患病率为43.3%，且严重程度不一，可能与职工身体素质有关，如过敏体质、哮喘、心脏病、体质较差等因素；也可能与职工的耐受性有关，如职工经常接触漂白精对漂白精产生的刺激气味产生了一定的耐受性，因此刺激反应不太敏感。

二、氯化氢及盐酸

（一）概述

氯化氢（hydrogen chloride）及盐酸（hydrochloric acid），分子式HCl，是具强烈刺激酸味的无色气体，呈强酸性。分子量36.47，熔点−114.8℃，沸点−84.9℃，相对密度（水=1）1.19，相对蒸气密度（空气=1）1.27。在空气中呈白色的烟雾。氯化氢与水不反应但极易溶于水而生成盐酸，也可溶于乙醇、乙醚、苯等。有强烈的腐蚀性，能腐蚀金属，对动植物纤维和人体肌肤均有腐蚀作用，能与碱中和，与磷、硫等非金属均无作用。氯化氢气体对动植物有害，遇氰化物能产生剧毒氰化氢气体。

盐酸是氢氯酸的俗称，是不同浓度氯化氢气体的水溶液，为无色透明的一元强酸，有刺激性气味和强腐蚀性，粗盐酸或工业盐酸因含杂质氯化铁而带黄色。盐酸具有极强的挥发性，因此打开盛有浓盐酸的容器后能在其上方看到白雾，实际为氯化氢挥发后与空气中的水蒸气结合产生的盐酸小液滴；触及氯蒸气会生成白色云雾。易溶于水、乙醇、乙醚和油等。3.6% 的盐酸，pH 为 0.1。商品浓盐酸含 37%~38% 的氯化氢，在空气中极易挥发，且对皮肤和衣物有强烈的腐蚀性。浓盐酸反应生成氯气、氯化物、水。盐酸是极强的无机酸，与金属作用能生成金属氯化物并放出氢；与金属氧化物作用生成盐和水；与碱起中和反应生成盐和水；与盐类能起复分解反应生成新的盐和新的酸。与各种有机物容易进行反应。

急性毒性：LD_{50} 900mg/kg（兔经口）；LD_{50} 0.3124%/h（大鼠，吸入）；LC_{50} 4600mg/m^3（大鼠吸入 1 小时）。工作场所空气中氯化氢和盐酸的最高容许浓度（MAC）为 7.5mg/m^3。

（二）接触机会

工业上主要用于制造氯气、盐酸、漂白粉、敌百虫、三硫磷、氯化钙、氯化锌、氯化亚铜、氯化钡、氯化铵等，也用作有机化学的缩合剂。职业性接触氯化氢大致有三种情况：①制造或直接使用氯化氢或制造氯气、盐酸、漂白粉、敌百虫、三硫磷和氯化物；②某些无机或有机氯化物如三氯化锑、三氯化磷、四氯化钛、亚硫酰二氯、乙酰氯等，暴露于空气中，即与空气中的水分生成氯化氢；③在四氯乙烯和聚氯乙烯塑料热加工过程中也有副产品氯化氢产生。盐酸还用于化工、金属加工、石油、冶金、电子、印染皮革的鞣制、医药、食品等工业部门。

（三）毒性机制

氯化氢气体和盐酸雾被吸入后，能与黏膜面的水分作用而发生解离，其氢离子被水分子捕集，形成水合氢离子，具有一定催化作用，可促进与组织内有机分子起反应，导致细胞损伤。此外，本品对局部黏膜有强烈刺激和腐蚀作用，导致黏膜充血、水肿，甚至坏死。

（四）临床表现

1. 急性吸入中毒　接触氯化氢气体或盐酸烟雾后迅速出现眼和上呼吸道刺激症状，眼睑红肿、结膜充血水肿，鼻、咽部有烧灼感及红肿，甚至发生喉痉挛、喉头水肿，严重者则引起化学性肺炎和肺水肿。

2. 急性口服中毒　口服盐酸后立即出现消化道刺激和灼伤症状。有口和咽部灼痛、红肿、糜烂、声音嘶哑、吞咽困难、呕吐、腹痛、腹泻、呕血、便血等，甚至发生食管、胃、肠穿孔。

3. 皮肤损害　皮肤受本品气雾刺激后，暴露部位可发生皮炎，局部潮红、痛痒，或出现丘疹水疱。眼和皮肤直接接触处可发生灼伤，如结膜炎、角膜坏死等。

（五）诊断原则、诊断分级及鉴别诊断（参见氯气）

1. 诊断原则　根据短期内接触较高浓度氯化氢或盐酸的职业史，出现呼吸系统、皮肤黏膜损害的临床表现，结合实验室检查和现场职业卫生学调查资料，经综合分析排除其他病因所致类似疾病后，方可诊断。

2. 接触反应　短期内接触较大量氯化氢或盐酸后出现一过性眼和上呼吸道刺激症状，肺部无阳性体征和胸部 X 线片无异常，通常经 24~72 小时医学观察，上述症状消失或明显减轻。

3. 诊断分级

（1）呼吸系统损害

1）轻度：凡具有下列情况之一者：①急性气管 - 支气管炎；②呈哮喘样发作；③ 1~2 度喉阻塞。

2）中度：凡具有下列情况之一者：①急性支气管肺炎或间质性肺水肿；②急性吸入性肺

炎；③急性间质性肺水肿；④ 3 度喉阻塞。

3）重度：凡具有下列情况之一者：①肺泡性肺水肿；②急性呼吸窘迫综合征（ARDS）；③并发严重气胸，纵隔气肿；④ 4 度喉阻塞和（或）窒息；⑤猝死。

（2）皮肤损害

1）轻度灼伤：具备以下任何一项者：① 1% 以上的Ⅰ度灼伤；② 10% 以下的Ⅱ度灼伤。

2）中度灼伤：具备以下任何一项者：① 10%~30% 的Ⅱ度灼伤；②Ⅲ度及Ⅲ度以上灼伤总面积在 10% 以下。

3）重度灼伤：具备以下任何一项者：①Ⅱ度及Ⅱ度以上灼伤总面积 >30% 且≤50%；②Ⅲ度及Ⅲ度以上灼伤总面积在 10%~20%。

4）特重度灼伤：具备以下任何一项者：①Ⅱ度及Ⅱ度以上灼伤总面积在 50% 以上；②Ⅲ度及Ⅲ度以上灼伤总面积在 20% 以上。

4. 鉴别诊断　呼吸系统损伤应与其他金属和刺激性气体所致的化学性支气管炎、支气管炎、肺炎和肺水肿，以及呼吸道感染、细菌性或病毒性肺炎、心源性肺水肿等鉴别。

（六）中毒救治

1. 急性吸入中毒的处理参见“氯气”。

2. 口服盐酸后用大量水漱口，吞服大量生鸡蛋清，立即用氧化镁溶液、牛奶、花生油等洗胃，禁止服用碳酸氢钠溶液（小苏打）等药品。

3. 皮肤污染者，应立即脱去污染衣着，迅速用大量清水或肥皂水充分彻底冲洗至少 15 分钟，可涂抹弱碱性物质，如以 4% 碳酸氢钠液冲洗和湿敷或涂氧化镁甘油软膏，较重灼伤者要及时清创换药。

4. 眼睛接触　立即提起眼睑，用大量流动清水或生理盐水彻底冲洗至少 15 分钟。就医。

5. 其他处理　轻、中度中毒患者治愈后，可恢复原工作；重度中毒患者治愈后，原则上应调离刺激性气体作业；中毒后如常有哮喘样发作或慢性支气管炎表现，应调离刺激性气体作业工作。

6. 预防

（1）本品应储存于阴凉、通风的不燃气体专用库房。远离火种、热源。库温不宜超过 30℃，相对湿度不超过 85%。保持容器密封。切忌混储，尤其要注意避免与水接触。

（2）操作尽可能机械化、自动化。操作人员必须经过专门培训，严格遵守操作规程。建议操作人员佩戴自吸过滤式防毒面具（全面罩），穿橡胶耐酸碱服、手套、高腰胶靴、橡胶围裙、防护眼镜。

（3）在盐酸作业点应穿着防护用具，如橡胶手套或聚氯乙烯手套、护目镜、耐化学品的衣物和鞋子等。

（七）案例分析及救治教训

【案例 2】

1. 中毒经过　某村办厂院内遗留装有四氯化硅液体的储罐。2002 年 6 月 12 日晨 6:30 左右，收购废铁的村民私自将罐的阀门锯开，造成大量四氯化硅液体泄漏。当日因有大雾，泄漏的四氯化硅与空气中水蒸气结合产生大量氯化氢气体。一条长约百米的白色伴有少量黄绿色烟雾带，顺风弥散至附近某驻军营房，致使百余名官兵中毒。烟雾所掠之处，树木和庄稼枯黄，池塘里的鱼死亡。

2. 临床资料　144 例患者均为男性，年龄 18~38 岁，平素身体健康。症状与体征：主要有不同程度的眼和上呼吸道症状，其中眼痛 38 例，咽痛 78 例，咳嗽 42 例，咳痰 23 例，胸闷 99 例，胸痛 32 例，气短 18 例，心悸 12 例，头痛 64 例，头晕 63 例，恶心 55 例，呕吐 5 例，抽搐 3 例，乏力 61 例，发热 3 例，球结膜充血 38 例，咽部充血 113 例，呼吸音粗糙 60 例，呼吸音低 21 例，3 例可闻及哮鸣音和水泡音。

3. 实验室检查　肌酸激酶（CK）>700U/L 14 例，乳酸脱氢酶（LDH）>336U/L 5 例，肌酸激酶同工酶（CK-MB）>70U/L 5 例，α- 羟丁酸脱氢酶（HBD）>315U/L 2 例，门冬氨酸氨基转移酶（AST）>195U/L 10 例，丙氨酸氨基转移酶（ALT）>274U/L 10 例，γ- 谷氨酰转移酶（γ-GT）>193U/L 10 例。胸部 X 线摄片示：双肺纹理增强、紊乱 17 例，双肺纹理增强 20 例，双肺纹理增强、增粗 10 例，双肺纹理增强、紊乱、边缘模糊不清 38 例；双肺中、下野纹理增多、增粗、分布紊乱、右下野可见点片状阴影 3 例。心电图示：窦性心动过缓伴心律不齐 7 例；窦性心动过缓 6 例；完全性右束支传导阻滞 1 例；窦房结内游走心律 1 例；ST 段于Ⅱ、Ⅲ、aVF、V_6 导联下移 1 例；ST 段于Ⅱ、Ⅲ、aVF 导联上抬 8 例；左室高电压 8 例。脑电图：正常 28 例；体感诱发电位示诱发慢波右叶增多 7 例；两半球前部慢波 1 例；α 前移性脑电图、脑电地形图 8 例；两半球中区右侧为主慢化性脑电图、脑电地形图 2 例；慢波阵发短程发放性释放 1 例；两半球于中央区后枕部可见稍多中辐 δ 与 θ 波 2 例；α 前移并两半球慢化脑电图、脑电地形图 1 例。

4. 临床诊断　有眼痛、咽痛、咳嗽、咳痰、胸闷、胸痛、气短等症状，但胸部 X 线摄片正常者 103 例，诊断为急性氯化氢接触反应 103 例；胸部 X 线摄片：示支气管周围炎者 38 例，诊断为急性轻度氯化氢中毒；示间质性肺水肿改变者 3 例，双肺中、下野，肺纹理增多、增粗、分布紊乱和模糊，诊断为急性中度氯化氢中毒。

5. 治疗经过　首先启动本院群体急性化学毒物中毒应急救援抢救工作模式和抢救程序。及时分诊，早期诊断，根据病情有针对性地分组进行抢救治疗。积极防治肺水肿，中度中毒者给予足量、短程的糖皮质激素地塞米松（20~30mg/d），静脉注射 3 天，轻度中毒及刺激反应者给予地塞米松 10mg 临时静脉注射。同时应用纳洛酮（2.0mg/d）及氧自由基清除剂 3~5 天。并相应地应用抗生素克林霉素（0.6g/d，静脉滴注预防感染）、吸氧等治疗 1 周。同时给予细胞赋能剂，修复由于缺氧引起的细胞损害，对引起的心、肝、脑损害临床改变也及时地给予处理。本组病例绝大多数患者均于 10~20 天痊愈出院。

6. 分析　氯化氢为无色气体，具有剧烈刺激气味，在空气中呈白色烟雾，极易溶于水，成为盐酸，对眼和呼吸道黏膜有较强的刺激作用，对皮肤也有刺激作用，甚至灼伤。144 例患者均有眼痛、咽痛、咳嗽、咳痰、胸闷、胸痛、气短，符合该毒物中毒所致的临床表现。

本组病例中呼吸系统外的临床表现有头痛、头晕、乏力、恶心、呕吐等症状，同时脑电图异常改变者 22 例，经过治疗脑电图恢复正常；部分患者有心悸、胸闷、气短等症状，实验室检查可见心肌酶增高，并有心电图异常改变，与病情严重程度相一致；少数患者出现肝功能异常，其中 1 例转氨酶持续增高（是正常的 3~5 倍）达 2 个月，实验室检查，排除病毒性肝炎，并有肝大，否认既往有肝脏病史。以上诸多临床表现考虑是由于中毒导致机体急性缺氧，引起多脏器缺氧性损害所致。因此，在抢救治疗过程中不能忽视这些病变，应在抢救生命、防治并发症的同时，认真处理好诸多的病变，以达到较好的治疗效果。

由于应用群体急性化学毒物中毒抢救治疗工作模式，即以职业病专科为主体控制中毒患者的诊断和抢救治疗措施的同时，全院相关部门和科室共同协调参加抢救治疗，对集中就诊的 144 例患者，做到早期诊断，及时抢救治疗，严格控制病情，秩序井然。

本次氯化氢吸入中毒是因缺乏对化学危险品的管理，为一次人为事故。过去，类似事故曾多次发生，皆因化工厂没有化学危险品管理制度，随意丢弃化学危险品。回收废旧物品者亦无章可循，更不了解化学危险品的危害及正确处理方法。因此，应提醒有关方面，加强对化学危险品的专项整治工作，对化工企业进行督查，杜绝随意丢弃化学危险品的事件，建立完整的管理制度。

【案例 3】

1. 病例简介　患者，女，33 岁，工人，因自服盐酸约 300ml，恶心、呕血 1 小时急来就诊。患者 1 小时前与人争吵后自服工业用盐酸约 300ml，随即出现恶心、呕吐，剧烈胸痛及上腹痛，反复呕血，呕吐物为咖啡色，含血凝块，量约 1500ml，伴胸闷、心悸、四肢湿冷、多汗，立即被家人送至院急诊室。既往健康，无其他病史可询。入院查体：T 39.5℃，P 130 次 / 分，R 38 次 / 分，BP 13/10kPa，意识清醒，烦躁，口唇苍白，口腔黏膜及舌体颜色呈灰棕色，可见血疱及瘀斑，并有新鲜出血，声音略嘶哑，呼吸急促，双肺呼吸音粗，闻及大量湿啰音。心率 130 次 / 分，律规整，心音低钝。上腹部略紧张，压痛明显，肝脾肋下未触及，生理反射存在，病理反射未引出。

2. 实验室检查　血常规 WBC 21.2×10^9/L，N 0.86，L 0.14，RBC 3.89×10^{12}/L，Hb 84g/L，PLT 323×10^9/L，大便潜血（+++），血清 K^+ 3.7mmol/L，Na^+ 146mmol/L，Cl^-122mmol/L，CO_2CP mmol/L，ALT 46U/L，GGT 124U/L，TP 60.1g/L，Alb 37.3g/L，GLOB 22.8g/L，A/G 1.64，BUN 4.9mmol/L，Cr 70.2μmol/L，BS 5.82mmol/L。动脉血气分析 pH 7.239，PCO_2 28.1mmHg，PO_2 59.2mmHg，BE-ECF-15.5mmol/L，BE-B-13.7mmol/L，SBC 14.3mmol/L，HCO_2^- 12.1mmol/L，TCO_2 13.0mmol/L，O_2Sat 86%，O_2Ct 17ml/dl。心电图示窦性心动过速，T 波低平或倒置。床边 X 线胸片示双肺出现斑片状阴影。

3. 初步诊断　急性盐酸中毒，急性肺水肿，急性腐蚀性胃肠炎，急性上消化道出血，电解质紊乱。

4. 治疗　入院后立即输液、高流量吸氧，同时行动态血压、心电、呼吸、血氧饱和度监护，抗生素控制感染，大剂量糖皮质激素（地塞米松 20mg/d）静脉滴注，5% 碳酸氢钠静脉滴注，质子泵抑制剂（奥美拉唑）保护胃黏膜，利尿剂利尿，输新鲜全血。经高流量吸氧后患者呼吸窘迫无改善，即行气管切开置管术，并给予高频通气机高频通气治疗，频率 150 次 / 分，驱动压 220kPa，并间断给予气管内雾化吸入，加强营养支持。经积极抢救，患者病情逐渐稳定，于 1 周后脱机，继续巩固治疗 10 天，临床症状消失，实验室检查各项指标恢复正常，痊愈出院。半年后复查，患者除留有食管功能障碍外余均未见异常。

5. 分析及救治教训　本例中毒患者的特点是服大量盐酸后迅速出现多脏器损害，符合中毒所致的多脏器功能失常综合征（MODS），在抢救过程中维持基本生命体征是抢救成功的前提，在维持生命体征稳定的基础上及时气管切开，并给予呼吸机高频通气治疗，改善通气，对于阻断 MODS 的恶性循环起到了非常重要的作用。不足之处是食管黏膜损伤未予及早处置，可早期应用药物预防消化道瘢痕形成，如在服酸后第 2 日起可给泼尼松口服每次 10mg，每日 3 次，共 2 周；为预防食管狭窄应及早考虑扩张术。

【案例 4】

1. 事故经过　2 名患者均为某化工厂除锈车间工人，工作时均未佩戴相关的个人防护用品。在车间门口放置盐酸储存罐时不慎摔倒，导致盐酸大量泄漏，车间内有盐酸烟雾形成，约5分钟后脱离现场，30分钟后被送至本院抢救。

2. 临床资料

病例1：男性，47岁，为新入厂工人，吸入盐酸烟雾后感憋喘、胸闷、胸痛，伴咳嗽及咽喉部疼痛。既往体健，入院查体：体温36.8℃，心率102次/分，呼吸22次/分，血压130/60mmHg。意识清，精神差，憋喘貌，双肺呼吸音粗，可闻及干湿性啰音，无胸膜摩擦音。心率102次/分，律齐，未闻及病理性杂音。血常规：白细胞15.4×10^9/L，中性粒细胞0.925，淋巴细胞0.53，血红蛋白121g/L，血小板272×10^9/L。CT示双肺纹理增多。肝肾功能正常。入院后给予吸氧，输注二羟丙茶碱平喘、头孢呋辛抗炎、氨溴索祛痰、地塞米松及能量合剂等治疗。治疗3天后患者喘憋减轻，咳嗽、咳痰加重，为黄痰，复查胸片示双肺纹理增多。1周后咳嗽、咳痰减轻，转为白痰，无喘憋，肺部啰音消失。治疗20天症状基本消失，复查胸片及血常规正常后出院。

病例2：男性，43岁，工作2年。患者吸入盐酸烟雾后感有憋喘、胸痛及咳嗽。既往有吸烟史。入院查体：意识清，精神差，憋喘貌，双肺呼吸音粗，可闻及干湿性啰音；心率68次/分，律齐，无杂音。血常规：白细胞9.0×10^9/L，中性粒细胞0.65，淋巴细胞0.35。红细胞4.54×10^{12}/L，血红蛋白143g/L，血小板190×10^9/L。CT示右肺多发纤维灶。入院后给予吸氧，输注二羟丙茶碱平喘、头孢呋辛抗炎、地塞米松及能量合剂等治疗，3天后咳嗽、喘憋症状明显减轻，复查血常规示白细胞13.9×10^9/L，中性粒细胞0.867，淋巴细胞0.133。诊断为急性轻度氯化氢中毒，治疗1周后出院，无咳嗽、喘憋症状，复查血常规正常，胸片仍有右肺纤维灶。

3. 分析　工业盐酸为无色或微黄色液体，浓盐酸遇空气呈白色烟雾，具有剧烈的刺激气味，可引起口腔、鼻、支气管黏膜充血、水肿、坏死、溃疡，眼睑痉挛或角膜溃疡，表现呛咳、流泪、胸部压迫感、咳泡沫状痰或痰中带血、气促、喉或支气管痉挛、喉头水肿、呼吸困难、窒息、血压下降。本组2例患者明确接触史，同时发病，符合急性盐酸吸入性中毒。2例患者均出现咳嗽、咳痰、胸闷等上呼吸道刺激症状，在治疗过程中我们发现第2例患者恢复较快，可能与平时工作中有轻微盐酸吸入有关，对刺激性气体有适应性表现，但由于例数较少，有待进一步研究。

三、二氧化氯

（一）接触机会

二氧化氯（chlorine dioxide），别名是过氧化氯，分子式ClO_2，是一种带有类似氯气和臭氧的刺激性气味的黄绿色或黄红色气体。分子量67.5，凝点−59℃，沸点9.9℃，密度3.09（11℃）。易燃、易爆炸，易溶于水，溶于碱溶液、硫酸。系由次氯酸钠加盐酸制备。本品与水或水蒸气反应生成有毒腐蚀性氯化氢气体；与非金属如磷、硫等燃烧；热分解有毒氯化物烟雾。遇热水则分解成次氯酸、氯气、氧气，受光也易分解，其溶液于冷暗处十分稳定。二氧化氯受热和受光照或遇有机物等能促进氧化作用的物质时，能促进分解并易引起爆炸。对热、震动、撞击和摩擦相当敏感，极易分解发生爆炸。若用空气、二氧化碳、氮气等惰性气体稀释时，爆炸性则降低。属强氧化剂，其有效氯是氯的2.6倍。与很多物质都能发生剧烈反应。腐蚀性很强。二氧化氯时间加权平均容许浓度（PC-TWA）0.3mg/m^3，短时间接触容许浓度（PC-STEL）0.8mg/m^3。

二氧化氯是强氧化剂。主要用于纸浆和纸、纤维、小麦面粉、淀粉的漂白，面粉、油脂、蜂蜡、食糖等的精制和漂白；饮用水的消毒杀菌处理；二氧化氯作杀菌剂，可用于鱼类的加工过程；用于工业水处理，作杀菌消毒剂，亦可作皮革的脱毛等；稳定性二氧化氯是新型消毒剂，用于循环水系统，能杀灭水中的微生物、原虫和藻类，并能清除水中的亚硝酸根，用于珍珠养殖业的消毒杀菌，可用于餐具消毒、冰箱除臭、隐形眼镜片消毒、米糠油净化、汽车除臭消毒，在食品饮料、医院和医药工业中有广泛应用，国外利用载体将稳定性二氧化氯液体制成固体、胶体、颗粒、微胶囊化粉体和缓释型固体，再配以其他辅料，日本已开发了二氧化氯杀菌洗涤剂；用于石油化工厂、合成氨厂和炼油厂等的循环冷却水、宾馆空调冷却水系统的杀菌、灭藻及粘泥剥离。

（二）临床表现

急性吸入后经短暂潜伏期（约0.5~3小时）即出现症状，首先出现流泪、流涕、眼痛、鼻酸及头痛、头昏，继之有咳嗽、喷嚏、咳痰、胸闷、气急等眼、呼吸道刺激症状，且可逐渐加剧。也可发生明显哮喘。高浓度吸入可发生肺水肿。国外曾有急性中毒死亡的报告。皮肤接触或摄入本品的高浓度溶液，可出现局部水疱、红肿、皮炎等。眼睛可有刺激症状。口服可以出现口、食管、胃黏膜损伤，如恶心、呕吐、出血等，也可出现电解质紊乱、急性心肌损伤、肝损伤。

（三）中毒救治

中毒救治参见“氯气”。但由于其刺激症状出现的时间较氯气中毒迟，且逐渐加剧，因此当吸入本品后宜适当延长观察时间，以免贻误病情。

（四）案例分析及救治教训

【案例5】

1. 事故概况　2003年8月21日上午10时左右，徐州某铁路水电段给水所配药操作间房屋改造，两农民工在施工过程中将二氧化氯发生器的投药管砸裂，造成约7cm×1cm的裂缝，导致二氧化氯泄漏。水电段给水司机于10时10分在巡视配药设备运转状态时发现了此情况，与电工在没有采取任何防护措施的情况下进行了紧急处置，用高压胶带将破裂处缠好，10时35分左右处置完毕后离开现场。

2. 临床资料　离开现场后不久二人均出现不同程度的头痛、呛咳、呕吐、胸痛等症状。大约20分钟后电工上述症状消失。下午17时左右给水司机的大腿根部、腹部、胸部出现红色丘疹，伴有轻度瘙痒。晚上21时左右，红色丘疹布满全身，并融合成片状斑丘疹，并伴有冷战、发热、呼吸短促。到徐州市某医院急诊科就诊，按过敏处理，给予静脉滴注维生素C和地塞米松，口服氯苯那敏（扑尔敏）。卧床休息治疗3天后症状缓解，斑丘疹消失，但仍稍感觉头痛、头晕。24日正常上班，刚到配药操作间还未配药，大腿根部、腹部、胸部即出现红色丘疹，很快便扩散到四肢全身。自行口服扑尔敏后，丘疹消退。

3. 分析及经验教训　二氧化氯溶于水后在正常室温条件下易挥发成气体，人接触后主要引起咳嗽、喷嚏、气急、胸闷以及流涕、流泪等眼、鼻、咽喉部刺激症状及体征。吸入高浓度二氧化氯气体可发生肺水肿。此次因施工意外造成二氧化氯泄漏，由于时间短、处理及时，没有造成严重的后果，但是应该从中吸取教训，切实做好以下几个方面的工作：配药操作时必须安装通风排毒设备，加强日常的通风排气；配药设备及管道要经常检修维护，防止跑冒滴漏；进一步加强安全生产及职业病防治知识的宣传教育与培训，配药操作时佩戴口罩等防护用品；用人单位应建立从业人员的健康监护档案，上岗前应进行健康检查，发现有慢性呼吸道疾患、明显的心脏病患者及过敏体质者不宜接触。在岗职工应定期进行健康检查，发现职业禁忌证后应及时调离；建立突发事件应急处理预案，提高突发事故的应急处理能力。

四、四氯化硅

（一）接触机会

四氯化硅（silicon tetrachloride）别名四氯甲硅烷、氯化硅、四氯化矽，分子式 $SiCl_4$，为无色或淡黄色发烟液体，有刺激性气味，易潮解。分子量 169.9，密度 1.48g/L，熔点 -70℃，沸点 57.6℃。极易水解，遇潮湿空气时发烟。可混溶于苯、三氯甲烷（氯仿）、石油醚、乙醚、四氯化碳、二硫化碳等多数有机溶剂。本品不燃，具腐蚀性、强刺激性，可致人体灼伤。受热或遇水分解，放出有毒的腐蚀性烟气。对很多金属尤其是潮湿空气存在下有腐蚀性。

急性毒性：大鼠吸入 LC_{50} 55 591mg/（m^3·4h）；大鼠经口 LD_{50} 54 640mg/kg；小鼠吸入 LCL_0 15mg/kg。刺激性：家兔经皮 500mg（24 小时），重度刺激。四氯化硅能刺激上呼吸道。如不慎溅到皮肤上，10 分钟后可使皮肤坏死。溅入眼睛可使角膜和眼睑烧伤。

在用冰晶石制铝、磷灰石制取过磷酸钙肥料以及生产单晶硅过程中，四氯化硅常与氯化氢同时逸出。

本品用于制造有机硅化合物，如硅酸酯、有机硅油、高温绝缘漆、有机硅树脂、硅橡胶和耐热垫衬材料。高纯度四氯化硅为制造多晶硅、高纯二氧化硅和无机硅化合物、石英纤维的材料。军事工业用于制造烟幕剂。冶金工业用于制造耐腐蚀硅铁。铸造工业用作脱模剂。四氯化硅是生产高纯硅的副产物。它不仅是生产光纤预制棒的主要原料，还是无机硅、有机硅、橡胶工业的主要原料，用于电子、航空、精密铸造等领域。

（二）临床表现

接触本品蒸气后可引起眼、上呼吸道刺激症状，高浓度可引起角膜混浊、呼吸道炎症，重者可发生肺水肿。眼直接接触可致角膜及眼睑严重灼伤。皮肤接触后可致组织坏死、接触性皮炎。尚可引起溶血反应。

（三）中毒救治

中毒救治参见“氯气”。

五、氯磺酸

（一）接触机会

氯磺酸（chlorosulfonic acid），别名氯硫酸、氯化硫酸、甘氨酰胺盐酸盐、盐酸甘氨酰胺、氨基乙酰盐酸盐，分子式 $HClO_3S$，是无色或浅黄色有极浓刺激性气味的半油状液体，在空气中发烟。分子量 116.52，熔点 -80℃，沸点 158℃，相对密度 1.77。本品不溶于二硫化碳、四氯化碳，溶于三氯甲烷（氯仿）、醋酸、二氯甲烷。蒸气在 158℃以上时可分解为氯、二氧化硫及硫酸。遇醇和酸则分解。在空气中发烟。是含有相当弱的 S-Cl 键的强酸。与烃、醇、酚和胺等有机化合物反应生成有机衍生物。与强脱水剂如三氧化硫等接触时生成焦硫酰氯。具有强烈吸湿性和腐蚀性。氯磺酸在潮湿空气中强烈发烟，与水剧烈反应生成硫酸及氯化氢。对黏膜和皮肤有强烈刺激和腐蚀作用。

氯磺酸对人体产生损伤作用主要有 3 种途径：遇水激烈反应，可形成爆炸；氯磺酸与皮肤接触可致严重灼伤；在湿空气中形成的酸雾强烈刺激呼吸系统和眼睛。

氯磺酸主要用于制造磺胺药物、糖精和制造染料中间体的磺化剂，也用于制造农药、脱水剂、洗涤剂、离子交换树脂、塑料、染料等，军事上用作烟幕剂，工业酸洗的主要原料。

（二）临床表现

1. 接触后可有畏光、流泪、流涕、咽干、咽痛、咳嗽、咳痰、胸闷、胸痛、气急、恶心及痰中带血等刺激症状。

2. 重症者可迅即发展为肺水肿，甚至发生 ARDS 及心、肺、脑等多脏器损害。

3. 眼和皮肤接触后可致灼伤。

（三）中毒救治

1. 急性吸入中毒的救治参见“氯气”。

2. 凡有气道严重损伤者，应鼓励患者咳出坏死黏膜组织，做好体位引流，加强药物超声雾化吸入。必要时气管切开，不宜做气管插管，以防坏死黏膜插入气道，导致窒息。

六、二氯亚砜

（一）接触机会

二氯亚砜（thionyl chloride），别名氯化亚砜、亚硫酰氯、二氯氧硫、氯化亚硫酰、亚硫酰二氯，分子式 $SOCl_2$，是淡黄色至红色、发烟液体，有强烈刺激气味。分子量 118.98，熔点 -105℃，沸点 76~79℃，密度 1.638g/ml，可混溶于苯、氯仿、四氯化碳等。遇水易分解为二氧化硫和氯化氢。加热至 140℃开始分解生成氯气、二氧化硫和一氯化硫，铁和（或）锌的杂质会催化加剧该分解反应。其氯原子取代羟基或巯基能力显著，有时可以取代二氧化硫、氢或氧。氯化亚砜能与有羟基的酚或醇有机化合物反应生成相应的氯化物，与磺酸反应生成磺酰氯，与格利雅试剂反应生成相应的亚砜化合物。折光能力很强，有如 SO_2 一样令人不愉快的气味。二氯亚砜在稍高于沸点的温度下会发生明显的分解，分解产物为 S_2Cl_2，SO_2 和 Cl_2。可溶于苯和三氯甲烷，与水反应生成 SO_2 和 HCl。本品非常活泼，具有强腐蚀性，其蒸气和液体对眼睛、皮肤和黏膜有强烈的刺激作用。

二氯亚砜可用作有机合成的氯化剂，如醇类羟基的氯化、羧酸的氯化、酸酐的氯化、有机磺酸或硝基化合物的氯置换；用作有机合成中的氯化剂和氧化剂，如制备酰基氯、有机酸酐、氯烷、磺酰氯等，也用作催化剂；制造医药中间体，例如驱虫净、无味合霉素；还用作脱水剂和溶剂；氯化亚砜是一种常用的氯代试剂，其反应性能主要受反应物投料比、溶剂、碱等条件影响；由于氯化亚砜易分解的性质，它还可以用作电解质溶液，例如：$AlCl_3/SOCl_2$ 的介质溶液。

（二）临床表现

对眼、黏膜、皮肤和上呼吸道有强烈的刺激性，可引起灼伤。吸入后，可能因喉、支气管痉挛、炎症和水肿而致死。中毒表现可有烧灼感、咳嗽、咽干、咽部痛痒、眼睛红肿流泪、头痛、头晕、喉炎、气短、头痛、恶心和呕吐。

（三）中毒救治

1. 吸入中毒　迅速脱离现场至安全区空气新鲜处，并进行隔离，严格限制出入。保持呼吸道通畅。如呼吸困难，给予吸氧。如呼吸停止，立即进行人工呼吸。

2. 皮肤接触中毒　立即脱去污染的衣着，用大量流动清水冲洗至少 15 分钟。

3. 眼睛接触中毒　立即提起眼睑，用大量流动清水或生理盐水彻底冲洗至少 15 分钟。

4. 食入中毒　用水漱口，给饮牛奶或蛋清。

给予其他对症治疗。

七、氯化砜

（一）接触机会

氯化砜（sulfuryl chloride），别名硫酰氯、磺酰氯、氧氯化硫、氯化硫酰，是无色发烟液体，有强烈的刺激性臭味。分子量 134.97，熔点 -54.1℃，沸点 69.2℃，溶于乙酸、苯、氯仿、乙醚。室温下稳定，高温下分解，有光和催化剂（氯化铝、活性炭等）存在时加速分解。可与许多无机化合物发生反应，也能与许多有机化合物反应，在某些条件下，反应更加有选择性。遇水发生剧烈反应，两个氯原子被羟基取代，生成 H_2SO_4 和散发出具有刺激性和腐蚀性的 HCl 气体。对很多金属尤其是潮湿空气存在下有腐蚀性。硫酰氯遇冷水逐渐分解，遇热水或碱则分解很快。与氨反应发生氨解，氯原子被氨基取代。硫酰氯在高温时分解成 SO_2 和 Cl_2。

氯化砜主要用作氯化剂或氯磺化剂，如芳香族化合物的氯化、羧酸的氯化及其他各种有机和无机化合物的氯化，用于制造医药品、染料、表面活性剂等，也可用于处理羊毛织品；可用作药剂、有机氯化剂，及用于制造染料、橡胶等。

（二）临床表现

对眼和上呼吸道黏膜有强烈的刺激性，重者可引起肺水肿。可致皮肤严重灼伤。

（三）中毒救治

1. 吸入中毒　迅速脱离现场至安全区空气新鲜处，并立即隔离 150m，严格限制出入。保持呼吸道通畅。如呼吸困难，给予吸氧。如呼吸停止，立即进行人工呼吸。
2. 皮肤接触中毒　立即脱去污染的衣着，用大量流动清水冲洗至少 15 分钟。
3. 眼睛接触中毒　立即提起眼睑，用大量流动清水或生理盐水彻底冲洗至少 15 分钟。
4. 食入中毒　用水漱口，给饮牛奶或蛋清。
5. 给予其他对症治疗。

八、氯化硫

（一）接触机会

氯化硫（sulfur chloride），别名一氯化硫、二氯化二硫，分子式 S_2Cl_2，是金黄色液体，纯度不高时，常因含有 SCl_2 而呈橙色乃至微带红色，S_2Cl_2 在湿空气中发烟，有令人不愉快的刺激性气味。分子量 135.03，熔点 -77℃，沸点 138℃，溶于苯、醚、二硫化碳、溴。室温下稳定，100℃时分解为相应单质，300℃时则完全分解。能被金属还原为氯化物和硫化物。与氯气反应生成二氯化硫。能与金属氧化物或硫化物反应生成金属氯化物。在空气中发烟雾，对黏膜有刺激性。能与苯、醚、三氯甲烷和四氯化碳等多种有机溶剂相混溶，遇水、醇即分解。遇水分解生成 HCl、SO_2 和 S。

急性毒性：LC_{50} 828.5mg/m^3（小鼠吸入）。遇高热、明火或与氧化剂接触，有引起燃烧的危险。受热或遇水分解放热，放出有毒的腐蚀性烟气。燃烧（分解）产物：氯化氢、氧化硫、硫化氢。

氯化硫在工业上用作橡胶的黏结剂、橡胶发泡剂、低温硫化剂、有机化合物的氯化剂和石油添加剂，还用于染料和硫化油等；在有机合成中用于引入 C-S 键；在氯化铝存在下，与苯反应生成二苯硫醚；与乙烯反应生成芥子气；也是 Herz 反应中的试剂。

（二）临床表现

侵入途径：吸入、食入、经皮吸收。对眼和上呼吸道黏膜有强烈的刺激性，并可致严重皮肤烧伤，少数严重者可引起肺水肿。

（三）中毒救治

1. 吸入中毒　迅速脱离现场至安全区空气新鲜处。保持呼吸道通畅。如呼吸困难，给予吸氧。如呼吸停止，立即进行人工呼吸。

2. 皮肤接触中毒　立即脱去污染的衣着，用大量流动清水冲洗至少 15 分钟。

3. 眼睛接触中毒　立即提起眼睑，用大量流动清水或生理盐水彻底冲洗至少 15 分钟。

4. 食入中毒　用水漱口，给饮牛奶或蛋清。

九、一氧化二氯

（一）接触机会

一氧化二氯（dichlorine monoxide），别名单氧化二氯，分子式 Cl_2O，是氯的氧化物之一。气体为黄红色，有强烈刺激性的恶臭，液体为红棕色。分子量 86.91，熔点 –116℃，沸点 2.2℃，极易溶于水，溶于四氯化碳。本品是次氯酸的酸酐，溶于水产生不稳定的次氯酸并最终变为盐酸。本品为强氧化剂，加热至 42℃以上，可发生爆炸，与还原剂接触有燃烧爆炸危险，与许多烃加热到 50℃以上发生爆炸性反应。本品主要用作氯化剂。

（二）临床表现

接触后可引起咳嗽、喷嚏、气急、胸闷、流涕、流泪等眼、鼻、咽喉部刺激症状，重者可引起肺水肿。长期接触可引起慢性支气管炎。

（三）中毒救治

参见“氯气”。

十、一氧化氯

一氧化氯（chlorine monoxide），分子式 ClO，其中的氯显 +2 价，可以由臭氧和氯原子反应得来，容易化合生成不稳定的过氧化氯，这也是臭氧层被破坏的原因。本品为黄褐色气体，分子量 51.45，沸点 2℃，极易爆炸。制造和应用过程中可有接触。可经呼吸道吸入，对眼和呼吸道黏膜有强刺激性。目前未见中毒病例报告。

十一、六氧化氯

六氧化氯（dichlorine hexoxide），别名六氧化二氯、高氯酸氯酰，分子式 Cl_2O_6，是一种氯的氧化物，外观是暗红色液体，有强烈刺激性气味。分子量 166.9，熔点 3.5℃，沸点 200.0℃。六氧化二氯是一种极强的氧化剂。尽管在室温下稳定，但接触有机物即发生猛烈的爆炸。在常温下就能与金反应生成氯酰盐。生产和应用过程中可接触。可经呼吸道吸入，对眼和呼吸道黏膜均有强的刺激性。目前无中毒病例报告。

十二、七氧化氯

七氧化氯（chlorine heptoxlde），别名七氧化二氯，分子式 Cl_2O_7，是无色易挥发的油状液体。分子量 182.901，熔点 –91.5℃，沸点 82℃。溶于苯。是氯的最稳定的氧化物，是高氯酸

($HClO_4$)的酸酐,但受压或遇火会爆炸,在水中缓慢水解形成高氯酸,与碘发生爆炸性反应。低温时不与磷、硫、木和纸等反应。在工业上用作催化剂。对眼和呼吸道黏膜均有强的刺激性,皮肤接触液体可发生灼伤。目前无中毒病例报告。

(石冬梅 李晓军)

参考文献

1. 马文杰,赵建军.一起因消毒剂使用不当引起氯气中毒的调查报告.中国职业医学,2008,35(1):86.
2. 朱玉华,田月秋,娄菊妹.低浓度氯气对作业工人健康慢性影响.中国公共卫生,2006,22(2):203.
3. 光在省.长期接触低浓度氯气对作业女工肺通气功能的影响.环境与职业医学,2003,20(3):249-250.
4. 潘鑫,郭薇,孙义萍,等.56例急性氯气中毒事件紧急救治分析.中国急救复苏与灾害医学杂志,2011,6(12):1096-1097.
5. 刘思管,程文伟.急性盐酸雾吸入性中毒两例.中华劳动卫生职业病杂志,2014,32(3):201.
6. 李艳萍,张立仁,熊永根.急性氯化氢吸入中毒144例临床报告.工业卫生与职业病,2007,33(1):51-52.
7. 赵敏,汪洋.误服二氧化氯致急性中毒并发心肌损害一例.中华劳动卫生职业病杂志,2005,23(6):470.
8. 温尔文,卢启冰,覃静.一起二氧化氯急性中毒事故调查报告.中国职业医学,2004,31(2):60-61.
9. 赖荣德,梁子敬.二氧化氯吸入致急性肺损伤救治1例并文献复习.中国急救医学,2007,27(1):94-95.
10. 张齐武,梅波.110例四氯化硅急性中毒患者的心肌酶和心电图的变化.环境与健康杂志,2007,24(9):708.
11. 张齐武,刘宇鹏,王悦中,等.115例四氯化硅中毒患者胸部X线影像改变.环境与健康杂志,2008,25(9):775.
12. 高建军,龚晃,孙纲,等.急性四氯化硅中毒119例临床报告.中华预防医学杂志,2003,37(4):265.
13. 高建军,王晓波,韩大跃,等.急性四氯化硅中毒对心脏功能的影响及救治.实用预防医学,2008,15(5):1531-1532.
14. 张齐武,高俊峰,刘辉.四氯化硅中毒致反应性精神障碍4例.临床军医杂志,2007,35(5):797-798.
15. 陈耀伟,周宁,劳永光,等.吸入氯磺酸烟雾致急性中毒119例临床分析.岭南急诊医学杂志,2002,7(3):290-291.
16. 颉黄峰,裴仁模,邬春虎,等.成批氯磺酸吸入性损伤的救治体会.中华烧伤杂志,2003,19(6):371.
17. 刘仁祐,张东风.一起氯化亚砜泄漏致急性二氧化硫中毒事故调查.职业卫生与应急救援,2008,26(5):274-275.
18. 王欣雪.一例急性氯化亚砜意外接触事件的治疗.天津药学,2013,25(5):37-38.

第三节 溴及其化合物

一、溴

(一)概述

溴(bromine),分子式Br,别名溴素,原子量79.9,熔点是-7.2℃,沸点58.8℃,密度3.119g/cm^3,是唯一在室温下呈现液态的非金属元素,气态溴为红棕色,液态溴为暗红色,固态溴几乎为黑色。其具有独特的窒息感臭味，有强烈的刺激性，在室温时易挥发出红棕色蒸气。溴微溶于水，易溶于乙醇、乙醚、氯仿、苯和二硫化碳等有机溶剂。溴还是一种强氧化剂，它会和金属和大部分有机化合物产生激烈的反应，若有水参与则反应更加剧烈，溴和金属反应会产生金属溴盐及次溴酸盐（有水参与时），和有机化合物则可能产生磷光或荧光化合物。对大多数金属和有机物组织均有侵蚀作用，甚至与铝、钾等作用发生燃烧和爆炸。

溴对人的溴阈低于 0.66mg/m^3。0.132~0.33mg/m^3 引起轻度刺激症状；3.3~6.6mg/m^3 短时接触即有明显刺激症状；11~13mg/m^3 引起严重窒息感；30~60mg/m^3 极危险；220mg/m^3 将于短时致命。吸入的 MLC 为 7139.9mg/m^3，经口的 MLD 为 14mg/kg。

（二）接触机会

工业上主要采用氯置换法、电解和溶剂提取法生产溴。主要用于制溴化物、氢溴酸、药物、染料、烟熏剂、照相材料和金的冶炼等，也用于制造各种化学试剂的生产。中毒常见于溴素回收或搬运时盛溴瓶突然破碎致溴外溢，或用水冲洗溴瓶，使溴与水生成大量溴化氢致瓶炸裂而溢出。

（三）毒性机制

溴可经呼吸道、皮肤和消化道进入人体。溴对皮肤和黏膜有强烈的刺激性和腐蚀性。对组织损害的程度一般较氯明显。溴可沉淀在组织内并置换其他卤素（碘、氯）。

（四）临床表现

1. 急性吸入中毒　可在吸入后数分钟至 0.5 小时发病。吸入低浓度溴蒸气可引起鼻黏膜分泌物增加、易鼻出血、咽充血、腭垂水肿，也可引起干咳、胸闷、气短，伴有头痛、头晕、恶心、呕吐、胃痛、腹泻、心悸等全身不适症状。吸入高浓度后，鼻咽部和口腔黏膜可呈褐色，呼出气中有特殊臭味，剧烈咳嗽、嘶哑、发绀、呼吸困难、声门水肿、痉挛，甚至窒息；有的出现支气管哮喘，化学性肺炎或肺水肿；也可有躁动、抽搐、意识障碍等中枢神经系统障碍的表现。

2. 急性口服中毒　可出现急性腐蚀性胃肠炎症状，有口腔、咽喉、胸骨后及腹部疼痛、吞咽困难、恶心、呕吐，重者呕血、便血、食管或胃穿孔等，并可发生休克。

3. 眼损害　眼部接触可引起流泪、畏光、球结膜充血、水肿和睑痉挛、睑结膜血管纹理不清，角膜上皮脱落等。

4. 皮肤损害　皮肤接触溴素可引起灼伤，呈黑褐色厚痂，创面愈合较慢。且可经皮肤吸收致溴中毒。

（五）诊断原则、诊断分级及鉴别诊断

急性中毒（参见氯气）。

鉴别诊断：出现呼吸道急性损伤时，应注意与上呼吸道感染、慢性支气管炎急性发作、支气管肺炎、支气管哮喘和心源性肺水肿等加以鉴别。

（六）中毒救治

1. 吸入中毒的处理　立即脱离接触，保持安静及保暖。出现刺激反应者，至少严密观察 12 小时并予对症处理。

（1）早期合理氧疗：吸入氧浓度不应超过 60%，动脉血氧分压维持在 8~10kPa 即可；如发生严重肺水肿或急性呼吸窘迫综合征时，可给予面罩持续正压通气或呼气末正压通气疗法，呼气末压力宜在 0.5kPa（5cmH$_2$O）左右。

（2）肾上腺糖皮质激素应用：对化学性肺水肿具有特殊效果，应贯彻早期、足量、短程原则,如地塞米松每天 10~80mg 静脉滴注。

(3) 维持呼吸道畅通:可给予支气管解痉剂,如二羟丙茶碱(喘定)、氨茶碱等,药物雾化吸入,必要时气管切开,慎用气管插管。

(4) 去泡沫剂:肺水肿时可用二甲硅油气雾剂,每次 0.5~1 瓶,咳泡沫痰者 1~3 瓶,间断使用至泡沫明显减少。

(5) 控制液体入量:病程早期就应合理控制液体入量,适当应用利尿剂,一般不用脱水剂。但中、重度中毒者应注意防治休克,补充血容量,纠正酸碱和电解质紊乱,适当使用血管活性药物,以改善微循环。

(6) 积极防治肺部感染,合理使用抗生素以及防治并发症发生。

2. 口服中毒时处理

(1) 应给予催吐、洗胃治疗:洗胃离口服时间越短,效果越好。操作轻柔,用手工洗胃,严禁使用洗胃机。洗胃前尽量吸尽胃内容物和化学物,继之灌入适量牛奶或蛋清。洗胃液选用无菌盐水或清水,每次 300~500ml,先出后入、出入相当,直至洗胃液澄清为止。洗胃后可留置胃管,以利于减压,及时吸出坏死组织,并能监测有无消化道出血或继发感染。

(2) 剧痛可用哌替啶等止痛。

(3) 及早应用足量抗生素以防止感染。

(4) 早期、足量短程应用糖皮质激素消肿、抗炎、减少纤维组织增生,防止瘢痕狭窄。

(5) 适量补液、利尿,以促进毒物尽快排泄。

(6) 对伴发支气管哮喘、肺水肿及中毒性脑病的患者均给予内科对症处理。

3. 皮肤和眼的损害处理

(1) 迅速脱离毒物接触,去除污染的衣物:皮肤接触者用清水、生理盐水及 2% 的碳酸氢钠溶液彻底清洗被污染的皮肤 30~60 分钟;再用 2% 的碳酸氢钠溶液纱布湿敷创面 24 小时,以清除及中和残余的溴,减轻对皮肤的持续损伤及溴中毒的发生。对深Ⅱ度创面行早期削痂,减少创面毒素及残存溴的吸收,加速创面愈合,关节部位植以自体皮,最大限度地保存关节功能,Ⅲ度创面行早期切痂植以自体皮修复创面。

(2) 眼接触后应尽快充分地冲洗,减少组织损伤:现场急救时应将面部浸入水中,拉开眼睑转动眼球,摇动头部,将溅入眼内的溴洗掉,持续 10~15 分钟。同时散瞳、预防感染,防止睑球粘连和其他并发症。

(3) 防治吸收中毒,应密切观察体温、呼吸和脉搏,必要时摄 X 线胸片,并作相应对症处理。

4. 预防 溴中毒多为贮存溴容器破裂或存放不当引起,提出如下预防措施:

(1) 应采用不易破裂的容器盛放溴,以其从根本上杜绝容器破裂而引起的溴灼伤。

(2) 搬运溴者应在容器外另加防护装置,搬运时应穿防护服。

(3) 涉溴企业均应参照正规化工厂的安全操作规章制度,制定切实可行的存放、使用溴规范。

(七) 案例分析及救治教训

【案例 6】

1. 病例简介 一患者赤脚清扫含有大量溴素的积水达 2 小时,当晚出现畏寒、发热、两下肢皮肤烧灼感、肿胀,有难忍的刀割样疼痛,多处呈青紫块、有水疱和血疱。随即出现意识模糊、呼吸抑制、无尿、血压和体温下降等，最终因抢救无效于当天死亡。死前取静脉血样，溴含量为 130mg/L。另一例报告皮肤溴灼伤（面积 13%，Ⅱ度）后 9 小时出现肺水肿，表明溴灼伤至肺水肿有一定潜伏期，故灼伤后需密切观察。少数人接触溴可发生过敏性皮炎。

2. 分析及救治教训　溴是一种暗棕色易挥发的液体，毒性与氯相似，对组织损害程度较氯明显，可引起眼、皮肤、黏膜的灼伤。眼灼伤后，需用生理盐水或2%碳酸氢钠反复冲洗；皮肤灼伤后，除需用生理盐水或 2% 碳酸氢钠反复冲洗外，还需用 2% 的碳酸氢钠溶液纱布湿敷创面，以清除及中和残余的溴。溴还经呼吸道和皮肤吸收中毒，主要表现经一定潜伏期后导致呼吸系统损害，重症者出现急性肺水肿及谵妄、昏迷等中枢神经系统的损害。故在治疗眼、皮肤等灼伤时，还必须密切观察处理全身情况，及时防治溴中毒。

二、溴酸

溴酸（bromic acid），分子式 $HBrO_3$，属强氧化剂，氧化能力强于氯酸，居已知卤酸之首。分子量 128.92，呈无色或微黄色，仅存在于溶液中。易溶于水，在 100℃分解。工业上可用它作氧化剂，以及制造染料、药品物等。溴酸浓度在超过 50.6% 时迅速分解并爆炸，产生呛人的气体，主要成分是溴蒸气与氧气。蒸气对眼和呼吸道有刺激作用。皮肤接触液体可发生灼伤。

三、溴化羰

（一）概述

溴化羰（carbonyl bromide），分子式 $COBr_2$，别名溴光气、碳酰溴。分子量 187.81。为与光气相似的一种刺激性气体，属高毒类，毒作用参见光气。

（二）临床表现

临床上以呼吸道吸入为主，临床表现为接触反应是在吸入后 48 小时内，出现一过性眼及上呼吸道黏膜刺激症状，肺部无阳性体征、X 线胸片无异常改变；轻度中毒者表现为支气管炎或支气管周围炎；中度中毒经一段“假愈”期后，常引起肺水肿；重度中毒“假愈”期持续较短，可迅速出现中毒性肺炎、非心源性肺水肿、难以纠正的低氧血症、进而发展至 ARDS，并可出现气胸、纵隔及皮下气肿等并发症，恢复较慢。

（三）中毒救治

1. 现场救治　迅速脱离现场到空气新鲜处，立即脱去污染的衣物，保持安静，绝对卧床休息，注意保暖。对心搏、呼吸停止者，应迅速实施心肺复苏。保持呼吸道通畅，早期给氧，药物雾化吸入，用支气管解痉剂、镇咳、镇静、强心、保肝等对症处理。应密切观察 24~72 小时，注意病情变化。

2. 防治肺水肿　早期、足量、短程应用糖皮质激素，控制液体输入，慎用利尿剂，禁用脱水剂。保持呼吸道通畅可以用气管解痉剂及消泡剂如二甲硅油气雾剂吸入。早期合理给氧，吸入氧浓度不宜超过 60%。

3. 急性呼吸窘迫综合征治疗　参照相关内科治疗原则。

（1）首先正确治疗 ARDS 的基础疾病。

（2）维持适当的有效循环血量，以保证重要脏器的血流灌注，同时又要避免过多补液。

（3）严重感染是 ARDS 的高危致病因素，抗感染治疗宜尽早开始。

（4）宜尽早加强营养。

（5）早期足量应用糖皮质激素。

四、溴化氰

溴化氰(bromine cyanide)，分子式 CNBr，为透明晶体，有刺激性臭气，性质活泼，分子量 105.92，熔点 52℃，沸点 61.4℃。稍溶于水，溶于乙醇、苯、和乙醚。与水或水蒸气接触会放出剧毒、易燃和腐蚀性的溴化氢和氰化氢气体。有不纯物质存在时能很快引起分解，并引起爆炸。主要用于炼金、制杀虫剂及有机合成等。临床中毒途径以吸入、口服、皮肤吸收为主。毒作用似氢氰酸，并有明显刺激性。吸入后引起头痛、头晕、恶心、呕吐、虚弱、惊厥、昏迷、咳嗽、呼吸困难，重者发生肺水肿，可致死。对眼和皮肤有强烈刺激性。口服后引起口腔和胃刺激和灼伤，可引起死亡。

（金辉　李晓军）

参考文献

1. 俞永利，汪龙. 70 例急性溴中毒的临床诊治与分析. 中国厂矿医学，1998，11(4)：316-317.
2. 叶礼岳，孙菊妹，泮君太，等. 溴灼伤并发急性溴中毒 2 例. 中华劳动卫生职业病杂志，1999，17(6)：360-361.
3. 王敬钦，孙彦国. 急性溴中毒 11 例临床分析. 职业医学，1992，15(2)：94-95.

第四节　碘及其无机化合物

一、碘

（一）概述

碘(iodine)为带有金属光泽的紫黑色片状结晶，有金属光泽。1811 年法国药剂师库特瓦首次发现。分子量 126.9，熔点 114℃，沸点 184℃。易升华，蒸气呈紫色。具有特殊刺激臭味，稍溶于水，易溶于乙醇、醚、三氯甲烷、二硫化碳、苯和其他有机溶剂及碱金属的碘化物溶液。有毒性和腐蚀性，为强氧化剂，接触乙炔、氨等可爆炸。遇淀粉会变蓝紫色。工作场所空气中碘蒸气的最高容许浓度为 $1mg/m^3$。

（二）接触机会

碘是人体的必需微量元素之一，健康成人体内的碘的总量为 30mg(20~50mg)，国家规定在食盐中添加碘的标准为 20~30mg/kg。

职业接触：用作医药、照相材料、染料等化工原料、化学试剂以及其他有机合成等。

生活接触：口服补碘药物如碘油及含碘制剂如碘酊、碘喉片、碘甘油等的应用。

（三）毒性机制

1. 刺激性　碘蒸气对黏膜有明显刺激性，$1.03mg/m^3$ 的低浓度即可引起眼结膜刺激感。
2. 致敏作用。
3. 代谢紊乱　碘吸收后在血内以碘化物形式存在，浓缩在甲状腺，过度接触可引起代谢紊乱。

4. 排泄 可迅速自尿中排泄，也可随唾液、胆汁、汗液、乳汁排出微量。

（四）临床表现

1. 吸入中毒 主要表现为呼吸系统损害。可有流泪、流涕、咽干、咳嗽、胸闷等上呼吸道刺激症状。重者可发生肺炎或肺水肿、喉痉挛或喉水肿、哮喘样发作和休克。也可引起中毒性肾病。少数发生过敏性皮炎。

2. 经口中毒 可出现腐蚀性胃肠炎样症状，口腔黏膜呈棕色。还可引起中毒性肾病。呕吐物加淀粉呈蓝色。

3. 经皮肤直接接触碘液 可致灼伤，局部外观呈棕色。可引起持续性损害，形成溃疡，愈合缓慢。对碘过敏者可发生皮炎或支气管哮喘。

（五）诊断原则、诊断分级及鉴别诊断

1. 诊断原则 一般根据接触史以及临床表现可诊断急性碘中毒。测定血清碘或尿碘，可有助诊断。测定现场作业环境空气中碘蒸气浓度对诊断亦有参考价值。

2. 诊断分级

（1）接触反应：短期内接触较一定量碘后，仅有轻微症状，但无相应靶器官（系统）损伤的阳性体征、实验室检查及其他相关辅助检查异常者。

（2）轻度中毒：短期内接触较大量碘后，出现吸收碘所致相应靶器官（系统）轻度器质性损伤者。

（3）中度中毒：在轻度中毒症状基础上，具有下列情况之一者：①出现吸收碘所致两个及以上器官（系统）轻度器质性损伤；②出现吸收碘所致相应靶器官（系统）功能不全。

（4）重度中毒：在中度中毒症状基础上，具有下列情况之一者：①出现吸收碘所致多器官（系统）功能不全（见 GBZ 77—2002）；②出现吸收碘所致相应靶器官（系统）功能衰竭。

3. 鉴别诊断 急性中毒应与其他一些具有刺激性和神经毒性气体引起的急性中毒相鉴别。

（六）中毒救治

1. 吸入中毒 患者应迅速脱离接触，静卧休息、吸氧、合理氧疗、防治肺水肿及其他对症支持治疗。

2. 口服中毒 应给予大量清水、淀粉液或米汤洗胃，腐蚀症状明显者洗胃需谨慎。洗胃后给 5% 硫代硫酸钠 100ml 留置胃内，后给淀粉糊、米汤、牛奶等保护胃黏膜。

3. 眼和皮肤灼伤 按化学性眼、皮肤灼伤处理常规进行治疗。

4. 发生过敏性休克时，立即皮下或肌内注射 0.1% 肾上腺素 0.5~1.0ml，必要时可静脉注射。如过敏症状不见缓解，可每半小时重复注射一次，直至脱离危险；并可静脉注射地塞米松 5~10mg，给予氧气吸入等。

5. 综合治疗 应尽快将进入体内的化学物排出体外。可根据病情严重程度，可给予一般性解毒剂如硫代硫酸钠、血液净化、合理使用肾上腺糖皮质激素、自由基清除剂等治疗等措施。

6. 对短期内接触较大量碘的人群，当时虽无明显临床表现或仅有轻微症状者，一般需医学监护 1~2 天，给予必要的检查及处理。

7. 预防

（1）一旦诊断为碘中毒，需要针对肾脏、肝脏、呼吸道、甲状腺、肠道、神经系统等进行积极的综合治疗。

(2) 消防人员必须穿全身防火防毒服，在上风向灭火。灭火时尽可能将容器从火场移至空旷处。应急处理人员戴防尘全面罩，穿防毒服。

(3) 操作注意事项：密闭操作，提供充分的局部排风。操作人员必须经过专门培训，严格遵守操作规程。搬运时要轻装轻卸，防止包装及容器损坏。配备泄漏应急处理设备。储存于阴凉、通风的库房。远离火种、热源。应与氨、活性金属粉末等分开存放，切忌混储。

二、碘化氢

(一) 概述

碘化氢(hydrogen iodide)化学式 HI，分子量 127.91，是无色气体、浅黄色液体或团状物固体，有强烈的刺激气味。熔点 -50.8℃，沸点 -35.38℃，相对密度 5.660(气)、2.85~4.70(液)。本品在空气中与水蒸气形成白色酸雾，极易溶于水并放出大量热，生成氢碘酸(hydrologic bromine)。碘化氢微溶于乙醇，不稳定，受热见光会分解为碘和氢气，300℃以上明显分解。碘化氢在有机溶剂中溶解度比在水中弱得多，表现为非电解质或弱电解质，在吡啶中的电离常数为 3×10^{-3}，与碱金属接触可爆炸。碘化氢是卤素气态氢化物中最不稳定、还原性最强、水溶液酸性最强的，可被 Cl_2、Br_2、浓硫酸氧化游离出碘。常温下被空气氧化，能被浓硝酸、浓硫酸所氧化。与多数金属反应生成相应的碘化物和氢气。本品对大多数金属有强腐蚀性，不燃，但与氟、钾、硝酸、氯酸钾等剧烈反应。碘化氢作用似氯化氢，但较弱，对眼和呼吸道有强烈的刺激作用。

氢碘酸为碘化氢的水溶液，是一种强酸，新鲜时为无色发烟液体，在空气和日光下很快析出碘而带黄色至棕色，沸点 127℃，相对密度 1.7015，还原性比盐酸和氢溴酸强，可溶解碘，有毒，具有强腐蚀性。如果在无氧状态下，即使光线照射，也是稳定的；但是如果在氧气存在下，逐渐被氧化，而游离出碘，并逐渐变为黄乃至褐色；再者，有极微量的杂质存在时，能加速水溶液的分解，所以市售品的纯度极高。在 0℃时的饱和溶液含 90% 的碘化氢，是一种强酸，有强烈的腐蚀作用，并有强还原作用，能和许多金属形成碘化物，氧化性物质，即使是弱的氧化剂，也足以使碘游离。在 1 个大气压下，57% 的氢碘酸在 127℃时沸腾而不改变其组成，是共沸物。氢碘酸能灼伤皮肤。

(二) 接触机会

接触主要见于本品的制备过程，即由氢与碘直接化合而成，以及药物合成。本品主要用于合成碘化物、杀菌剂及作药物原料，其恒沸溶液常作还原剂、消毒剂、分析试剂、制备碘盐、合成药物、染料、香料等。

(三) 毒性机制

碘化氢气体和氢碘酸酸雾被吸入后，能与黏膜面的水分作用而发生解离，其氢离子被水分子捕集，形成水合氢离子，具有一定催化作用，可促进与组织内有机分子起反应，导致细胞损伤。此外，本品对局部黏膜有强烈刺激和腐蚀作用，导致黏膜充血、水肿，甚至坏死。

(四) 临床表现

1. 急性吸入中毒　接触碘化氢气体和氢碘酸酸雾后迅速出现眼和上呼吸道刺激症状，眼睑红肿、结膜充血水肿，鼻、咽部有烧灼感及红肿，甚至发生喉痉挛、喉头水肿，严重者则引起化学性肺炎和肺水肿。

2. 急性口服中毒　口服氢碘酸后立即出现消化道刺激和灼伤症状。有口和咽部灼痛、红肿、糜烂、声音嘶哑、吞咽困难、呕吐、腹痛、腹泻、呕血、便血等，甚至发生食管、胃、肠道穿孔。

3. 皮肤损害　皮肤受本品气雾刺激后，暴露部位可发生皮炎，局部潮红、痛痒，或出现丘疹水疱。眼和皮肤直接接触处可发生灼伤，如结膜炎、角膜坏死等。

（五）诊断原则、诊断分级及鉴别诊断

参见碘。

（六）鉴别诊断

应与其他金属和刺激性气体所致的化学性支气管炎、支气管炎、肺炎和肺水肿，以及呼吸道感染、细菌性或病毒性肺炎、心源性肺水肿等鉴别。

（七）中毒救治

1. 急性吸入中毒

（1）现场处理：均应立即脱离中毒现场，移至毒源的上风向或空气新鲜处，保持安静及保暖。出现刺激反应者，至少严密观察 24 小时，并予以对症处理。吸入量较多者应卧床休息，以免活动后病情加重，并应用喷雾剂、吸氧，必要时静脉注射糖皮质激素，有利于控制病情进展。

（2）合理氧疗：可选择适当方法给氧，吸入氧浓度不应超过 60%，使动脉血氧分压维持在 8~10kPa，$O_2SAT>90\%$。在发生严重肺水肿或急性呼吸窘迫综合征时，给予鼻面罩持续正压通气（CPAP）或机械通气，如呼气末正压通气（PEEP）疗法，呼气末压力宜在 0.5kPa（5cmH_2O）左右，还须注意对心肺的不利影响，心功能不全者慎用。也可用高频喷射通气疗法（通气频率为 80~100 次 / 分，驱动压在 40~58kPa）。此外严重肺水肿、或不宜气管插管者，肺外给氧不失为一种补救措施。如：①应用光量子自血辐射治疗法，有提高红细胞血氧饱和度、改善血液流变、增强免疫力等作用；②注射用碳酸酰胺过氧化氢，是一种内给氧剂，静脉注入体内后，逐渐分解出过氧化氢。在过氧化氢酶的作用下，分解出氧分子，以改善机体缺氧。

（3）糖皮质激素：用于预防及治疗急性肺水肿。糖皮质激素能控制炎性渗出性病变和改善毛细血管通透性，达到阻止富有蛋白质的水肿液渗入肺泡和发生机化，缓解支气管痉挛，改善微循环及改善急性肺水肿等各种病理变化。应用原则是早期（吸入后即用）、足量（地塞米松每日 10~80mg）、短程 3~5 天，用药时间的长短主要根据临床症状的改善和胸部 X 线表现决定，并预防发生副作用。

（4）维持呼吸道通畅：可给予支气管解痉剂和药物雾化吸入，如沙丁胺醇、丙酸倍氯米松等气雾剂，β_2 受体激动剂如特布他林等。如有指征应及时施行气管插管或气管切开术。

（5）氧自由基清除剂：抗氧化酶药物，如过氧化物酶、谷胱甘肽过氧化物酶；抗氧化剂药物，如维生素 C、维生素 E、辅酶 Q10、N- 乙酰半胱氨酸，可减轻氯气产生的氧化性损伤。

（6）去泡沫剂：肺水肿时可用二甲硅油（消泡净）气雾剂 0.5~1 瓶，咳泡沫痰者 1~3 瓶，间断使用。酒精作为去泡沫剂虽有一定疗效，但可加重黏膜刺激，患者不易忍受。

（7）控制液体入量：病程早期应适当控制进液量，慎用利尿剂，一般不用脱水剂。

（8）改善微循环功能：适当使用血管活性药物，可联合应用 α 受体阻断药，以改善微循环，纠正血液流变性障碍，常用阿托品、654-2 等药物，如 654-2 5~20mg 肌内注射或加入葡萄糖液中静脉注射或静脉滴注，注射前后应监测血压和心率。

（9）积极防治肺部感染，合理使用抗生素：吸入性急性损伤的气管 - 支气管炎及肺泡上皮坏死脱落物，以及气道渗出水肿液是细菌良好的培养基，易发生细菌感染。对呼吸道症状明显、肺部有病变、咽喉部有溃疡者应及早使用抗生素治疗。

（10）对症支持治疗：注意维持血压稳定，防治休克，补充血容量，纠正酸碱失衡和电解质紊乱，良好的护理及合理的营养支持等。

2. 口服氢碘酸后用大量水漱口，吞服大量生鸡蛋清，立即用氧化镁溶液、牛奶、花生油等洗胃，禁止服用小苏打等药品。

3. 皮肤污染 应立即脱去污染衣着，迅速用大量清水或肥皂水充分彻底冲洗至少15分钟，可涂抹弱碱性物质，如以4%碳酸氢钠液冲洗和湿敷或涂氧化镁甘油软膏，较重灼伤者要及时清创换药。

4. 眼睛接触 立即提起眼睑，用大量流动清水或生理盐水彻底冲洗至少15分钟就医。

5. 其他处理 轻症患者治愈后，可恢复原工作；重症患者治愈后，原则上应调离刺激性气体作业；中毒后如常有哮喘样发作或慢性支气管炎表现，应调离刺激性气体作业工作。

三、氯化碘

三氯化碘（iodine trichloride），分子式为ICl_3，为黄色或浅棕色结晶。分子量233.3，熔点33℃，沸点63~73℃（分解）。具有刺激性气味，有催泪性和刺激性，易潮解，遇水易分解，在室温下能挥发。溶于水，溶于醇、醚、苯、四氯化碳。职业接触：用作氯化剂及氧化剂，测定碘值及用作医药。本品具有类似碘的刺激作用。救治参见碘。对皮肤有强腐蚀性。加热分解成氯化碘和极毒的氯气。皮肤接触：立即脱去污染的衣着，用大量流动清水冲洗至少15分钟。眼睛接触：立即提起眼睑，用大量流动清水或生理盐水彻底冲洗至少15分钟。吸入：迅速脱离现场至空气新鲜处，保持呼吸道通畅，如呼吸困难给输氧，如呼吸停止立即进行人工呼吸。食入：用水漱口，给饮牛奶或蛋清。

（李丹丹 李晓军）

参考文献

1. 周丽君，沙文刚，沈磊，等．碘蒸汽吸入致急性肾损伤一例．中华肾脏病杂志，2014，30（5）：400.

2. 斯尔格灵．急性碘中毒一例报告．临床误诊误治，2004，17（3）：215-216.

3. 何金生，刘淑敏，周慧敏，等．儿童严重碘中毒一例．中华儿科杂志，2001，39（4）：215-216.

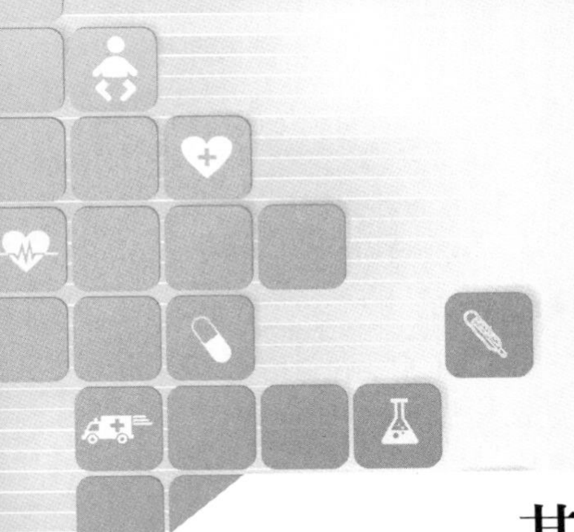

第八章

其他元素及其化合物

第一节　氨、氮、氧化合物

一、氨

（一）概述

1774年，英国著名化学家普利斯特里在加热氯化铵和氢氧化钠混合物过程中，获取到氨。由于氨具有广泛的用途，目前已经成为世界上产量最多的无机化合物之一，2006年全球的氨产量达到1.465亿吨，80%以上被用于生产化肥。

氨（ammonia），分子式为NH_3，在常温、常压条件下是无色气体，具有强烈的刺激性气味。氨的分子量17.032，凝点-77.77℃，沸点-33.5℃。氨极易溶于水，被称之为氨水，常温、常压条件下1体积水可溶解700倍体积的氨。氨容易液化，在常压条件下冷却至-33.5℃或在常温条件下加压至700~800kPa，气态氨液化成无色液体，同时放出大量的热。液态氨气化时要吸收大量的热，使周围物质的温度急剧下降，因此常作为制冷剂使用。

氨对人体的眼、鼻、呼吸道和皮肤有刺激作用。人对氨的嗅觉阈值为0.5~1mg/m^3，在700mg/m^3浓度条件下接触30分钟，接触者会出现剧烈咳嗽等呼吸道刺激症状；在1750~3500mg/m^3浓度条件下接触30分钟，能够危及接触者的生命。

氨可以气态形式通过呼吸道进入人体，进入肺泡的氨部分被CO_2中和，部分吸收进入血液，部分被吸收的氨随汗液、尿液和呼出气排出体外。部分被吸收的氨在肝脏解毒形成尿素，吸入大量氨后，血和尿中的尿素含量可以增高。

（二）接触机会

氨用于生产氨水、氮肥（尿素、碳铵等）、铵盐、纯碱、磺胺药、聚氨酯、聚酰胺纤维和丁腈橡胶等人工合成物质，广泛应用于化工、轻工、化肥、制药、合成纤维、塑料、染料、制冷剂等生产领域及用途，在上述职业活动中可以接触到氨。

由于氨具有显著的刺激、腐蚀作用，生产企业会采取密闭化、自动化操作生产方式，作业人员接触剂量有限。导致急性中毒的氨接触，大多是由于液氨容器泄漏、爆炸，液氨管路断裂或阀门失灵，运输过程交通事故等意外事件所导致。吕淑秋报道的323例急性氨中毒，有213例系液氨钢瓶、液氨罐爆炸或高压液氨管道断裂、阀门破裂等引起中毒，其余110例中毒是因设备失修、跑冒滴漏等所致。

（三）毒性机制

氨易溶于水，属于碱性水溶性刺激性气体，腐蚀性强。氨与湿润黏膜表面的水分结合形成碱性化合物，使组织蛋白变性、脂肪皂化，进而破坏细胞膜结构，对皮肤、眼、呼吸道黏膜产生强烈刺激作用。急性氨中毒导致化学性肺水肿的机制，主要是氨的直接刺激作用使呼吸道黏膜充血、水肿，产生大量分泌物；同时也促使肺毛细血管通透性增加，损伤肺泡表面活性物质，加之中毒后交感神经兴奋，使淋巴管痉挛引起淋巴回流障碍，导致肺水肿。高浓度氨可引起反射性呼吸、心搏停止，导致中毒者猝死。

（四）临床表现

人体暴露于一定浓度的氨，可立即引起流泪、畏光、咽部疼痛、咳嗽、胸闷、气急等眼及呼吸道刺激症状。检查可见到眼睑、球结膜充血、水肿，角膜上皮剥脱；口腔及咽部黏膜充血、水肿、糜烂、白色假膜形成，乃至深部呼吸道损害。在临床上表现为喉头水肿、急性化学性支气管炎、化学性肺炎及肺水肿等，甚至发生 ARDS。急性氨中毒患者多表现有呛咳、胸闷、呼吸困难；病情严重者会出现口唇发绀、两肺满布干、湿性啰音，咯粉红色泡沫痰，患者可以出现发热。高浓度氨吸入，还可反射性引起心搏、呼吸骤停。由于液氨泄漏直接污染人体，患者有可能出现暴露部位不同程度的皮肤化学灼伤及角膜灼伤。高浓度氨吸入，可使支气管黏膜坏死，导致气管、支气管黏膜坏死脱落，致患者气道阻塞而窒息。

（五）实验室检查及辅助检查

1. 血常规检查　急性氨中毒时，由于患者机体处于应激状态、呼吸道化学性损伤以及合并呼吸道感染等因素的影响，血常规检查可以见到白细胞计数和中性粒细胞比例的增高。李艳萍等总结了 318 例急性氨中毒，其中 65 例白细胞计数增高。

2. X 线胸片　在氨接触反应者，X 线胸片可无明显异常。在发生急性化学性支气管炎时，X 线胸片表现为肺纹理增多、增粗、紊乱，可以延伸至外带，部分区域呈网格状改变。在化学性肺炎患者，X 线胸片表现有斑片状模糊阴影。发生肺水肿的患者，X 线胸片表现有两肺门影增浓、模糊，肺野的片状、云雾状阴影，边缘模糊，并以下部肺野明显。典型肺水肿的 X 线表现，是双肺斑片状、云絮状阴影伴病灶融合影为主，不同程度氨中毒患者的 X 线胸片征象有明显不同，因此胸部 X 线片可作为诊断分级的主要指标之一。

3. 肺功能检查　急性氨中毒时的呼吸道黏膜充血、水肿、糜烂、分泌物增加、溃疡及瘢痕形成等因素，导致气管、支气管管腔的狭窄；急性氨中毒时的肺部炎症及肺水肿，直接影响到肺脏的顺应性及气体交换功能；进而导致肺功能损害。不同程度的急性氨中毒，以及中毒后肺功能检查的时间选择，会导致肺功能损害类型和程度的不同。

有作者观察了 14 例急性氨中毒患者的肺功能检查结果，通气功能正常者 4 例，混合型通气功能障碍 7 例，限制型通气功能障碍 2 例，阻塞型通气功能障碍 1 例；在动态观察过程中，作者报告除了 2 例存在严重并发症的患者肺功能检查依然呈重度混合型通气功能障碍外，其余患者在 20 天后复查肺功能检查均已恢复至大致正常水平；作者认为急性氨中毒的通气功能损害以反映支气管阻塞的 MVV 减退较明显。另有作者报道，在发病后 3 个月至 6 年对 13 例急性氨中毒患者行肺功能检查，有 12 例异常，4 例表现为轻度阻塞或混合性通气功能障碍（中度中毒 1 例，重度中毒 3 例），4 例为中 - 重度混合性通气功能障碍（轻、重度中毒各 2 例），2 例为重度混合性通气功能障碍（中、重度中毒各 1 例），2 例为轻 - 中度限制性通气功能障碍（均为中度中毒）。

4. 纤维支气管镜检查　有作者报道，23 例急性氨中毒行纤维支气管镜检查，19 例出现异常改变，其中气管、支气管黏膜轻度充血、水肿 9 例；气管、支气管黏膜弥漫充血肿胀、糜烂、散在假膜 4 例；支气管黏膜上皮散在扇面瘢痕 1 例；主气管至第 3 级支气管黏膜粗糙不平，有大量白色瘢痕，3~4 级支气管开口轻度狭窄 1 例。

（六）接触反应

短时间吸入氨气后，出现眼和上呼吸道刺激症状，如呛咳、流泪、流涕、咽干等，肺部无阳性体征，胸部 X 线检查无异常发现，48 小时内症状明显减轻或消失。

（七）诊断分级

1. 急性氨中毒的诊断，可以参照《职业性急性氨中毒诊断标准》（GBZ 14—2002）。

（1）轻度中毒：接触氨后，具有下列表现之一者：①咳嗽、咳痰、咽痛、声音嘶哑、胸闷，肺部出现干性啰音，胸部 X 线检查显示肺纹理增强，符合急性气管 - 支气管炎表现；②一 ~ 二度喉阻塞。

（2）中度中毒：接触氨后，具有下列表现之一者：①剧烈咳嗽、呼吸频速、轻度发绀，肺部出现干、湿啰音；胸部 X 线检查显示肺野内出现边缘模糊伴散在斑片状渗出浸润阴影，符合支气管肺炎表现；②咳嗽、气急、呼吸困难较严重，两肺呼吸音减低，胸部 X 线检查显示肺门阴影增宽、两肺散在小点状阴影和网状阴影，肺野透明度减低，常可见水平裂增厚，有时可见支气管袖口征或克氏 B 线，符合间质性肺水肿表现；血气分析常呈轻度至中度低氧血症；③有坏死脱落的支气管黏膜咳出伴有呼吸困难、三凹征；④三度喉阻塞。

（3）重度中毒：接触氨后，具有下列表现之一者：①剧烈咳嗽、咯大量粉红色泡沫痰伴明显呼吸困难、发绀，双肺广泛湿啰音，胸部 X 线检查显示两肺野有大小不等边缘模糊的斑片状或云絮状阴影，有的可融合成大片状或蝶状阴影，符合肺泡性肺水肿表现；血气分析常呈重度低氧血症；② ARDS；③四度喉水肿；④并发较重气胸或纵隔气肿；⑤窒息。

2. 眼或皮肤灼伤　氨的轻、中、重度急性中毒均可伴有眼或皮肤灼伤，其诊断分级可以参照《职业性化学性皮肤灼伤诊断标准》GBZ 51—2009 及《职业性化学性眼灼伤诊断标准》GBZ 54—2002。

（八）鉴别诊断

在急性氨中毒的诊断过程中，需要根据短时间内吸入高浓度氨的接触史，以呼吸系统损害为主的临床表现，结合胸部 X 线影像学改变、血气分析检查及现场劳动卫生学调查结果，综合判定。需要与其他刺激性气体中毒、上呼吸道感染、支气管哮喘、肺炎、心源性肺水肿等类似疾病相鉴别。

（九）中毒救治

1. 尽快终止毒物吸收　迅速将患者移至氨泄漏的上风向及空气新鲜处，进行医学监护以维持呼吸、循环功能；有皮肤、黏膜污染者，须及早、彻底用清水冲洗被氨污染的体表部位。

2. 保持呼吸道通畅　对于中、重度急性氨中毒患者应考虑施行气管切开，进行呼吸道分泌物的引流，防止气管、支气管坏死黏膜脱落导致的气道梗阻。可给予支气管解痉剂、药物雾化吸入疗法，改善气道通气功能。

3. 预防和治疗肺水肿　对于急性氨中毒患者，要求卧床休息，密切观察 24~48 小时。对于已经发生肺水肿的急性氨中毒患者，可以取半卧位，严密观察呼吸、心率、血压的变化，迅速建立静脉通路，严格控制液体入量，每日输液量控制在 50~80ml/kg 体重。有作者认为早期、足量应用糖皮质激素,不仅可以治疗肺水肿,亦可起到预防肺水肿的作用,并可以减轻和预防后期的肺部纤维化;建议的激素应用剂量是地塞米松 70~90mg/d,连用 5 天,后逐渐减量。

4. 合理氧疗 急性氨中毒患者存在低氧血症或存在低氧血症风险者需要进行氧疗。一般采用鼻导管低流量吸氧,有明显低氧血症者给予面罩给氧。高压氧治疗急性氨中毒的肺水肿尚有争议,笔者认为不适合进行高压氧治疗,谨慎采取间歇正压呼吸和呼气末正压呼吸模式,减少发生自发性气胸等并发症。

5. 控制肺部感染 急性氨中毒时呼吸道的继发性感染于中毒早期即可发生,且病程长、易反复,可贯穿疾病全过程。严重者可致肺脓肿,是常见死因之一。急性氨中毒时肾上腺皮质激素的应用,也成为肺部感染的常见诱因。因此,及时、合理应用抗生素,防治继发感染,对于控制病情,改善患者预后具有重要意义。在可能情况下,尽量进行细菌培养和药敏试验,提高抗感染治疗的针对性;避免由于长时间使用广谱抗生素所导致的耐药菌、真菌二重感染。

6. 眼、皮肤灼伤治疗 皮肤灼伤者及早进行洗消,可予 3% 硼酸溶液湿敷;眼灼伤者用清水、维生素 C 溶液洗眼,维生素 C 球结膜下注射,阿托品扩瞳,抗生素眼药水滴眼等治疗。

(十)预后

氨气是刺激性气体,吸入后对呼吸道黏膜产生强烈的刺激作用。经过及时治疗,大多数患者能够获得痊愈。部分急性重度中毒患者,由于气道黏膜严重损伤可形成不同程度的瘢痕性气道狭窄,导致慢性支气管炎、支气管扩张、阻塞性肺气肿,重者可发展至肺心病。由于急性氨中毒损伤后的气道周围炎性细胞浸润,能释放多种炎症介质,导致气道反应性增高,诱发哮喘反复发作。急性氨中毒后气道免疫功能受损,防御功能降低,可以导致反复的肺部感染。

(十一)预防

1. 营造安全的生产环境 日常生产过程中,应当注意密闭要求,定期维护检修设备,防止跑冒滴漏现象。

2. 降低工作场所有害因素浓度 将工作场所职业病危害因素浓度控制在国家职业卫生标准之内。

3. 增强自我保护意识 在工作场所标识危害因素,配备必要的急救物品和洗消设施。

4. 定期进行职业健康检查 患有慢性阻塞性肺部疾病、哮喘、活动性肺结核、急慢性角膜炎及器质性肝肾疾病者,不应从事氨作业。

(十二)案例介绍

【案例 7】

2009 年 6 月 10 日北京某冷饮制品公司发生车间生产线氨气管道意外破裂事故,造成氨气泄漏。事故共造成 7 名操作工人由呼吸道吸入氨气而发病,均为女性,其中 5 人病情较轻,已临床治愈;2 人出现重度氨气中毒,并出现呼吸系统后遗症。现将作者随访 3 年的 1 例患者的临床资料报告如下。

患者,女,36 岁。咳嗽、咳痰、喘憋、胸闷、视物模糊 3 年。2009 年事故发生时在氨气泄漏环境中停留约 20 分钟,救援人员发现时患者已意识丧失,随即送往当地医院进行治疗。患者经左氧氟沙星、盐酸万古霉素和氟康唑等抗感染、静脉滴注甲泼尼龙每日 80mg(共治疗 7 天)减轻呼吸道炎症反应和肺水肿,并予气管切开、压力支持通气(PSV)和呼气末正压通气(PEEP)进行呼吸机辅助通气以及营养支持、保持水电解质平衡等治疗。2天后患者意识逐渐转清,但咳嗽、咳痰、呼吸困难、视物模糊等症状未见明显好转。治疗11天后患者脱离呼吸机并拔除气管插管,病情稳定后转入我院进行继续救治。

入院检查:T 37.2℃,意识清,口唇无明显发绀,双肺呼吸音较粗,可闻较多湿啰音和喘鸣音。血气分析:pH 7.39,$PCO_2$45mmHg,PO_2 77mmHg。肺功能:以阻塞为主的混合型通气功能障碍,弥散量降低,气道可逆试验无改善。肺部CT示双肺阴影,肺泡渗出性改变。血常规:WBC 12.17×10^9/L,中性粒细胞0.76。眼科会诊诊断为双眼化学性灼伤。入院后继续给予鼻导管吸氧(3L/min)、甲泼尼龙每日40mg(共治疗14天),头孢哌酮钠舒巴坦钠、盐酸莫西沙星、氟康唑等抗感染,沐舒坦化痰,异丙托溴铵雾化吸入等治疗。患者病情逐渐好转,复查胸部CT提示双肺阴影消散,渗出性改变减轻,复查血气分析示氧分压维持在73~82mmHg之间。依照《职业性急性氨中毒诊断标准》(GBZ 14—2002),诊断为急性重度氨中毒、肺部感染、化学性急性肺损伤(ALI)。患者住院29天咳嗽减轻,安静状态时无明显喘憋,病情好转出院。

随访情况:出院后每月进行门诊随访,患者诉活动耐力渐渐下降,每次吸入刺激性气味或冷空气均出现剧烈咳嗽、憋气、胸闷不适。患者2009—2012年间多次因肺部感染在我科住院治疗。3年来,患者咳嗽、咳痰、憋气症状呈进行性加重,双肺干湿性啰音持续存在,口唇出现发绀,并多次出现肺部真菌感染,应用氟康唑或伏立康唑等药物治疗,效果尚可,痰真菌培养转阴。3年随访期间,患者血氧分压和血氧饱和度逐渐降低,肺功能指标用力肺活量(FVC)和一秒用力呼气容积(FEV_1)下降,肺部CT示肺部阴影增多,支气管扩张加重,逐渐出现明显的肺间质病变。依据《职业性急性化学物中毒后遗症诊断标准》(GBZ/T 228—2010),2010年10月诊断为职业性急性重度氨中毒、呼吸系统后遗症(肺间质性病变伴肺功能异常及低氧血症),并依据《职业性化学性眼灼伤诊断标准》(GBZ 54—2002)诊断为职业性中度化学性眼灼伤。

二、氮的氧化物

(一)概述

氮的氧化物是指由氮、氧两种元素组成的化合物。氮的氧化物包括多种物质,如氧化亚氮(一氧化二氮 N_2O)、一氧化氮(NO)、二氧化氮(NO_2)、三氧化二氮(N_2O_3)、四氧化二氮(N_2O_4)、五氧化二氮(N_2O_5)等,除二氧化氮外,其他氮的氧化物均不稳定,因此在氮的氧化物所引起的急性中毒,其主要的效应成分是二氧化氮。

环境中的氮的氧化物来源于自然界的氮循环过程和人类的活动。天然排放的氮的氧化物主要来自土壤和海洋中有机物的氧化分解;人类生产、生活过程中排放的氮的氧化物,主要来源于化石燃料的燃烧过程,如交通工具发动机的尾气排放;也来源生产、使用硝酸的过程,如氮肥厂、电镀酸洗、有色及黑色金属冶炼厂等。氮的氧化物对环境的危害作用显著,属于主要的环境污染物,它既是形成酸雨的主要因素之一,也是形成大气中光化学烟雾的重要物质和消耗臭氧的一个重要因子。

一氧化氮分子量30.01,熔点-163.6℃,沸点-151.5℃,溶于乙醇、二硫化碳,微溶于水和硫酸,水中溶解度为4.7%(20℃),化学性质不稳定,在空气中容易氧化为二氧化氮。二氧化氮分子量46.01,熔点-11.2℃,沸点21.2℃,溶于碱、二硫化碳,微溶于水。四氧化二氮是二氧化氮的二聚体，常与二氧化氮混合存在构成一种平衡态混合物。一氧化氮的相对密度接近空气，一氧化二氮、二氧化氮比空气略重。氮的氧化物系非可燃性物质，但均能助燃，如一氧化二氮、二氧化氮和五氧化二氮遇高温或可燃性物质能引起爆炸。

氮的氧化物在常温、常压条件下大都为气态物质，侵入途径均为经呼吸道吸入，目前未见氮的氧化物在人体内代谢动力学方面的报道。

急性氮的氧化物中毒系因吸入高浓度氮的氧化物气体对肺组织产生强烈刺激和腐蚀作用所致。二氧化氮是一种生物活性大、毒性很强的气体，其毒性是一氧化氮的4~5倍。由于在水中溶解度小，对上呼吸道和咽黏膜刺激作用小，但到达下呼吸道后，缓慢地溶解于肺泡表面的液体及含水蒸气的肺泡中，与水起反应，形成硝酸及亚硝酸，从而对肺组织细胞产生剧烈的刺激与腐蚀作用，使肺毛细血管的通透性增加，导致肺水肿，严重者可导致ARDS而死亡。

（二）接触机会

在人们的多种生产过程中可以接触到氮的氧化物，如制造硝酸或使用硝酸清洗金属；制造硝基炸药、硝化纤维、苦味酸等硝基化合物；苯胺染料的重氮化过程以及有机物（如木屑、纸屑）接触浓硝酸时；硝基炸药的爆炸、含氮物质和硝酸燃烧；卫星发射时火箭推进所产生的气体也含有大量的氮氧化物气体。电焊、亚弧焊、气割及电弧发光时，产生的高温能使空气中氧和氮结合成氮的氧化物；汽车发动机排出的尾气中也含有氮氧化物。另外，某些青饲料和谷物中含有硝酸钾，在通风不良、缺氧条件下发酵，可生成亚硝酸钾和氧，亚硝酸钾可以进一步衍变为亚硝酸，当仓内发酵温度增高时，亚硝酸分解成氮的氧化物和水，可能导致“谷仓气体中毒”。

（三）发病机制

1. 酸性产物的损害作用　氮的氧化物由于在水中溶解度小，对上呼吸道和咽黏膜刺激作用较小，到达下呼吸道后能够缓慢地溶解于肺泡表面的液体及含水蒸气的肺泡中，与水起反应形成硝酸及亚硝酸，对下呼吸道和肺泡组织产生强烈的刺激与腐蚀作用，使肺毛细血管的通透性增加，导致化学性支气管炎、化学性肺炎和肺水肿，严重者可导致ARDS而死亡。

2. 损伤肺泡表面活性物质　吸入氮的氧化物能够损伤肺泡表面活性物质，使肺泡萎缩，肺泡顺应性受损，毛细血管流体静压升高，体液由血管内外渗，影响呼吸功能导致组织缺氧。

3. 细胞内环磷酸腺苷含量下降　氮的氧化物能够使细胞内环磷酸腺苷含量下降，损害生物膜的功能。

4. 形成高铁血红蛋白血症　部分氮的氧化物能够使血红蛋白衍变为高铁血红蛋白，出现高铁血红蛋白血症，当体内高铁血红蛋白含量达15%以上时，即出现发绀，影响红细胞携带氧的功能，加重机体缺氧。

（四）临床表现

氮的氧化物急性中毒主要损害的靶器官是呼吸系统，不同的暴露浓度和暴露时间，会导致不同程度的急性中毒，具备不同的临床表现。氮的氧化物由于其水溶性较小，对上呼吸道和咽黏膜刺激作用较弱，部分患者可能出现迟发型肺水肿，给临床诊治带来困难。

1. 黏膜刺激症状　患者接触氮的氧化物后患者在0.5~1小时出现眼、鼻、咽喉刺激症状，如咽干、咽痛、流泪、流涕，甚至由于痉挛性阵咳而引起呕吐，检查可见眼球结膜及鼻咽部充血。脱离接触症状可以逐渐缓解。

2. 潜伏期的相关临床表现　患者脱离接触氮的氧化物后刺激症状缓解或消失，潜伏期通常为数小时最长可达24~48小时。在潜伏期多数人症状轻微，部分患者有头昏、无力、烦躁、失眠、食欲减退等症状。

3. 化学性支气管炎　一般在接触氮的氧化物后数小时至72小时，患者出现咳嗽、咳痰、气短、胸骨后疼痛等症状；体检可有发热，肺部可闻散在的干啰音。X线胸片表现有肺纹理增强、紊乱、模糊等急性支气管炎的相应表现。呼吸空气条件下，动脉血气分析血氧分压可低于预计值10~20mmHg。

4. 化学性肺炎　在接触氮的氧化物后数小时至72小时，患者出现剧烈咳嗽、咳痰、呼吸困难。体检有发热、发绀，肺部可闻干啰音或湿啰音。X线胸片表现有肺纹理增强、紊乱、模糊呈网状阴影，或有局部点片状阴影，或相互融合成斑片状阴影，边缘模糊。

5. 间质性肺水肿　患者临床表现与氮的氧化物所致的化学性肺炎相似，听诊呼吸音减低，X线胸片表现有，二肺散在点片状或网状阴影，伴有透光度减低。通常在吸低浓度氧（低于50%）的情况下，动脉血气分析的血氧分压才能够维持在60mmHg以上。

6. 肺泡性肺水肿　在接触氮的氧化物后数小时至72小时，患者突发严重呼吸困难，伴有胸痛、胸闷、咳嗽，咳大量白色或粉红色泡沫样痰。体检有发热、发绀，肺部可闻大量干、湿啰音。X线胸片表现有两肺满布密度较低、边缘模糊的斑片状阴影，或呈大小不等的云絮状阴影。通常在吸高浓度氧（高于50%）的情况下，动脉血气分析的血氧分压依然在60mmHg以下。

7. 高铁血红蛋白血症　部分氮的氧化物能够使血红蛋白衍变为高铁血红蛋白，出现明显发绀。有报道在167例急性氮的氧化物中毒病例，有9例发生高铁血红蛋白血症。

8. 迟发性阻塞性细支气管炎　氮的氧化物急性中毒后期，部分患者可以发生迟发性阻塞性细支气管炎，应引起重视。主要表现为肺水肿基本恢复后2周左右，患者再次发生咳嗽、胸闷及进行性呼吸窘迫等症状，体征有明显发绀，两肺可闻及干啰音和/或细湿啰音。胸部X线检查表现为两肺满布粟粒状阴影。

（五）接触反应

出现一过性胸闷，咳嗽等症状，肺部无阳性体征，胸部X线检查无异常表现。

（六）诊断原则

根据短期内吸入较大量的氮氧化物的职业史，呼吸系统损害的临床表现和胸部X线征象，结合血气分析及现场劳动卫生学调查资料，综合分析，并排除其他原因所致的类似疾病，方可诊断。

（七）诊断分级

1. 轻度中毒　出现胸闷，咳嗽等症状；肺部有散在干啰音。胸部X线征象：肺纹理增强，可伴边缘模糊。符合急性气管-支气管炎或支气管周围炎。

2. 中度中毒　胸闷加重，咳嗽加剧，呼吸困难，咳痰或咯血丝痰等症状；体征有轻度发绀，两肺可闻及干、湿性啰音。胸部X线征象：肺野透亮度减低，肺纹理增多、紊乱、模糊呈网状阴影，符合间质性肺水肿；或斑片状阴影，边缘模糊，符合支气管肺炎。血气分析常呈轻度至中度低氧血症。

3. 重度中毒　具有下列之一者：

（1）明显的呼吸困难，剧烈咳嗽，咯大量白色或粉红色泡沫痰，明显发绀，两肺满布湿性啰音。胸部X线征象：两肺野有大小不等、边缘模糊的斑片状或云絮状阴影，有的可融合成大片状阴影，符合肺泡性肺水肿。血气分析常呈重度低氧血症。

（2）急性呼吸窘迫综合征。

（3）并发较重程度的气胸或纵隔气肿。

（4）窒息。

（八）鉴别诊断

氮的氧化物急性中毒需要与其他刺激性气体中毒、呼吸道感染、支气管哮喘、细菌性或病毒性肺炎、心源性肺水肿等类似疾病相鉴别。迟发性阻塞性细支气管炎需要与粟粒性肺结核、矽肺、含铁血黄素沉着症及其他原因引起的阻塞性细支气管炎相鉴别。

（九）中毒救治

1. 立即终止接触毒物，将氮的氧化物急性中毒人员立即撤离现场，以快速有效切断毒物继续进入人体的途径。

2. 保持患者呼吸道通畅，使患者静卧休息，排除呼吸道分泌物，有呼吸困难者，可以给予鼻导管吸氧或面罩给氧。给予呼吸道雾化吸入 5% 碳酸氢钠溶液可中和氮氧化物的酸性产物，以减轻其毒性作用，并可以起到湿化气道、稀释痰液的作用，可以配合雾化吸入消除气道炎症和支气管解痉药物。对于接触较高剂量（浓度）氮的氧化物者，需要严密观察 48~72 小时，注意急性肺水肿的发生。

3. 对于发生急性化学性肺水肿的患者，取半卧位，严密观察呼吸、心率、血压的变化，迅速建立静脉通路，严格控制液体入量。有作者主张使用利尿剂，通常用呋塞米 20mg，每天 l~2 次，连续 2~3 天；或用 20% 甘露醇液 250ml 静脉滴注，30 分钟内滴完。对于常规氧疗，氧饱和度不能维持在 90% 以上及气道分泌物较多的患者，应及早予以气管插管或气管切开，同时加强翻身拍背及吸痰等护理措施，以保证气道通畅，防止窒息。对存在呼吸衰竭及合并 ARDS 的患者尽早使用机械通气，以及适宜浓度的氧疗。

4. 糖皮质激素能改善毛细血管通透性，减少液体渗出，有助于预防、治疗肺水肿。对于氮的氧化物急性中毒患者的糖皮质激素使用剂量及疗程，目前没有统一的治疗规范，长期大剂量使用，有可能诱发感染、内分泌紊乱及股骨头坏死等副作用。有报道 1 例急性氮氧化物中毒致呼吸窘迫综合征的患者，静脉注射甲泼尼龙 500~1000mg/d，用药第 10 日患者出现谵妄、狂躁等不良反应。有作者主张轻、中度中毒患者，甲泼尼龙 80~160mg/d，使用 3~5 天。重度中毒者甲泼尼龙 320~480mg/d，分 2~3 次使用，并逐渐减少激素用量，直至症状缓解。

5. 对入院时有发绀或血压偏低的氮的氧化物急性中毒患者，应当检测血氧饱和度及高铁血红蛋白定量。对于合并高铁血红蛋白者，给予小剂量亚甲蓝（1~2mg/kg 体重）及维生素 C 以缓解高铁血红蛋白血症。

6. 重度氮的氧化物急性中毒患者，在疾病后期易发生迟发性阻塞性细支气管炎，早期的合理治疗，包括糖皮质激素的应用，能够减少合并迟发性阻塞性细支气管炎的概率。发生迟发性阻塞性细支气管炎后，使用糖皮质激素治疗可获痊愈。

（十）预防

1. 强化职业卫生防护措施，实现密闭化生产。

2. 改进生产工艺过程，定期检修，杜绝跑、冒、滴、漏现象。

3. 在应急处置氮的氧化物泄漏的现场，作业人员必须佩戴防护面具，穿着防护服。

4. 患有慢性阻塞性肺部疾病、哮喘、支气管扩张、肺心病及其他心血管疾病的人员不宜从事氮的氧化物作业。

（十一）案例介绍

【案例8】

患者，男性，34岁。某铝厂工人，2013年7月21日20:30左右，在无任何防护措施情况下维修车间内管道时，发现室内有淡黄色刺激性烟雾，仍继续工作。在维修过程中患者出现胸闷、咳嗽、头痛、头晕、乏力，伴眼部不适，持续工作约30分钟，休息后症状稍缓解。7月22日2:00左右患者咳嗽、胸闷加重，入睡困难，伴头晕、乏力；7:20左右咯血丝痰，伴恶心等症状。于2013年7月22日10:30左右到附近医院就诊，胸部CT检查示双肺弥散性片状、云絮状高密度渗出影，边界模糊不清。给予吸氧、地塞米松30mg静脉滴注等治疗后转院，于当日下午18:43收住院诊治。患者既往体健，入院查体：体温36.8℃，心率105次/分，呼吸27次/分，血压138/85mmHg。SaO_2：94%。意识清，精神稍差，双肺可闻及弥漫性湿啰音。实验室检查：白细胞计数12.38×10^9/L，中性粒细胞0.88，淋巴细胞0.11。胸部CT示双肺广泛弥漫性斑片状高密度渗出影，边界不清。由于患者所在工厂使用的抛光液中含有磷酸、硫酸和硝酸，在抛光过程中会产生大量的氮氧化物，根据GBZ 15—2002《职业性急性氮氧化物中毒诊断标准》，诊断为职业性急性中度氮氧化物中毒。

入院后给予卧床休息，吸氧（氧流量约4L/min），同时行动态血压、心电、呼吸、血氧饱和度监护。给予甲泼尼龙500mg/d，3天后改为200mg/d，共2天，以后逐渐减量。同时给予脱水利尿剂，改善循环，促进痰液排除，维持水电解质平衡及对症支持治疗。经治疗，患者病情迅速好转，3天后咳嗽、胸闷明显减轻，仍伴乏力，无头痛、头晕及其他不适，心率降至85次/分；7天后患者仍感乏力、头晕，肺功能检查示小气道病变，轻度限制性通气功能障碍，弥散功能正常。1周后复查，胸部CT、肺功能及其他主要脏器检查均未见明显异常，于次日出院。出院后间隔半个月、1个月复查，患者一般状况良好，无明显不适。

三、一氧化氮

一氧化氮（nitrogen monoxide）在常温、常压条件下是无色气体，在水中的溶解度较小，而且不与水发生反应。在工业生产领域一氧化氮用于制造硝酸、人造丝漂白剂、丙烯及二甲醚的安定剂。一氧化氮是氮的氧化物组分之一，作为外源性有害物质，通常来源于人类的生产过程中，详见氮的氧化物接触机会一节。一氧化氮在常温条件下很容易氧化为二氧化氮，所导致的急性职业中毒通常是二氧化氮的急性损害效应。

人体组织中的一氧化氮合酶能够催化内源性一氧化氮的生成，人体内皮细胞、神经细胞、肝细胞、肌肉细胞、巨噬细胞、中性粒细胞、淋巴细胞、单核细胞、肥大细胞等均能产生一氧化氮，但血管内皮细胞是生理条件下产生一氧化氮最主要的细胞。

人体血管内皮细胞产生的一氧化氮能够通过细胞膜迅速传递至血管平滑肌细胞，使平滑肌松弛，动脉血管扩张，从而调节血压和血流分布。内源性一氧化氮能调节血管内皮生长，触发血管活性物质，促进血管生长与再生。血管内皮细胞产生的一氧化氮在生理、病理情况下均有保持血管内皮细胞完整性的重要作用。

在人体组织感染、炎症和免疫机制发挥作用的状态下，巨噬细胞、白细胞产生的一氧化氮参与杀灭细菌、病毒、寄生虫、真菌、肿瘤细胞的作用，以及参与其他一系列的免疫过程，过量的一氧化氮则可能诱导基因突变和肿瘤。此外，一氧化氮还对细胞凋亡和细胞程序死亡有影响，既能诱导细胞凋亡，也能抑制细胞凋亡。一氧化氮在防止自身免疫性疾病及炎症的发生、发展中也发挥着生理调节作用。

高浓度一氧化氮通过呼吸道吸入，导致呼吸系统损伤，严重者引起以化学性肺炎和肺水肿为主的急性中毒；一氧化氮可以与血红蛋白结合，使血红素中的铁由二价衍变成三价，形成高铁血红蛋白血症。一氧化氮在空气中不稳定，在其所引起的急性职业中毒过程中，其主要的效应成分是二氧化氮。

一氧化氮急性中毒的诊断与治疗，请参见氮的氧化物相关章节。

四、三氧化二氮

三氧化二氮（dinitrogen trioxide）属于氮的氧化物，是亚硝酸的酸酐，化学性质不稳定，常压下即可分解为一氧化氮和二氧化氮。其制取过程是将等量的一氧化氮和二氧化氮在低温条件下（-21℃）混合，可以得到三氧化二氮。三氧化二氮常温、常压条件下为红棕色气体，低温时为深蓝色挥发性液体或蓝色固体。三氧化二氮对人体的危害与氮的氧化物相同，目前未见单一三氧化二氮人体中毒的报告。

处理原则参见氮的氧化物。

五、四氧化二氮

四氧化二氮（dinitrogen tetroxide）是由二氧化氮叠合而成，其固体和液体及气体均无色。在常压条件下，四氧化二氮的沸点为 21.2℃，熔点 -11.2℃。四氧化二氮的液态温度范围很窄，极易凝固和蒸发；常温下的四氧化二氮处于不断气化的状态，悬浮于空气中的四氧化二氮减压后会立刻分解为二氧化氮气体。

四氧化二氮是目前常用的液体火箭推进剂，也用作制造硝酸、无水金属盐和硝基配位络合物的原料；在有机化学中用作氧化剂、硝化剂和丙烯酸酯聚合的抑制剂；在军事工业中用于生产炸药。

大剂量四氧化二氮泄漏，主要导致呼吸系统损害，处理原则参见氮的氧化物。

六、五氧化二氮

五氧化二氮（dinitrogen pentoxide）又称硝酐，是硝酸的酸酐。常温、常压条件下呈无色柱状结晶体，分子量 108.2，密度 2.05g/cm^3，32℃时升华并明显分解，与水反应生成强酸。五氧化二氮很容易潮解，在 10℃以上能分解生成二氧化氮及氧气，但在 -10℃以下时较稳定。遇高温及易燃物品，会引起燃烧爆炸。五氧化二氮主要用作硝化剂、氧化剂，应用于含能材料、医药、染料、农药等生产领域。

五氧化二氮对人体的危害与氮的氧化物相同，目前未见单一五氧化二氮人体中毒的报告。处理原则参见氮的氧化物。

（郝凤桐）

参考文献

1. 李艳萍，王晓辉，张立仁，等．急性氨中毒 318 例临床分析．职业卫生与应急救援，2000，18（4）：200-203.

2. 李雄，曾伟华，贺建林，等．急性氨中毒的肺部 X 线、CT 分析（附 11 例报道）．实用预防医学，2010，17（6）：1178-1180.
3. 卢杨，王爱华，王安潮．急性氨中毒的肺功能改变．实用全科医学，2005，3（1）：28-29.
4. 何为，李思惠．急性氨吸入损伤发病特征及救治要点临床研究．中国职业医学，2012，39（5）：396-400.
5. 薛长江，郝凤桐．1 例急性重度氨气中毒患者的 3 年随访临床分析．中国工业医学杂志，2013，26（5）：340-341.
6. 岳茂兴．氮氧化物中毒损伤的临床救治研究与进展．中华急诊医学杂志，2001，10（4）：222-223.
7. 吴林峰，孙祖良，任萍萍，等．13 例急性氮氧化物中毒抢救体会．中国工业医学杂志，2004，17（3）：171-172.
8. 夏玉静．急性氮氧化物中毒 48 例分析．职业卫生与应急救援，2004，22（4）：213-214.
9. 刘瑞莹，胡丹丹，杨荷戟．急性氮氧化物中毒 3 例．中国冶金工业医学杂志，2007，24（1）：161.
10. 翁雪梅，李思惠．167 例急性氮氧化物中毒临床特征及救治要点．中国职业医学，2012，39（2）：127-129.
11. 徐华．1 例急性氮氧化物中毒致呼吸窘迫综合征分析．中国职业医学，2007，34（6）：480-481.
12. 于光彩，訾向东，王洁茹，等．职业性急性氮氧化物中毒一例．中华劳动卫生职业病杂志，2014，32（1）：69-70.

第二节 氮的其他化合物

一、氟光气

氟光气（fluorophosgene）为带有刺激性的无色气体，遇水分解。熔点 -114℃，沸点 -84℃，具有强腐蚀性。在水中分解放出剧毒的腐蚀性气体。燃烧产物为一氧化碳、氟化氢。对呼吸道黏膜具有强烈的刺激作用，急性中毒可致化学性肺炎和肺水肿。因常和氟烃的其他热裂解气共存，在热裂解气中毒所致呼吸道损害中，氟光气是一种重要的致病因子。

接触后迅速脱离现场至空气新鲜处，保持呼吸道通畅。呼吸困难者，给输氧。如呼吸停止，立即进行人工呼吸。按刺激性气体中毒治疗原则进行治疗，尽早防治肺水肿。

二、氢氧化铵

氢氧化铵（ammonium hydroxide）一般指一水合氨（化学式：$NH_3 \cdot H_2O$，分子量：35.04），氨水中仅有一小部分氨分子与水反应而成铵根离子 NH_4^+ 和氢氧根离子 OH^-，显弱碱性。一水合氨不稳定，易分解而生成氨和水，挥发逸出氨气。有强烈的刺激性气味，易与水混溶，能与乙醇混溶。

临床表现、诊治参见氨气。

三、三氯化氮

纯净的三氯化氮（NCl_3）是黄色、油状、具有刺激性气味的液体。分子量 120.8，熔点低于 -40℃，沸点 71℃。不溶于冷水，溶于氯仿、四氯化碳、苯和二硫化碳。氯化氮的性质很活泼，易水解生成氨和次氯酸，生成的 NH_3 又被 HClO 氧化生成 N_2。主要用于漂白，以及柑橘、柠檬等水果的熏蒸消毒等。接触本品后可引起上呼吸道刺激表现，如流泪、结膜充血、咽部充血、胸闷、发热、甚至窒息。有的出现抽搐、角弓反张、意识障碍、哭闹、喊叫，类似癔症发作。对症支持治疗。

四、过氧化合物

过氧化物（peroxide）为含有过氧基 -O-O- 的化合物，毒性较小，分为无机过氧化物和有机过氧化物。无机过氧化物常见的有过氧化氢和过氧化钠。有机过氧化物常见的有 α- 氢过氧化枯烯、过氧草酸乙基特丁酯、过氧化苯酰、过氧乙酸、二丙酰过氧化物等。常见的有机过氧化物大多是低挥发性、强烈的氧化剂，在化学合成中用作引入有机基团的辅助剂。在高分子化合物聚合中用作引发剂。

五、过氧化氢

（一）理化性质

过氧化氢（hydrogen peroxide，H_2O_2）水溶液为无色透明液体，熔点 -0.43℃，沸点 150.2℃，溶于水、醇、乙醚，不溶于苯、石油醚。是一种强氧化剂，其水溶液俗称双氧水，为无色透明液体，其水溶液适用于医用伤口消毒及环境消毒和食品消毒，可杀灭肠道致病菌、化脓性球菌、致病酵母菌。水溶液呈弱酸性，易分解为水和氧，是一种强氧化剂。

（二）接触机会

本品常用作分析试剂，制造丙酮、脱氧剂、防腐剂、过氧化苯等。过氧化氢作为强氧化剂用于消毒、杀菌、空气净化和种子处理等。3% 过氧化氢溶液用于医用表面消毒用。化学工业用作生产过硼酸钠、过碳酸钠、过氧乙酸、亚氯酸钠、过氧化硫脲等的原料，酒石酸、维生素等的氧化剂。

（三）临床表现

高浓度过氧化氢有强烈的腐蚀性。吸入该品蒸气或雾对呼吸道有强烈刺激性。眼直接接触液体可致不可逆损伤甚至失明。口服中毒出现腹痛、胸口痛、呼吸困难、呕吐、一时性运动和感觉障碍、体温升高等。个别病例出现视力障碍、癫痫样痉挛、轻瘫。生产过程中接触可引起眼及上呼吸道刺激表现，但生产中往往有硫酸、臭氧、过氧化氢同时存在，故可能是综合作用引起的。长期接触可产生接触性皮炎。

（四）中毒救治

若溅入眼内可用清水或 2% 碳酸氢钠溶液清洗。接触性皮炎可用哈西奈德（氯氟舒松）等软膏外用。

六、臭氧

（一）理化性质

臭氧（ozone，O_3），是氧气（O_3）的同素异形体，具有青草的味道，沸点 -111℃，熔点 -192℃，密度 1.65g/L，在常温常压下，稳定性较差，可自行分解为氧气。在常温、常态、常压下，较低浓度的臭氧是无色气体，当浓度达到 15% 时，呈现出淡蓝色。臭氧不溶于液态氧，四氯化碳等，可溶于水，在水中的溶解度较氧大。

（二）接触机会

正常空气中含有极微量臭氧。在生产过程中，如高压电器放电过程，强大的紫外线灯，炭精棒电弧，电火花、光谱分析发光、焊接切割等都有微量臭氧生成。臭氧消毒饮用水、处理工业废水、漂白纸张等过程中可接触臭氧。

（三）临床表现

主要经呼吸道吸收，短时间内吸入低浓度臭氧，主要引起口腔、咽喉干燥、胸骨下紧束感、胸闷、胸痛、咳嗽、咳黏痰等，并可有嗜睡、失眠、头痛、思想不集中、分析能力减退、味觉异常，食欲减退、乏力等。短时间内吸入高浓度臭氧，可出现黏膜刺激症状，经过数小时的潜伏期可发展至肺水肿，类似急性氮氧化物中毒。长期吸入低浓度可引起支气管炎、细支气管炎、肺气肿。

（四）中毒救治

按刺激性气体中毒治疗原则进行治疗，尽早防治肺水肿。

七、肼

（一）理化性质

肼（N_2H_4，hydrazine）又称联氨，无色油状液体，有类似于氨的刺激气味。分子量 30.25，密度 1.008g/cm^3（20/4℃），熔点 2.0℃，沸点 113.5℃，在空气中能吸收水分和二氧化碳气体，并会发烟。肼和水能按任意比例互相混溶，形成稳定的水合肼 $N_2H_4 \cdot H_2O$ 和含水 31% 的恒沸物，沸点 121℃。肼也与甲醇，乙醇互溶，但不溶于乙醚、氯仿和苯。

属于中等毒性。大鼠经口 LD_{50} 为 60mg/kg，4 小时吸入的 LC_{50} 为 750mg/m^3。

（二）接触机会

主要用作火箭和喷气发动机的燃料，用作制药原料，如合成氨基脲、异烟肼、呋喃西林、百生肼，并用作显影剂、镜面镀银、制发泡剂等。

（三）临床表现

可经皮肤、呼吸道、消化道吸收。吸入肼气体经过几个小时潜伏期，出现头晕、头痛、乏力、恶心、呕吐及眼和上呼吸道黏膜刺激症状和眼痛、眼胀、双眼异物感，咽痛、咳嗽，伴呼吸困难，严重时发生肺水肿。误服中毒时出现恶心、呕吐，持续数小时后出现短暂的中枢性呼吸抑制，心律失常及中枢系统症状，如嗜睡、意识朦胧、大小便失禁、运动障碍、共济失调、麻木等。

（四）中毒救治

1. 皮肤及眼污染用清水或生理盐水冲洗。
2. 可予以 γ- 氨基丁酸 2g 加入 5% 葡萄糖溶液 250ml 静滴，或每次 1g，每日 3 次，口服。
3. 维生素 $B_6$100mg，肌内注射每日 1 次或 20mg 口服，每日 3 次。
4. 对症及支持疗法。

八、重氮甲烷

重氮甲烷（diazomethane，CH_2N_2）又称叠氮甲烷，黄色气体，有强刺激性气味。溶于乙醇、乙醚。受热、遇火、摩擦、撞击会导致爆炸，未经稀释的液体或气体，在接触碱金属或粗糙的物品表面即能引起爆炸。主要用于有机合成，是酸性化合物如羧酸、烯醇的强甲基化剂，也可用于制造农药。

吸入对呼吸道有强烈刺激作用，对中枢神经系统有抑制作用。急性中毒出现剧烈刺激性咳嗽、呼吸困难、胸痛。伴有疲乏无力、呕吐、冷汗、脉快而弱等。严重者发生肺炎、肺水肿、休克、昏迷，甚至死亡。

吸入后迅速脱离现场至空气新鲜处。保持呼吸道通畅，给予解痉、止咳，防治肺水肿。

九、三氟化氮

（一）理化性质

三氟化氮（nitrogen trifluoride）属低毒性，在常温下是一种无色、无臭、性质稳定的气体，与易燃物和有机物接触会发生剧烈反应，甚至引起燃烧。当温度超过350℃时，三氟化氮气体会缓慢分解，分解时产生强氧化性氟。受高热发生剧烈分解，甚至发生爆炸。

（二）接触机会

作为等离子蚀刻气体应用于微电子工业，同时应用于芯片制造、高能激光器方面。

（三）临床表现

对眼睛、皮肤和呼吸道黏膜有强烈刺激作用，对组织有腐蚀作用。短期吸入高浓度 NF_3 可引起头痛、呕吐和腹泻。长期吸入低浓度 NF_3 能损伤牙齿和骨骼，使牙齿生黄斑，骨骼成畸形。

（四）中毒救治

迅速脱离现场至空气新鲜处。保持呼吸道通畅，呼吸困难时给输氧及对症处理。皮肤污染者脱去污染的衣着，用流动清水冲洗。眼睛污染者用流动清水冲洗15分钟。

（张巡淼）

参 考 文 献

1. 丁钺，黄开莲，章爱卿，等．急性肼中毒．中国工业医学杂志，1990，3（1）：28-29.
2. 洪俊旦，杨蔚南．经口急性肼中毒13例报告．江苏医药，1986（3）：162.
3. 张捷，刘刚，闵庆旺，等．维生素 B_6 在肼类火箭推进剂中毒救治中的应用．药学实践杂志，2003，21（1）：53-55.

第三节 磷及其化合物

一、磷化氢

（一）概述

磷化氢（phosphine，hydrogen phosphide，PH_3）为无色气体，有腐鱼样气味。分子量34.04，密度1.17g/L，熔点 –133.5℃，沸点 –87.4℃。常态磷化氢溶于水，17~20℃时每100份容积中能溶磷化氢26份。微溶于乙醇、乙醚。易被活性炭吸附。受热分解，易氧化，易自燃。当空气中浓度达2%~8%时，可发生爆炸。

磷化氢主要经呼吸道吸收后，随血液循环到各组织、器官。能否经皮肤吸收目前尚无文献报告。磷化锌、磷化铝经口进入胃肠道后，遇酸、遇水释放磷化氢，再吸收入血。金属磷化物经口进入体内，测出磷化氧的时间与固体物质在消化道存留时间有关。磷化氢在体内存留时间不长，经呼吸道接触磷化氢的动物脱离接触 12 小时后，体内已测不出磷化氢。体内的磷化氢部分以原形经呼吸道排出，其他则结合为无机磷酸类化合物经尿排出。

磷化氢属高毒类。大鼠吸入 4 小时的半数致死浓度（LC_{50}）是 17mg/m^3。美国国立职业安全和健康组织（NIOSH）认为超过 106mg/m^3 时可立即威胁生命和健康。人接触 1.4~4.2mg/m^3 即可闻到其气味；10mg/m^3 接触 6 小时有中毒症状；409~846mg/m^3 吸入 0.5~1 小时可致死。

中毒患者尸检可见：脑淤血、水肿，灶性脑组织结构疏松，神经元变性坏死，出现噬神经元现象；肺淤血及局灶性出血，肺毛细血管扩张充血，肺泡内大量粉红色液体渗出，呈弥漫性肺水肿改变，水肿液富含蛋白；心脏充血、水肿导致心肌纤维稀疏、断裂，心肌细胞空泡化、灶性坏死，中性粒细胞和嗜酸性粒细胞浸润；肝脏淤血，细胞脂肪变性，间质炎细胞浸润；肾脏淤血，近曲小管和远曲小管水样变性，间质炎细胞浸润。

（二）接触机会

粮食行业常使用磷化氢作熏蒸剂。磷化锌与磷化铝的制造、包装、运输，使用磷化铝、磷化锌熏蒸粮食、中草药、皮毛，均可接触到较高浓度的磷化氢。工业上制备镁粉，含有磷酸钙的水泥遇水，含有磷的矿砂、矽铁遇水或被湿空气潮解，用黄磷制备赤磷过程中磷蒸气和水蒸气结合，半导体砷化镓扩磷遇酸，乙炔气制造及饲料发酵，都可产生磷化氢。此外，含有磷的锌、锡、铝、镁遇弱酸或受水作用也可产生本品。非法制造冰毒的过程中也可接触到本品。

（三）毒性机制

1. 吸入性肺损伤　磷化氢吸入后刺激呼吸道，损伤微血管内皮细胞，致使黏膜出血、水肿，肺泡充满血性渗出液，导致肺水肿。

2. 抑制细胞色素 C 氧化酶（cytochrome C oxidase）　离体实验研究表明磷化氢能抑制细胞色素 C 氧化酶，阻断电子传递与抑制氧化磷酸化，从而造成细胞能量障碍、组织缺氧。但体内实验发现其在大鼠、人体内对该酶活力几乎没有或仅有部分抑制作用。故推测可能还有其他毒性机制共同参与。

3. 诱导氧化应激反应　磷化氢在昆虫、哺乳动物细胞和人体内可诱导氧化应激反应。动物实验显示磷化氢可使大鼠脑、肺脏、肝脏、肾脏和心脏组织中谷胱甘肽（GSH）、GSH 过氧化物酶和过氧化氢酶水平下降，脂质过氧化反应、超氧化物歧化酶（SOD）的水平显著增高。

4. 其他毒性机制　尚有待进一步研究。

（1）改变线粒体形态：动物实验发现磷化氢可导致野生型线虫线粒体形态改变，氧化呼吸受到抑制，线粒体膜电位下降显著。但是否发生于哺乳动物或人类，尚需进一步研究。

（2）腐蚀作用：磷化物具有腐蚀特性，口服大量磷化物者通常会有呕血表现，有报道口服磷化铝中毒者出现食管狭窄、食管气管瘘。但目前尚不清楚这种腐蚀特性是磷化物本身所致，还是与在胃内释放出磷化氢气体有关。

（3）抑制胆碱酯酶：有文献报告口服磷化铝中毒患者出现血清胆碱酯酶活力下降。但目前数据表明人类意外吸入磷化氢后，并没有出现红细胞内胆碱酯酶活力降低。

（四）临床表现

潜伏期一般在 24 小时内，多数患者在 1~3 小时发病，偶见 2~3 天。吸入中毒者早期症状以呼吸系统及神经系统为主，口服中毒者胃肠道症状出现早而且重。损伤程度与接触浓度、持续时间有关。

1. 呼吸系统　中毒患者常有鼻咽部发干及烧灼感、咽部充血、咳嗽、气短、胸闷、发绀、呼吸困难,严重者出现肺水肿,甚至 ARDS。体格检查可见口唇、指端发绀,双肺闻及散在湿啰音,部分有哮鸣音。胸部 X 线征象提示为气管 - 支气管炎、化学性肺炎,甚至肺水肿。

2. 神经系统　主要表现有头晕、头痛、四肢麻木、乏力、失眠、精神不振、烦躁、复视、共济失调、意识模糊、肌张力增高,严重者出现昏迷、抽搐等。

3. 心血管系统　早期出现血压降低,甚至休克。其次是心肌收缩力的改变,其变化是可逆的。心肌受损较为多见,可有血清肌酸磷酸激酶(CPK)、乳酸脱氢酶(LDH)升高。心电图可见 ST 段降低或抬高、T 波低平或倒置、心律失常和传导阻滞。

4. 消化系统　恶心、呕吐,呕吐物有特殊电石气臭味,食欲不振、胸骨后烧灼感,剑突下疼痛,少数病例可出现腹泻、胃肠出血、胃黏膜糜烂和十二指肠黏膜糜烂。有报道口服磷化铝中毒者出现食管狭窄、食管气管瘘。

可有肝脏损害,表现为肝肿大、肝区压痛、黄疸及肝功能异常。

5. 肾脏损害　一般较轻,少数患者尿中检出红细胞、白细胞、管型及蛋白,个别严重者出现少尿、急性肾衰竭。

(五)实验室检查及辅助检查

1. 硝酸银试验　国外有报道硝酸银试验对胃液及呼出气中磷化氢检出的阳性率分别为 100% 和 50%。胃液试验方法为:抽取胃液 5ml 加 15m 水,置入一烧瓶,将浸有硝酸银(0.1mol/L)的滤纸置于瓶口,将烧瓶加热到 50℃,15~20 分钟,滤纸干后,如有磷化氢,即使是微量,硝酸银纸变黑。呼吸试验方法原理同上,但易出现假阴性。

2. 生物样本磷化氢检测　磷化氢溶于水生成氢磷酸,在呈弱碱性的体液中可短暂地以磷化钠的形式存在。有报道用顶空气相色谱法(HS-GC)对死者血液及肺组织中的磷化氢进行检测。方法是在生物样品中加入锌粉和硫酸后,将磷化钠还原,用 HS-GC/ 磷检测器(HS-GC/FPD-P)进行磷化氢定性、定量检测。亦有报道用 HS-GC/ 氮磷检测器(HS-GC/NPD)测定磷化氢中毒死亡患者血液和各器官组织中磷化氢浓度。

3. 血清心肌酶活性检测及心电图检查　磷化氢中毒患者心肌受损较为多见,可有 CPK、LDH 升高。心电图异常改变主要有 ST 段降低或抬高、T 波低平或倒置,几乎可出现各种类型的心律失常和传导阻滞。因此对急性中毒患者,应早期监测心肌酶谱,同时动态监测心电图。

4. 胸部 X 线检查　可见两侧肺纹理增粗、增多、紊乱或边缘模糊呈网状阴影,或散在呈片状阴影,或大片状、云雾状或相互融合成斑片状阴影分别符合气管 - 支气管炎、急性支气管肺炎、间质性肺水肿或肺泡性肺水肿征象。

5. 其他　有报告中毒病例出现血磷升高、血糖升高、血钾降低或升高、血清胆碱酯酶活力降低,红细胞内出现 Heinz 小体。血氧饱和度(SaO_2)下降。动脉血气分析示低氧血症。

(六)观察对象

有头疼、乏力、恶心、咳嗽等神经系统及呼吸系统症状,但症状较少,程度较轻,脱离接触后多在 24 小时内消失。

(七)诊断原则

根据接触较高浓度磷化氢的职业史,发病较快,结合临床症状、体征及其他必要的临床检查,参考现场劳动卫生学调查结果,综合分析,并排除其他有类似症状的疾病,方可诊断。

（八）诊断分级

1. 轻度中毒 具有下列情况之一者：

（1）轻度意识障碍。

（2）轻度呼吸困难、肺部听到少量干、湿啰音，符合化学性支气管炎或支气管周围炎。

2. 重度中毒 除轻度中毒表现外，还有下列情况之一，或中毒开始即表现为下列情况之一者：

（1）昏迷、抽搐。

（2）肺水肿。

（3）休克。

（4）明显心肌损害。

（5）明显肝、肾损害。

（九）鉴别诊断

需与呼吸系统感染、中枢神经系统感染、脑血管意外、急性胃肠炎、病毒性肝炎、心血管疾病等鉴别。

（十）中毒救治

急性磷化氢中毒无特效解毒药，以对症支持治疗为主。吸入高浓度者至少需观察24~48小时，以利早期发现病情变化，尤其是迟发性肺水肿。

1. 减少毒物吸收 立即使患者脱离中毒现场至空气新鲜处，保持安静与休息。碳酸氢钠雾化吸入可中和磷化氢，减轻磷化氢对呼吸道黏膜的腐蚀性。如系口服磷化锌、磷化铝中毒者，催吐后立即用1∶5000（*V/V*）高锰酸钾或质量分数为2%碳酸氢钠或清水洗胃，并给予活性炭吸附，后用硫酸镁导泻。

国内有报道认为食用油洗胃可以阻止磷化铝遇酸或水而释放磷化氢气体，故在治疗口服磷化铝中毒者时，不用含水液洗胃而用食用油洗胃，每次300~500ml，总量约5000ml；同时胃管注入液状石蜡保护胃黏膜防止磷化铝经消化道被人体吸收。

2. 对症支持治疗 保持呼吸道通畅，尽早给予吸氧。一旦并发ARDS，应尽早行机械通气治疗，模式选择及参数设置注意个体化。早期、足量、短程应用肾上腺糖皮质激素可明显降低患者的应激反应，减轻肺水肿及脑水肿。注意防治感染，合理使用抗生素。纠正水、电解质和酸碱平衡。视病情给予镇静、解痉、脱水、利尿、营养心肌、护肝、促进脑细胞代谢等治疗。还可早期使用自由基清除剂。较重患者需进行心电监护及心肌酶谱监测，以便及时发现病情变化。

有报道高压氧、血液净化（CRRT、血液灌流、血液透析等）对治疗有一定帮助。

3. 其他治疗药物

（1）硫酸镁：关于硫酸镁治疗价值方面的研究较少，并且研究结果存在不一致性。国外有学者认为，硫酸镁能使死亡率下降，基于镁是一种细胞保护剂，可防止细胞内镁、钾和高能磷酸酯过度消耗；可防止细胞内钙、钠过多；还具有抗心律不齐的作用。但也有研究提示补充镁离子没能取得良好的治疗效果。

（2）细胞色素C：细胞色素C是生物氧化的一个非常重要的电子传递体，在缺氧时，细胞膜通透性增加，补充大剂量细胞色素C便有可能进入细胞及线粒体内，有助于提高细胞氧化和氧的利用，从而改善细胞内缺氧和稳定细胞线粒体内膜并起到电子传递的作用。

（3）曲美他嗪：由于曲美他嗪可以改善心肌能量代谢，曾被报道用于改善磷化氢中毒导致的心肌损伤，但仍需进一步的实验研究。

（4）心先安：心先安是环磷腺苷葡胺注射液，为非洋地黄类强心剂，具有正性肌力作用，能增强心肌收缩力，改善心脏泵血功能，有扩张血管作用，可降低心肌耗氧量；改善心肌细胞代谢，保护缺血、缺氧的心肌；能够改善窦房结 P 细胞功能。曾被报道用于改善磷化氢中毒导致的心肌损伤。

（5）N-乙酰半胱氨酸：磷化氢中毒的大鼠和人体内血清 GSH 浓度下降，提示可以将 N-乙酰半胱氨酸用于中毒治疗，但目前用于临床治疗的报道不多。

（十一）案例分析及救治教训

【案例 9】

1. 中毒经过　2 名女性，1 名男性，年龄 19~34 岁，平均 24 岁。为某磷肥厂工人，主要工作为将潮湿磷泥挖出送入传送带，然后烘干。当时可闻到腐鱼气味，3 名患者均处在下风口。中毒发生后，工作场所空气磷化氢浓度为 $20mg/m^3$。3 例均有头昏、乏力、眼部不适、咽干、咽痛，继之出现咳嗽、咳痰、胸闷、呼吸困难等症状。既往身体均健康。

2. 入院体检　呼吸 22~26 次/分，精神差，半卧位，口唇、指端发绀，双肺呼吸音粗，双肺闻及散在湿啰音，1 例闻及大量哮鸣音，心率 98~118 次/分，节律整齐，腹部无异常。

3. 实验室检查　血 WBC（10.6~23.2）$\times 10^9$/L、N 0.653~0.935。SaO_2、氧分压（PO_2）均有下降，二氧化碳分压（PCO_2）正常。血清前白蛋白升高，丙氨酸氨基转移酶升高。X 线胸片示：双肺纹理增多、模糊、弥漫分布斑片状影，示双肺水肿。胸部 CT 示：双肺密度弥漫增高，肺水肿，双侧胸腔少量积液。心电图示：窦性心动过速。肾功能、血清心肌酶谱正常。

4. 诊断　急性重度磷化氢中毒。

5. 诊疗经过

（1）改善通气：给予面罩吸氧、心电监护。1 例患者面罩吸氧后 PO_2 仍低，行气管插管呼吸机治疗。

（2）糖皮质激素：3 例患者均给予 5% 葡萄糖注射液（GS）250ml+ 甲泼尼龙 120mg 静脉滴注，3 天后减量为 80mg/d，第 7 天停用甲泼尼龙；用布地奈德混悬液 2mg+ 盐酸氨溴索 30mg 氧气驱动雾化吸入，2 次/天，7 天后改为 1 次/天，第 14 天停用。

（3）抗生素：3 例患者均给予 0.9% 生理氯化钠 100ml+ 头孢匹胺钠 1g 静脉滴注，2 次/天。

（4）改善微循环及利尿治疗：5%GS 250m+ 多巴胺 20mg 静脉滴注，20~30 滴/分，1 次/天，呋塞米 20mg 静脉推注，1 次/天。

（5）其他治疗：给抗氧化，保肝，维持水、盐、电解质平衡及营养支持治疗。

治疗后所有患者咳嗽、咳痰胸闷、呼吸困难等症状消失；胸片示肺水肿吸收，1 例有少量肺纤维化；心电图、肝功能、血气分析、SaO_2 恢复正常。3 个月后复查无特殊不适。

6. 救治经验　重度磷化氢中毒者常合并有呼吸抑制，脑水肿，心、肝、肾等脏器的损伤。目前无特效解毒药，综合治疗非常关键。

（1）积极纠正低氧血症：首先保持呼吸道通畅，及时给予面罩吸氧，面罩吸氧效果不佳时行气管插管呼吸机治疗。本组 1 例患者 PO_2 仅为 48.6mmHg，给予气管插管后 PO_2 上升，治疗 14 天后脱机面罩吸氧。

（2）早期使用肾上腺糖皮质激素：糖皮质激素有稳定细胞膜，对抗脂质过氧化、抗炎和非特异性免疫抑制作用，能有效清除肺间质水肿和预防肺纤维化。3 例患者入院经用甲泼尼龙及布地奈德混悬液雾化吸入后肺水肿逐渐好转，仅 1 例有少量肺纤维化发生。

（3）合理使用抗生素：肺水肿时肺泡中有大量渗出液，而这些渗出液中含有丰富的蛋白质，为细菌生长、繁殖提供了良好的环境，因此应用抗生素有非常重要的价值。但大剂量抗生素的应用，会使细菌、微生物大量死亡，产生大量内毒素，对纠正肺水肿不利。本组 3 例患者入院时已合并感染，血象高，给头孢匹胺钠治疗后效果明显。若无感染合并建议选用中等剂量的抗生素预防感染。

（4）及时使用多巴胺：磷化氢吸入后随血液循环分布到全身各组织、器官，其中损害最重的是肺、心、中枢神经系统、肝、肾等器官。多巴胺为体内合成肾上腺素的前体，具有 β 受体激动作用，也有一定的 α 受体激动作用，对内脏血管（肾、冠状动脉、肺）有扩张作用，增加血流量，从而可促进肺循环，减少渗出；增加肝、肾血流量，使尿量增加，减轻心肺负荷。本组 3 例患者均加用了多巴胺，肺水肿吸收明显，未发生脑水肿、肾衰竭等。

二、五氯化磷

五氯化磷（phosphorus pentachloride，PCl_5）为灰黄色固体，有刺激性难闻气味。分子量 208.31。加压下 148℃熔融，160℃左右升华。蒸气密度 7.2g/L。遇水分解成三氯氧磷和氯化氢。在化学工业上用作氯化剂和催化剂。

本品属中等毒性。大鼠经口 LD_{50} 为 660mg/kg，吸入 LC_{50} 为 205mg/m^3。

吸入高浓度五氯化磷蒸气或烟雾后可引起眼及呼吸道刺激症状，出现眼痛、流泪、结膜充血、咽痛、失声、吞咽困难，并可引起支气管炎、肺炎和肺水肿。

处理原则参见三氯化磷。

三、三氯化磷

（一）概述

三氯化磷（phosphorus trichloride，PCl_3）又名氯化亚磷，为无色、透明、有刺激性臭味的发烟液体。混有黄磷时，色黄而混浊。分子量 137.39，密度 1.574g/cm^3（20/4℃），熔点 −112℃，沸点 75.5℃，蒸气压 13.3kPa（20℃）。溶于水、乙醇、三氯甲烷（氯仿）、乙醚及二硫化碳。

三氯化磷毒性比五氯化磷大，经口灌胃属中等毒级，经呼吸道吸入属高毒级。引起大鼠肺巨噬细胞损害的急性阈浓度为 686.6mg/m^3。属危害性 Ⅰ 级及强刺激化合物。亚急性阈浓度为 2mg/m^3。大鼠经口 LD_{50} 为 550mg/kg、4 小时吸入的 LC_{50} 为 583mg/m^3。动物染毒后表现为搔鼻、抓毛、烦躁不安和呼吸加速。病理学检查可肺泡内有渗出和出血灶，肝细胞变性和坏死，肾小管上皮细胞浊肿和水样变性。

本品属刺激性毒物，蒸气对眼、呼吸道黏膜和皮肤均有强烈刺激作用，进入体内后迅速水解成盐酸和亚磷酸，造成组织刺激损害。

（二）接触机会

在医药、农药、染料、塑料、香料等行业中使用，作为氯化剂、催化剂和溶剂。主要用于制造敌百虫、甲胺磷和乙酰甲胺磷以及稻瘟净等有机磷农药的原料；医药工业用于生产磺胺嘧啶、磺胺五甲氧嘧啶；染料工业用于色酚类的缩合剂。也用于制造磷酰氯和五氧化磷。

（三）毒性机制

三氯化磷是磷的不完全氯化物，在空气中蒸发，遇水或潮湿的空气后即分解，生成亚磷酸和盐酸，并释放大量的热，所以有极强的刺激性和腐蚀性。

1. 吸入性肺损伤 三氯化磷吸入呼吸道后遇水迅速变成亚磷酸和盐酸，并释放大量的热，可导致呼吸道黏膜充血、水肿、坏死。高浓度接触时有强烈刺激和腐蚀作用，经呼吸道吸入时以呼吸系统急性损害为主，轻者表现为呼吸道刺激症状，重者出现喉头水肿、喉痉挛等呼吸道阻塞、中毒性肺炎、肺水肿及 ARDS，严重时可直接或继发心、肝、肾等实质性脏器损害，并出现气胸、肺大疱、纵隔气肿、肺纤维化等。

2. 化学性皮肤灼伤 本品引起的皮肤灼伤属于酸和热的复合伤，创面可较一般无机酸灼伤深。

（四）临床表现

1. 急性吸入性肺损伤 吸入高浓度蒸气者，可发生支气管炎、肺炎或肺水肿，甚至ARDS。早期主要为上呼吸道的刺激症状，表现为：呛咳、流泪、流涕、流涎、眼和喉刺痛、胸闷、气急等症状，此期持续时间约 2~6 小时。经 2~6 小时的潜伏期后出现急性中毒症状，主要表现为头痛、头晕、咽喉干痒、呼吸困难、全身乏力，稍重的病例可出现鼻出血、痰中带血丝。8~24 小时出现中毒症状的高峰期，此期严重病例可发生喉头水肿、急性肺水肿，出现抽搐、惊厥、发绀、咳粉红色泡沫痰、咯血、血压下降、休克等呼吸、循环危象，如抢救不及时可发生死亡。此期间患者外周血白细胞总数升高，部分患者淋巴细胞、嗜酸性粒细胞数升高，血氧饱和度下降。三氯化磷中毒性支气管肺炎较一般炎症持续时间长，可能与气体的腐蚀作用有关。少数患者可合并肝损害，出现转氨酶升高。

如治疗得当，急性中毒症状可在 1 周内明显改善。若继发感染控制不佳，1 周后进入继发呼吸道感染期。主要为继发性坏死性支气管肺炎，患者出现发热、咳嗽、咳痰，甚至咯血等呼吸道症状。经抗炎治疗，上述症状可在 2~3 周内逐渐改善，同时肝功能也逐渐修复。

2. 眼灼伤 本品对眼亦有刺激和腐蚀作用。眼接触高浓度气体后，可见结膜充血、流泪、畏光，较重时，有眼睑痉挛及眼疼痛。液体溅入眼内，可造成灼伤，发生结膜坏死，角膜溃疡、穿孔，甚至失明。

3. 皮肤灼伤 液体三氯化磷或较浓的气体接触皮肤，可发生不同程度灼伤，出现皮肤潮红、水肿、溃烂、渗出、水疱、坏死等。

4. 其他 尚有头晕、头痛、全身乏力、嗜睡（重者呈昏迷状态）、恶心、呕吐、面色苍白、口唇发绀、出冷汗、食欲减退、腹痛等。

（五）实验室检查及辅助检查

1. 胸部 X 线检查 主要表现为急性肺水肿、中毒性支气管炎和支气管肺炎、阻塞性肺气肿和（或）肺不张、机化性肺炎和肺间质纤维化。

（1）肺水肿：主要表现为两中、上肺野和肺门区大片状浓密阴影，典型者可形成蝶翼状实变影，病变可对称分布，亦可一侧性分布。心影形态一般不增大，重症病例呈轻中度增大。

（2）中毒性支气管炎和小叶性肺炎：与一般吸入性肺炎的 X 线表现相似，病变位于两下肺野中内带，沿肺纹理分布，呈现不规则的斑点状或小片状边界模糊的致密阴影，病变密度不均，2~3 天内部分可演变为节段性或大片状密度不均匀影。上述病变沿支气管分支分布，病灶多位于下肺内带，肺叶后部多于前部。

（3）阻塞性肺气肿和肺不张：X线表现因阻塞部位不同形态各异，可累及一个肺叶或一个肺段。肺气肿表现为肺叶或肺段性透光度增加，而肺不张可为三角形、线状或边缘锐利的致密影。

（4）机化性肺炎：可呈多角形、不规则状沿支气管分布边缘向病灶中心收缩，并伴有锯齿状改变的较高密度影。

2. 其他　部分患者可出现外周血白细胞计数、淋巴细胞计数、中性粒细胞计数升高。血气分析可提示低氧血症。血氧饱和度可下降。肺功能检查示通气功能异常。少数患者可出现一过性的转氨酶升高。

（六）诊断原则

根据短期内接触较高浓度三氯化磷的职业史，发病较快，以呼吸系统急性损害为主的临床表现，结合胸部X线检查及现场劳动卫生学调查结果，综合分析，并排除其他病因引起的支气管炎、肺炎、肺水肿等类似疾病后，诊断即可成立。

（七）鉴别诊断

需注意与上呼吸道感染、慢性支气管炎急性发作、支气管肺炎、支气管哮喘和心源性肺水肿等加以鉴别。

（八）中毒救治

1. 使患者迅速脱离现场，移至空气新鲜处，静卧保暖。保持呼吸道通畅，及早给氧。给予雾化吸入2%碳酸氢钠溶液。积极防治咽喉水肿和肺水肿，早期、足量、短程应用肾上腺糖皮质激素。使用利尿剂以减轻咽喉水肿和肺水肿。必要时采用机械辅助通气。注意防治肺部感染，对呼吸道症状明显、肺部有病变、咽喉部有溃疡者应及早使用抗生素治疗。建议吸入中毒者定期进行胸部X线拍片检查，以便了解病程的变化，指导临床治疗。

2. 皮肤污染时，应立即脱去污染衣物，宜先用棉花或吸水纸等吸出创面的液体，然后就近用大量流动清水冲洗20分钟以上，忌用少量水冲洗。然后再用碱性溶液（5%碳酸氢钠）冲洗、湿敷。

3. 眼睛灼伤时，应尽早用清水、1%~2%的硼酸溶液或生理盐水冲洗，纤维结合蛋白眼药水滴眼，涂小牛血清眼膏及抗生素眼膏。角膜灼伤者应注意散瞳。

4. 其他对症和支持疗法。如保肝、强心、利尿，增强机体免疫功能等。

（九）案例分析及救治教训

【案例10】

1. 中毒经过　男性，49岁。工作中因三氯化磷管线意外脱解，浓度98%的液态三氯化磷喷溅面部，患者跌倒在被大量三氯化磷污染的地面上。当时车间大量白色烟雾弥漫，患者吸入高浓度三氯化磷约2~3分钟，在现场停留约半小时。当即感胸闷、气短、呼吸困难，双眼、咽部及皮肤灼痛难忍，视物不清。当时未脱去污染衣物，只简单冲洗，未进行其他治疗。2小时后转入院。

2. 入院检查　T 37.3℃，P 80次/分，R 24次/分，BP 160/100mmHg。神志清，呼吸困难，口唇发绀，声音嘶哑。面部、后背、腰及两臀、左上下肢皮肤Ⅱ~Ⅲ度化学灼伤，总面积18.5%。双眼视力只能见眼前指数。上下眼球结膜呈大面积灰白、瓷白色坏死，看不清血管，角膜大面积灰白混浊，余未能窥入。软腭、咽部、腭垂、双声带、假声带及披裂充血、水肿，部分黏膜脱落。双肺底闻中小湿啰音，5~10分钟后双肺满布湿啰音。

X线胸片：两肺纹理增强、增多、增粗，结构紊乱，两肺中下野沿纹理分布可见小斑点状阴影，右肺中下野透过度减低。

实验室检查：血常规：WBC 11.6×10^9/L，N 0.76，L 0.24；尿蛋白（+），尿镜检WBC 3~5个/HP。肝功能、心电图、血清钾、血清钠、血清氯、CO_2-CP均正常。

3. 诊断　①急性三氯化磷中毒并发肺水肿；②双眼重度酸灼伤；③皮肤化学灼伤面积18.5%（其中Ⅲ度3%，深Ⅱ度5.5%，Ⅱ度10%）。

4. 诊疗经过　入院后立即用2%碳酸氢钠彻底冲洗双眼，尤其是眼球结膜穹隆处，并请眼科专家协同诊治。皮肤灼伤则立即脱去污染衣物，用流动清水彻底冲洗、清创，并用2%硫酸铜冲洗后，再用5%碳酸氢钠反复冲洗后湿敷。肺水肿予以短程、足量地塞米松。辅以利尿、超声雾化吸入、预防感染等综合治疗。2小时后肺水肿基本控制。

但中毒后10、27小时先后2次肺水肿反复，再度出现气短、呼吸困难，咽喉阻塞感，口唇及四肢末梢发绀，呼吸44次/分，心率140~160次/分，双肺满布湿啰音。X线胸片：两肺纹理增多、紊乱，两侧肺门及两肺野满布浓淡不均模糊片状阴影，尤以两下野为著。心电图示心肌损害。经氧疗，继续用地塞米松、呋塞米等，第5天肺水肿控制，心电图恢复正常。

入院12天右眼前房积脓，一个月后积脓消失。但视力终未能恢复，且广泛睑球粘连，角膜葡萄肿。左眼角膜穿孔，视力0。因继发青光眼于伤后3个月摘除左眼球。Ⅱ~深Ⅱ度皮肤灼伤15天左右痊愈，Ⅲ度灼伤择期切痂植皮，48天痊愈。

5. 救治教训

（1）肺水肿发生快、可反复，需注意密切观察病情变化，及时处理。

患者因接触高浓度三氯化磷致急性呼吸道损伤，并伴眼及皮肤灼伤的复合性损伤。就诊时已发生肺水肿，当时距接触毒物时间不足2小时。说明三氯化磷水溶性强，发生肺水肿的潜伏期短。住院初期肺水肿两次反复，值得注意。

（2）尽快脱离中毒现场，并清除腐蚀性物质，是现场最重要的急救措施。

患者发生严重双眼及皮肤灼伤的主要原因，是缺乏早期合理的现场处理措施，失去了抢救良机，造成不可逆转的严重损伤。急性中毒时，尽快脱离中毒现场，并清除腐蚀性物质，这是现场最重要的急救措施。在未做好相应急救处理之前切忌匆忙转院。治疗中更要有全局观念，切不可只注意肺部病而忽视眼部或其他部位的治疗。要加强对工人的宣教，掌握在意外情况下自救互救知识。

四、三氯氧磷

（一）概述

三氯氧磷（phosphorus oxychloride，$POCl_3$）又名磷酰氯（phosphoryl chloride）、氧氯化磷、三氯氧化磷，为无色发烟液体，有刺激臭味。分子量153.33，密度1.675g/cm^3（20/4℃），熔点2℃，沸点105.3℃。蒸气密度5.3g/L。液体遇冷水、酒精或强酸分解。

本品挥发性强，其蒸气遇水或潮湿空气形成磷酸和氯化氢。大量水突然倒入本品，反应剧烈可造成事故。本品毒性与三氯化磷、五氯化磷相似。大鼠经口LD_{50}为380mg/kg。4小时吸入LC_{50}大鼠为300mg/m^3，豚鼠为332mg/m^3。人接触70mg/m^{3}浓度发生急性中毒。

动物实验证实，三氯氧磷对大鼠肺实质具有明显损伤作用，而大鼠肺支气管冲洗液LDH活性水平可作为评价肺损伤较为敏感的早期指标。小鼠中毒表现为躁动、上呼吸道及眼结膜刺激、抑制状态、抽搐、步态不稳、侧卧，最后死亡。大鼠除上述表现外，有流泪、角膜混浊及肺水肿。吸入中毒死亡患者尸检可见：喉头水肿；气管黏膜充血，管腔内见黏液样分泌物；急性肺水肿；脑水肿；肝细胞变性；肾小管上皮变性；肺肾充血，局灶性出血；肺组织（浆液）中可检出大量氯离子和磷酸根离子。

本品对黏膜产生刺激、腐蚀作用，并可引起皮肤灼伤。经呼吸道吸入后，可引起支气管病变和肺水肿。

（二）接触机会

本品用作氯化剂、催化剂（有机合成），用于化工、制药、合成、塑料、染料及电子工业。亦是制造农药杀虫脒的原料。作为一种化工原料，他人投毒或口服自杀较罕见，多见于意外事故。

（三）毒性机制

1. 吸入性肺损伤　三氯氧磷挥发性强，其蒸气遇水或潮湿空气形成磷酸和氯化氢。磷酸与氯化氢均为中等强度的酸类，对皮肤、黏膜具有较强的刺激和腐蚀作用，重者可引起充血、水肿，甚至坏死；大量吸入可引发肺水肿，导致通气功能障碍。

2. 抑制胆碱酯酶活性　尚有待进一步研究。动物实验发现，亚致死剂量的三氯氧磷能抑制血清丁酰胆碱酯酶；致死剂量的三氯氧磷能抑制肌肉的乙酰胆碱酯酶，而不是脑内乙酰胆碱酯酶。在家蝇，脑内乙酰胆碱酯酶的抑制程度与中毒程度相关。体外实验显示，三氯氧磷能选择性地抑制乙酰胆碱酯酶。

（四）临床表现

1. 吸入性肺损伤　吸入本品烟雾后，可立即出现眼痛、流泪、流涕、咽痛、咳嗽等眼及呼吸道黏膜刺激症状，出现结膜充血、咽部充血，部分患者伴有恶心、乏力、胸闷、气短、头痛、头晕、胸痛等表现。一般经2~6小时后，轻症者自觉症状逐渐好转，重症者病情逐渐加重，出现双肺呼吸音粗糙，肺部干、湿性啰音，心率增快，可有窒息感、发绀、肺水肿、心力衰竭，甚至出现ARDS。部分病例可并发肝、肾损害，出现急性肾衰竭。

2. 皮肤/眼灼伤　眼和皮肤直接接触本品液体可引起眼和皮肤灼伤。眼灼伤后愈合缓慢。

（五）实验室检查及辅助检查

1. 胸部X线检查　可见两侧肺纹理增粗、增多、紊乱或边缘模糊呈网状阴影，或散在呈片状阴影，或大片状、云雾状或相互融合成斑片状阴影分别符合气管-支气管炎、急性支气管肺炎、间质性肺水肿或肺泡性肺水肿征象。

2. 其他　心电图示T波低平或倒置、ST-T段压低、传导阻滞、期前收缩等。部分患者可出现外周血白细胞计数升高。血气分析提示低氧血症。血氧饱和度可下降。还可出现一过性的转氨酶升高、蛋白尿、血清BUN升高。

（六）诊断原则

根据短期内接触较高浓度三氯氧磷的职业史，发病较快，以呼吸系统急性损害为主的临床表现，结合胸部X线检查及现场劳动卫生学调查结果，综合分析，并排除其他病因引起的支气管炎、肺炎、肺水肿等类似疾病后，诊断即可成立。

（七）鉴别诊断

需注意与上呼吸道感染、慢性支气管炎急性发作、支气管肺炎、支气管哮喘和心源性肺水肿等加以鉴别。

（八）中毒救治

1. 使患者迅速脱离现场，移至空气新鲜处，静卧保暖。保持呼吸道通畅，及早给氧。给予药物（如2%~5%碳酸氢钠、地塞米松、氨茶碱、抗生素、α-糜蛋白酶）超声雾化吸入。早期、足量、短程应用肾上腺糖皮质激素，积极防治咽喉水肿和肺水肿。必要时采用机械辅助通气。及时使用抗生素治疗，防治肺部感染。给予解痉、镇静、止咳、化痰等对症治疗。

2. 皮肤污染时，应立即脱去污染衣物，宜先用棉花或吸水纸等吸出创面的液体，然后就近用大量流动清水冲洗20分钟以上或用2%~5%碳酸氢钠冲洗。是否冲洗干净可用2%硝酸银轻涂创面至暗室观察有否磷光，应直冲洗至不见磷光为止。然后再用2%碳酸氢钠厚湿敷物覆盖创面使之与空气隔绝，湿敷时间示烧伤程度一般保持48小时；也可采用创面暴露疗法，但不可用油膏或脂性敷料。灼伤皮肤结痂后应尽早切痂清创或切痂植皮，即可阻止磷吸收，亦可避免创面感染。

3. 眼睛灼伤时，除尽早用清水、1%~2%的硼酸溶液或生理盐水冲洗，还可采取球结膜下注射药物、抗生素冲洗、涂小牛血清眼膏及抗生素眼膏等方法。角膜灼伤者应注意散瞳。

4. 注意保护重要脏器，加强对症和支持疗法。如保肝、强心、利尿，增强机体免疫功能等。

（九）案例分析及救治教训

【案例11】

1. 病例简介　女性，21岁。1989年6月27日上午7时半，中控取样时因阀门破裂，三氯氧磷外泄约20kg，沾染皮肤黏膜，造成右眼、右面颊、右前胸壁、两前臂、两小腿灼伤。于7时40分到医务室，自诉右眼看不见，创面作痛，并吞进少许三氯氧磷。立即予以更换污染衣物，拭去皮肤残留液，并以3%碳酸氢钠溶液（苏打水）冲洗右眼及全身创面，湿敷包扎，碱性液（含地塞米松15mg）30ml雾化吸入，鼻管给氧，护肝药内服。半小时后，双肺底闻及细小湿性啰音。即送当地医院。除继续鼻管给氧外，予地塞米松30mg静注，小量输液及抗感染等治疗。至中午12小时，患者自觉胸闷、气急，鼻翼扇动明显，两肺广泛湿啰音。又给毛花苷丙0.4mg，地塞米松10mg，酚妥拉明1.5mg，呋塞米40mg。由于家属要求转院，途中经4小时转送，下午7时40分到达某市级医院。

2. 入院检查　T37.8℃，P 120次/分，R 20次/分，BP 139/70mmHg。神志清，对答切题，急性重病容，面色苍白，表情恐惧，精神不振。口唇稍紫，口腔及咽黏膜未见破损。呼吸快，无三凹征。右眼球结膜充血水肿，角膜溃疡。全身Ⅱ度烧伤面积约13%。双肺闻及湿啰音，心率120次/分，律齐。腹软，无压痛，肝脾未扪及。生理反射存在，病理反射未引出。

实验室检查：血清WBC 26.9×10^9/L，N 0.93，L 0.07，Hb 174g/L，BUN 3.92mmol/L，血清钾2.7mmol/L，血清钠142mmol/L，血清氯109mmol/L，CO_2CP 21.8mmol/L，尿蛋白2g/L。心电图示：窦性心动过速，Q-T延长（0.38秒）、S-T段水平延长，U波明显直立与T波融合。肝功能正常。

血气分析：pH 7.306，$PaCO_2$ 5.08kPa，PaO_2 4.79kPa，细胞外剩余碱-7.2mmol/L，全血剩余碱–5.9mmol/L，实际碳酸根19.3mmol/L，二氧化碳总量20.4mmol/L，标准碳酸氢盐19.4mmol/L，血氧饱和度0.646。

3. 诊断　①急性重度三氯氧磷中毒并发肺水肿、ARDS；②右眼重度酸灼伤；③皮肤化学灼伤（Ⅱ13%）。

4. 诊疗经过　入院后除继续给氧，使用消泡净，限制输液量，给予地塞米松、毛花苷丙、呋塞米等。至6月28日上午病情渐重，呼吸困难，甲床发绀，及时采取呼气末止压通气给氧，并输新鲜血浆80 000U，加大地塞米松及呋塞米用量，给酚妥拉明等。上午11时行气管切开吸痰，高频喷射给氧，缺氧仍无明显改善，两肺湿啰音增多，出现尿闭。至下午6时，神志尚清，烦躁不安，呼吸急促36次/分，口唇发绀，两肺满布湿啰音，心率达160次/分。下午8时，点头呼吸，发绀明显，再次加大地塞米松及呋塞米用量。经抢救无效，于下午8时30分呼吸、心搏停止，死亡。共用地塞米松147mg，呋塞米160mg，酚妥拉明31.5mg，毛花苷丙0.8mg。

5. 救治教训

（1）未能及时脱离中毒现场：本例患者滞留在肇事环境中近10分钟，吸入一定量的三氯氧磷气体，加之皮肤黏膜污染面积较大，且口服微量，因此，吸收量大，潜伏期短，病情重，进展快。

（2）未限制活动：保持患者体力和精神，静息，减少体氧消耗，是减轻肺水肿发生发展的重要措施。而本例患者由于长途转送，一路颠簸，既延误了宝贵的治疗时间，也加速了肺水肿的发展，增添了后续治疗的不利因素。

（3）糖皮质激素使用未能做到早期、足量。

（4）皮肤灼伤持续吸收致肺水肿反复、抗肺水肿和继发感染也是病情进展快，死亡率高，难以逆转的原因之一。

五、五氧化二磷

五氧化二磷（phosphorus pentoxide，P_2O_5）又名磷酸酐（phosphoric anhydride），为白色绒毛状粉末。分子量142。密度2.39g/cm^3（20/4℃）。在347℃升华，加压下563℃熔融。

在工业上，本品用作干燥剂、脱水剂及制备高纯度磷酸。黄磷暴露在空气中与氧气作用亦可以产生五氧化二磷。

本品具有强吸水性，易溶于水，放出大量热而生成磷酸。对眼、呼吸道黏膜、皮肤有强烈的刺激和腐蚀作用，严重者可致中毒性肺炎、肺水肿。本品有时含游离磷，可引起磷中毒。

吸入本品烟雾后，出现流泪、流涕、咽痛、胸闷、咳嗽等眼和上呼吸道刺激症状，亦可有全身不适、恶心、乏力、头痛、头晕、体温升高等全身性症状。重症患者可出现化学性肺炎和肺水肿。误服后，可发生腐蚀性胃肠炎及肝损害。眼、皮肤接触可出现眼、皮肤刺激症状或灼伤。

处理参见三氯化磷。口服中毒者洗胃要注意防止胃穿孔或出血。

国内曾报告一起因黄磷暴露在空气中与氧气作用产生五氧化二磷，导致7人意外吸入五氧化二磷的事故。某磷化公司7名工人对盛磷槽（4m×3m×2m，上端可开口的金属槽）进行维修清槽作业，当时槽内盛有40cm厚的淤泥，淤泥中含有大量黄磷，槽内通风不良，工人工作时仅戴棉纱口罩，每天工作5小时，工作1~3天后，7名工人先后出现头晕、胸闷、咳嗽、呼吸困难、恶心、四肢无力等症状。入院查体：体温正常，呼吸音稍粗，肺部无干湿啰音。X线胸片检查未见异常。经吸氧、解痉、抗水肿、抗感染及对症处理，患者症状缓解。

六、三硫化四磷

三硫化四磷（tetraphosphorus trisulfide，phosphorus sesquisulfide，P_4S_3）是黄色结晶。分子量220.12，密度2.03g/cm^3（20/4℃），熔点172.5℃，沸点407.5℃。不溶于水，溶于二硫化碳和苯。在热水中可分解，100℃以上易燃。用于制造安全火柴、烟火等。

本品属低毒。兔经口LD_{50}为100mg/kg，皮下200~600mg/kg。本品粉尘及烟对皮肤、眼、呼吸道黏膜有刺激作用。皮肤接触可出现瘙痒、水肿、湿疹、糜烂或毛囊病变。有报告火柴厂工人接触本品，可有皮肤丘疹、疱疹、剥脱性皮炎；并常发生眼结膜炎，偶见角膜溃疡；亦有发生周围神经病者。

七、五硫化二磷

五硫化二磷（phosphorus pentosulfide，P_2S_5）又名硫化磷、过硫化磷。为淡黄色带有类似硫化氢气味的结晶。分子量222.24，密度2.03g/cm^3（20/4℃），熔点280~283℃，沸点515℃。溶于二硫化碳及碱性液，遇水分解产生硫化氧和磷酸。

在工业上，用于制造某些有机磷酸酯类农药、润滑油添加剂、浮选剂、火药及安全火柴等。

大鼠经口LD_{50}为389mg/kg。兔刺激试验，500mg涂皮24小时引起中等刺激反应，20mg滴眼24小时引起强刺激反应。本品对接触者皮肤、呼吸道、眼有刺激作用。

国内曾报告一起五硫化二磷泄漏事故，大量五硫化二磷黄色烟雾飘逸于大气，致使42人住院。事故发生后5小时，车间内两个采样点空气五硫化二磷浓度为21.2mg/m^{3}和48.8mg/m^3（磷钼蓝比色法）。住院患者主要症状：头晕、头痛、胸闷、心悸、气短、乏力、恶心、呕吐、流泪、咽干、咳嗽、咳痰、四肢麻木。主要体征：血压升高、咽部及眼结膜充血、肺部干性啰音。部分患者血白细胞升高、血磷升高（88.1%）或血糖升高。心电图异常表现多样不一，无特异性，主要包括T波改变、窦性心动过速、窦性心动过缓、ST段改变、传导阻滞等。X线胸片示：右肺中野斑片状阴影1例，两肺中下野纹理增强、模糊1例。全部患者肝肾功能、血清钾、血清钠、血清氯、血清钙和脑电图均正常。40例诊断为五硫化二磷刺激反应，2例诊断为急性轻度五硫化二磷中毒。治疗上，立即将受害者移离存在毒物的现场，脱去被毒物污染的衣服，并用温水清拭或冲洗接触毒物的皮肤。给予维生素C、肾上腺糖皮质激素、抗生素和对症治疗。1个月内全部治愈。

八、三氟化磷

三氟化磷（phosphorus trifluoride，PF_3）是无色无味气体。分子量87.98，熔点-151.5℃，沸点-101.8℃。本品在水中缓慢分解为亚磷酸及氟化氢。在电子工业中用作磷离子注入剂，在有机合成中用作氟化剂。

本品对眼、呼吸道和皮肤有强烈刺激作用。吸入后可致呼吸道炎症，严重者出现肺水肿。

九、五氟化磷

五氟化磷（phosphorus pentafluoride，PF_5）是无色而带刺激臭味的气体，在潮湿的空气中发烟。分子量125.98，熔点-93.8℃，沸点-84.6℃。用于发生氟化氢气体。

本品遇水分解为磷酸与氟化氢。对眼、呼吸道黏膜和皮肤有强烈刺激作用。吸入后可致呼吸道炎症，严重者出现肺水肿。

十、磷化铝

磷化铝（aluminium phosphide，AlP）系灰黄色粉末，熔点超过1350℃，密度2.85g/cm^3（25℃）。遇水分解产生磷化氢。本品主要用作粮仓熏蒸杀虫剂。成人致死剂量少于0.5g。

引起磷化铝中毒的原因，一是生产生活中误吸或误服；二是服毒自杀。磷化铝进入机体有两种途径：在潮湿环境或遇水释放出磷化氢气体，经呼吸道被人体吸收；口服后在胃内释放出磷化氢气体，经消化道被人体吸收。

国外有学者通过对195例磷化铝中毒的病例分析，认为磷化铝中毒致死与剂量明显相关，而与就诊时间的早晚无关；死亡患者有着更严重的低血压状态和代谢性酸中毒，而存活患者有着更明显的呕吐症状。

磷化铝中毒的临床表现与中毒救治参见磷化氢。

（夏丽华）

参考文献

1. 吴娜，夏玉静．急性磷化氢中毒研究进展．中国职业医学，2012，39（4）：345-347.
2. 姚开娟，方绍峰，周世义，等．急性磷化氢中毒184例临床分析．中国工业医学杂志，2012，25（5）：343-346.
3. 夏玉静，郝凤桐，吴娜，等．职业性急性磷化氢中毒诊断标准修订探讨．中国职业医学，2014，41（6）：723-725.
4. 杜鸿雁，于忠山，何毅，等．磷化氢中毒死亡检验2例．中国法医学杂志，2011，26（6）：502-503.
5. 杨国菊，赵红宇，唐玉梅，等．3例急性磷化氢中毒性肺水肿临床救治分析．中国职业医学，2009，36（3）：225-226.
6. 朱秀英，杨飞云，陈希妍．重度磷化氢中毒所致多脏器损害的临床治疗分析．中国卫生产业，2014，（27）：30-31，34.
7. 李春芳，杨中玖．三氯化磷气体吸入致肺部损害的X线分析．中华劳动卫生职业病杂志，2005，23（4）：308-309.
8. 蒋帆，蔡耀章，张崇岭．一起急性三氯化磷中毒事故．职业卫生与应急救援，2002，20（4）：204.
9. 王忠，吴学豪，夏欣一，等．急诊雾化吸入气道内给药治疗急性三氯化磷吸入性呼吸道损伤．医学研究生学报，2008，21（9）：942-943，947.
10. 李艳萍，岳诚真，郭伶俐，等．一起三氯氧磷泄漏致发生群体急性氯化氢中毒的报告．职业卫生与应急救援，2002，20（2）：95.
11. 刘军，江东．三氯氧磷急性中毒死亡2例．法医学杂志，2009，19（3）：235-236.
12. 孔祥玲，李娜，郝玉贵．三氯氧磷中毒8例的护理．中国乡村医药，2016，23（9）：80.
13. 李旭东，尹怡璇，张铁群，等．一起五氧化二磷引起的急性职业中毒．职业卫生与病伤，2006，21（3）：202.
14. 周标，刘江伟．一起五氧化二磷职业中毒事故调查．职业与健康，2007，23（22）：2027.
15. 王晖，何海健，李晓菊．五硫化二磷引起急性硫化氢与磷化氢中毒二例．中华劳动卫生职业病杂志，2001，9（6）：39.

第四节 硫及其化合物

一、硫

硫(sulfur,S)又名硫磺、硫黄。原子量32。不溶于水,微溶于酒精,易溶于二硫化碳。能升华。燃点190℃。在空气中燃烧的下限浓度为35g/m^3。硫具有多种同素异形体。最主要有下列三种形式:①菱形硫,黄色晶体,熔点112.8℃,密度2.07g/cm^3;②单斜硫,淡黄色晶体,熔点119℃,密度1.96g/cm^3;③无定形硫,褐色胶样物,熔点120℃,密度1.95g/cm^3。

工业上,用于制造硫酸、亚硫酸、金属硫化物、二硫化碳、硫化染料、火柴、焰火、火药、杀虫剂及硫化橡胶。皮肤科用做软化表皮剂和灭疥剂。

硫毒性甚低,生产中不至于引起急性中毒。吞服本品后,在胃内无变化;但在肠内,尤其是在大肠内能部分(约10%)转化为硫化氢而被吸收。故大量口服(10~20g)后可出现硫化氢中毒的临床表现。长期吸入硫尘一般无明显毒性作用,但国外曾有引起“硫尘肺”及支气管炎伴发肺气肿的报道。硫尘有时可引起眼结膜炎,敏感者皮肤可出现湿疹。硫与皮肤分泌物接触,可形成硫化氢和五硫磺酸,故对皮肤有弱刺激性。

二、一氯化硫

一氯化硫(sulfur chloride,SCl,S_2C1_2)为橘黄色油状液体。有刺激性臭味,能发烟。分子量135.05。熔点-80℃,沸点135.6℃。溶于二硫化碳、苯及醚。遇水分解成硫酸、盐酸和二氧化硫。用作化工、染料、橡胶、农药和制药的磺化剂或氯化剂。

小鼠吸入本品138.78mg/m^3 1分钟能致死;猫于66.28mg/m^{3}接触15分钟无影响,但当浓度为其4倍时,吸入15分钟,二、三日后可致死亡。

一氯化硫对上呼吸道和眼有强烈刺激作用,皮肤污染可致严重灼伤。局部作用可能由于水解时释出盐酸和二氧化硫所致。因较易水解,故主要对上呼吸道产生刺激作用。如在上呼吸道水解不完全,则细支气管和肺泡也受到损害。

国外有报道对一氯化硫浓度为11.05~44.18mg/m^{3}的橡胶代用品工厂工人进行健康检查,13名受检者中,有流泪、结膜充血及混浊者3~4名;4名诊断为慢性结膜炎;有主诉嗅觉减退和咽喉干燥感,检查中发现多数人有鼻黏膜卡他样中等度红肿和咽黏膜中等度发红等黏膜刺激体征。有使用本品进行橡胶的硫化时发生轻度急性中毒的报告,表现为眼痛、流泪、咳嗽和恶心等症状,予以对症治疗。如发生严重中毒,应注意防治肺水肿。

三、二氯化硫

二氯化硫(sulfur dichloride,SCl_2,S_2C1_4)为棕红色液体。分子量205.94。密度1.62g/cm^3(15℃)。熔点-78℃,沸点59℃。用作橡胶工业的硫化剂和有机合成的氯化剂。

对眼和上呼吸道有刺激作用。大鼠暴露于100mg/m^{3}浓度的空气中,每天6小时,共8天,出现无力、眼鼻刺激症状,呼吸困难,体重下降,内脏解剖未见异常;暴露于33mg/m^{3}时,每天6小时,共15天,无中毒表现,脏器也正常。

四、硫酰氯

硫酰氯（sulfuryl chloride，SO_2Cl_2）又名氯化砜。为无色具挥发性液体。分子量 134.97。密度 1.667g/cm^3（20℃）。熔点 −54.1℃，沸点 69.1℃。蒸气密度 4.7g/L。溶于苯、醋酸。长期保存一部分分解成二氧化硫和氯气。遇水和潮湿空气则分解成硫酸和盐酸。主要用于有机合成的氯化剂、磺化剂及酸酐制造，也用于制造药物、染料、表面活性剂等。

蒸气对眼结膜及上呼吸道有强烈刺激作用，可引起眼结膜炎、鼻炎、气管和支气管炎，严重者引起化学性肺炎和肺水肿。皮肤污染引起严重烧伤。治疗可参见二氧化硫、硫酸及盐酸。

五、二氧化硫

（一）概述

二氧化硫（sulfur dioxide，SO_2）又名亚硫酐（sulfurous acid anhydride），常温下为无色气体，具强烈辛辣刺激性气味。不能燃烧及助燃。分子量 64.07，密度 2.3g/L，溶点 −72.7℃，沸点 −10℃。溶于水、甲醇、乙醇、硫酸、醋酸、氯仿和乙醚。易与水混合，生成亚硫酸（H_2SO_3），随后转化为硫酸。在室温及 392.266~490.3325kPa（4~5kg/cm^2）压强下为无色流动液体。

本品主要经上呼吸道吸收，鼻咽部可吸收吸入量的 90% 以上。故健康人经鼻吸入要比经口吸入同一浓度所引起的肺部症状为轻。本品亦可由眼结膜吸收。吸收后迅速进入血液，与蛋白结合，主要分布在血浆，部分于红细胞中，随血流分布至全身各器官，以气管、肺、肺门淋巴结和食管中含量最高，其次为肝、肾、脾等。吸入的二氧化硫部分以原形从呼吸道排出，进入体内的部分生成亚硫酸盐，随后被肝、心、肾等组织中的亚硫酸氧化酶氧化成硫酸盐随尿排出。

本品属中等毒类，对眼和呼吸道有强烈刺激作用，呼吸道是二氧化硫毒性作用的靶器官。急性中毒动物出现典型的呼吸道刺激症状，躁动、窒息，最后呼吸困难而死亡。吸入二氧化硫可使大鼠体重增加减慢，肺组织湿重增大、干重减小，可导致大鼠肺组织损伤，肺血管及肺泡巨噬细胞膜通透性增加，细胞器（如溶酶体）结构和功能发生改变。吸入高浓度二氧化硫可引起喉水肿、肺水肿、声带水肿及（或）痉挛导致窒息。长期接触二氧化硫的人员，鼻炎、咽炎、上呼吸道和眼部疾患明显增多。

二氧化硫对肝脏亦具有明显的损伤作用。当用 56、112、168mg/m^3 的二氧化硫分别对小鼠染毒 1 周后可引起小鼠明显的肝脏病理改变。HE 染色观察发现肝组织中有淋巴细胞、中性粒细胞、单核细胞浸润，并且有明显的肝细胞坏死，呈点状和灶状坏死。电镜观察发现肝脏实质细胞脂肪变、嗜酸颗粒变和坏死。

还有报告二氧化硫引起的窒息和细胞毒作用可使中枢神经受损，双基底节区变性坏死。

（二）接触机会

制造硫酸、亚硫酸盐、硫酸盐，硫化橡胶，冷冻，漂白纸浆、羊毛、丝等。消毒，熏蒸杀虫，冶炼镁，石油精炼，燃烧含硫燃料，熔炼硫化矿石，烧制硫黄，化工原料制造，化学肥料制造，涂料及染料制造，化学助剂制造，合成药置换、加成、聚合、裂解，陶瓷烧成，磨料炼制，金属冶炼，食品饮料制造等作业工人和有关人员皆有可能接触。另外，它是常见的工业废气及大气污染的成分。

（三）毒性机制

1. 吸入性肺损伤 二氧化硫易被眼结膜和呼吸道黏膜湿润表面所吸收生成亚硫酸，部分再氧化成硫酸，对眼及呼吸道黏膜产生强烈的刺激作用。既可引起眼结膜和支气管黏膜分泌增加及局部炎性反应，甚至腐蚀组织引起坏死；尚可引起支气管和（或）喉头痉挛、肺血管反射性收缩，使气道阻力增加和通气/灌流比例失调，导致低氧血症。缺氧又可进一步引起毛细血管痉挛，毛细血管压力进一步升高，致肺水肿加速发展。

2. 诱导氧化损伤 吸入二氧化硫可使实验动物脑、肺、心、肝、肾等器官组织的脂质过氧化物水平显著升高，抗氧化酶超氧化物歧化酶和谷胱甘肽过氧化物酶活性显著降低，抗氧化物质还原型谷胱甘肽显著降低，提示氧化损伤亦是其毒性作用的机制之一。

3. 其他机制 进入血液的二氧化硫可与硫胺素结合而降低其活性，影响体内维生素C平衡，还能引起蛋白质和糖代谢紊乱，抑制肝、脑、肾和肌肉的氧化解毒过程，抑制氨基酸的氧化脱氨基作用和丙酮酸的氧化作用，从而引起脑、肝、脾等组织发生退行性变。

有报告二氧化硫引起的窒息和细胞毒作用可使中枢神经受损，双基底节区变性坏死。亚硫基离子和氧生成的游离基可切断脱氧核糖核酸（DNA）链，造成DNA损伤。

（四）临床表现

1. 吸入性肺损伤 吸入二氧化硫后很快出现流泪，畏光，视物不清，鼻、咽、喉部烧灼感及疼痛，干咳等眼结膜和上呼吸道刺激症状。较重者可有声音嘶哑、胸闷、胸骨后疼痛、剧烈咳嗽、咯血、心悸、气短、头痛、头晕、乏力、恶心、呕吐及上腹部疼痛等。体格检查可见眼结膜和鼻咽黏膜充血水肿，鼻中隔软骨部黏膜可见小块发白的灼伤，口唇发绀，呼吸急促，两肺呼吸音粗糙，闻及干湿性啰音。患者大多于数日内症状消失。

严重中毒者可在数小时内发生肺水肿、呼吸中枢麻痹，甚至可因合并细支气管痉挛而引起急性肺气肿。有的患者可能在广泛的化脓性细支气管炎好转后，经相当长的时间（十数天至数月）因细支气管周围纤维化而发生严重肺气肿，导致呼吸循环功能障碍。

吸入极高浓度时可立即引起喉痉挛、喉水肿，迅速窒息死亡。

2. 皮肤/眼灼伤 液态二氧化硫污染皮肤或溅入眼内，可造成皮肤灼伤和角膜上皮细胞坏死，形成白斑、瘢痕。

3. 其他 个别有中毒性心肌炎或癔症样抽搐，或出现双基底节区变性坏死。

（五）实验室检查及辅助检查

1. 胸部X线检查 可见肺纹理增强、增粗、增多、紊乱，双肺透光度降低或边缘模糊呈网状阴影，或散在斑片状、融合团块状高密度阴影，密度不均，呈毛玻璃样改变。

2. 其他 部分患者可出现外周血白细胞计数升高，血清心肌酶谱及转氨酶增高，血气分析示动脉血氧分压下降。

（六）接触反应

出现眼及上呼吸道刺激症状，但短期内（1~2天）能恢复正常，胸部体检及X线征象无异常。

（七）诊断原则

根据短时间内接触高浓度二氧化硫的职业史及典型的临床表现，结合现场劳动卫生学调查，综合分析，并排除其他类似疾病即可诊断。

（八）诊断分级

1. 轻度中毒　除接触反应的临床表现加重外，尚伴有头痛、恶心、呕吐、乏力等全身症状；眼结膜、鼻黏膜及咽喉部充血水肿，肺部有明显干性啰音或哮鸣音；胸部 X 线可仅表现为肺纹理增强。

2. 中度中毒　除轻度中毒临床表现加重外，尚有胸闷、剧咳、痰多、呼吸困难等；并有气促、轻度发绀、两肺有明显湿性啰音等体征；胸部 X 线征象示肺野透明度降低，出现细网状和/或散在斑片状阴影，符合肺间质性水肿或化学性肺炎征象。

3. 重度中毒　除中度中毒临床表现外，出现下列情况之一者，即可诊断为重度中毒。

（1）肺泡性肺水肿。

（2）ARDS。

（3）较重程度气胸、纵隔气肿等并发症。

（4）窒息或昏迷。

（九）鉴别诊断

需与呼吸系统感染、脑血管意外、急性胃肠炎、其他刺激性气体中毒、支气管哮喘等鉴别。

（十）中毒救治

1. 立即将患者移离中毒现场，松开衣领，静卧、保暖、吸氧。立即用生理盐水或清水彻底冲洗眼结膜囊及被液体二氧化硫污染的皮肤。以 2%~5% 碳酸氢钠 + 氨茶碱 + 地塞米松 + 抗生素雾化吸入。结膜充血者冲洗后予以醋酸氢化可的松和抗生素眼药水交替滴眼。如有皮肤灼伤或角膜损伤，应由专科及早处理。

2. 保持呼吸道和静脉通畅，稳定患者情绪。积极纠正缺氧，视病情轻重给予鼻导管或面罩吸氧，使 SaO_2 保持在 90% 以上。必要时气管切开。对于重症患者及时给予机械通气。采用小潮气量和最佳 PEEP，尽量避免过度吸痰，以免损伤肺组织是机械通气的关键。

3. 早期、足量、短程应用肾上腺糖皮质激素，积极防治化学性肺炎、肺水肿、ARDS。合理控制输液量和速度。需要时可用二甲硅油消泡剂。

4. 注意防治继发性感染。适当给予胃黏膜保护剂，防治应激性溃疡。及时纠正水电解质酸碱失衡。营养心肌、抗休克等。

5. 吸入高浓度二氧化硫后，虽无客观体征，但有明显刺激反应者，应密切观察不少于 48 小时，严格限制活动，卧床休息，保持安静，并对症治疗。

（十一）预防

1. 生产和使用场所空气中二氧化硫浓度不应超过 $5mg/m^3$（PC-TWA）、$10mg/m^3$（PC-STEL）的容许浓度。

2. 做好个人防护。可将数层纱布用饱和碳酸氢钠溶液及 1% 甘油湿润后夹在纱布口罩中，工作前后用 2% 碳酸氢钠溶液漱口。

3. 有明显呼吸系统及心血管系统疾病者，禁忌从事与二氧化硫有关的作业。

六、三氧化硫

三氧化硫（sulfur trioxide，SO_3）又名硫酸酐（sulfuric acid anhydride），为无色液体或结晶。水中溶解度达 100%（硫酸）。分子量 80.06，熔点 16.83℃，沸点 44.8℃，蒸气密度 2.8g/L。强氧化剂，能被硫、磷、碳还原。较硫酸、发烟硫酸的脱水作用更强。对金属的腐蚀性比硫酸、发烟硫酸弱。用于制造硫酸和氯磺酸及有机化合物的磺化。

毒性、临床表现及治疗均参见硫酸雾。

七、硫化氢

（一）概述

硫化氢（hydrogen sulfide，H_2S）为具有特殊的臭蛋样气味的无色易燃气体。分子量34.08，密度1.19g/L，熔点–85.5℃，沸点–60.7℃，自燃点260℃，蒸气压20个大气压（2026kPa，20℃）。溶于水生成氢硫酸，亦溶于乙醇、汽油、煤油、二硫化碳。

硫化氢主要经呼吸道进入机体，亦可经消化道吸收。虽可经皮肤吸收，但吸收甚慢。吸入后的硫化氢很快在上呼吸道被湿润的黏膜所溶解，并与钠离子结合成硫化钠。进入血液的硫化氢主要分布在脑、肝、肾、胰和小肠中。体内硫化氢经代谢转化后，大部分以硫酸盐或硫酸乙酯形式经肾脏排出，亦可从唾液、胃液、汗液排出小量。仅小部分以硫化氢原形从呼出气排出。进入体内的硫化氢无蓄积作用。

本品属剧毒类，是强烈的神经毒物，对黏膜亦有明显的刺激作用。较低浓度即可引起对呼吸道及眼黏膜的局部刺激作用。浓度愈高，全身性作用愈明显，表现为中枢神经系统症状和窒息症状。

（二）接触机会

本品很少用于工业生产中。接触硫化氢的职业很多，常见有：煤炭采选业，石油和天然气开采业，石油加工业，有色金属采选业，冶金工业，染料工业，化纤工业，化学工业，煤气工业，橡胶工业，造纸、制糖、皮革鞣制、亚麻浸渍、食品加工等工业。

职业性硫化氢中毒多由于生产设备损坏，输送硫化氢管道和阀门漏气，违反操作规程，生产故障以及硫化物车间失火等致使硫化氢大量逸出；或由于含硫化氢的废气、废液排放不当等意外接触所致。另外，从事阴沟清理，粪坑清除，腐败鱼类处理，咸菜生产及病畜的处理，由于有机物质腐败而生成硫化氢，亦会造成急性中毒。

由于本品可溶于水及油中，有时可随水或油流至远离发生源处，引起意外中毒事故。

（三）毒性机制

硫化氢是窒息性、刺激性气体，主要引起细胞内窒息，导致中枢神经系统、肺、心脏及上呼吸道黏膜刺激等多脏器损害，其毒性机制为：

1. 抑制细胞色素氧化酶（cytochrome oxidase，COX） 大部分硫化氢在体内解离成HS^-，可与COX中的Fe^{3+}结合，阻碍其还原为含Fe^{2+}的还原型COX，阻断呼吸链的电子传递和分子氧的利用，导致组织细胞缺氧，三磷酸腺苷（ATP）合成障碍，从而引起脑、肺、心、肝等重要脏器的代谢障碍及病理性损伤。此外，缺氧状态又进一步抑制COX的活性。

2. 抑制单胺氧化酶（MAO） 大鼠脑内硫含量增加及酶的抑制情况提示，MAO抑制可能是硫化氢中毒后呼吸功能丧失的重要机制之一。

3. 抑制谷胱甘肽 体外实验提示硫化氢还可能与体内谷胱甘肽中的巯基结合，使谷胱甘肽失活，影响体内生物氧化过程，加重组织内缺氧。

4. 自由基损伤机制 急性硫化氢中毒时，由于缺氧、能量代谢障碍，会引起细胞内“钙超载”，启动黄嘌呤脱氢酶向黄嘌呤氧化酶的变构过程，诱发大量自由基生成。

5. 刺激化学感受器 高浓度的硫化氢对中枢神经系统的作用，主要通过对嗅神经、呼吸道黏膜神经及颈动脉窦和主动脉体的化学感受器的强烈刺激，首先表现为兴奋，然后迅速进入超限抑制，发生呼吸麻痹，或“猝死”。

6. 肺组织直接损伤作用　硫化氢引起肺水肿可能是由于硫化氢对肺的直接损伤作用，导致肺毛细血管损伤，肺毛细血管通透性增加；肺泡上皮受损、肺泡壁通透性增强和缺氧。

7. 皮肤黏膜的直接刺激和腐蚀作用　硫化氢接触湿润黏膜后与细胞内外体液内的钠离子结合生成硫酸钠和氢硫酸对眼和呼吸道产生强烈的刺激和腐蚀性，可致结膜炎、角膜炎、上呼吸道炎和肺炎。

（四）临床表现

急性硫化氢中毒患者病情发展迅猛，病死率极高。国内报道职业性急性硫化氢中毒病死率为23.1%~50%。接触的浓度、暴露速率及持续时间决定损伤的程度。在低浓度接触时，主要表现为对眼、呼吸道黏膜较强的刺激和腐蚀作用；高浓度接触时，表现为中枢神经系统为主的多脏器损害。

1. 眼部刺激表现　大多数中毒患者都会出现眼刺激症状。主要表现为双眼刺痛、异物感、流泪、畏光、视物模糊、视物时有彩晕，检查可见眼睑痉挛，眼睑水肿，结膜充血、水肿，角膜浅表浸润及糜烂甚或角膜点状上皮脱落及混浊。一般在接触较低浓度下发生，脱离接触或治疗后可逐步痊愈。

少数严重者可出现剧烈眼痛，视力显著下降，角膜上皮大片脱落，角膜明显水肿。

2. 中枢神经系统损害表现　接触较高浓度硫化氢，可出现头痛、头晕、恶心、呕吐、全身乏力、焦虑、烦躁、意识障碍、抽搐、昏迷、大小便失禁、全身肌肉痉挛或强直，最后可因呼吸麻痹而死亡。极高浓度吸入可使患者立即昏迷，甚至在数秒钟内猝死。

3. 呼吸系统损害表现　常有流涕、咽干、咽喉部灼痛、声音嘶哑、咳嗽、咳痰、胸闷、胸痛、发热、咯血，肺部可闻及干湿性啰音或肺实变体征。X线胸片显示两肺纹理增多、增粗或片状阴影，表现为支气管炎、支气管周围炎或肺炎。

严重者出现肺水肿，表现为呼吸困难、发绀、烦躁，咳大量白色或粉红色泡沫样痰，甚至痰液自口、鼻大量涌出。常伴有发热、心搏加速及意识障碍。两肺可闻及弥漫性湿啰音。X线胸片早期见两肺纹理模糊，有广泛网状阴影或散在细粒状阴影，肺野透亮度降低，显示间质性肺水肿；随着病情发展，出现肺泡性肺水肿，见大片均匀密度增高阴影或大小与密度不一和边缘模糊的片状阴影广泛分布于两肺野，少数呈蝴蝶翼状。实验室检查示动脉血氧分压下降，呼吸性或代谢性酸中毒或碱中毒。

严重时还可并发喉头水肿，皮下和纵隔气肿，ARDS及继发感染。

（五）接触反应

接触硫化氢后出现眼刺痛、畏光、流泪、结膜充血、咽部灼热感、咳嗽等眼和上呼吸道刺激表现，或有头痛、头晕、乏力、恶心等神经系统症状，脱离接触后在短时间内消失者。

（六）诊断原则

根据短期内吸入较大量硫化氢的职业接触史，出现中枢神经系统和呼吸系统损害为主的临床表现，参考现场劳动卫生学调查，综合分析，并排除其他类似表现的疾病，方可诊断。

（七）诊断分级

1. 轻度中毒　具有下列情况之一者：

（1）明显的头痛、头晕、乏力等症状并出现轻度至中度意识障碍。

（2）急性气管 - 支气管炎或支气管周围炎。

2. 中度中毒 具有下列情况之一者：

（1）意识障碍表现为浅至中度昏迷。

（2）急性支气管肺炎。

3. 重度中毒 具有下列情况之一者：

（1）意识障碍程度达深昏迷或呈植物状态。

（2）肺水肿。

（3）猝死。

（4）多脏器衰竭。

（八）鉴别诊断

在现场立即昏迷的患者应与一氧化碳、氰化物、芳香烃化合物等急性中毒及脑血管意外、心肌梗死相鉴别。只要了解清楚毒物接触史及病史，详细全面检查，鉴别诊断并不太困难。

（九）中毒救治

目前仍无特效解毒药，以氧疗、对症、支持治疗为主。

1. 应立即使患者脱离现场至空气新鲜处，脱去受污染衣物，静卧，保暖，严密观察心肺功能。

2. 对于意识丧失，呼吸、心搏骤停者，应在脱离现场后立即进行人工心肺复苏术（CPR）。尽量避免口对口人工呼吸，若实施则应注意避免直接吸入患者呼气。

3. 保持呼吸道通畅，给予氧疗。清除口鼻分泌物，及时吸痰。呼吸抑制者适时气管插管或气管切开，呼吸机辅助呼吸。对呼吸困难及发绀患者应尽早氧疗。氧疗可根据中毒程度及当时当地的救治条件选用不同的供氧方式。一般情况下可及时应用鼻导管或面罩给氧，中、重度患者应早期应用高压氧（HBO）治疗。

4. 防治肺水肿和脑水肿。早期、足量、短程应用肾上腺糖皮质激素可明显降低患者的应激反应，减轻肺水肿及脑水肿。纳洛酮是目前较为理想的内啡肽拮抗剂，临床用于防治硫化氢等窒息性气体中毒性脑水肿取得较好疗效。

5. 其他支持治疗。中毒患者合并吸入性肺炎时应积极清理呼吸道，给予抗感染治疗。同时视病情给予镇静、解痉、脱水、利尿、营养心肌、护肝、促进脑细胞代谢等药物治疗。还可早期使用自由基清除剂，以消除代谢性酸中毒引起的自由基大量生成诱发的损伤效应。常用的药物有巴比妥类、维生素 E、维生素 C、超氧化物歧化酶（SOD）、谷胱甘肽、氯丙嗪、异丙嗪等。较重患者需进行心电监护及心肌酶谱测定，以便及时发现病情变化，及时处理。

6. 眼部刺激处理 立即用自来水或生理盐水彻底冲洗眼睛，再用可的松、抗生素眼药水或眼膏交替滴眼。防止角、球结膜粘连，还可应用自血疗法。

（十）预防

1. 凡有产生硫化氢的生产过程，都应密闭及安装通风排毒装置，确保硫化氢气体不逸散。

2. 在进行矿坑、巷道、井底、阴沟、蓄粪池、藏鱼舱室、纸浆槽等作业时，不可贸然进入，应先通风排气。在进入可疑的作业环境前，可放入小动物观察有无硫化氢中毒现象。或戴供氧防毒面具，身上绑缚救护带，留 1~2 人在危险区外监护并准备好救护设备。

3. 有可能发生硫化氢危害的工作场所，有条件时可安装自动报警器。

4. 从事硫化氢作业者要进行中毒的预防与急救知识培训，进行就业体检及定期健康监护。

5. 患有下列疾病者不宜从事接触硫化氢的作业　伴肺功能损害的呼吸系统疾病、中枢神经系统器质性疾病及器质性心脏病。

八、一氟化硫

一氟化硫(sulfur monofluoride，S_2F_2)为无色气体。有 SO_2 和 S_2Cl_2 的臭味。分子量 102.12，沸点 15℃。有强烈刺激性，可引起类似光气的呼吸道损伤。本品对呼吸道特别是肺部具有强烈的刺激作用。

处理原则参见光气。

九、四氟化硫

四氟化硫(sulfur tetrafluoride，SF_4)为无色气体。分子量 108.07，沸点 -38℃。加热或遇水或蒸气生成硫的氧化物和氟化物。大鼠 LC_{50} 约 96mg/m^3。吸入 19mg/m^3 每日 4 小时，共 12 天，出现可逆性肺气肿。

本品有强烈的刺激性和腐蚀性，对呼吸道、眼和皮肤有强烈刺激作用，可引起肺水肿、眼灼伤、皮肤烧伤。

十、五氟化硫

五氟化硫(sulfur pentafluoride，SF_5)为无色气体或液体。有类似 SO_2 气味。分子量 137.05。不溶于水。水解释出氟化氢。可经呼吸道、消化道、皮肤和眼吸收。对呼吸道、眼、皮肤有刺激性。实验动物见肺水肿、肺出血。

十一、六氟化硫

六氟化硫(sulfur hexafluoride，SF_6)为无色无味气体，属惰性气体。分子量 146.07，沸点 63.8℃，熔点 -50.8℃。难溶于水，微溶于乙醇。工业上用于气体绝缘器材、制冷、示踪装置及医疗行业等。

本品无毒，大鼠吸入 80% SF_6 加 20% 氧气 16~24 小时未见异常。工人在平均浓度 80~3456mg/m^3 或每天短时间吸入 2680~9000mg/m^3 3 年，无不良影响。但其降解产物 S_2F_2、SF_4、S_2F_{10} 等有毒。曾有 6 名工人吸入 SF_6 的降解产物出现气短、胸紧、剧咳、鼻和眼刺激症状，而后出现头痛、疲乏、恶心、呕吐等症状，胸部 X 线检查见肺不张、短暂性肺功能阻塞改变、左下肺弥漫性浸润各 1 例，但一年后随访无异常。

十二、十氟化硫

十氟化硫(sulfur decafluoride，S_2F_{10})为无色液体，化学性质不稳定。分子量 254.12，沸点 30℃。水解释出氟化氢。属剧毒类。大鼠暴露于 11.3mg/m^3，16 小时全部死亡。本品对肺有刺激作用，可致肺水肿、肺出血。

十三、硫酰氟

硫酰氟（sulfuryl fluoride，SO_2F_2）为无色无臭气体。商品名 Vikane。遇热分解出有毒气体。分子量 102.07，熔点 -136.7℃，沸点 -55.4℃。可溶于甲苯、四氯化碳，稍溶于水。可用作杀灭粮食虫害的熏蒸剂，对白蚁有较强的杀伤作用。

本品可经呼吸道和消化道吸收。染毒动物可见尿氟增加。属中等毒类。大鼠 LC_{50} 为 4420mg/m^3，兔 LC_{100} 为 13 553mg/m^3。大鼠经口 MLD 为 100mg/m^3。大鼠、小鼠和豚鼠反复吸入 83.4mg/m^3，每日 7 小时，共 6~12 个月，出现肺、肾损伤，停止接触后即恢复。急性毒作用主要损害中枢神经系统，表现为兴奋、震颤和强直性痉挛，可伴有肺水肿。苯巴比妥钠或硫喷妥钠对急性中毒动物的痉挛发作有效，并可减少死亡率。曾有中毒病例报告，主要表现有恶心、呕吐、腹痛和皮肤瘙痒，中毒后第二天血清中可检出氟。中毒患者可出现低钙血症、迟发性室性心律失常，甚至死亡。

（夏丽华）

参考文献

1. 刘东奇，陈华成，杨雪丽．二氧化硫对机体各组织器官毒性作用的研究进展．畜牧兽医杂志，2008，27（1）：37-39，42.
2. 于中锴，邹宪宝，孙宝泉，等．重度二氧化硫气体中毒 2 例临床分析．灾害医学与救援（电子版），，2016，5（2）：107-108.
3. 李学博，莫耀南，胡乃平，等．二氧化硫中毒死亡 1 例．中国法医学杂志，2009，24（5）：355-356.
4. 吴娜，王涤新．硫化氢中毒机制及治疗研究进展．中国工业医学杂志，2010，23（6）：434-436.
5. 岳茂兴，徐冰心，李铁，等．硫化氢中毒损伤的特点、临床表现和紧急救治原则．中国全科医学，2004，7（14）：1079-1080.
6. 包小华，周方正，王琦，等．职业性急性硫化氢中毒 3 例分析．中国职业医学，2012，39（1）：35，40.
7. 李凤娟．急性硫化氢职业中毒的探讨．职业与健康，2011，27（23）：2794-2796.
8. 郭宝清，马国煜，尚慧，等．急性硫化氢中毒 26 例临床病例分析．甘肃医药，2013（9）：688-690.
9. 梁启荣．职业性急性硫化氢中毒救治现状．职业与健康，2013，29（14）：1808-1810.
10. 郭全，任敏，李骅，等．急性中重度硫化氢中毒 5 例救治体会．中国误诊学杂志，2011，11（6）：1496.

第五节 硼、硅及其化合物

一、二硼烷

（一）概述

二硼烷（diborane，B_2H_6）又名乙硼烷，为无色气体，具难闻臭味。分子量 27.7，熔点 -165.5 ℃，沸点 -92.5 ℃，密度 0.955g/cm^3。蒸气压力 29.8kPa（-112 ℃），爆炸极限 0.9%~98%，自燃点 38~52℃。易溶于二硫化碳、乙烷、戊烷、乙醚等。很不稳定，具有较高的化学活性，容易与各种无机分子和有机分子起反应。

本品主要通过呼吸道吸收，亦可通过消化道或皮肤吸收。二硼烷在呼吸道黏膜上很快水解而产生硼酸，但其毒性却超过同等量硼酸，这可能是由于一部分尚未分解的二硼烷吸收后生成少量毒性更强的高硼烷聚合物之故。二硼烷在体内最终可全部分解为硼酸，主要经尿排出。

本品属高毒类，吸入后可直接损害肺组织而迅速出现呼吸系统中毒症状，其毒性相当于光气，而对中枢神经系统的毒性则不明显。长期接触可能对肝、肾亦有损害。一般认为其毒性作用具有蓄积性，反复接触低浓度所引起的亚急性中毒要比一次接触引起的急性中毒更为严重。

二硼烷蒸气吸入中毒大鼠、小鼠 LD_{50}（4 小时）分别为 58mg/m^3 和 33mg/m^3。动物急性吸入中毒主要表现为呼吸障碍。最初呼吸深而快，最后变为浅而慢，接着死亡。同时动物亦由开始的兴奋而转入抑制状态，并有血压下降、心动过缓，亦可发生心室颤动，死于肺水肿和肺出血。田鼠高浓度吸入后，最短死亡时间在 25 分钟左右。慢性吸入实验显示，狗及大鼠长期暴露于 1.1~2.2mg/m^3 浓度下无死亡；而 5.6mg/m^3 下，每天吸入 6 小时，动物不久即开始出现死亡。

（二）接触机会

硼烷主要用作火箭和导弹的高能燃料。此外，金属或陶器的表面处理、橡胶硫化以及多种有机合成生产等职业也均可接触本品。

（三）临床表现

吸入二硼烷气体后，可立即或不久就出现干咳、胸闷、胸部烧灼感、气短等呼吸道刺激症状。少数病例还有食欲不振、恶心、流涎等消化道症状。严重者可发生肺炎、肺水肿，肺部听诊可有啰音，胸部 X 线检查可见肺部炎症及肺水肿改变。

短时间内接触较高浓度者，神经系统症状更为突出，如头痛、头晕、乏力，甚至可有轻度肌肉抽搐，呼吸道症状则不明显。

（四）诊断及鉴别诊断

诊断主要根据职业接触史和临床表现，血硼和尿硼含量的测定对诊断有一定的提示作用，但与临床病情并无平行关系，且正常值的波动范围亦较大。当神经精神症状明显时应注意与其他原因的脑病相鉴别。

（五）中毒救治

目前尚无特效解毒剂。主要采取对症治疗，并辅以支持疗法。吸入中毒者应迅速移离现场。皮肤污染时，应立即使用 1%~3% 三乙醇胺（即三羟基代三乙胺）或 3% 氨水彻底清洗。如呼吸困难者可予吸氧及支气管解痉药、糖皮质激素类药物；肌肉抽搐或震颤时，可酌情使用肌肉松弛剂；有肝脏损害时，使用保肝药物；肾脏损伤严重时，可考虑透析疗法。重症患者积极防治肺炎、肺水肿、脑水肿。

（六）预防

1. 生产设备必须严加密闭，加强通风。
2. 工作中一旦嗅到明显的二硼烷气味时，应立即检查原因。
3. 加强个人防护措施，接触二硼烷时要佩戴装有活性“霍布卡”的滤过式防毒面具。需穿戴防护服和防护帽，宜用加厚乳胶手套或工业用耐酸橡胶手套。
4. 接触者应定期体检，项目应包括血、尿常规和肝功能检查。

二、三氯氢硅

（一）概述

三氯氢硅（trichlorosilane，$SiHCl_3$）又称三氯甲硅烷（trichloromonosilane）或氯硅仿（silicochloroform）。在常温下为无色液体，具窒息性刺激性气味。挥发性较乙醚大一倍。具有易燃、易爆性。分子量 135.45，熔点 -127℃，沸点 33℃。

本品遇水就分解生成盐酸烟雾，对皮肤和黏膜有强烈刺激作用。小鼠 LC_{50} 为 1.5~2.0mg/L。大鼠经口 LD_{50} 为 3540mg/kg。在高浓度作用下可发生呼吸困难、惊厥、呼吸抑制和死亡。死亡动物尸解示内脏高度充血，肺及脑点状出血，呼吸器官呈炎性改变，肝、肾退行性变。

（二）接触机会

三氯氢硅不仅是制造硅烷偶联剂和其他有机硅产品的重要中间体，还是制造多晶硅的主要原料。

（三）毒性机制

三氯氢硅遇组织黏膜中水分而分解生成盐酸，对皮肤、眼及上呼吸道黏膜产生刺激作用。高浓度时则可侵犯全呼吸道，出现化学性肺炎、肺水肿，甚至 ARDS。肺水肿的发生可能因毒物刺激肺泡壁和肺毛细血管壁，使其通透性增加，肺循环阻力加大，通气障碍和缺氧所致。

（四）临床表现

1. 接触高浓度蒸气后数分钟即可出现流泪、畏光、眼结膜充血、咽干、咽痛、咳嗽、气憋、胸闷、胸痛等眼和上呼吸道刺激症状，并可伴头昏、头痛、恶心、呕吐、心悸、乏力等。严重者可发生化学性肺炎、肺水肿，甚至 ARDS，表现为呼吸困难、发绀，肺部可闻及干湿啰音。部分患者有心动过缓、窦性心律不齐、房室传导阻滞等。

2. 液体溅入眼内或接触皮肤，可产生灼伤、坏死。

（五）诊断

根据短期内接触较高浓度三氯氢硅的职业史，发病较快，以呼吸系统急性损害为主的临床表现，结合胸部 X 线检查及现场劳动卫生学调查结果，综合分析，并排除其他病因引起的支气管炎、肺炎、肺水肿等类似疾病后，诊断即可成立。

（六）鉴别诊断

需注意与上呼吸道感染、慢性支气管炎急性发作、支气管肺炎、支气管哮喘和心源性肺水肿等加以鉴别。

（七）中毒救治

目前尚无特殊解毒剂，以对症支持治疗为主。

1. 立即脱离现场，脱去被污染的衣物，静卧、保暖，严密观察病情变化。

2. 皮肤接触后，需迅速用棉花或吸水纸将其吸去后，再用大量清水彻底冲洗，继以碱性液体（碳酸氢钠）冲洗、湿敷。

3. 眼睛接触后，需用生理盐水或清水彻底冲洗，抗生素眼水或眼膏滴眼。角膜灼伤者应注意散瞳。

4. 其他对症支持治疗。解痉、合理氧疗，保持呼吸道通畅，必要时行气管切开及机械通气。早期、足量、短程使用糖皮质激素，积极防治肺水肿及继发性肺部感染。

（八）预防

三氯氢硅为挥发性液体，28℃时可以燃烧，容器周围气温较高可发生爆炸事故。因此储存三氯氢硅的容器应当放置在适当温度（室温在18℃以下）的环境中，并避免太阳光直接照射。

（九）案例分析及救治教训

【案例12】

1. 病例简介　男性，29岁。因生产多晶硅中间产物的三氯氢硅反应瓶爆炸，三氯氢硅液体溅出，白色烟雾冲入工人操作带。患者未戴防毒用具，当即吸入大量强刺激难闻臭气，部分液体溅到皮肤。即刻感到气憋、气短、胸痛、胸部窒息感、剧咳，咯出泡沫样痰，自觉口舌烧灼感，伴有头痛、头晕、恶心、呕吐、上腹痛，面部、颈部烧灼痛，于中毒后20分钟送厂卫生所住院。

2. 入院体检　体温36.9℃，呼吸24次/分，脉搏92次/分，血压120/80mmHg。急性重病容，神清，烦躁恐惧，面色苍白，双目紧闭，瞳孔等大，对光反应存在，呼吸急促，嘴唇发绀，结膜轻度充血，口腔上腭、齿龈黏膜表面覆盖一层白色附着物，发黏，有光泽感，咽部充血。心律齐，心率92次/分，未闻杂音，胸廓对称，两肺呼吸音粗糙，腹平软，上腹剑突下压痛，肝脾未触及，脸部皮肤红肿，颈部左侧有一皮肤灼伤，伤面充血，高出皮肤表面，灼伤面2.5cm×2.0cm，四肢无异常，病理反射未引出。

3. 诊疗经过　入院后立即脱去污染衣服，5%碳酸氢钠溶液喷雾吸入，给予氧气（加50%酒精于湿化瓶中）吸入。肌注哌替啶（度冷丁）50mg，山莨菪碱及葡萄糖酸钙等治疗。局部清洗创面，用5%碳酸氢钠溶液纱布湿敷。中毒后2小时，患者呼吸逐渐急促，两肺闻及干性啰音，随即又出现散在湿性啰音。给予50%葡萄糖、氨茶碱静注，10%葡萄糖、氢化可的松等静滴，密切观察病情变化。

入院第2天病情稳定，肺部啰音减少，颈部灼伤处及口唇黏膜出现炎性皮疹。除全身治疗并抗感染外，局部灼伤继续湿敷。入院第6天出院时仅有颈部烧灼部皮肤变黑，表面脱落，中间呈圆形溃疡面。1个月后随访皮肤溃疡面愈合，未见后遗症。

4. 救治教训　急性三氯氢硅中毒目前无特效解毒药。重症者消除肺水肿及抗感染治疗尤为重要。

（1）首先保持呼吸道通畅，及时给予氧气及5%碳酸氢钠溶液喷雾吸入。因本品遇水分解生成盐酸烟雾，对呼吸道黏膜有刺激作用。

（2）早期、足量、短程使用肾上腺糖皮质激素。糖皮质激素有稳定细胞膜，对抗脂质过氧化、抗炎和非特异性免疫抑制作用，能有效清除肺间质水肿和预防肺纤维化。

（3）合理使用抗生素。灼伤可令皮肤黏膜的屏障功能下降；肺水肿时肺泡中大量渗出液含有丰富的蛋白质，为细菌生长、繁殖提供良好环境，因此一旦有感染指征需及时应用敏感抗生素。

（4）及时清除污染皮肤上的三氯氢硅。

三、烷基氯硅烷和苯基氯硅烷

（一）概述

烷基或苯基（芳基）氯硅烷（alkyl chlorosilicane，phenylchlorosilane）主要包括甲基三氯

硅烷(CH_3SiCl_3)、二甲基二氯硅烷[$(CH_3)_2SiCl_2$]、乙基三氯硅烷($C_2H_5SiCl_3$)、苯基三氯硅烷($C_6H_5SiCl_3$)、苯甲基二氯硅烷($CH_3C_6H_5SiCl_2$)、二氯苯基三氯硅烷($Cl_2C_6H_3SiCl_3$)、氯甲基三氯硅烷($ClCH_2SiCl_3$)、四乙氧基甲硅烷[$Si(OC_2H_5)_4$]、四甲基硅烷[$(CH_3)_4SiCl_4$]等有机硅化合物。上述化合物在常温下为挥发性液体,在空气中特别是受潮时易水解。溶于有机溶剂,难溶于水。

动物实验证明,氯硅烷类单体对眼和上呼吸道黏膜有强烈刺激作用,直接接触可引起皮肤和黏膜的灼伤;吸入高浓度可引起深部呼吸道损害,如支气管炎、肺水肿。

通常苯基硅的毒性比烷基硅大,带有氯化有机基团的衍生物毒性更大。由于挥发性不同,有机硅单体的有效毒性按下列顺序递增:四乙氧硅烷 < 乙基硅酸盐 < 苯基三氯硅烷 < 苯甲基二氯硅烷 < 二氯苯基三氯硅烷 < 氯甲基三氯硅烷 < 乙基三氯硅烷 < 二甲基二氯硅烷 < 甲基三氯硅烷。

(二)接触机会

工业上主要用作硅油、硅橡胶、硅胶、硅漆等高聚有机硅化合物的重要原料。其中以二甲基二氯硅烷的用量最大,因而接触与中毒的机会较多。

(三)临床表现

在生产条件下,氯硅烷类单体常与氯化氢气体同时存在。接触高浓度时迅速产生眼刺痒、疼痛、流泪、畏光,鼻黏膜烧灼感、出血,牙龈出血。可伴有头晕、头痛、疲乏无力、心前区钝痛、食欲不振。皮肤接触较高浓度时,暴露部位可出现瘙痒、皮疹或过敏性皮炎。误入眼内可引起严重的眼化学灼伤。呼吸道卡他刺激症状和眼结膜炎于脱离接触后一周内消退;皮炎可持续2~3周;全身症状消失较慢,可长达一月余。

苯基氯硅烷常易引起口腔炎,口腔黏膜红肿,糜烂,舌缘起小疱疹,口角及鼻翼破裂。

(四)中毒救治

对症治疗为主。有呼吸道刺激症状时,可予2%碳酸氢钠溶液雾化吸入,并给予镇咳及支气管解痉药,适当给予抗生素防止肺部继发感染。注意保护肝肾功能,积极防治肺水肿。皮肤或眼灼伤时,立即用大量清水彻底清洗局部,2%碳酸氢钠溶液中和。

四、四乙氧基甲硅烷

(一)概述

四乙氧基甲硅烷[tetraethoxysilane,$Si(OC_2H_5)_4$]又名硅酸乙酯(ethyl silicate)、四乙氧基硅。常温下为无色液体,略有芳香的酯类气味。分子量208.2,沸点168.2℃,蒸气密度7.2g/L。可水解成乙醇及硅酸。由于挥发性低,且在空气中易潮解,在生产中危害性不大。但本品易燃,在高温下可在空气中产生爆炸性蒸气。

本品属低毒。在851mg/rn^{3}浓度下不会引起动物肺、肾等脏器损害。在3404mg/rn^{3}浓度下,大鼠每日吸入7小时,共30天,发生死亡。尸检发现肺部炎症、轻度出血并水肿,肝肾混浊肿胀,尤以肾脏明显,主要病变位于肾小管。大鼠吸入浓度超过5000mg/m^{3}时,除有明显的眼和呼吸道刺激外,可迅速出现呼吸窘迫,震颤、麻醉、抽搐导致死亡。

(二)接触机会

本品是制造聚氧硅树脂的中间产品。在工业生产上主要用作建筑材料、混凝土的抗水剂及特种涂料的耐热黏合剂,以及金属浇铸的模型。

（三）临床表现

由于挥发性低，不易发生吸入中毒。但接触高浓度（约 2000mg/m^3）时可产生眼及呼吸道刺激症状，引起流泪、眼刺痛、咽痛及咳嗽。迄今尚无急性中毒性肺水肿病例的报道。

（四）中毒救治

对症处理为主。污染皮肤或溅入眼内应立即用清水冲洗，2% 碳酸氢钠溶液中和。有呼吸道刺激症状时，予 2% 碳酸氢钠溶液雾化吸入及其他对症处理。

（夏丽华）

第六节　硒及其化合物

一、二氧化硒

（一）概述

二氧化硒（selenium dioxide，SeO_2）又名亚硒酐，为无色晶体，有酸味和刺激性气味。分子量 110.96，密度 3.95g/cm^3（15/15℃）。熔点 340℃（在加压下），常压下 315℃升华，蒸气呈黄绿色。溶于水、乙醇和硫酸。水中生成亚硒酸。

本品可经呼吸道及消化道进入体内，亦可少量经皮肤侵入体内。从尿中排出比元素硒快，部分贮留于毛发和指甲。本品对皮肤黏膜的刺激作用似二氧化硫。给兔气管内注入 1.5mg 本品混悬液引起中毒性肺水肿，于 1 小时内死亡。尸检可见气管、支气管黏膜充血、水肿，肺泡内充满液体，肺泡间隔增厚，上皮细胞脱落。大鼠吸入 150~600mg/m^3 的蒸气，迅即死亡。吸入 3~30mg/m^3，每天 6 小时，历时 1 个月，体重减轻、贫血。尸检见卡他性肺炎、支气管周围炎，肝出血、局灶性坏死、脂肪浸润，肾小管上皮细胞退行性变和坏死。

本品对皮肤、黏膜有刺激和致敏作用，可致皮炎、皮肤灼伤、急性支气管炎、化学性肺炎和肺水肿等。人口服可致口腔、食管及胃黏膜损伤、出血。过量吸收造成的硒中毒可引起肝损害，表现为肝细胞水肿和肝细胞线粒体损伤等。

（二）接触机会

工业上用作氧化剂、催化剂及化学试剂。

（三）临床表现

1. 吸入本品蒸气，轻者主要表现为眼和上呼吸道刺激症状，如眼刺痛、流泪、结膜充血、咽充血、流涕、咳嗽、胸闷。部分有头晕、头痛、畏寒、发热、恶心、呕吐等。严重者发生支气管痉挛、化学性肺炎和肺水肿，患者剧烈咳嗽、胸痛、胸闷、发绀、呼吸困难、咳粉红色泡沫痰，肺部可闻及干湿啰音。少数患者可合并肝损害。外周血白细胞总数可增高。

2. 皮肤接触后，可引起皮炎和灼伤。本品从指甲的游离缘渗入甲下可引起甲床炎和甲沟炎。

（四）中毒救治

1. 吸入中毒者应立即脱离现场，卧床安静休息，吸氧，雾化吸入地塞米松、糜蛋白酶、抗生素。10% 硫代硫酸钠缓慢静脉注射（每次 10~20ml，每日 1 次），可使部分硒化物还原成毒性很低的元素硒而起解毒作用。但促排药物二巯丙醇可增加硒毒性作用，依地酸钙钠排硒效果不明显，均不宜使用。早期、足量、短程使用糖皮质激素，积极防治肺水肿。改善肺循环。同时加强其他对症支持治疗,包括解痉(如氨茶碱、沙丁胺醇等)、镇静、止咳、护胃、护肝等。

2. 硒化合物引起的急性皮炎和灼伤,可先用10%硫代硫酸钠溶液湿敷或冲洗,冲洗时间不得少于5分钟,涂抹氯氟松或氟轻松霜(肤轻松霜)或10%硫代硫酸钠软膏。有甲沟炎时,先拔除指甲,然后用肥皂水至少冲洗5分钟,再用10%硫代硫酸钠溶液或20%氨水浸泡,最后再涂10%硫代硫酸钠软膏。

3. 眼部污染者,予生理盐水冲洗眼睛后,醋酸氢化可的松和抗生素眼药水交替滴眼。眼睑红肿者可外用10%硫代硫酸钠软膏。

二、硒化氢

(一)概述

硒化氢(hydrogen selenide,H_2Se)是一种无色具有恶臭的气体,气味酷似腐败的萝卜。分子量80.98,密度3.61g/L,熔点-64℃,沸点-42℃。水溶液呈弱酸性,易溶于碱性溶液,也可溶于水和二硫化碳。在潮湿空气中可缓慢分解成元素硒,通氧可氧化生成游离硒。可与很多金属结合而生成金属硒的化合物。

硒化氢不能通过完整皮肤吸收。经呼吸道吸入,在体内大部分代谢形成二甲基硒和甲基硒,小部分可分解成为元素硒而沉着于肺内。本品在体内无蓄积作用,大部分以原形或甲基硒的形式随呼气呼出,少量形成的元素硒随尿排出。

本品吸入属中等毒性。对呼吸道有强烈刺激性。在鼻黏膜表面和肺泡中易氧化成红色硒。因具有极难闻的臭味,其嗅觉阈很低。但人对本品的臭味和刺激作用可迅速适应,故刺激症状无警戒意义,闻到臭味时就应引起注意。

(二)接触机会

工业上主要用于制金属硒化合物,还可用于集成电路制造过程中的原材料、掺杂气体和还原气。在生产过程和化学实验中硒与酸接触,或高温下与有机物质接触,或氢直接作用于硒,都可产生硒化氢气体,因而不遵守操作规程或发生意外事故生成多量硒化氢气体可发生急性中毒。国内曾发生因含硒的铜铅锌废渣起火,用水浇灭导致急性硒化氢中毒。亦有报道熔炼回收废旧含硒整流片时,遇水产生硒化氢而发生中毒。

(三)临床表现

职业中毒以呼吸道吸入为主,临床表现与急性硫化氧中毒极为相似。吸入后经数分钟至1小时,出现流泪、流涕、打喷嚏、咽痛、干咳、胸闷、气短、头痛、头晕,呼气有蒜臭味。严重者往往在上述症状缓解后2~4小时,咳嗽、胸闷症状加重,呼吸窘迫。体温升高达到39℃以上,可伴有寒战,咳多量血性泡沫痰。查体:口腔有蒜臭味,眼结膜及咽部充血,口唇发绀,肺部多有哮鸣音,少数有湿啰音。少数有心动过缓或过速。X线胸片可见肺纹理增粗,或散在点片状致密阴影。尿硒含量可增加,但与症状无关。部分患者外周血白细胞计数和中性粒细胞计数增高。肺功能检查示限制性、阻塞性肺疾病。病程一般为1周左右。但曾有报道1例三次发生急性硒化氢中毒患者,在急性期症状经治疗后好转,但此后常有哮喘性支气管炎发作。1例患者反复暴露于硒化氢后,出现胃肠道不适、龋齿、结膜炎、指甲缺损,呼气有蒜臭味。

皮肤接触可引起皮炎。表现为充血性荨麻疹样丘疹,伴瘙痒,皮疹散布全身,以上肢和躯干为主，脱离接触后即愈。

（四）中毒救治

吸入中毒者应立即脱离事故现场，安静休息，密切观察病情变化，并给予氧气吸入。早期、足量、短程使用糖皮质激素，积极防治肺水肿。有肺水肿征象时，应立即加压给氧，保持呼吸道通畅。雾化吸入消泡净。抗生素防治继发性肺部感染。

（夏丽华）

参考文献

1. 陈玉清，伊和姿，诸萍，等．二氧化硒致接触性皮炎 1 例报告．中国工业医学杂志，2001，14（3）：156.
2. 蓝柳恒．二氧化硒生产过程职业病危害的预防及控制．中国卫生产业，2015（11）：6-8.
3. 杨咏梅，肖玲玲，陈东．76 例急性二氧化硒气体中毒的急救及护理．中华护理杂志，2006，24（5）：439-440.
4. 吴娜，夏玉静．急性磷化氢中毒研究进展．中国职业医学，2012，39（4）：345-347.
5. 王定良，王谷仙，刘华琳，等．食用油治疗急性磷化铝中毒 24 例临床分析．内科急危重症杂志，2011，17（6）：363，368.
6. 杨国菊，赵红宇，唐玉梅，等．3 例急性磷化氢中毒性肺水肿临床救治分析．中国职业医学，2009，36（3）：225-226.
7. 李旭东，尹怡璇，张轶群，等．一起五氧化二磷引起的急性职业中毒．职业卫生与病伤，2006，21（3）：202.
8. 吴娜，王涤新．硫化氢中毒机制及治疗研究进展．中国工业医学杂志，2010，23（6）：434-436.
9. Corradi F，Brusasco C，Palermo S，et al. A case report of massive acute boric acid poisoning. European journal of emergency medicine：official journal of the European Society for Emergency Medicine，2010，17（1）：48-51.
10. 胡滨，陈一资．亚硒酸钠的急性、蓄积性、亚急性毒性研究．食品科学，2011，32（5）：258-262.
11. 荀伟，董乐乐．亚硒酸钠的医学研究进展．医学综述，2011，17（11）：1703-1705.

第七节　酸雾及酸酐

酸雾、酸酐是一种含酸性分子的物质，由于各自化学结构不同，其理化性质与毒性也不尽相同。

短时间接触大量酸雾主要对呼吸道产生刺激性损伤，长期接触可以引起呼吸道慢性损伤及牙齿酸蚀等。职业活动中接触的酸雾，多为几种酸的混合物。

酸酐类化合物是由酸缩水而成的氧化物，易与水反应还原成原来的酸，且酸酐与机体组织接触后分解缓慢。无机酸的酸酐对人体的损害与酸雾类似，有机酸主要引起接触者气道反应性增高，重者可发展为过敏性鼻炎或哮喘。

一、酸雾

（一）概念

酸雾（acid fog），通常是指雾状的酸类物质。在空气中酸雾的颗粒很小，比水雾的颗粒要小，粒径为 0.1~10μm，是介于烟气与水雾之间的物质，具有较强的腐蚀性。包括硫酸、硝酸、盐酸等无机酸和甲酸、乙酸、丙酸等有机酸所形成的酸雾。

酸雾的形成机制主要有两种：一种是酸液表面蒸发，酸分子进入空气，与空气中的水分凝并而形成雾滴；另一种是酸溶液内部发生化学反应，形成气泡上浮到液面后爆破，将液滴带出。

1. 无机酸

（1）硫酸（sulfuric acid，H_2SO_4）：为无色透明不挥发油状液体，具强烈吸湿性。分子量98.08，密度1.834g/cm^3（20℃），熔点10.36℃，沸点338℃（98.3%），蒸气压0.138kPa（146℃）。与水任意混合，并放出大量热。加热至50℃以上产生三氧化二硫。

（2）盐酸（hydrochloric acid）：为氯化氢（hydrogen chloride，HCl）的水溶液。氯化氢为无色气体，具有剧烈的刺激性气味。分子量36.47，熔点-114.8℃，沸点-84.9℃。在空气中呈白色的烟雾，极易溶于水而成为盐酸，也可溶于乙醇和乙醚等。商品浓盐酸含37%~38%的氯化氢。

（3）硝酸（nitric acid，HNO_3）：为无色透明液体。溶于水，在醇中会分解。为强氧化剂，能使有机物氧化或消化。分子量63.01，沸点78℃（分解）。蒸气压8.27kPa（25℃）。浓硝酸见光或露置空气中产生五氧化二氮，不久分解为二氧化氮而变黄，具有刺鼻的窒息气味。

（4）氢氟酸（hydrofluoric acid）：为氟化氢气体的水溶液，清澈、无色、发烟的腐蚀性液体，有剧烈刺激性气味。熔点-83.3℃，沸点112.2℃，密度0.988g/cm^3。易溶于水、乙醇，微溶于乙醚。因为氢原子和氟原子间结合的能力相对较强，使得氢氟酸在水中不能完全电离，所以理论上低浓度的氢氟酸是一种弱酸。具有极强的腐蚀性，能强烈地腐蚀金属、玻璃和含硅的物体。剧毒，如吸入蒸气或皮肤接触会造成难以治愈的灼伤。

2. 有机酸

（1）甲酸（formic acid）：俗名蚁酸，是最简单的羧酸。化学式HCOOH，分子式CH_2O_2，分子量46.03。无色而有刺激性气味的液体。弱电解质，熔点8.6℃，沸点100.8℃。酸性很强，有腐蚀性，能刺激皮肤起泡。甲酸是有机化工原料，也用作消毒剂和防腐剂。

（2）乙酸（acetic acid）：也叫醋酸（36%~38%）、冰醋酸（98%）。化学式CH_3COOH，是一种有机一元酸，为食醋主要成分。纯的无水乙酸（冰醋酸）是无色的吸湿性固体，凝固点为16.6℃，凝固后为无色晶体，其水溶液中呈弱酸性且腐蚀性强，蒸气对眼和鼻有刺激性作用。

（3）丙酸（propanoic acid）：又称初油酸，是三个碳的羧酸和短链饱和脂肪酸，化学式为CH_3CH_2COOH。纯的丙酸是无色、腐蚀性的液体，带有刺激性气味。

（二）接触机会

酸雾主要产生于化工、电子、冶金、电镀、纺织、机械制造等行业的用酸过程中，如制酸、酸洗、电镀、电解、酸蓄电池充电等。另外，在一些科学研究的过程中，也会使用到不同的酸。各种用酸工艺过程中使用的往往是多种酸的混合物。

1. 无机酸

（1）硫酸：制造化肥、硫酸盐，合成药物、染料、洗涤剂，金属酸洗，石油制品精炼，蓄电池制造及修理，纺织工业，制革工业，运输等。

（2）盐酸：在直接使用氯化氢或制造氯气、盐酸、漂白粉、敌百虫、三硫磷和氯化物时可接触到。当某些无机或有机氯化物如三氯化锑、三氯化磷、四氯化钛、亚硫酰二氯、乙酰氯等暴露于空气时，即与空气中的水分生成氯化氢。在四氟乙烯和聚氯乙烯塑料热加工过程中，也有副产品氯化氢产生。盐酸还用于化学、石油、冶金、印染、皮革的鞣制等工业部门。

（3）硝酸：主要用于有机合成、电镀、酸洗、生产肥料、火箭燃料、染料、炸药、农药、硝酸纤维及硝酸盐等，还常用作分析试剂。

（4）氢氟酸：由于氢氟酸溶解氧化物的能力，它在铝和铀的提纯中起着重要作用。氢氟酸也用来蚀刻玻璃，可以雕刻图案、标注刻度和文字。半导体工业使用它来除去硅表面的氧化物。在炼油厂中它可以用作异丁烷和正丁烯的烷基化反应的催化剂，在祛除不锈钢表面的含氧杂质的“浸酸”过程中也会用到氢氟酸。

2. 有机酸

（1）甲酸：基本有机化工原料之一，广泛用于农药、皮革、染料、医药和橡胶等工业。甲酸可直接用于织物加工、鞣革、纺织品印染和青饲料的贮存，也可用作金属表面处理剂、橡胶助剂和工业溶剂。在有机合成中用于合成各种甲酸酯、吖啶类染料和甲酰胺系列医药中间体。

（2）乙酸：可用作酸度调节剂、酸化剂、腌渍剂、增味剂、香料等，它也是很好的抗微生物剂，这主要归因于其可使 pH 降低至微生物最适生长所需 pH 以下。乙酸是我国应用最早、使用最多的酸味剂，主要用于复合调味料、配制蜡、罐头、干酪、果冻等。

（3）丙酸：主要用作食品防腐剂和防霉剂。还可用作啤酒等中黏性物质抑制剂。用作硝酸纤维素溶剂和增塑剂。也用于镀镍溶液的配制，食品香料的配制以及医药、农药、防霉剂等的制造。

（三）毒性机制

1. 无机酸

（1）硫酸：属中等毒类。硫酸酸雾内含大量三氧化二硫（少量二氧化硫），可在咽喉、气管及支气管黏膜表面迅速溶解引起强烈刺激作用并使黏膜上皮急性凝固性坏死和脱落。硫酸 $1mg/m^3$ 对人即有刺激作用，突然吸入 $3mg/m^3$ 有窒息感，吸入 $6\sim8mg/m^3$ 5 分钟引起严重呛咳。硫酸气溶胶比二氧化硫毒性强，吸入 $40mg/m^3$ 硫酸雾引起的气道阻力增高相当于吸入 $2190mg/m^3$ 二氧化硫。硫酸雾的毒性除与其浓度有关外，还与雾滴大小有关，7μm 的酸雾因阻留于上呼吸道，毒性反应较轻；2.5μm 雾滴毒性最强，其对较大支气管作用最明显；0.8μm 雾滴能进入呼吸道深部，引起的单纯性支气管收缩反应比 2.5μm 的雾滴更明显。

（2）盐酸：盐酸烟雾被吸入后，能与黏膜表面的水分作用而发生解离，其氢离子被水分子捕集，形成水合氢离子，具有一定催化作用，可促进与组织内有机分子起反应，导致细胞损伤。而且，盐酸酸雾对局部黏膜有强烈的刺激和腐蚀作用，导致黏膜充血、水肿，甚至坏死。

（3）硝酸：吸入硝酸气雾对呼吸道产生刺激作用。硝酸蒸气中含有多种氮氧化物，如 NO、NO_2、N_2O_3、N_2O_4 和 N_2O_5 等，其主要是 NO_2，因此，硝酸酸雾中毒实质上是氮氧化物中毒。

（4）氢氟酸：氢氟酸虽为较弱的酸，但是腐蚀性和氧化性却比浓硫酸还强，属于一级腐蚀品，具有强烈的刺激性和腐蚀性。氢氟酸中的氢离子对人体组织有脱水和腐蚀作用，而氟是最活泼的非金属元素之一。吸入高浓度的氢氟酸酸雾，引起支气管炎和出血性肺水肿。氢氟酸也可经皮肤吸收而引起严重中毒。

2. 有机酸　有机酸类化合物因其化学结构不同，其毒作用可不尽相同，但其共同点是对组织的原发性刺激作用，其强度与酸的解离度、水溶性、蒸气压以及对皮肤黏膜的穿透力等因素有关。

（1）甲酸：接触后可引起结膜炎、眼睑水肿、鼻炎、支气管炎，重者可引起急性化学性肺炎。偶有过敏反应。大鼠经口的急性毒性为 LD_{50} 1100mg/kg，大鼠吸入 15 分钟的急性毒性为 LC_{50} 15 000mg/m³。小鼠吸入浓度为 10g/m³ 以上的甲酸时，1~4 天后死亡。

（2）乙酸：大鼠经口的急性毒性为 LD_{50}3.3g/kg，小鼠吸入 1 小时的急性毒性为 LC_{50} 63 946.18mg/m³；大鼠吸入 1 小时的急性毒性为 12.3g/m³。人不能在 2~3g/m³ 浓度中耐受 3 分钟以上。

乙酸浓度在 100mg/m³ 左右时，长期接触可使工人的鼻、眼、咽发生炎症反应，甚至引起支气管炎。人吸入浓度为 200~490mg/m³ 乙酸，7~12 年后可有眼睑水肿、结膜充血、慢性咽炎、支气管炎等症状。

（3）丙酸：吸入本品对呼吸道有强烈刺激性，可发生肺水肿。蒸气对眼有强烈刺激性，液体可致严重眼损害。

（四）临床表现

短期内接触大量酸雾所引起的急性呼吸道损伤较为多见，酸雾的成分多为以一种酸为主、含有多种酸性成分的混合性酸雾。

急性中毒：酸雾侵入人体的主要途径是呼吸道及皮肤。高浓度接触其蒸气或溶液时，可引起流泪、咽痛、咳嗽、胸闷、气急等眼和上呼吸道刺激症状，表现为支气管炎或支气管痉挛，并可伴有眼睑红肿，眼结膜、鼻黏膜、咽部充血水肿。严重者经一定潜伏期，发生肺炎、肺水肿，甚至发生急性呼吸窘迫综合征、喉痉挛、喉水肿、窒息死亡。动脉血气分析呈低氧血症，X 线胸片显示肺纹理增多、增粗、紊乱甚至絮状或片状阴影。

此外氢氟酸酸雾中的氟离子还可向深部组织渗透进入血液和组织，与钙、镁离子结合形成不溶性氟化盐，导致低钙血症，严重者引起室速、室颤等心律失常，导致猝死。

皮肤接触可引起刺激性接触性皮炎，严重者发生化学性灼伤。

（五）诊断原则、诊断分级及鉴别诊断

1. 诊断原则　根据短期内吸入大量酸雾的职业史，出现以眼及呼吸系统刺激为主的临床表现，结合实验室检查，参考作业场所职业卫生学调查，排除其他原因所致疾病后，诊断为急性酸雾中毒。

2. 诊断分级　急性酸雾中毒的诊断分级可参照 GBZ 73—2009《职业性急性化学物中毒性呼吸系统疾病诊断标准》。

3. 鉴别诊断　急性酸雾中毒应与急性支气管炎、支气管肺炎、其他原因引起的呼吸道损伤及其他刺激性气体中毒等疾病相鉴别。

（六）中毒救治

1. 治疗

（1）现场处理：迅速脱离现场至空气新鲜处，保持呼吸道通畅。

（2）对症处理

1）呼吸困难时给予输氧。由于可能导致进行人工呼吸者本人吸入酸雾气体，因此不可进行人工呼吸。

2）给予 2%~5% 碳酸氢钠溶液雾化吸入。

3）控制肺水肿的发生和发展。

4）预防、控制感染。

（3）其他：硫酸酸雾吸入中毒可参照急性二氧化硫中毒治疗。

盐酸酸雾吸入中毒可参照急性氯气中毒治疗。

氢氟酸酸雾吸入中毒参考氢氟酸中毒节。

2. 预后 吸入酸雾中毒的预后与酸雾的浓度、吸入时间等因素密切相关，酸雾浓度越高，吸入时间越长，则病情越重，预后越差。及时采取有效的治疗措施可以明显改善酸雾中毒的预后情况。

3. 预防 加强局部通风，在酸雾作业区应穿着防护服和呼吸防护用具，酸雾浓度超标作业点佩戴自吸过滤式防毒面具（全面罩）或空气呼吸器。

二、酸酐

酸酐类化合物包括无机酸的酸酐和有机酸的酸酐。无机酸的酸酐对人体的损害与酸雾类似，如SO_3是H_2SO_4的酸酐、N_2O_5是HNO_3的酸酐；有机酸主要引起接触者气道反应性增高，重者可发展为过敏性鼻炎或哮喘。本部分主要阐述有机酸酐对人体的损害。

（一）概念

几个含氧酸分子脱去一分子水或几分子水，所剩下的部分称为该酸的酸酐。一般无机酸是一分子的该酸，直接失去一分子的水就形成该酸的酸酐，其酸酐中决定酸性的元素的化合价不变。而有机酸是两分子该酸或多分子该酸通过分子间的脱水反应而形成的。

有机酸酐（organic acid anhydrides）是一组低分子量化学物，其分子结构中均有$(CO)_2O$，易于进行脱羧、酰化、磺化、酯化等反应。在该组化合物中最具代表性的化合物是邻苯二甲酸酐（phthalic anhydride，PA），为白色结晶粉末，有刺激气味，分子量148，密度1.57g/cm^3，熔点130.8℃，沸点284.5℃，常温下微溶于水，易溶于乙醇、丙酮等有机溶剂。其他该类化合物尚有偏苯三酸酐（trimellitic anhydride，TMA）、四氯苯酐（tetrachlorophthalic anhydride，TCPA）、马来酸酐（maleic anhydride，MA）、六氢苯酐（hexahydrophthalic anhydride，HHPA）以及双环庚烯二甲酸酐（himic anhydride）等。

（二）接触机会

广泛用于环氧树脂工业作为固化剂，聚氯乙烯塑料增塑剂以及聚酯树脂生产，也可用于制造黏合剂、染料、涂料、油漆、农药及安全玻璃等工业部门。

（三）毒性机制

酸酐对气道黏膜有刺激作用及对人体的致敏作用。有机酸酐对人体的损害具有变态反应特征：①患者发病有较长的潜伏期；②接触低剂量也可诱发变态反应，表现为速发、迟发以及双相反应；③患者血中存在sIgE、sIgG、$sIgG_4$抗体，其阳性率可达50%~100%。动物模型病理检查存在支气管黏膜水肿，杯状细胞增多，嗜酸性粒细胞浸润，黏液分泌增多及管腔黏液栓形成等符合变应性哮喘特征的病理变化。由此推论酸酐致变态反应可能是由于其在体内与蛋白结合成为复合物而产生致敏作用。

（四）临床表现

常见的引起支气管哮喘的有机酸酐类化学物有邻苯二甲酸酐和偏苯三酸酐。

1. 包肉工哮喘 20世纪70年代文献报告，一种在包肉工中，由于热切割PVC食品袋而诱发的鼻炎及哮喘。由于病因不明，故定名为包肉工哮喘，其患病率可达10%。具有鼻、眼、咽部黏膜刺激症状者人数则可达45%，有32%的人存在支气管炎、肺炎或胸膜疾患。该种临床征象的出现经许多学者的研究，包括对PVC塑料的热分解物各种成分的分析，发现其中邻苯二酸二环己酯（dicyclohexyl phthalate）作为塑料袋中的一种成分，当加热至200~210℃、30~60秒时可散发出PA，其可能是造成本病的致喘物。

2. TMA哮喘 TMA是常见的一种酸酐类化合物。Zeiss首先报道了TMA在临床上可引起四种综合征，即：①哮喘鼻炎综合征，发生于接触后数周到数年，临床上表现为过敏性鼻炎与哮喘，血中存在sIgE抗体，A-ST阳性；②迟发性呼吸全身综合征（LRSS），又称"TMA流感"，是接触高浓度TMA烟雾、经4~8小时潜伏期后出现的一组症状，表现为咳嗽、哮喘，伴有全身无力，发冷、发烧、肌肉关节酸痛，类似于流感。血中sIgG、sIgA抗体滴度增高，类风湿因子阳性，但缺少sIgE抗体。③肺病贫血综合征，是较少见的一种类型，接触高浓度TMA烟雾后，3~12小时出现咳嗽、咯血，进行性呼吸困难，肺部浸润阴影，并伴有贫血。患者体内存在对TM蛋白结合物的IgG型红细胞抗体，该病可能与免疫性红细胞膜破坏有关。④刺激综合征，接触TMA后立即表现流涕、鼻塞、鼻痒、喷嚏、咳嗽、气短，甚至出现哮喘。这与呼吸道黏膜被直接刺激有关，临床上无疾病潜伏期，血中无特异性抗体。

（五）诊断原则、诊断分级及鉴别诊断

1. 诊断原则 根据确切的有机酸酐类化学物接触史和哮喘病史及临床表现，参考作业场所职业卫生学调查，排除其他原因所致疾病后，诊断为酸酐所致职业性哮喘。

2. 诊断分级 酸酐所致职业性哮喘的诊断分级可参照GBZ57《职业性哮喘诊断标准》。

3. 鉴别诊断 酸酐所致职业性哮喘应与心源性哮喘、急、慢性支气管炎、支气管肺癌等疾病相鉴别。

（六）中毒救治

按照支气管哮喘治疗。

（蒋轶文）

参考文献

1. 何凤生，王世俊，任引津．等．中华职业医学．北京：人民卫生出版社，1999.
2. 李德鸿，江朝强，王祖兵，等．职业健康监护指南．上海：东华大学出版社，2012.
3. 张秋慧，金明植．邻苯二甲酸酐对工人健康危害的研究．中国卫生工程学，2008，7（6）：377-378.
4. Basketter DA，Kimber I. Phthalic Anhydride：Illustrating a conundrum in chemical allergy. J Immunotoxicol，2016，13（6）：767-769.
5. Nassif AS1，Le Coz CJ，Collet E. A rare nail polish allergen：phthalic anhydride，trimellitic anhydride and glycols copolymer. Contact Dermatitis，2007，56（3）：172-173.

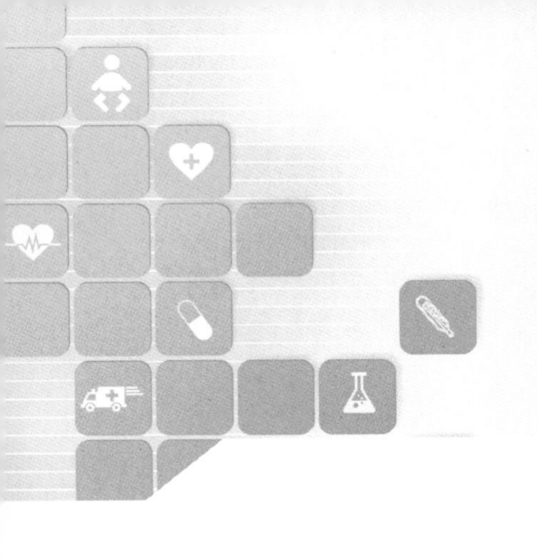

第九章

氨基与硝基烃

第一节　脂肪胺和环脂胺类

一、概述

氨分子中部分或全部氢原子被烷基、环烷基、芳基等取代就生成了胺。氨分子中 1 个、2 个或 3 个氢原子被烃基取代的衍生物分别称为伯、仲、叔胺。由 C1~C8 烷基取代生成的胺称低级脂肪胺，例如甲胺、二甲胺、乙胺、丙胺、异丙胺等，由 C8~C24 烷基取代生成的胺称高级脂肪胺，例如十二烷基胺、十八烷基胺等。氨基处于碳环之中的称为环胺，如吗啉、环己胺。根据分子中所含氨基的多少可分为二胺、三胺、多胺，例如乙二胺、丙二胺、三乙烯二胺等。

低级脂肪胺为气体，6 个碳以下的低级胺都能溶于水，而高级的同系物则不溶于水。碳原子多的胺为液体，8 个碳原子以上的为固体。低碳胺具有难闻的鱼腥气味，低碳单胺的闪点低，易燃、易爆。高碳胺挥发性小，无嗅，其水溶性随分子量的增大而降低。胺类具有碱性和亲核性，多元胺的碱性大于一元胺，胺中的烷基越多，碱性越强。胺与酸结合可生成无嗅味的固体盐类。

胺类可经呼吸道、皮肤及消化道吸收。人体组织内有单胺氧化酶和二胺氧化酶参与胺类的脱氨氧化过程，通过催化单胺和长链二胺的氧化和脱氨基，生成的胺转化为尿素，由尿排出。甲胺也可经另一代谢途径被甲基化形成二甲胺。三甲胺经代谢生成氨，部分氧化为三甲胺氧化物。部分胺以原形由尿排出。一甲胺、二甲胺、三甲胺也是内生物质和甲基异氰酸酯的代谢产物，和乙胺、异戊胺、乙醇胺、儿茶酚胺、组胺等均为人尿中的正常成分。

胺类大多有毒性，可通过吸入或透过皮肤吸收而中毒。由于此类化合物呈碱性，因此其共同的毒作用是对皮肤和黏膜有刺激性。不同浓度脂肪胺对人的剂量效应关系见下表。伯、仲胺刺激作用较叔胺强，脂肪胺又比环脂按强，二乙胺比一乙胺强。从三碳到七碳的烷基胺（丙胺、丁胺、戊胺、己胺及庚胺）随碳链增长，对上呼吸道及肺的刺激作用增强。接触胺的蒸气可引起结膜炎、角膜水肿以及原发性皮肤刺激和皮炎；吸入蒸气可引起气管炎、支气管炎、肺炎和肺水肿。液体胺可引起皮肤灼伤，重者引起局部皮肤深度坏死；溅入眼内可引起严重角膜损伤甚至眼球深部组织的永久性损害。口服液胺对胃肠有腐蚀作用（表 2-9-1）。

表 2-9-1　不同浓度脂肪胺对人的剂量效应关系

脂肪胺浓度(ppm)	反应
0.01~20	鱼腥味
5~25	轻度视觉障碍
10~100	瞬间黏膜刺激
100~200	氨样气味
>50~500	明显的皮肤、眼、上呼吸道刺激伴结膜炎、咽痛、咳嗽

胺类还具有一些其他毒作用。如中毒时对中枢神经系统有先兴奋后抑制作用,可引起大脑皮质性损害;动物摄入致死量或接近致死剂量的胺时,可发生惊厥、头部震颤、四肢抽搐及死亡。外源性胺类进入体内也能发挥某些生理效应,如拟交感神经作用,可使血压升高、平滑肌收缩、流涎、瞳孔扩大;胺类还有释放组胺和加强组胺的作用,出现血压降低、心动过速、头痛、瘙痒、红斑、荨麻疹、面部水肿等。乙二胺、二乙基三胺、三乙基四胺可使支气管收缩,引起过敏性哮喘反应。

胺类中毒也可引起肝、肾等组织器官功能损害,乙烯亚胺除可致明显的肝肾损害外还可引起白细胞、血小板减低;烯丙胺在体内的代谢产物烯丙醛,其脂质过氧化物可引起心肌和血管损害;环己胺除有拟交感神经的作用引起血压改变、高浓度的环己胺对中枢神经系统有麻醉作用外,也为弱的高铁血红蛋白形成剂。

有报道甲胺、二甲胺和三甲胺在人和动物体内可转化为亚硝基二甲胺,后者有免疫抑制作用,为潜在的致突变和致癌物。甲胺类有抑制蛋白转化及卵母细胞 RNA 合成;引起具有剂量依赖的培养中胚胎 DNA、RNA 及蛋白水平降低,毒性三甲胺 > 二甲胺 > 一甲胺。甲胺类特别是三甲胺在某些条件下是内生性致畸因素。动物实验给鼠 N,N- 二甲基乙胺染毒可致食管、鼻黏膜、肝、肺结肠肿瘤;尚未见胺本身有致癌的报道。

二、一甲胺

(一) 概念

一甲胺(methylamine 或 monomethylamine,MMA)别名甲胺、氨基甲烷。化学分子式 CH_3NH_2。在常温常压下为有氨气味的无色气体,一般加压成液体进行贮存或运输。易溶于水,溶于乙醇、乙醚等。一甲胺闪点低,容易燃烧,与空气能形成爆炸性混合,遇明火、受高热有引起燃烧爆炸的危险。气体较空气重,可沿地面移动,可能引起远处着火。相对分子质量 31.06,相对密度(20℃)0.6628,熔点 -93.5℃、沸点 -6.3℃、闪点 1.1℃(30% 溶液)。

(二) 接触机会

一甲胺是用于制药、橡胶硫化促进剂、染料、炸药、制革和有机合成等的重要有机化工合成原料,如制造异丙嗪、磺胺、咖啡因等药物,生产合成二甲基肼和二甲基甲酰胺等。还可用作脱漆剂、溶剂、涂料、燃料添加剂、聚合抑制剂、火箭推进剂等。在生产、运输、储存和使用过程中若发生意外泄漏、或管道维修中稍有不慎均可接触到本品,引起中毒。此外,在生物碱和蛋白质分解时可产生一甲胺,可见于某些植物和腌过的鲱鱼汤里。

因违反易燃气体危险货物运输有关规章制度,1991 年 9 月发生在我国江西某地区某镇的一甲胺泄漏事件，酿成重大的社会性灾难事故。这次事故是司机将一辆满载 2.4 吨浓度为 98% 的一甲胺槽罐车驶入居民区，罐车阀门被树枝碰断，酿成极为重大的一甲胺泄漏事故。罐内的一甲胺迅速减压汽化并向空气中扩散，短时间内全部泄漏，波及范围达 22.9 万 m^2。事故发生于凌晨，当时天气炎热、风速小，使睡眠中的居民近 600 人笼罩在浓雾弥漫的毒雾之中，因空气中强烈刺激气味惊醒的居民不知所措，酿成 432 人中毒，10 人当场死亡，最终 139 人发生严重中毒，累计死亡人数达 39 人，严重眼灼伤者导致失明。事故还造成严重的环境危害，家畜、家禽死亡数近千，庄稼、树木枯萎。该事故以一甲胺运输中的意外事故造成众多居民无辜暴露于一甲胺气雾中，造成人民生命、财产极大的损害，教训极其深刻。

（三）毒性机制

一甲胺属中等毒性，有腐蚀性。是一种高水溶性、碱性程度强于氨的刺激性气体。小鼠吸入（2 小时）LC_{50} 2300mg/m^3，经口 LD_{50} 2500mg/kg，兔经皮 LD_{50} 40mg/kg。生产中工人短期接触 25.41~127.03mg/m^3，可致暂时性眼、鼻、咽刺激症状。

一甲胺可经呼吸道、皮肤黏膜吸收，也可经消化道吸收。进入血液后，主要转化为二甲胺或甲酸，二甲胺绝大部分经尿排出，仅极微量以原形经尿排出。

一甲胺对人体有免疫抑制作用，为潜在的致突变和致癌物。对兔心血管内皮细胞的慢性毒性研究见甲胺能诱导体内氨基脲敏感型胺氧化酶（SSAO）活性增高，SSAO 可使甲胺脱氨生成甲醛、H_2O_2 及氨，H_2O_2 可致细胞损伤，甲醛能引起血管内皮细胞损伤，与动脉粥样硬化有密切关系，是血管疾病潜在的危险因素。

一甲胺也是健康人尿中的正常成分，每日尿中甲胺的排出量为（11.00 ± 8.17）mg（1.68~62.30mg），某些鱼类和海产品（蛤、蟹、黑线鳕、大比目鱼、章鱼、金枪鱼）及水果（梨、豌豆及番茄）可能增加尿胺的排出量，但来自食物的影响有限。

一甲胺的碱性及腐蚀性能使组织蛋白变性，脂肪组织皂化，导致组织细胞溶解性坏死，引起呼吸道黏膜充血、水肿，黏膜上皮细胞坏死、脱落；黏膜下腺体分泌亢进，分泌物增多；支气管痉挛；肺泡毛细血管通透性增加、渗出增多。动物实验资料证实，甲胺类化合物的靶器官为呼吸系统，并可致眼，皮肤和黏膜灼伤，中毒程度重时，亦可累及中枢神经和引起心、肾、肝等多脏器损害。对人体的危害主要是接触高浓度一甲胺气体有直接刺激和腐蚀作用，引起眼、皮肤、呼吸道黏膜灼伤和中毒；严重者出现喉头水肿、肺水肿、ARDS 及呼吸衰竭，导致窒息死亡。吸入高浓度一甲胺还可因鼻黏膜内三叉神经末梢受到刺激引起反射性心脏和呼吸抑制而立即死亡。误服对胃肠有腐蚀作用。

王长风等对发生在江西某县某镇的一甲胺中毒事件的调查研究中见死者结膜充血、水肿、角膜混浊。皮肤暴露和污染部位呈暗红色，局部Ⅰ°~Ⅱ°灼伤。病理变化以呼吸系统为主，表现为支气管黏膜上皮全层脱落，支气管腔可见许多渗出坏死性物质，连同黏液、炎症细胞凝成团块，阻塞于各级支气管中，肺小支气管及血管周围间隙显著扩大，间质水肿，肺泡上皮细胞和毛细血管内皮细胞严重破坏，毛细血管扩张，内皮细胞固缩性坏死，肺泡壁结构破坏，肺泡腔中可见大量水样溶出物。有些可见继发感染。此外心、肝、肾、脑均有不同程度病理变化。

（四）临床表现

1. 急性中毒　急性一甲胺中毒以呼吸系统损害为主要表现，常伴有眼和皮肤灼伤。发生在江西某地区的一甲胺泄漏事故中重症中毒的 139 例患者中，皮肤灼伤、眼灼伤及口腔咽喉灼伤分别占90%、36.7%及93.5%，喉水肿及肺水肿分别占73.4%及41%，昏迷及有病理征者分别占5.6%及1.4%。

（1）眼和上呼吸道刺激或灼伤：接触较高浓度的一甲胺后眼出现畏光、流泪、眼痛，伴眼睑肿胀痉挛、视物模糊、结膜充血水肿，角膜混浊，虹膜结构不清晰，角膜溃疡；溅入眼内时灼痛难忍，结膜及角膜出现灰白色的浑浊、水肿，重者有不规则的条片状坏死剥脱；鼻塞、流涕、黏膜充血水肿；口干、咽痛、声音嘶哑、吞咽困难；咽喉部充血、水肿、溃疡，重者可引起声门痉挛、喉头水肿，支气管黏膜坏死、脱落，甚至窒息死亡。

中毒性喉水肿的严重程度可根据吸气性呼吸困难的程度为分四度。一度：安静时无呼吸困难，活动或哭闹时显示吸气性呼吸困难；二度：安静时也有轻度“三凹征”，活动时加重，但不影响睡眠，也无烦躁不安；三度：吸气性呼吸困难明显，“三凹征”显著，且有烦躁不安，不易入睡；四度：除三度呼吸困难的表现外，还有坐卧不安，手足乱动，出冷汗，面色苍白或发绀，最后昏迷直至心搏停止。

（2）化学性肺损伤：短时间大量接触或吸入高浓度的一甲胺可引起呛咳、咳白色黏痰，伴有头昏、头痛、恶心呕吐等全身症状。发生肺水肿时胸闷、气急，烦躁不安、呼吸困难、咯粉红色泡沫痰，重者休克、昏迷。体温可升高。检查可见患者呼吸频速，可出现三凹征，伴缺氧性发绀。肺部听诊可闻及干湿性啰音、哮鸣音，严重者双肺广泛大水泡音，心脏可见心率增快、心律不齐，甚至奔马律，重者可因肺水肿、ARDS、心力衰竭、休克、昏迷等致呼吸循环衰竭而死亡。病程中可出现气胸、肺不张、纵隔气肿及皮下气肿等并发症。

（3）化学性皮肤灼伤：皮肤接触一甲胺的水溶液后可致不同程度的皮肤灼伤，多为Ⅰ°、Ⅱ°，少数达Ⅲ°，创面湿润、红肿，局部呈暗红色，可有小水疱、剥脱，常发生在暴露部位和皮肤柔嫩湿润处，如面、颈、胸、腹、会阴及四肢。

（4）神经系统：大量一甲胺进入体内可作用于大脑、视中枢等引起皮质性损害、球后神经炎、脉络膜炎、中枢性弱视、视神经萎缩、眼肌麻痹、瞳孔散大或缩小、白内障。出现头痛、头昏、意识障碍、极少数出现锥体束阳性征。

（5）误服者可引起口腔及消化道灼伤，出现腹痛、恶心、黑便等。

2. 实验室检查　血白细胞增多；血清ALT可升高，BUN和肌酐升高；尿中可见蛋白、红细胞及白细胞、管型；血气分析提示有低氧血症。神经系统损伤者可有脑脊液蛋白阳性、细胞数增多。

（五）诊断原则、诊断分级及鉴别诊断

1. 急性中毒　根据确切的一甲胺职业接触史、急性呼吸系统损害的典型临床表现、胸部X线表现、结合血气分析等其他检查结果，参考现场劳动卫生学调查资料，综合分析，并排除其他病因所致疾病，方可诊断。

我国已颁布《职业性急性一甲胺中毒诊断标准标准》GBZ 80—2002，根据病情轻重将急性一甲胺中毒分为轻、中及重度三级。

（1）轻度中毒：有眼和上呼吸道刺激症状，眼结膜、咽部充血、水肿；出现一度至二度吸气性呼吸困难的喉水肿；胸部X线表现符合急性气管-支气管炎或支气管周围炎。

（2）中度中毒：凡有下列情况之一者，可诊断为中度中毒：

1）出现三度吸气性呼吸困难的喉水肿。

2）胸部X线表现符合急性支气管肺炎或间质性肺水肿。中度中毒血气分析常伴轻度至中度低氧血症。

(3) 重度中毒:凡有下列情况之一者,可诊断为重度中毒:

1) 由于严重喉水肿或支气管黏膜坏死脱落导致窒息。

2) 胸部 X 线表现符合肺泡性肺水肿。

3) 急性呼吸窘迫综合征(ARDS)。

4) 猝死。

5) 并发严重气胸、纵隔气肿、皮下气肿或肺不张等;重度中毒血气分析常伴有重度低氧血症。

此外,标准中还将接触后出现一过性和上呼吸道刺激症状,肺部无阳性体征,胸部 X 线检查无异常发现者列为"刺激反应",但刺激反应不属于中毒范畴。

2. 眼及皮肤灼伤的诊断　分别依照 GBZ 54—2002《职业性化学性眼灼伤诊断标准》以及 GBZ 51—2009《职业性化学性皮肤灼伤诊断标准》进行。

(六) 中毒救治

无特殊解毒药,对症治疗为主。

1. 尽快阻止毒物侵害。迅速将患者移至事故现场的上风向区,脱去被污染的衣着,大量流动的清水冲洗,至少 15 分钟;溅入眼内立即翻开眼睑,并用大量流动的清水或生理盐水冲洗,至少 15 分钟。卧床休息,注意患者保暖并且保持安静。

2. 保持呼吸道通畅,鼓励患者咳痰,及时清除口腔分泌物。呼吸困难者给予吸氧;如呼吸停止,立即进行人工呼吸。如果患者食入或吸入该物质不要用口对口进行人工呼吸,可用单向阀小型呼吸器或其他适当的医疗呼吸器。咯粉红色泡沫痰者加用 10% 二甲硅油气雾剂喷雾吸入。喉头水肿严重、呼吸极度困难、缺氧明显者尽早行气管切开,确保呼吸道通畅。对一甲胺中毒患者,不宜进行气管插管,以免严重损伤的气道黏膜受到插管的机械作用发生脱落甚至堵塞气道。

3. 局部雾化吸入治疗,解除支气管痉挛,预防和治疗肺水肿。雾化液基本成分是:地塞米松 5mg、庆大霉素 8~16 万 U、氨茶碱 0.25g、生理盐水 50~100ml,超声雾化吸入,每次 10~20ml,间隔时间根据病情轻重决定。依需要还可加入 3%~5% 的硼酸 20ml、654-2 10mg、呋塞米等。病情重者可将雾化液置于口腔麻醉器内人工喷雾或超声雾化器接在氧气瓶上,用氧气送入超声雾化液。也可选用激素类制剂普米克(pulmicort)、必可酮喷雾吸入;β_2 受体兴奋剂 0.5% 沙丁氨醇溶液 1ml 或特布他林溶液 1ml 雾化吸入;胆碱能阻滞剂 0.5% 溴化异丙托品溶液 1ml 雾化吸入。

4. 早期、足量、短程给予肾上腺皮质激素,如地塞米松,一般首日用至 40~80mg,重者可达 160mg,分 4~6 次静注,以后逐日减量,总疗程 3~5 日。也可选用甲泼尼龙,轻度中毒患者给予 40mg,q12h~q8h,静脉滴注,中度中毒患者给予 80mg,q12h~q8h,静脉滴注,1~3 天,重度中毒者予甲泼尼龙 0.5g 静脉滴注 qd~q12h,逐渐减量,疗程 5~7 天。须注意激素可使自身免疫力下降、继发感染和肺结核,并有出现精神异常、水钠潴留等副作用。早期肺水肿者可联用东莨菪碱每次 0.3~0.6mg 或每次 654-2 10~20mg,静脉滴注,有兴奋大脑皮质和延髓呼吸中枢、抑制腺体分泌、改善微循环、解除支气管痉挛、改善通气功能等作用。

5. 乌司他丁(ulinastatin,UIT)　乌司他丁是一种尿胰蛋白酶抑制剂,能够抑制胰蛋白酶、A- 糜蛋白酶、弹性蛋白酶、透明质酸酶和纤溶酶等多种水解酶的活性,从而减轻各种水解酶对组织细胞的损伤;抑制急性肺损伤炎症细胞聚集和激活,同时还有稳定溶酶体膜、白细胞膜等膜结构,抑制炎症介质如肿瘤坏死因子(T NF-A)和白细胞介素(IL)的过度释放;具有抗休克、清除氧自由基、改善微循环、改善肺换气功能、降低死亡率的作用,其作用类似于糖皮质激素,但应激性溃疡、高血糖和真菌感染发生率均较低。近年来在职业中毒领域,如百草枯中毒性肺损伤实验研究和急性硫化氢中毒等临床中也有应用。乌司他丁 20~30 万单位静脉滴注 q8h~q12h,疗程同肾上腺皮质激素。

6. 合理给氧　可用鼻导管或面罩给氧,吸入氧浓度一般低于 50%,维持经皮氧饱和度(SPO_2)90% 以上。应避免给予高压氧或长期吸入高张氧,防止引起过氧化肺损伤。出现Ⅰ型呼吸衰竭者可给予浓度为 50%~60% 的氧,并发 ARDS 时需给予呼气末正压通气(PEEP),但压力应小于 0.49kPa。

7. 无创机械通气治疗　国内有人报道无创通气用于化学气体中毒性肺水肿可能迅速纠正缺氧,减少肺内渗出,改善病情及预后,减少有创通气率,大大提高临床抢救成功率,建议氧疗后 30 分钟经皮氧饱和度不能维持(SPO_2)在 90% 以上,立即予机械辅助通气治疗。常采用无创性鼻(面)罩双水平气道正压通气(BiPAP),待患者自主呼吸平稳,SPO_2 稳定后改为鼻导管吸氧。应注意动态监测心率、血压、SPO_2、血常规、血气分析和胸部影像学的变化,及时了解有无气压伤及气胸等问题。

如无创通气治疗 1~2 小时后,低氧血症不能改善或全身情况恶化,提示治疗失败,应及时改为有创通气。对有喉头水肿,出现三度至四度吸气性呼吸困难者,弥漫性肺泡性肺水肿、口鼻腔大量分泌物涌出,昏迷伴明显发绀者对应及时作气管切开。

8. 预防及控制肺部感染　一甲胺中毒时气道黏膜屏障严重受损,病程中极易合并感染,可选择不同种类的抗生素联合应用,再根据细菌培养和药物敏感试验结果进行调整。

9. ARDS 治疗　并发 ARDS 时应尽快改善患者低氧血症,使动脉血氧分压(PaO_2)达到 60~80mmHg。ARDS 患者往往低氧血症严重,常规的氧疗常常难以奏效,机械通气仍然是最主要的呼吸支持手段。除糖皮质激素的应用外,一些药物如硫辛酸、N- 乙酰半胱氨酸(NAC)具有抗氧化作用,己酮可可碱(PTX)具有明显的抗炎作用,在中毒性肺水肿、ARDS 中也有应用,可试用。

10. 其他　维持水、电解质平衡,缓慢补液、适量使用利尿剂,避免急性肺损伤时血液黏稠,同时应注意减轻心脏负担,促进肺内循环,改善缺氧状态。休克患者予以颈内静脉置管监测中心静脉压并使其维持在 5~8mmHg。动态监测心率、血压、SPO_2、血常规、血气分析和胸部影像学的变化。还需注意在肺水肿控制或者脱机治疗后,患者可因肺部继发感染或气道黏膜脱落阻塞等并发症再次出现呼吸困难等症状,故仍需严密观察。积极防治纵隔气肿、肺泡破裂、皮下气肿等并发症及反复肺部感染、慢性呼吸衰竭,支气管扩张等后遗症。

11. 眼和皮肤灼伤的局部处理　眼灼伤时用 2% 硼酸溶液清洗后,再用生理盐水清洗,然后涂红霉素眼膏每日 2 次。轻者给予 0.25% 氯霉素眼药水滴眼,每日 4 次,0.5% 醋酸可的松眼药水滴眼,每日 3 次。眼局部疼痛严重者,可家用 1% 的地卡因滴眼,每日 2 次。角膜荧光素染色阳性者,球结膜下注射自家血,每日 1ml,每周 2~3 次。皮肤灼伤部位速用 2.5%~4% 硼酸溶液中和及冲洗创面,并应注意防止感染。对灼伤面积大者应警惕一甲胺可经皮肤吸收加重中毒。具体可参照 GBZ 54《职业性化学性眼灼伤诊断标准》和 GBZ 51《职业性化学性皮肤灼伤中毒标准》进行治疗。

（七）预后和防护

轻中度中毒治疗后经短期休息，可恢复。重度中毒者少数可遗留慢性气道阻塞，支气管扩张、肺纤维化、肺心病、慢性呼吸衰竭等后遗症。眼灼伤轻者不留后遗症，20天左右可治愈；重者可留有角膜薄翳、角膜白斑、晶状体混浊、失明。

应进行职业安全教育，群众卫生防毒教育，并应进行意外灾害时现场自救互救知识的培训。从事一甲胺作业工人，应3年体检一次，对有慢性阻塞性肺病、支气管哮喘及慢性间质性肺病者不宜从事接触一甲胺的工作，在岗者应作为职业禁忌证调离。

（八）重度一甲胺中毒案例分析

【案例13】

1. 病例介绍 汪某，女，30岁。患者于1991年9月3日2AM吸入高浓度的一甲胺后，当即感头晕、喉头紧缩感、透气困难、胸闷、呛咳，急诊入院。

体检：急性病容，神清，面色苍白，声嘶，呼吸急促（R 28次/分），不能平卧，口唇发绀，双眼球结膜充血水肿，面、颈部皮肤布满点片状灼伤创面，口腔黏膜充血糜烂，口吐血性泡沫痰，鼻腔溢出白色分泌物。三凹征（+）。两肺布满哮鸣音，少许湿啰音。心率110次/分，血压110/70mmHg。X线胸片示化学性肺炎、肺水肿。E K G 呈T波变化。肝、肾功能（–），电解质正常。血气分析：9月5日到10月3日间共测16次。在给氧状态下，PaO_2 40~60mmHg 7次，60~80mmHg 9次。痰培养4次阳性，血培养2次（-）。入院后，输氧4L/min，头孢塞肟抗感染，地塞米松20mg/d静滴，用超声雾化、氨茶碱、呋塞米等对症支持疗法。入院第5天，体温升高至39.6℃，持续10天。血常规：WBC（12.4~20.3）$\times 10^9$/L，N 0.8~0.89。抗生素改为氧哌嗪4g，q8h静滴。丁胺卡那0.4g，bid，静滴，地塞米松改为10mg/d静滴。动脉氧分压10天后病情好转，但呼吸仍急促（R 26~36次/分）。入院第25天病情恶化，胸闷、气憋、明显，伴出汗。两肺布满哮鸣音和少许湿啰音，呼气延长。血气分析示低氧血症、呼吸性酸中毒。经对症处理，一度病情趋向稳定，但肺部感染明显，仍有胸闷、气憋、咳嗽、咯脓痰，并反复多次咯血。于入院第153天，突然心搏、呼吸停止，抢救无效死亡。死亡诊断：①重度一甲胺中毒（肺水肿）伴面颈部灼伤；②肺部感染；③ ARDS。

并发症：①支气管扩张症；②肺源性心脏病；③心肌损害。死亡原因：窒息、呼吸循环衰竭。

2. 案例分析 以上是一例典型的急性重度甲胺中毒病例。甲胺蒸气是一种具有刺激性和腐蚀性的碱性气体，其碱性较氨其还强，组织破坏力强。中毒后病程中往往病情重、病情复杂多变，处理起来棘手。从病史看本患者早期主要是一甲胺中毒性肺水肿和喉水肿。病程中合并了肺部感染，最终感染未能控制、气道阻塞，因窒息导致呼吸循环衰竭死亡。从病史看尚不足以诊断ARDS。以下几点值得注意：

（1）在已有喉水肿和肺水肿情况下，如常规氧疗后低氧血症未能纠正，应及时行气管切开给予机械辅助通气治疗。特别是重度一甲胺中毒后气道损伤严重、易合并感染，也应考虑早期气管切开。后期在病情恶化的情况下也再未开放气道，不利于气道内脓痰、血块、坏死性脱落物质的有效清除及肺部感染的控制，以致窒息成为其直接致死原因。由此可见，确保呼吸道通畅是重度一甲胺中毒救治过程中极为重要的环节，也表明碱性刺激性气体中毒与酸性刺激性气体中毒的处理不同之处是要把处理气道损伤放在极为重要的位置。

（2）肺水肿治疗中激素的使用原则为早期、足量及短疗程，本例开始应用剂量偏小、而疗程较长，不利于尽快控制甲胺引起的强烈的炎性反应和消除肺水肿，而长时间使用激素更增加肺部感染机会。

（3）失去保护屏障的气道极易合并感染，可选用适当的抗生素联合治疗，效果不好时应及时进行调整。最好多次进行痰细菌培养，取得痰培养及药物敏感试验结果，以便选用针对性较强的抗生素，同时还应注意有无霉菌二重感染。

三、二甲胺

二甲胺（dimethylamine）又名 N- 甲基甲胺，为无色易燃气体或液体，高浓度或压缩液化时具有强烈的氨臭，低浓度时有鱼油的恶臭。易溶于水、乙醇和乙醚。分子式 C_2H_7N。分子量 45.08，密度 0.89g/ml（25℃），熔点 –93℃，沸点 7℃，饱和蒸气压 202.65kPa（10℃），易溶于水，溶于乙醇和乙醚。与空气混合能形成爆炸性混合物。遇热源、明火、氧化剂有燃烧爆炸危险。与氧化剂接触会猛烈反应。燃烧产物为一氧化碳、二氧化碳、氮氧化物烟雾。

属中等急毒类。毒性类似氨，具有强碱性。大鼠经口 LD_{50} 为 698mg/kg，小鼠经口 LD_{50} 为 316mg/kg。兔经口 LD_{50} 为 240mg/kg。

二甲胺是生产农药的重要中间体，分析试剂、酸性气体吸收剂、溶剂及有机合成中间体，也用作生产药物、染料、皮革去毛剂、橡胶硫化促进剂、火箭推进剂等的原料。上述生产使用过程中可接触到本品。

二甲胺可经呼吸道、皮肤及消化道吸收，体内的二甲胺绝大部分经尿排出。其中毒临床表现与一甲胺类似，对眼和呼吸道有强烈刺激作用。液态接触皮肤可引起坏死，眼接触可引起角膜损伤、混浊。

中毒救治参见一甲胺。

四、三甲胺

三甲胺（trimethylamine）为无色、有氨气味或鱼腥味的气体，相对分子量：59.11，相对密度 2.09（空气 =1）、0.66（水 =1），熔点 –117.1℃，沸点 2.87℃。易燃烧，自燃点 190℃。溶于水、乙醇、乙醚、苯、甲苯、氯仿等。能与空气形成爆炸性混合物，遇明火或火花易爆炸，加热分解放出有毒氮氧化物。

毒性较一甲胺、二甲胺低，侵入途径以呼吸道吸入为主，也可经消化道及皮肤吸收。大鼠急性经口 LD_{50} 124mg/kg（雌），797mg/kg（雄）；小鼠经口 LD_{50} 908mg/kg（雌），704mg/kg（雄）。小鼠吸入 LC_{50}：19 000mg/m^3。按照大鼠中枢神经系统状态的变化，如作用时间为 4 小时，则三甲胺的毒性作用阈为 0.025mg/L。人的嗅觉阈浓度 0.002mg/L。浓的三甲胺水溶液对皮肤有烧灼作用。三甲胺在某种条件下是致畸因素。

三甲胺化学性质活泼，能与酸反应生成盐；能被过氧化氢氧化，生成氧化三甲胺；也能被硝酸氧化；与环氧化物反应，生成季铵盐；在碱性条件下与氮氧化物（N_2O_3、N_2O_4 及 NO）反应，生成亚硝胺。

三甲胺是一种重要的有机化工原料，主要用作有机合成，制造农药、医药（植物生长抑制剂矮壮素以及保肝药物胆碱）、缩合聚合的催化剂、燃气报警剂（加臭剂），还可用作化学分析试剂，橡胶助剂、化纤溶剂、表面活性剂和染料的原料。

本品对人体的主要危害是对眼睛、鼻、咽喉和呼吸道的刺激作用，吸入后，引起头痛、恶心，严重时产生痉挛。浓的三甲胺水溶液能引起皮肤剧烈的烧灼感和潮红，洗去溶液后皮肤上仍可残留点状出血。长期接触感到眼、鼻、咽喉干燥不适。长时间与皮肤接触，引起组织坏死。吸入、食入或皮肤接触该物质可引起迟发反应。

中毒救治参见一甲胺。

乙胺类包括乙胺、二乙胺及三乙胺。

五、一乙胺

（一）概述

一乙胺，又名氨基乙烷（ethylamine；aminoethane）。常温常压下为无色透明的液体或气体，极易挥发，有强烈氨气味。可燃，分子式：C_2H_7N。相对分子质量45.09。相对密度（水=1）0.70；相对密度（空气=1）1.56。熔点-80.9℃。沸点16.6℃。在空气中于555℃时自燃。溶于水、乙醇和乙醚。能与空气形成爆炸性混合物，遇明火易爆炸。燃烧产物为一氧化碳、二氧化碳、氮氧化物。呈强碱性，与无机酸反应，生成可溶于水的盐。与酰基反应生成酰胺。与亚硝酸反应生成亚硝胺。能被氧化，生成羟胺或肟。在空气中燃烧时，火焰呈浅蓝色。与光气反应，生成碳酰氯。与丙烯腈反应生成氨基丙腈。强烈刺激皮肤和黏膜。

一乙胺可经呼吸道、皮肤、消化道吸收。大鼠经口 LD_{50} 为400mg/kg，吸入饱和蒸气2分钟，全部死亡。家兔经皮 LD_{50} 为390mg/kg。刺激性：家兔经眼：25μg（24小时），重度刺激。家兔经皮：500mg（24小时），轻度刺激。兔或鼠经乙胺染毒后可发生支气管周围炎、肺炎、肺水肿，部分动物有心肌变性。亚急性和慢性毒性：家兔吸入184mg/m^3，7小时/次，6周见肺大量出血、支气管周围炎及肾、脾不同程度病变。从染毒数周开始，兔眼呈现上皮细胞糜烂和角膜水肿。人体接触乙胺蒸气可产生眼部刺激、角膜损伤和上呼吸道刺激。液体溅入眼内，可致严重低度伤；污染皮肤可致灼伤。

（二）接触机会

用于生产染料、医药、表面活性剂、除草剂、橡胶硫化促进剂和离子交换树脂等，也用于飞机燃料、溶剂、洗涤剂、润滑剂、冶金选矿剂，以及化妆品等的生产。生产和使用中有可能接触到本品。

（三）临床表现

短时间高浓度吸入可刺激呼吸道，引起支气管炎、化学性肺炎，严重者发生肺水肿。溅入眼内可致严重灼伤、角膜水肿。污染皮肤可致灼伤，出现水疱、坏死。可伴有全身中毒症状，头痛、头昏、恶心、呕吐等，少数发生皮肤过敏、哮喘。

长期接触低浓度乙胺，可引起呼吸道黏膜慢性刺激、咽痛、咳嗽、眼睛不适、畏光、流泪、视力模糊等。较低浓度的乙胺刺激可引起皮炎。

（四）中毒救治

参见“一甲胺”。

六、二乙胺

二乙胺（diethylamine），又名二乙基胺、N-乙基乙胺、氨基二乙烷。分子式 $C_4H_{11}N$。分子量73.14。常温常压下为无色、易挥发的可燃液体，有强烈氨臭。能与水、乙醇、乙醚等有机溶剂混溶。相对分子质量73.14。相对密度（水=1）0.71；相对密度（空气=1）2.63。熔

点 -38.9℃。沸点 55.5℃。溶于水、乙醇和乙醚。能与空气形成爆炸性混合物，遇明火易燃烧。燃烧产物为一氧化碳、二氧化碳、氮氧化物。

可经呼吸道、皮肤、消化道吸收。二乙胺对皮肤、黏膜有刺激作用，刺激作用比一乙胺强。在人体内以原形排出。大鼠（经口）LD_{50}：540mg/kg；吸入饱和蒸气 5 分钟，全部死亡。小鼠（经口）LD_{50}：500mg/kg。刺激数据：皮肤（兔子）100mg/24h 中度刺激；眼睛（兔子）50μg 重度刺激。大鼠吸入 0.5~1mg/L，每次 1 小时，共计 1 个月，可破坏条件反射和非条件反射；当吸入 0.3mg/L 时，可见内脏器官充血水肿，肝脏有明显的细胞营养不良和坏死性改变。大鼠昼夜吸入 11 965.64mg/m^3，共计 3 个月，可见对抗肌时值改变，血液胆碱酯酶活性不稳定，血清中巯基含量降低。人接触浓度由 0 逐渐增加到 35.9mg/m^3，共 60 分钟，相当于平均浓度为 30mg/m^3，可观察到中等到强的嗅觉反应和明显的鼻、眼刺激反应。

二乙胺为溶剂、杀虫剂、除草剂和化工原料中间体，可用于生产农药、染料、橡胶硫化促进剂、环氧树脂固化剂、纺织助剂、杀菌剂、缓蚀剂、阻聚剂和抗冻剂等。

本品具有强烈刺激性和腐蚀性。吸入本品蒸气或雾，可引起喉头水肿、支气管炎、化学性肺炎、肺水肿；高浓度吸入可致死。液体或蒸气对眼有刺激性，引起眼刺激角膜水肿或灼伤。皮肤接触可引起灼伤。口服灼伤消化道。皮肤反复接触，可引起瘙痒、红肿、变应性皮炎。

中毒救治：参见“一甲胺”。

丙胺类包括正丙胺、异丙胺、二异丙胺等。

七、正丙胺

正丙胺（1-propylamine），又名一丙胺，正丙基胺，丙胺，1- 氨基丙烷。

常温常压下为无色透明的液体，具有强烈氨气味。易燃，分子式：C_3H_9N。分子质量 59.11。相对密度（水 =1）0.70。熔点 -83℃。沸点 48℃。能溶于水、乙醇、乙醚、丙酮和苯等溶剂。能与空气形成爆炸性混合物，遇明火高温、氧化剂易燃。燃烧可产生氮氧化物烟雾。

正丙胺为有机合成原料，用于药物、涂料、农药、橡胶、纤维、纺织品及树脂的整理剂、石油添加剂和防腐剂，还用作试剂等。在农药方面，可生产除草剂氯乙氟灵和环丙氟灵。生产和使用中有可能接触到本品。

可经呼吸道、皮肤、消化道吸收。大鼠吸入后可见肝、心脏、肾变性。大鼠（吸入）LC_{50}：5584.63mg/（m^3·4h）；小鼠（吸入）LC50：2500mg/（m^3·2h）。刺激数据：兔子（眼睛）0.72mg，重度刺激；兔子（皮肤）0.1mg/24h 重度刺激。大鼠吸入 968mg/m^3，每天 7 小时，共计 50 天，1/10 动物死亡，其他动物生长迟缓；在 1936mg/m^3 反复染毒，动物体重减轻、角膜混浊，1/10 死亡。

正丙胺对人体的损害主要是对皮肤黏膜的刺激和暂时的全身症状。短时间接触高浓度正丙胺可引起畏光、流泪、角膜水肿、眼局部灼痛、视力下降，重者可导致永久性视力减退。同时可伴头痛、头昏、恶心、呕吐等全身症状。吸入高浓度的正丙胺蒸气，可引起化学性支气管炎、化学性肺炎、肺水肿。重者引起呼吸循环衰竭。误服可对胃肠产生腐蚀作用。

长期接触低浓度正丙胺可引起眼及上呼吸道慢性炎症，出现眼干、畏光、流泪、视力模糊，鼻干、咽部不适、咳嗽、咳痰等。长期皮肤接触可引起皮炎。

中毒救治参见“一甲胺”。

八、异丙胺

异丙胺(isopropylamine),又名2-丙胺,甲基乙胺,2-氨基丙烷。分子式C_3H_9N,分子量59.11。沸点31.7℃,熔点-101.2℃,相对密度0.69。其蒸气与空气可形成爆炸性混合物,遇明火高温能引起爆炸。燃烧可产生一氧化碳、二氧化碳、氮氧化物烟雾。

异丙胺为溶剂和有机合成原料,用以合成农药、医药、染料中间体、橡胶硫化促进剂、乳化剂、洗涤剂、去垢剂、脱毛剂、硬水处理剂、表面活性剂和纺织物助剂等。生产和使用过程中有机会接触到本品。

可经呼吸道、皮肤及消化道吸收。大鼠经口LD_{50}为820mg/kg,小鼠经口LD_{50}为2200mg/kg。刺激数据:兔(眼睛)0.05mg,为重度刺激。大鼠长期吸入10mg/m^3蒸气能引起慢性中毒。毒性在丙胺类中最强,主要刺激呼吸系统,引起严重肺水肿,高浓度时具有麻醉作用。

吸入异丙胺可致鼻、咽部发炎,咳嗽、胸痛,可引起化学性支气管炎、化学性肺炎,重者引起肺水肿及意识丧失。液体和雾可致眼睛严重损害,重者可失明。摄入会导致口腔和胃黏膜严重的刺激症状,恶心、呕吐、唾液分泌。异丙胺蒸气或液体接触皮肤可引起灼伤,较低浓度刺激可引起皮炎。

中毒救治参见"一甲胺"。

九、二异丙胺

二异丙胺(diisopropylamine),又名二异丙基胺;N-(1-甲基乙基)-2-丙胺。无色透明易挥发液体,有氨臭。溶于多种有机溶剂。分子式:$C_6H_{15}N$,分子量:101.19。沸点84℃,熔点-61℃,相对密度0.72。其蒸气与空气可形成爆炸性混合物,遇明火高温能引起爆炸。燃烧可产生一氧化碳、二氧化碳、氮氧化物烟雾。能与水、甲醇、丙酮、乙醚、脂肪烃、苯等混溶。具有伯胺的化学反应性质,水溶液呈碱性。对氧化剂不稳定,在活性炭存在下能被过氧化氢水溶液分解。见光分解。

有机合成原料,用于生产医药、农药、橡胶促进剂、乳化剂、洗涤剂等,也用作溶剂。

急性毒性:小鼠经口LD_{50}为2120mg/kg;大鼠吸入LC_{50}为4800mg/(m^3·2h);刺激数据:皮肤(兔)500mg/d轻度;眼睛(兔)750μg,重度。二异丙胺比正丙胺、异丙胺毒性低。

临床表现:液体或蒸气能刺激皮肤、眼睛、呼吸道和肺。在生产条件下,如果人吸入本品0.2~0.5mg/L,经2~3小时,即出现视物模糊、头痛及恶心。

中毒救治参见"一甲胺"。

十、戊胺

戊胺(amylamine),又名1-氨基戊烷(1-aminopentan)。无色有氨气味的液体。分子式:$C_5H_{13}N$分子量:87.16。沸点104℃,熔点-55℃,相对密度0.752。其蒸气与空气可形成爆炸性混合物,遇明火高温能引起爆炸。燃烧可产生一氧化碳、二氧化碳、氮氧化物烟雾。

用于有机合成、医药、乳化剂、抗氧化剂、橡胶硫化剂等方面。

急性毒性:小鼠(腹腔)LD_{50}:37.5mg/kg。

临床表现见"丙胺"。

中毒救治参见"一甲胺"。

十一、乙烯亚胺

乙烯亚胺(ethyleneimine),又名乙撑亚胺,氮丙啶,氮三环,环乙胺)。纯品为无色液体,有氨气味。分子式:C_2H_5N。分子量:43.07。熔点 -78℃,沸点 56℃,相对密度(水 =1)0.83,凝固点 -74℃,引燃温度 320℃。能与水混溶,溶于乙醇。水溶液呈碱性,遇酸或吸收二氧化碳易聚合。商品乙烯亚胺含有少量的氢氧化钠作稳定剂。本品易燃,其蒸气与空气混合可形成爆炸性混合物;遇明火、高温、氧化剂易燃;燃烧产生有毒氮氧化物烟雾。与酸、氯、二硫化碳、次氯酸钠等能发生剧烈反应。其蒸气比空气重,能在较低处扩散到相当远的地方,遇火源会着火回燃。

乙烯亚胺主要用于化学合成和农药,是精细化学品的中间体。在农药和医药合成中,乙烯亚胺是很有用的氨乙基化剂。

本品属高毒。具有强腐蚀性、强刺激性,可致人体灼伤。急性毒性:大鼠经口服 LD_{50} 为 15mg/kg;小鼠吸入 LC_{50} 为 400mg/(m^3·2h)。刺激数据:皮肤(兔)10mg/d 中度;眼睛(兔)2mg,重度。

乙烯亚胺可经皮肤、呼吸道、消化道吸收。本品对皮肤、黏膜有强烈刺激性和腐蚀性。进入体内能引起糖的中间代谢紊乱以及三羧酸循环障碍,降低细胞色素氧化酶的活性,导致全身组织缺氧。动物实验中见吸入乙烯亚胺能引起白细胞减少和全血指数下降,血清转氨酶轻度上升,明显的肾脏损伤。人吸入乙烯亚胺也可引起白细胞下降、肝肾损伤以及中枢神经系统症状,可有心律失常及心电图改变。皮肤接触可致变应性皮炎,接触液体可致灼伤。

急性中毒主要表现为:①对眼、口腔和呼吸道的剧烈刺激,出现眼结膜、角膜炎,畏光、流泪、疼痛;鼻塞,流涕;喉头水肿、声音嘶哑、吞咽困难;严重者气管有白喉样改变和发生肺水肿;②可致肝、肾损害,出现肝肿大、肝区疼痛、少尿、水肿;③皮炎及皮肤灼伤。

体格检查可见眼结膜充血,咽部红肿,双肺可闻干啰音;发生肺水肿时可见呼吸困难,双肺广泛湿性啰音。肝脏可肿大,有压痛。下肢出现可凹性水肿。实验室检查可见白细胞及血小板降低,尿蛋白阳性,尿中有红细胞、白细胞。血清 ALT、AST 升高。

国内孙根福(1997)等报道因收集乙烯亚胺蒸馏液的玻璃瓶破裂,乙烯亚胺逸散造成清扫现场的 4 名工人中毒。4 例吸入毒物后即有双眼畏光流泪、疼痛、鼻塞、咽痛、吞咽困难、声音嘶哑等刺激症状。入院检查皆有双眼睑水肿,球结膜明显充血,鼻黏膜、咽及腭垂充血水肿。2 例两肺中下区可闻及散在哮鸣音和湿啰音,1 例血压偏高。X 线及心电图检查:3 例 X 线表现为右侧肺内带肺门区呈密度较深不规则片状斑点阴影、右侧肺门阴影增宽加深。2 例心电图表现为不完全不典型右束支传导阻滞、窦性心动过速和 Q-T 间期延长。2 例出现明显低氧血症,住院第三天开始连续三天动脉血气分析,PO_2 分别为 7.27、6.87、5.55kPa 和 8.36、7.75、7.73kPa。经吸氧,氨茶碱、地塞米松及对症治疗而愈。

金龙根(1982)报道 1 例实验室操作人员皮肤接触乙烯亚胺粗品 20 分钟左右,吸入约 1 小时之久。当时除氨气样刺激外,无其他不适。离实验室 2 小时后出现剧烈呕吐、脸色苍白、畏寒、出现虚脱。眼结膜充血、流泪怕光、不断流涕、咳嗽、吐大量白色黏痰,时带血丝。随后出现少尿、腹胀、消化不良、肝区痛、下肢及全身水肿等症状。查体咽部红肿,两肺散在干湿啰音,腹部膨满,肝于肋下可触及有明显压痛,下肢可见指压痕。其后病程中还出现胸闷、心悸、四肢发凉、下肢麻木及严重的失眠症。实验室检查:白细胞总数 2.9×10^9/L,血红蛋白 12.5g，血小板 52×10^9/L。尿蛋白（+++），红细胞 10~20 个 /HP，白细胞 5~10 个 /HP。酚红试验 15 分钟、30 分钟均为 0，60 分钟、120 分钟分别为 30% 及 20%。肝功能正常。核素肝扫描肝稍肿大。胸部 X 线透视、心电图、脑电图正常。经治疗眼部炎症数日后逐渐消失，呼吸道症状于 1 个月后减轻，持续一年之久。水肿、肝区痛持续几年。

乙烯亚胺中毒无特殊解毒药，治疗以保护肝、肾等对症治疗为主。

十二、环己胺

环己胺（cyclohexylamine），又称氨基环己烷、六氢苯胺。本品为呈强碱性的有机化合物，有强烈的鱼腥味和氨气味。易燃。分子式：$C_6H_{13}N$ 分子量：99.17。相对密度 0.8191。熔点 -17.7℃。沸点 134.5℃。溶于水，能与乙醇、乙醚、丙酮、苯等一般有机溶剂混溶。环己胺能随水蒸气一起挥发。其蒸气与空气形成爆炸混合物。遇明火、高温、氧化剂易燃；燃烧产生有毒氮氧化物烟雾。

本品用作橡胶硫化促进剂，合成纤维、染料、气相缓蚀剂的原料，也可用于医药、农药。生产和使用中有机会接触到本品。在高温及高压生产过程中，常会发生环己胺灼伤，国内报道 1 例因灼伤通过皮肤黏膜吸收而致中毒者。

属中等急性毒类。环己胺蒸气对动物的毒性介于脂肪胺和芳香胺之间，其毒性表现为对眼和呼吸道黏膜的刺激作用，浓度高时对中枢神经系统有麻醉作用，也为弱的高铁血红蛋白形成剂。大鼠经口 LD_{50} 为 150mg/kg。小鼠经口 LD_{50} 为 224mg/kg。兔经口 LD_{50} 为 227mg/kg。人口服致死量 50~500mg/kg（70kg）。产生中枢神经系统影响的阈浓度为 10mg/m^3。

吸入其蒸气动物表现为躁动、躯干、四肢阵发性痉挛、体重下降、体温降低、呼吸缓慢、尿少。染毒后 3~6 天，血液中高铁血红蛋白增至 8%~16%，血红蛋白及红细胞减少，网织红细胞增多。大鼠吸入 2mg/L，反复染毒，可导致白细胞减少，骨髓细胞成分减少，巨核细胞减少或变性。用本品贴敷小鼠尾端，可导致 100% 死亡。人体皮肤斑贴实验见 25% 环己胺溶液能引起严重的皮肤刺激，并可能有致敏反应。

临床表现：轻度中毒表现为头昏、头痛、乏力、恶心、呕吐及口唇、指（趾）甲床发绀。重者可出现胸闷、心悸，惊厥、昏迷、休克，并可伴有中毒性肝炎、心肌损伤等。

中毒救治：保护肝、肾等脏器功能，监测血中高铁血红蛋白水平，必要时给予高铁血红蛋白还原剂。余参见“一甲胺”。

十三、乙二胺

（一）概述

乙二胺（ethylenediamine），又称 1，2- 乙二胺；1，2- 二氨基乙烷。乙二胺是最简单的二胺，为脂肪族二元胺，为无色透明黏稠性液体，有氨气味。与水蒸气一起挥发。分子式为 $NH_2(CH_2)_2NH_2$。分子量为 60.1。相对密度 0.8995（20℃），熔点 8.5℃（无水物）。沸点 116.5℃、62.5℃（13.332×103Pa）。闪点 33.9℃。饱和蒸气压（kPa）：1.43（20℃）。能溶于水和乙醇，微溶于乙醚，不溶于苯。在空气中会发烟。与空气形成爆炸混合物。具有碱性和表面活性的特点。在空气中的最高容许浓度为 24.58mg/m^3。遇火种、高温、氧化剂有燃烧危险，遇醋酸、醋酐、二硫化碳、氯磺酸、盐酸、硝酸、硫酸、发烟硫酸、过氯酸银等反应剧烈。能腐蚀铜及其合金。加热分解时排放氮和氨的氧化物毒性气体。

（二）接触机会

乙二胺是重要的化工原料，用于医药、农药、染料、塑料、橡胶等工业。

用于生产农药杀菌剂、杀虫剂、除草剂，染料固色剂、合成乳化剂、纤维表面活性剂、金属螯合剂EDTA、环氧树脂固化剂、橡胶硫化促进剂以及氨基树脂、乙二胺脲醛树脂等。生产、运输中因泄漏，抢修检修过程中违反操作规程，进入密闭环境涂刷含乙二胺的防腐涂料，如无有效通风设备及个人防护措施均有可能造成中毒。接触固化剂、防腐剂、凝固剂的工人，接触表面活性剂的肉类加工工人、生产洗衣粉的工人等均有发生职业性哮喘的报道。

（三）毒性机制

乙二胺可经呼吸道、消化道及皮肤吸收。雄性小鼠以14C标记的乙二胺二盐酸经口饲喂染毒，50mg/kg时生物利用度为87%，见乙二胺在肠道很快被吸收，饲喂后1小时血浆中乙二胺浓度达最高值，其分布以肝、肾中浓度最高。乙二胺排泄迅速，70%以上在24小时内排出。尿液为其主要排泄途径，占总量的一半以上，粪便排泄占4%~13%，8%以CO_2形式随呼出气排出。尿中的代谢产物是N-乙酰基乙酰胺。

属低毒类。本品呈碱性，对人体皮肤、黏膜有强烈的刺激性及腐蚀性，接触其蒸气可引起结膜炎、支气管炎、肺炎或肺水肿，可有肝、肾损害，并可发生接触性皮炎。吸入高浓度蒸气，可导致死亡。液体误溅眼内，5%的溶液可导致轻度眼刺激，15%的溶液溅入眼内可导致严重灼伤、角膜水肿；污染皮肤可致水疱、坏死。

兔以二乙胺蒸气染毒6周，每周5次，每次7小时，暴露结束后尸检，在150mg/m^3染毒兔中，见支气管肺炎及淋巴细胞灶性集聚，心、肝脏不同程度变性，角膜点状糜烂和水肿。用含乙二胺盐酸盐的膳食喂养大鼠和小鼠7天，剂量达2.70g/（kg·d）的亚慢性毒性研究中未见动物有明显损伤，组织学上见与剂量相关的肝细胞多形态现象增加和轻微的肝细胞变性。

乙二胺对小鼠的细胞免疫、体液免疫均有明显的抑制作用。对乙二胺接触高度敏感者，可引起哮喘。致敏实验豚鼠皮肤发生以单核细胞浸润为主的变态反应性炎症改变，属迟发型过敏反应。实验动物反复暴露于蒸气可脱毛。

人的嗅觉不快感阈值为81.4mg/ml。

乙二胺所致职业性哮喘的机制，目前尚不清楚。有人认为乙二胺所致哮喘患者不属Ⅰ型变态反应，而是乙二胺刺激所致；国内徐金生等通过乙二胺吸入对豚鼠呼吸道刺激作用的研究，见中浓度组和高浓度组分别有3只和10只出现呼吸困难。高浓度组有3只死亡，肺脏器系数变小。剖检见肺膨隆，肺叶边缘钝圆，颜色灰白，未见出血点。光镜下肺泡腔扩大，肺泡壁变薄且有多处断裂。可见呼吸性细支气管扩张。气管及肺泡腔内未见渗出物。气管腔黏膜皱缩，未见黏膜水肿，呈弥漫性肺气肿的改变。认为高浓度乙二胺刺激对豚鼠的早期作用是引起气管支气管痉挛而产生喘和肺气肿。

也有认为乙二胺所致哮喘不能用刺激解释，可能是免疫机制。胺类作为半抗原有致敏作用，可激发免疫反应。用1‰乙二胺溶液即可致患者哮喘发作，说明乙二胺是致敏原。用乙二胺激发患者哮喘发作之后，血中组胺含量增高，有的患者有特异性IgG抗体，对1‰ 0.1ml抗原溶液皮内试验阳性，表明某些乙二胺所致迟发型哮喘的发病机制是一种IgG介导的Ⅲ型变态反应。经乙二胺激发哮喘后，嗜酸性粒细胞增高，组胺释放增加。嗜酸性粒细胞是变态反应中激活的前炎性细胞。嗜酸性粒细胞的产物，如白细胞三烯、C4和血小板激活因子（PAF）与变态反应发生有直接关系，嗜酸性粒细胞在发生迟发性变态反应中起重要作用。乙二胺也可引起IgG介导的速发型Ⅰ型变态反应，或速发、迟发双向型的变态反应性哮喘。

临床静脉用氨茶碱是茶碱的乙二胺盐，一些人对氨茶碱有过敏反应即是对乙二胺的高反应性引起。

（四）急性中毒的临床表现

吸入较高浓度乙二胺蒸气，可引起头痛、头晕、恶心、呕吐等全身症状及化学性肺炎、肺水肿；可因气道过敏反应引起支气管狭窄，出现鼻炎、咳嗽、气短症状。可有肝肾功能损害。对有症状者应注意监测X线胸片、动脉血气分析、肺功能，尿常规、肝肾功能。

国内路博玉等报道了3例急性乙二胺中毒。临床表现为头痛、眩晕、全身不适，恶心、呕吐；气短、咳嗽、胸闷、胸部束带感；1例重者因呼吸急促、口吐泡沫样分泌物、抽搐、休克，呼吸循环衰竭死亡。体格检查见急性重病容、脱水貌，表情淡漠，呼吸急促、口唇发绀、眼部明显充血，双肺可闻及干湿性啰音、心率增快，肝肋下可触及，有压痛。实验室检查可见外周血白细胞增多，分叶核增多，血清尿素氮增高，二氧化碳结合力降低，血钾增高。黄疸指数增高，ALT正常。尿蛋白阳性，出现红细胞及管型。

张一辉报道因工作中接触乙二胺浓度过大或抢修检修过程中违反操作规程、无通风设备及个人防护措施，导致28例急性中毒。患者中肝、肾改变者较多，7例出现肉眼血尿或镜下血尿，4例有蛋白尿，11例出现肾小管上皮细胞大量脱落；约半数人有肝脏肿大或肝功异常。国外也曾报道1例患者呼吸道、皮肤同时接触乙二胺，因溶血、急性肾小管肾炎、无尿和高血钾、心力衰竭死亡。

一例误服乙二胺原液200ml者出现口周及口腔黏膜灼伤；腹痛，肠鸣音活跃、便呈稀糊状，潜血阳性。肝肾功能、血电解质、血常规无异常发现。

液体溅入眼中可引起急性疼痛及严重眼灼伤，接触蒸气可产生角膜水肿，看灯周围有光晕。污染皮肤可致皮肤出现水疱、坏死。

（五）诊断原则、诊断分级及鉴别诊断

急性乙二胺中毒可根据确切的接触史，中毒的临床症状及体征结合胸部X线、肝肾功能等检查及现场劳动卫生学调查，综合分析后可诊断。诊断依据及分级诊断可参见《职业性急性一甲胺中毒诊断标准》GBZ 80—2002、《职业性化学物急性中毒性呼吸系统疾病诊断标准》GBZ 73—2009；乙二胺所致职业性哮喘可依据《职业性哮喘诊断标准》GBZ 57—2008进行诊断。化学性眼、皮肤灼伤的诊断可依据《职业性化学性眼灼伤诊断标准》GBZ 54—2002以及《职业性化学性皮肤灼伤诊断标准》GBZ 51—2009进行。

（六）中毒救治

1. 迅速将患者脱离中毒现场，保持呼吸道通畅。如呼吸困难，给输氧。如呼吸停止，立即进行人工呼吸。

2. 眼、皮肤被污染时，应尽快用大量流动清水或2%硼酸溶液充分冲洗污染皮肤，有灼伤时应按化学性灼伤治疗原则进行处理。溅入眼内，立即撑开眼睑，用缓和流动的温水冲洗污染的眼30分钟。

3. 吸入高浓度乙二胺者要积极防治肺水肿，可参见一甲胺的处理。

4. 误服者不可催吐，用水漱口，饮水300ml，饮水后给予牛奶，或蛋清。发生自然呕吐者，清水反复漱口。活性炭30g加入250ml水中，口服，成人剂量25~100g。

5. 对症治疗，发生过敏反应、哮喘者，给予祛痰、解痉、抗组胺药物、皮质激素或吸入β-受体激动剂等，治愈后不宜再从事乙二胺作业。给予保护肝、肾功能药物。低血压者输注生理盐水，必要时给予多巴胺等药物。

预防措施：

生产中各系统管道应密闭，防止物料外泄，加强车间通风。成品包装人员灌装时应戴手套、防护镜，防止产品污染皮肤和眼。如遇泄漏应迅速疏散人员，限制出入，尽可能切断泄漏源、火源。应急处理人员应佩戴自给正压式呼吸器，穿消防防护服，禁止进入限制性空间。

从事乙二胺职业人员应进行就业前体检，作业人员每1~2年进行定期健康体检。患慢性皮肤病、呼吸系统疾病、如慢性支气管炎、肺气肿、哮喘病以及某些神经系统疾病、严重的眼疾等应作为禁忌证不易从事乙二胺作业。

一般乙二胺中毒经脱离和积极救治，可以治愈，痊愈后可恢复原工作。急性重度乙二胺中毒，少数留有后遗症者。

定期进行环境中乙二胺浓度的检测，使之控制在PC-TWA 4mg/m^3，PC-STEL 10mg/m^{3}范围内。

十四、己二胺

己二胺（1,6-hexamethylenediamine），又称1,6-己二胺；己（撑）二胺；己基亚甲基二胺；六次甲基二胺；六亚甲基二胺；1,6-二氨基己烷；1,6-己烷二胺。分子式：$C_6H_{16}N_2$，分子量：116.2。熔点42~45℃（lit.），沸点204~205℃，密度0.89g/ml（25℃）。己二胺为白色有氨臭的片状结晶体，微溶于水。难溶于乙醇、乙醚和苯。在空气中易吸收二氧化碳和水分，生成不溶的碳酸盐。具有强碱性，同时也是一种对人体有生理效用的毒性物质。能与亲电性化合物如H^+、卤代烷、羟基等化合物发生反应。遇明火、高热或与氧化剂接触，有引起燃烧的危险。有腐蚀性。燃烧排放有毒氮氧化物烟雾。

己二胺主要用于有机合成，高分子化合物的聚合，用作尼龙66、聚氨酯泡沫塑料的原料，也作环氧树脂固化剂、化学试剂。

急性毒性：LD_{50} 750mg/kg（大鼠经口），1110mg/kg（兔经皮）；大鼠吸入10g/m^3×6小时，1/4死亡。

刺激性：家兔经眼：675μg，重度刺激；家兔经皮开放性刺激试验：450mg，中度刺激。

己二胺可经呼吸道、消化道及皮肤吸收。毒性较大，其蒸气对眼和上呼吸道有刺激作用。吸入高浓度己二胺可引起剧烈头痛。皮肤接触高浓度己二胺，可致干性或湿性坏死，低浓度可引起皮炎和湿疹。溅入眼内引起眼睑红肿，结膜充血，甚至失明。

中毒救治参见“一甲胺”。

十五、三亚乙基四胺

三亚乙基四胺（triethylene tetramine），又称：三乙烯四胺；二缩三乙二胺；三乙撑四胺。是具有强碱性和中等黏性的黄色液体，其挥发性低于二亚乙基三胺。但其他性质相近似。溶于水和乙醇，微溶于乙醚。沸点：267℃；熔点：12℃；相对密度（20，20℃）0.9818。易燃。遇明火、高热或与氧化剂接触，有引起燃烧的危险，燃烧时，放出有毒气体，能腐蚀铜及其合金。

用作溶剂、清洁剂、软化剂、染料合成、橡胶促进剂，以及合成聚酰胺树脂和离子交换树脂、润滑油添加剂、气体净化剂、织物整理剂等。还用作金属螯合剂，曲恩汀为治疗肝豆状核变性的铜离子螯合剂。

属低毒类。急性毒性：LD_{50}：大鼠经口 4340mg/kg，兔经皮 805mg/kg。可经吸入、食入或经皮吸收。吸入本品蒸气或雾对鼻、喉和呼吸道有刺激作用，高浓度吸入可引起头痛、恶心、呕吐和昏迷，极高浓度或长时间吸入可引起意识丧失，甚至死亡。蒸气、液体或雾对眼有强烈腐蚀作用，重者可致失明，皮肤接触热蒸气可出现红斑、痒、水肿；直接接触可发生灼伤。对皮肤有强致敏作用，能引起手、前臂、腹股沟等部位丘疹水疱性湿疹伴水肿。能引起支气管哮喘。口服液体灼伤消化道。1 例妇女口服曲恩汀 30g 未见不良事件。

中毒救治参见一甲胺、乙二胺。

（徐希娴）

参考文献

1. Mitchell SC，Zhang AQ. Methylamine in human urine. Clin Chim Acta，2001，312（1-2）：107.
2. Luo Wen-Ying，Lin Zhe-Xuan，Li Hui，et al. Chronic toxicity of methylamine on cardiovascular endothelium of rabbits. 中国药理学与毒理学杂志，2008，22（1）：24-30.
3. 蔡礼德，郑伟满，东明珠，等．急性一甲胺中毒临床研究—附 128 例临床分析．中国工业医学杂志，1993，6（4）：221-223.
4. 王莹．急性甲胺中毒临床表现与抢救．职业卫生与应急救援 1994，11（3）：15-17.
5. 管向东，黄顺伟．乌司他丁在急性肺损伤中应用的研究进展．中华医学杂志，2006，8（31）：2224-2226.
6. 赵群远，陈安宝，梁道明，等．乌司他丁对急性百草枯中毒大鼠肺病理改变的作用研究．浙江临床医学，2008，10（11）：1416-1418.
7. 占凌峰．无创通气治疗化学气体中毒性肺水肿的疗效观察．浙江中医药大学学报，2011，35（1）：26.
8. 中华医学会重症医学分会．急性肺损伤 / 急性呼吸窘迫综合征诊断和治疗指南（2006）．中国危重病急救医学，2006，18（12）：706.
9. 吕策华，吕立波，陈明生，等．乙二胺对人体影响的调查分析．齐齐哈尔医学院学报，2001，22（1）：88-89.
10. Leung HW. Pharmacokinetics and metabolism of ethylenediamine in the swiss webster mouse following oral or intravenous dosing. Toxicol Lett，2000，117（1-2）：107.
11. Casas X，Badorrey I，Monsó E，et al. Asma ocupacional por aminas[Occupational asthma due to amines]. Arch Bronconeumol，2002，38（2）：93.
12. Asakawa H，Araki T，Yamamoto N，et al. Allergy to ethylenediamine and steroid. J Investig Allergol Clin Immunol，2000，10（6）：372.

第二节 脂肪族硝基化合物

一、四硝基甲烷

（一）概念

四硝基甲烷无色油状液体，具有特殊刺激气味。分子量 196.03，相对密度（水 =1）1.64，熔点14.2℃，沸点126℃。对眼和呼吸道有强烈的刺激作用。动物试验，急性中毒的病理变化，各类动物一致，明显的肺部刺激和上皮细胞破裂，血管充血，支气管炎、支气管肺炎、肺水肿。一些动物有肝肾非特异性改变。对皮肤无刺激作用。

（二）接触机会

主要用作高效炸药，火箭燃料添加剂。

（三）毒性机制

1. 急性毒性 LD_{50} 130mg/kg（大鼠经口），LC_{50} 144.32mg/（m^3·4h）。

2. 亚急性与慢性毒性 在50.93mg/m^3下暴露6个月存活的大鼠，见中等程度的肺炎和支气管炎，而中毒死亡的大鼠，肺炎严重。

3. 致突变性 微生物致突变：鼠伤寒沙门菌2μg/ml，大肠埃希菌3μg/ml。姐妹染色单体交换：仓鼠卵巢1700μg/L。DNA损伤：大鼠肝70μmol/L。细胞遗传学分析：仓鼠卵巢20mg/L。

4. 致癌性 IARC致癌性评论：G2B，可疑人类致癌物。

（四）临床表现

1. 接触其蒸气后，迅速出现眼、鼻、咽喉部刺激症状。严重者头痛、嗜睡、气紧、呼吸困难，发生化学性肺炎和肺水肿。

2. 实验室检查，高铁血红蛋白增高。

（五）中毒救治

脱离现场，置于空气新鲜处。

对症支持治疗。

积极防治肺水肿。

二、硝基烯烃类

硝基烯烃类为浅黄色液体，低级系物有辛辣气味。性质活泼。某些硝基烯烃类具有杀虫、灭菌、消毒的作用。经研究从2-硝基-2-丁烯至2-硝基-3-壬烯蒸气对上呼吸道、眼、皮肤均有较明显刺激作用。

本类化合物经任何途径进入人体都可迅速吸收，中毒表现相似，且出现快。任何途径中毒的病理组织学变化均以肺部损害最为明显，如肺水肿、气肿和出血。

本类化合物涂于皮肤，引起强烈的局部刺激、疼痛、水肿、红斑，继而坏死。滴入眼内，除明显刺激外，尚可致角膜损伤。

三、氯化苦

（一）概念

氯化苦（CCl_3NO_2），是一种催泪性的战争毒气。中文名为三氯硝基甲烷、硝基三氯甲烷。纯品为无色油状液体，受光的作用即变为黄绿色。具有特殊辛辣气味。分子量164.39，相对密度（水=1）1.69，熔点–64℃，沸点112℃。在常温下易挥发，易溶于苯、乙醇、乙醚及煤油中。遇发烟硫酸可分解成光气和亚硝基硫酸。在空气中能挥发成气体，有刺激性气味，在极低的浓度下，就能刺激人眼流泪，所以是一种催泪性瓦斯，有警戒性。工业品氯化苦的有效含量为97%。

本品属中等毒类。其蒸气具有强烈的刺激作用和全身毒作用。主要由呼吸道进入机

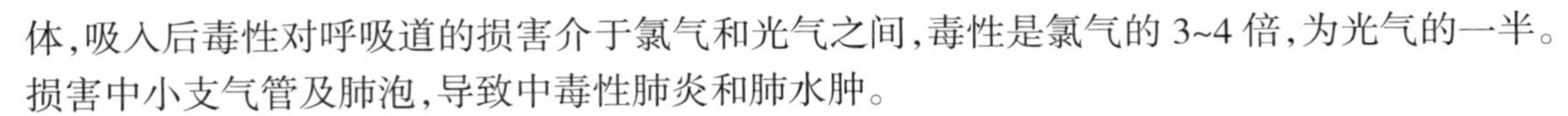

体，吸入后毒性对呼吸道的损害介于氯气和光气之间，毒性是氯气的 3~4 倍，为光气的一半。损害中小支气管及肺泡，导致中毒性肺炎和肺水肿。

（二）接触机会

主要用于有机合成，也用作杀虫剂、杀菌剂。由于挥发性及渗透性强，用来作为催泪剂、粮食熏蒸剂。

（三）毒性机制

浓度为 100mg/m^3 时，接触几分钟可出现呼吸道症状；浓度达 800mg/m^3 时，半小时内可致死。毒性：属中等毒性。

急性毒性：LD_{50} 126~271mg/kg（小鼠经口）；LC 800mg/m^3，30 分钟（人吸入）；猫吸入 510mg/m^3 × 25 分钟，通常 1 天内死亡；人吸入 5mg/m^3，眼刺激症状；人吸入 50.42mg/m^3 × 10 分钟，可耐受。

刺激性：家兔经眼：500mg（24 小时），轻度刺激。家兔经皮：500mg（24 小时），轻度刺激。

人在 100mg/m^2 浓度下持续数分钟即出现对眼、鼻、咽、呼吸道黏膜强烈刺激作用，800mg/m^2 浓度下接触 30 分钟或在 2000mg/m^2 浓度下吸入 10 分钟可致死。为中等毒性农药。

（四）临床表现

1. 轻度中毒时，表现眼结膜受刺激后，眼有烧灼感、流泪、怕光及眼睑痉挛等，然后出现喉头干、发痒、干咳、打喷嚏等症状。

2. 氯化苦中毒主要是急性中毒。接触高浓度氯化苦蒸气后立即出现刺激症状，且病程发展迅速。患者有流泪、畏光、流涕、咽干、喉部发痒、咳嗽、胸闷、颜面潮红等。眼结膜充血、头痛、乏力、恶心、呕吐、腹痛、心悸、胸部压迫感、呼吸困难。检查可以发现角膜炎、虹膜炎、瞳孔缩小。有时候可出现体温增高、心率快、心音弱、房性早搏，肺部可有干湿性啰音。严重者出现化学性肺炎、肺水肿。个别者还伴有肝肿大。

3. 皮肤接触液态的氯化苦后，可发生红斑、水疱。

4. 实验室检查，血白细胞稍增高，嗜酸性粒细胞增多，血沉增快。

（五）中毒救治

1. 立即脱离现场，脱去污染的服装，静卧保暖；松解颈部纽扣，以保持呼吸道通畅，但禁用人工呼吸。

2. 皮肤污染时，立即用清水或肥皂水清洗。

3. 眼部损伤，患者卧于暗处，戴护目镜，并用生理盐水、2% 碳酸氢钠溶液或 4% 硼酸溶液洗眼，然后用泼尼松或金霉素眼膏涂抹。

4. 呼吸困难时，应给予吸氧。若呼吸道有炎症、有中毒性肺炎、肺水肿，应给予抗生素、止咳剂，可静脉注射 50% 葡萄糖 40~60ml 及 3% 氯化钠溶液 20ml，或 10% 葡萄糖酸钙 10ml。必要时可使用山梨醇、呋塞米等脱水剂，也可采取其他对症治疗。

5. 积极预防肺水肿。密切观察病情，吸氧，直至发绀好转、呼吸改善为止。同时应用 3%~5% 碳酸氢钠溶液气雾吸入，每次 3~5ml，严重胸闷时，可加用异丙基肾上腺素气雾吸入，每日 3~4 次，以改善通气功能。及时给予激素和限制过量的水分摄入，并用抗生素以预防感染。肺水肿的治疗参见总论。

6. 中毒者剧痛或咳嗽难忍时，可口服可待因（麻醉剂）。

7. 氯化苦尚无特殊解毒剂，根据病情变化，及时采取相应的对症治疗。

8. 现场急救 在投药过程中,工作人员:①开始感到流泪时,应迅速离开现场,严重者应立即到空气流通的上风地点,摘去防毒面具,脱去工作服休息;②眼受刺激时,用2%硼酸水洗眼,上呼吸道有刺激症状者,可吸入苏打水蒸气(苏打一茶匙溶于一杯水内);③药剂触及皮肤时,应及时用肥皂水洗净;④呼吸困难或呈现窒息时可吸氧,或在皮下注射强心剂(咖啡因、樟脑、山梗菜碱等),严禁对患者进行人工呼吸。

(六)案例分析

【案例14】

1. 一般资料 急性中毒75例中,男性53人,女性22人,年龄19~56岁。

2. 临床表现 以流泪、咳嗽、胸闷、头痛头晕、咽干、乏力、恶心等症状为主。体征以眼充血、咽充血、呼吸音粗糙为主。白细胞增高较为多见,2例(29.3%),Ig E升高3例(4.0%),尿常规、肝功皆正常。

3. 治疗与转归 对急性轻度中毒者收入院治疗,给予吸氧、镇静、糖皮质激素、预防肺水肿、保护主要脏器、控制感染、对症等综合疗法,一周后症状好转,白细胞、X线胸片恢复正常。心电图:2例右束支传导阻滞第二天恢复正常。随访未见肾炎、肝淤血等后遗症。

4. 分析 关于氯化苦中毒诊断分级标准分析。参照急性氯气中毒和急性光气中毒诊断标准。急性氯化苦中毒应是吸入氯化苦引起的以急性呼吸系统损害为主的全身性疾病,其临床特点是接触当时刺激症状流泪、干咳等较重,无潜伏期。

(1)氯化苦刺激反应:表现为一过性的眼及上呼吸道刺激症状。肺部无阳性体征或少量干性啰音,一般在24小时内消退。X线胸片无异常改变。本组75例中,流泪、咳嗽、胸闷、头痛头晕、咽干、乏力、恶心、咽充血、眼充血等表现是显著的。本组75例符合上述标准,诊断为氯化苦刺激反应。

(2)轻度中毒:具有刺激症状外,两肺有散在干性啰音。X线胸片表现:肺纹理增强或伴边缘模糊,符合支气管炎或支气管周围炎X线所见。本组10例符合诊断为轻度中毒。除上述症状外,并伴有头痛、头晕、乏力、腹痛、心悸、恶心、呕吐症状,白细胞增高。一般在一周内X线胸片、白细胞计数恢复正常。

(3)重度中毒:临床表现或X线胸片及化验中具有下列情况之一者,可诊断为重度中毒:①肺水肿;②神志障碍、昏迷;③中毒性肝、肾、心肌损害及气胸、纵隔气肿等并发症。本组属低浓度吸入,未见重度中毒病例。

(林丽颖)

参考文献

1. 林师道,纪磊,岑江杰,等.氯化苦急性经口、经皮、吸入毒性试验.农药,2014(9):664-665,682.

2. 赵君琪,孙艳翎,张沛然,等.急性氯化苦中毒75例临床分析.职业医学,1995,22(3):29-30.

3. 李洪宽,梁俊杰.氯化苦熏仓致急性中毒238例报告.中国乡村医药,1995,2(2):59.

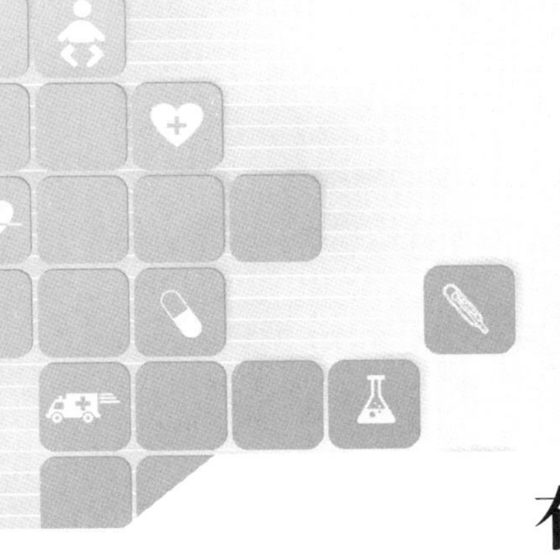

第十章

有机酸及其衍生物

第一节　概　　述

有机酸及其衍生物是一类分布非常广泛的酸性化合物，由于它们的分子中都含有羧基(—COOH)，故亦称羧酸。其中又以脂肪酸及其衍生物为主。其化学性质类似弱的无机酸，遇碱能中和并生成盐类。按照酸分子中含有羧基的数目，有机酸可分为一元酸、二元酸和多元酸。

饱和脂肪族一元酸结构通式为 $C_nH_{2n}O_2$，其命名原则基本上以其链所含的碳原子数而定，如甲酸、乙酸、丙酸、丁酸等，但也常用其俗名，如蚁酸、醋酸、油酸等。10 个碳原子以下的饱和一元羧酸都是液体，并具有强烈的气味，溶于水，随碳链增长，水中溶解度减小，甚至难溶于水。自然界存在的不饱和脂肪酸(烯酸)，常温下亦为液体，一般不溶于水，不饱和键的位置和数目对熔点有影响，这类酸因其分子中存在羧基和不饱和键两个活性基团，故活性很高。多元酸分子中含有一个以上的羧基，二元羧酸和芳香族羧酸在室温下为晶体，与同分子量的一元羧酸相比熔点较高。脂肪酸类还有异构体，由于各自的化学结构不同，其理化性质与毒性也各异，而其相互之间却有着密切的联系。

脂肪族单羧酸可用于制造纤维素树脂、各种溶剂用酯、用于食品工业及化工中间产品等。二羧酸类的某些酸如柠檬酸等用于食品工业，也有的用于合成树脂。磺酸类用于制造洗涤剂和染料，酰基卤化物被用作中间体，酰胺则用于制造树脂、用作溶剂，并用于制造化疗药物。工业中接触可由于酸的挥发或加热时形成蒸气或酸雾，经呼吸道吸入，亦可由于运输或使用过程中溅污皮肤。某些固体形式的酸或酐也可以粉尘形态散放。

有机酸或其衍生物由于存在羧基及不饱和键两个活性基团，故活性很高，大多数有机酸化合物的毒性都较小，属低毒或微毒类物质，大鼠经口 LD_{50} 多在 100~1000mg/kg 余，少数有机酸或其衍生物毒性较大，如卤代乙酸类，LD_{50} 在 10mg/kg 余。有机酸的毒作用可以有三种：①原发性刺激作用：持续接触一定浓度的脂肪酸时，可引起对皮肤和黏膜的刺激，如引起结膜炎、角膜水肿、流泪、畏光等，上呼吸道分泌物增加，肺水肿，皮肤可有灼伤或腐蚀。刺激作用的强度与酸的离解度、水溶性、蒸气压及对皮肤和黏膜穿透力等因素有关。由甲酸、乙酸、草酸及其他短链酸所造成的灼伤类似无机酸，其蒸气也很容易经肺吸收。②致敏作用：羧酸、酰胺等很少有致敏作用，而在酸酐、酰基卤及某些取代的有机酸(如碘乙酸)则有此作用。③抑制酶的作用：某些酸或其衍生物有对酶的抑制作用，最突出的是碘乙酸和氟乙酸。

碘乙酸能与磷酸丙糖脱氢酶中的巯基结合，而使释放能量的肌肉收缩的糖酵解过程不能正常进行。氟乙酸则能与辅酶A结合成氟乙酸辅酶A，并与草酰乙酸缩合而成氟柠檬酸，能抑制乌头酸酶，阻断三羧酸循环。

此类物质一般无体内蓄积作用。对原发性刺激作用，主要采用一般急救措施如冲洗、对症治疗，如有灼伤可参照无机酸灼伤的治疗。如发现有致敏作用，应消除接触致敏原，并给以抗过敏药物。与有机酸有关的操作工人应尽量避免与酸直接接触。发生酸雾、蒸气或粉尘的设备应加以密闭，工作场所应有足够的呼出式通风。排出量或排出浓度超过大气排放标准的还应采取净化措施，再行排出。工作人员应配备个人防护设备，包括手套、衣服、围裙和防护面罩。

（谢兰兰）

第二节 脂肪族单羧酸类

一、甲酸

（一）接触机会

甲酸（methanoic acid）亦称蚁酸（formic acid），具有刺鼻气味的无色液体，是最强的有机酸。分子量46.02，密度1.220g/cm^3（20℃），熔点8.6℃，沸点100.8℃，蒸气压5.4kPa（25℃）蒸气密度1.59g/L，易溶于水、乙醇、乙醚和甘油。

属低毒类，甲酸在脂肪酸中有独特地位，它能以羧基或以醛的形式起作用，故与其他同族酸相比毒性较大。对狗经口LD_{50}约3~4g/kg。大鼠饮水中含0.01%~0.25%游离甲酸，相当于0.2ml/（kg·d），在2~4个月内无任何作用，如含量达0.5%，则影响其食欲并使生长缓慢。对小鼠，甲酸在空气中浓度为5g/m^{3}时，2小时作用引起鼻及眼部的黏膜刺激；浓度为10g/m^{3}以上时，动物在1~4天后死亡。当空气中浓度为750mg/m^3，人接触15秒后，可感到剧烈的刺激。人误服本品致死量约为30g。甲酸可通过消化道、呼吸道和皮肤吸收，在体内部分被氧化，部分以原形由尿排出，以原形排出的量受给毒剂量、途径、浓度等因素影响，约占总摄入量的18%~25%。对人体影响主要是皮肤、黏膜、呼吸道的刺激作用或消化道黏膜腐蚀灼伤作用。

工业中用于制造甲酸酯；用作羊毛、皮革、橡胶及电极板工业中的酸化剂和还原剂；也用作食物保存剂和纺织工业的染色剂。也用于药品、（维生素和磺胺类）、杀菌剂、香料和溶剂生产等。

（二）临床表现

1. 吸入低浓度蒸气，可致眼结膜及呼吸道刺激症状，鼻咽部不适、咽痛、咳嗽、胸痛、呼吸困难等；吸入高浓度后可有流泪、流涕、喷嚏、咳嗽、咽痛及声音嘶哑等，重者可发生结膜炎、眼睑水肿、鼻炎、支气管炎。甚至可引起急性化学性肺炎。

2. 皮肤接触轻者表现为接触部位皮肤发红，重者可皮肤灼伤，起水疱，甚至发生溃疡。灼伤处愈合后不留瘢痕，很少发生过敏，但原先对甲醛过敏者可能会对甲酸过敏。

3. 吞饮后出现流涎、口腔和咽喉有灼热感，并伴有呕吐、腹泻及剧烈的腹痛。浓甲酸可腐蚀口腔及消化道黏膜，引起呕吐、腹泻及胃肠出血，并可导致肺水肿或急性肾衰竭，重者可死亡。

（三）中毒救治

1. 吸入中毒，予以吸氧。可给予 2%~4% 的碳酸氢钠溶液雾化吸入，防治化学性肺炎。

2. 眼部损害可用生理盐水或 2% 碳酸氢钠溶液冲洗。如现场无上述溶液则应立即用大量清水冲洗。重者可用肾上腺糖皮质激素及抗生素眼药水交替点眼，必要时眼科处理。

3. 皮肤接触后，用清水、生理盐水或 4% 碳酸氢钠溶液清洗。

4. 误服者催吐、洗胃及导泻。洗胃可用温水或 2.5% 氧化镁溶液，不可用碳酸氢钠溶液，以免产生二氧化碳有引起胃穿孔的可能。可口服牛乳、豆浆及蛋清等黏膜保护剂。

5. 对症治疗。

二、异丁烯酸

异丁烯酸又名甲基丙烯酸（methacrylic acid），不稳定的结晶或无色液体，能聚合，辛辣味，使人作呕。分子量 86.09，密度 1.0153g/cm^3（20℃），熔点 16℃，沸点 163℃，蒸气压 0.13kPa（25.5℃），蒸气密度 2.97g/L，溶于温水，与乙醚和乙醇混溶。有腐蚀性。

属低毒类，经呼吸道、眼和皮肤吸收。小鼠、大鼠和兔吸入蒸气浓度为 260~300mg/m^3 时，对上呼吸道及眼有刺激，引起气急、抑制等。浓度为 170~5800mg/m^3 时尚不致死亡，浓度为 3600~5800mg/m^3 时，体重降低 10%~15%。大鼠吸入其饱和浓度（4.5g/m^3），5 小时，5 次，出现眼鼻刺激、体重减轻，血与尿检正常，解剖内脏正常。吸入浓度 1.056g/m^3，6 小时，20 次，无中毒表现，内脏正常。对大鼠及兔的皮肤有刺激，能引起炎症、坏死和溃疡。对人在 50mg/m^3 浓度下接触未发现有上述异常情况。

工业上用于制备聚合物及有机合成，也用于离子交换树脂的生产、纸和织物加工、皮革处理等。

急性吸入高浓度的异丁烯酸，对皮肤、眼、和呼吸道出现刺激症状。但未见职业中毒病例报告。对症处理。

三、丙烯酸

（一）接触机会

丙烯酸（acrylic acid）为一种不稳定的无色液体，能聚合，味辛辣，有腐蚀性。分子量 72.06，密度 1.0621g/cm^3（16℃），熔点 13℃，沸点 141℃。蒸气压 0.41kPa（20℃），蒸气密度 2.5g/L，能与水、乙醇和乙醚混溶。

丙烯酸属低毒类。它的浓溶液有强烈的皮肤、眼睛、呼吸道刺激作用。大鼠经口 LD_{50} 2520mg/kg，家兔经皮 LD_{50} 约为 950mg/kg，无蓄积毒性。大鼠吸入其饱和浓度（19g/m^3），5 小时，见眼鼻刺激症状，呼吸困难，个别死亡，尸检肺出血，肝和肾小管有退行性变。大鼠吸入浓度为 882mg/m^3，6 小时，20 次，有些鼻刺激、困倦、体重增加受抑制，解剖脏器正常。吸入浓度为 235mg/m^3，6 小时，20 次，无中毒表现，也未见病理改变。

工业上主要用于塑料制造和有机合成，如丙烯腈、丁二烯、醋酸乙烯丙烯酸酯生产等，大多数用以制造丙烯酸甲酯、乙酯、丁酯、羟乙酯等丙烯酸酯类。亦可用作黏合剂、纤维改质剂等。丙烯酸及丙烯酸酯可以均聚及共聚物，其聚合物用于合成树脂、合成纤维、高吸水性树脂、建材、涂料等工业部门。

（二）临床表现

接触较高浓度后可有强烈的皮肤、眼睛刺激作用，也可发生呼吸道刺激症状。但未见职业中毒病例报告。

（三）中毒救治

对症处理：

1. 皮肤接触　立即脱去污染的衣物，用大量流动清水冲洗至少 15 分钟。
2. 眼睛接触　立即提起眼睑，用大量流动清水或生理盐水彻底冲洗至少 15 分钟。
3. 吸入　迅速脱离现场至空气新鲜处。保持呼吸道通畅。如呼吸困难，给输氧。
4. 误服　用水漱口，给饮牛奶或蛋清。

四、丁烯酸

丁烯酸（crotonic acid）又名 3- 甲基丙烯酸（3-methacrylic acid），无色单斜针状结晶。分子量 86.09，密度 0.964g/cm^3（79.7℃），熔点 72℃，沸点 189℃，蒸气压 0.025kPa（20℃），蒸气密度 2.97g/L，水中溶解度 8.3%，溶于乙醇、石油和甲苯。有腐蚀性。

属低毒类，可经皮肤、呼吸道和皮肤吸收。大鼠经口 LD_{50} 为 1g/kg。豚鼠经皮 LD_{50} 为 600mg/kg，大鼠腹腔注射 LD_{50} 为 100mg/kg，豚鼠为 60mg/kg。丁烯酸对皮肤、眼睛、呼吸道有强烈的刺激，随着浓度的降低，刺激性迅速减少，低浓度的丁烯酸无蓄积作用。

工业上用于制造树脂、增塑剂、及某些药物等行业。

急性吸入高浓度的丁烯酸，对皮肤、眼、和呼吸道出现强烈刺激症状。但未见职业中毒病例报告。对症处理。

（谢兰兰）

第三节　卤代羧酸类及其他取代羧酸类

一、氯乙酸

（一）接触机会

氯乙酸（chloroacetic acid）为无色或白色结晶体，分子量 94.5，密度 1.58g/cm^3（20℃），熔点 50~63℃，沸点 189.4℃，蒸气压 0.13kPa（43℃）蒸气密度 3.25g/L，易溶于水，溶于苯、乙醇、乙醚和氯仿。

属高毒类，可经呼吸道、皮肤及消化道吸收。大鼠经口 LD_{50} 为 76mg/kg，小鼠经口 LD_{50} 为 255mg/kg，豚鼠经口 LD_{50} 为 80mg/kg。不同动物的中毒症状有所差别。中毒主要表现为反应迟钝、体重减轻。1~3 天内死亡。大鼠饲料中含 1% 的氯乙酸时，在 200 天实验期内，生长缓慢，发现肝糖原增加，其他无特殊损害。其毒作用机制大概与重要酶类（如磷酸丙糖脱氢酶）的 -SH 基反应有关。豚鼠皮肤 5%~10% 的面积上涂擦本品，动物在 5 天后相继死亡。死亡前有血尿、抽搐及昏迷，尸检发现涂擦处有深达皮下组织及肌肉层的坏死。主要脏器有充血、出血、颗粒变性等病理改变。氯乙酸可经消化道、呼吸道和皮肤吸收，其进入体内与谷胱甘肽或其他含巯基化合物或者与谷胱甘肽 -S 转移酶结合及阻断三羧酸循环。对人体影响主要是皮肤、黏膜、呼吸道的刺激作用和中枢神经系统紊乱。

工业上用于制造硫乙二醇酸、甘醇酸、咖啡因、巴比妥、香料、增塑剂、除锈剂，是生产羧甲基纤维素的中间体。

（二）临床表现

1. 皮肤直接接触可出现红、肿、水疱伴有疼痛，水疱吸收后出现过度角化，经数次脱皮后痊愈。若皮肤污染面积 >10%，可引起全身中毒，甚至导致死亡。表现为早期出现呕吐、腹泻、视力模糊，定向力障碍，随后意识不清、烦躁、抽搐、谵妄、惊厥及血压下降，继而昏迷。同时可伴有低血钾、代谢性酸中毒及肾衰竭。

2. 吸入中毒，早期表现为眼部疼痛、流泪、结膜充血及上呼吸道刺激症状，以后发生支气管炎，严重者出现肺水肿。

3. 一般接触氯乙酸酸雾，可发生眼部疼痛、流泪、畏光、结膜充血及上呼吸道刺激症状，脱离接触后，5~10 分钟即可消退。

（三）中毒救治

1. 立即脱离事故现场，保持安静，保暖，休息，如皮肤污染面积 >1% 时，应入院观察。
2. 脱去被污染衣物，用大量清水冲洗皮肤，至少 15 分钟。
3. 早期、足量、短程糖皮质激素，以控制肺水肿。
4. 对症支持治疗，包括输液、利尿、维持酸碱平衡及电解质平衡。
5. 必要时可考虑早期采用血液透析治疗。
6. 口服中毒者应予以催吐、洗胃、导泻等。

二、溴乙酸

溴乙酸（bromoacetic acid）又名溴代乙酸为无色、易吸湿性晶体，分子量 138.96，密度 1.93g/cm^3（20℃），熔点 50℃，沸点 208℃，易溶于水、乙醇。有腐蚀性。

属中等毒类，可经呼吸道和皮肤和消化道吸收。大鼠经口 LD_{50} 为 100mg/kg，小鼠皮下注射 LD 为 150mg/kg，给大鼠及兔反复皮下注射 20~30mg/kg，约 1 周死亡。将 10% 溴乙酸水溶液按每日剂量 10~54mg/kg 混入猪饲料中喂饲 28~105 天，猪死亡。中毒症状有胃肠炎、黄疸和肌无力；病理学检查见肝、肌肉、心肌和肾脏皆有明显退行性变。每日 2~6mg/kg 时，约经一年，未见明显毒性作用。宰杀时见肝、肾和肌肉中有机结合溴的含量与每日染毒剂量成正比。在有机合成工业中用作中间体。

临床上主要表现为对皮肤、眼、呼吸道刺激症状，直接接触可引起灼伤。一般对症处理。

三、过氧乙酸

过氧乙酸（peroxyacetic acid）又名过乙酸，为无色、易吸湿性晶体，有难闻气味。分子量 76.05，密度 1.15g/cm^3（20℃），熔点 0.1℃，沸点 105℃，易溶于水、乙醇和乙醚。遇热、明火易燃易爆。为强氧化剂，对许多金属有腐蚀作用。

属低等毒类，可经呼吸道和皮肤和消化道侵入人体。是一种强的皮肤、眼睛腐蚀剂。

工业上用于漂白、催化剂、氧化剂及环氧化剂，也用作消毒剂。

临床上主要对皮肤、眼和上呼吸道可产生刺激症状，对症处理。

（谢兰兰）

第四节 二羧酸及酸酐类

一、邻苯二酸酐

邻苯二酸酐(phthalic anhydride)又名邻苯二甲酸酐、酞酐、苯酐。为白色针状晶体,有一种特殊的使人窒息的气味。分子量148.11,密度1.53g/cm^3(4℃),熔点130.8℃,沸点295℃(升华),蒸气压0.13kPa(96.5℃)。易溶于热水,在热水中溶解为酞酸;亦可溶于醇;难溶于二硫化碳;微溶于冷水。

属低毒类,可经呼吸道、消化道及皮肤吸收。大鼠经口LD_{50}为800~1600mg/kg,也有资料为4500mg/kg;豚鼠腹腔注射LD_{50}<100mg/kg;大鼠连续吸入1、0.2、0.02mg/kg纯品酞酐蒸气45天,见高浓度组睾丸内抗坏血酸及脱氢抗坏血酸含量降低,精子存活时间缩短;浓度为0.02mg/m^{3}时无此变化,故认为长期吸入本品可能对生殖系统有所损害。工业上用作生产增塑剂、涂料、聚酯树脂、燃料中间体、苯甲酸等生产。

临床上表现为皮肤、眼和上呼吸道刺激反应,导致结膜炎及上呼吸道炎。也可致皮肤及呼吸道过敏反应如支气管哮喘、荨麻疹。短时间吸入大量酞酐粉尘可引起急性酞酐中毒,潜伏期约8~20小时,自觉咽部异物感、刺痛,手指末端粗糙感,咳嗽、痰多而黏稠,血性鼻涕,脐周阵发性疼痛,并伴有头昏、乏力、嗜睡等全身症状;有的可有胸闷、胸痛、腹泻或便秘、视力模糊等症状。以对症治疗为主,皮肤和眼受损时,立即用清水或2%碳酸氢钠溶液清洗。急性中毒给予抗感染和对症治疗,哮喘发作时,应用糖皮质激素及抗哮喘药物治疗。

二、均苯四甲酸二酐

均苯四甲酸二酐(pyromellitic dianhydride)又名均苯四甲酸酐,为白色晶体或粉末。分子量218,熔点286℃,沸点397~400℃,相对密度1.680(20/4℃)。不溶于水,溶于二甲基乙酰胺、二甲基甲酰胺及碱性水溶液中,遇明火能燃烧。

属低毒类,可经呼吸道、消化道吸收。急性毒性小鼠经口LD_{100}为5.0g/kg,LD_{50}为4.0g/kg,LD_0为3.0g/kg。中毒小鼠出现活动减少、四肢无力、蜷缩、毛蓬松等。高剂量染毒后小鼠侧卧、呼吸急促以致死亡,尸检见有胃黏膜轻度损害,其他脏器未见异常。

工业上用于环氧树脂的熟化、交联剂、中间体,合成聚苯均四甲酸亚胺。

临床上表现为眼和上呼吸道刺激症状,可出现支气管炎、肺炎。部分人接触后可发生速发型支气管哮喘。皮肤和眼污染时,立即用大量清水清洗。对症处理。

三、顺式丁烯二酸酐

顺式丁烯二酸酐(cis-butenedioic anhydride)又名马来酸酐、失水苹果酸酐。为无色晶体,有刺激性气味,分子量98.06,密度0.934g/cm^3(20℃),熔点53℃,沸点202℃(升华)。不溶于水,微溶于乙醇,亦可溶于有机溶剂如丙酮、氯仿、苯、甲苯等。遇热、明火可燃。

属低毒类,可经呼吸道、消化道及皮肤侵入。大鼠经口LD_{50}为400~800mg/kg。在饲料中加入0.5%本品喂饲1年,大鼠无任何变化,加入量达1%和1.5%时喂饲1年,发现生长受阻滞和食欲减退。豚鼠经皮LD_{50}>20g/kg,有严重皮炎;反复涂皮可引起豚鼠皮肤过敏。

空气中浓度 $2mg/m^3$ 时，接触者 2~3 小时未见黏膜刺激现象；浓度达到 $6\sim8mg/m^3$ 时，1 分钟即可引起鼻黏膜刺激，15~20 分钟可引起眼结膜刺激。浓度达 $10mg/m^3$ 以上，则刺激甚严重。反复接触 $5mg/m^3$ 或较高的浓度，能引起喘息性支气管炎。

工业上用于醇酸树脂生产，也用于干燥油类和农业化学。

临床上眼直接接触出现结膜炎、角膜炎。吸入可引起鼻炎、咽喉炎和气管炎。吸入低浓度本品粉尘可引起职业性哮喘，支气管激发试验阳性。有报道吸入本品酐粉的码头工人 9 例发生急性结膜炎、上呼吸道刺激症状、体温升高，有些还伴有急性腹痛。皮肤和眼接触，立即用大量清水或 2% 碳酸氢钠冲洗。对症处理。

（谢兰兰）

第五节　酰　卤　类

一、苯酰氯

苯酰氯（benzoyl chloride）又名苯甲酰氯，为带有强烈刺激性气味的无色透明液体。分子量 140.7，密度 $1.212g/cm^3$，熔点 -1℃，沸点 197.2℃。在潮湿空气中发烟，有腐蚀性，遇热、明火可燃，燃烧可产生光气。在水中易分解，可与水反应生成苯甲酸与盐酸，可与乙醚、苯、二硫化碳、油混溶。

对皮肤和黏膜具有强烈刺激作用，并可引起皮肤坏死。小鼠吸入 2 小时 LC_{50} 为 $1.87g/m^3$。

在工业上用于颜料、半成品的合成，以及苯酰化反应。

临床表现为上呼吸道刺激症状，皮肤接触可引起灼伤。对症处理。

二、乙酰溴

乙酰溴（acetyl bromide）为具有发烟性刺激气味的液体。分子量 122.96，密度 $1.52g/cm^3$（9℃），熔点 –96℃，沸点 76℃。腐蚀性强，易燃。遇水或乙醇很快分解。可与乙醚、氯仿、苯相混溶。在工业上用于有机合成、染料制造。

可经呼吸道、消化道及皮肤吸收。对眼睛、皮肤和黏膜具有明显刺激作用，也可引起皮肤灼伤。

临床表现为上呼吸道刺激症状，吸入后可引起呼吸道的明显损害。也可伴有头痛、恶心、呕吐等。对症处理。

（谢兰兰）

参考文献

1. 何凤生 . 中华职业医学 . 北京：人民卫生出版社，1999.
2. 任引津 . 实用急性中毒全书 . 北京：人民卫生出版社，2003.
3. 黄金祥 . 职业病医师培训教材（职业中毒）. 北京：中国广播电视出版社，2009.
4. 赵金垣 . 临床职业病学 . 北京：北京大学医学出版社，2010.
5. 王朝晖，尹伊伟 . 丙烯酸及丙烯酸酯对水生生物的急性毒性 . 暨南大学学报（自然科学版），2002，23（5）：

75-80.
6. 马欣欣，杨水莲．急性重度顺式丁烯二酸酐中毒1例报告．中国工业医学杂志，2008，21（2）：87-88.

第六节 无机酯酸类

（一）概述

酯类化合物种类繁多，据有关资料报道，可分15类，计约300余种。酯类按酸的性质可分为无机酸酯和有机酸酯两大类。无机酸酯由无机酸与醇作用而成，常见化合物有硫酸二甲酯、磷酸三甲苯酯、亚磷酸三甲苯酯、硼酸二甲酯等；有机酸酯由有机酸与醇作用而成，有脂肪酸酯类、芳香酸酯类等。以下几类化合物反应也可生成酯，酸卤与醇或酚反应；酸酐与醇或酚反应；烯酮类与醇或酚反应；游离酸与脂肪族重氮衍生物反应。

（二）接触机会

酯类化合物主要经呼吸道进入体内，也可通过皮肤和消化道吸收。酯类化合物多属微毒至中等毒类，对机体的影响主要是对神经系统的麻醉作用和器质性损害，以及对眼、呼吸道黏膜和皮肤的刺激作用，有些酯类化合物大剂量接触可引起肝肾损害，皮肤长期接触，可使组织脱脂和脱水而引起皮炎。

神经系统的影响

（1）麻醉作用：酯类化合物的麻醉作用与其溶解度和分子量的大小有关。一般认为水溶性大而分子量低的酯类，麻醉作用小。如甲酸甲酯比乙酸乙酯的麻醉作用小。脂肪酸酯类的活性虽较乙醇、丙酮以及脂肪族烃为强，但其麻醉作用较大多数卤代烃为强，并往往也小于乙醚。

（2）神经系统器质性损害：多见于磷酸酯类化合物，如磷酸三甲苯酯，而以其邻位异构体神经毒性最大，可引起人和多种动物的神经系统毒性，主要表现和急性有机磷中毒迟发性神经病类似的中枢周围远端型轴索病，致出现肢体无力和麻痹。病变一般与胆碱酯酶活力无明显关系，而是抑制神经病靶酯酶所致。

刺激作用：大多数酯类化合物对脑、呼吸道和皮肤均具有不同程度的刺激作用，此与酯接触黏膜表面易水解成醇和酸有关。轻者为眼和上呼吸道黏膜刺激征象，重者可致角膜水肿、视力障碍、支气管上皮部分坏死、肺水肿。有些酯类化合物为强烈的催泪剂及起疱剂，其中以氯乙酸乙酯、溴乙酸乙酯、碘乙酸等刺激作用最为突出，不饱和酯类如丙烯酸酯也具有催泪作用。

毒作用不显著的物质：增塑剂中常用的脂肪酸酯和芳香酸酯（除某些磷酸酯外），对生理作用无明显影响，吸入其热蒸气或较长期与皮肤广泛接触，仅引起轻度的刺激。有报道长期实验观察表明致敏作用极少见，或偶见为伴有杂质分解产物引起。酯类树脂一般对皮肤无明显刺激或致敏作用。

酯类化合物的发病机制研究报道甚少。一般认为主要由于水解成相应的酸或醇以及卤素所致全身性和眼、呼吸道及皮肤的毒性作用。

（三）临床表现

酯类化合物急性中毒或皮肤损害，多因意外事故引起。急性中毒轻症者可表现眼、呼吸道黏膜刺激征象，化学性支气管炎及支气管周围炎；较重者则可出现化学性肺炎和间质性肺水肿；重症中毒则可出现肺泡性肺水肿，甚至发展为ARDS，少数患者可出现心血管系统临床表现。

皮肤接触某些酯类化合物，可引起接触性和过敏性皮炎。长期低浓度接触，也可引起皮肤刺激症状和皮肤损害。

急性中毒和皮肤损害的轻重程度，与酯类化合物的种类、化学性质、接触剂量（浓度）和时间，以及是否及时治疗处理有密切关系。

（四）诊断及鉴别诊断

常见的急性硫酸二甲酯中毒可依据职业病诊断国家标准GBZ40进行诊断。其他酯类化合物急性中毒可参照该标准进行诊断。

急性酯类化合物中毒应与各种急性刺激物中毒进行鉴别诊断。

（五）中毒救治

酯类化合物急性中毒目前尚无特效解毒药物，主要采取对症支持等综合治疗措施。眼和皮肤污染可立即进行冲洗。硫酸二甲酯污染尽可能用2%~3%碳酸氢钠冲洗，皮肤污染也可用稀释的氨水（1∶500）冲洗，然后及时就诊对症治疗。

（六）预防

密闭生产设备，防止泄漏，对易燃品应注意防火。

原装酯类化合物的空容器，要有明显标志。

患有明显慢性呼吸道疾病、明显眼结膜炎或角膜炎以及明显心血管疾病者，均应作为作业禁忌证。

操作工人应定期进行健康体检。

一、硫酸二甲酯

（一）概述

硫酸二甲酯（dimethyl sulfate）为无色或微黄色油状液体，略有洋葱样气味。分子量126.13，熔点-31.8℃，沸点188℃，低温时微溶于水，18℃时100ml水中能溶解18g，易溶于氯仿、乙醇、乙醚、二氧六环、丙酮和芳香烃类等有机溶剂，遇热、明火或氧化剂可燃。遇碱迅速分解，遇水或湿气时水解，产生硫酸、硫酸氢甲酯和甲醇，在冷水中分解缓慢，随温度上升分解加快。在50℃时能生成硫酸二甲酯气雾并水解为硫酸和甲醇。经口毒性为中等毒，大鼠经口LD_{50}为440mg/kg。急性中毒以呼吸系统损害为主要表现，常伴有眼和皮肤的化学灼伤。此外，硫酸二甲酯被IARC列为2A类致癌物。

（二）接触机会

硫酸二甲酯在化工有机合成上作为甲基化原料，广泛用于制药、农药制造业、阳离子染料、活性染料合成、香料等产业；用于催化剂及各种化学助剂制造、塑料制造、日用化学产品制造、有机化工原料制造等；还可用作提取芳香烃类的溶剂。在上述生产和使用过程中，由于设备泄漏或爆炸，或在运输装卸过程中发生容器破损，清洗、检修带有硫酸二甲酯残液的设备等，是接触过量硫酸二甲酯，导致发生急性中毒的主要原因。此外，硫酸二甲酯曾被用作战争毒剂。

（三）发病机制

硫酸二甲酯主要经呼吸道、皮肤进入机体，可在血浆中溶解。硫酸二甲酯属高毒类，作用与芥子气相似，急性毒性类似光气，比氯气大15倍。具有强烈的刺激性和腐蚀性，并有迟发性生物效应。对眼、上呼吸道有强烈刺激作用，对皮肤有强腐蚀作用。可引起结膜充血、水肿、角膜上皮脱落，气管、支气管上皮细胞部分坏死，穿破导致纵隔或皮下气肿。皮肤接触后可引起灼伤，水疱甚至深度坏死，还可能引起接触性皮炎。

硫酸二甲酯的作用机制尚不完全明了，多数学者认为是由于该物质的甲基性质，其对全身及中枢神经的影响可能与对某些重要的酶的甲基化作用有关，硫酸二甲酯对机体生命器官有细胞毒作用，可致脑、心、肝、肾等损伤。硫酸二甲酯在体内水解成甲醇和硫酸而引起毒作用，这已由动物实验和死亡病例的血液和内脏中检测甲醇证实，硫酸和硫酸氢甲酯对眼及呼吸道黏膜产生强烈的刺激和腐蚀作用，与组织中的蛋白质反应，引起接触面的炎症和坏死。甲醇吸收至血，引起神经系统毒作用。

（四）临床表现

1. 急性中毒　职业中毒多由吸入蒸气引起，也可经皮肤污染吸收中毒。因硫酸二甲酯腐蚀性极强，中毒大多发生于意外泄漏，故大多合并皮肤灼伤、眼灼伤。接触硫酸二甲酯后发病较快，潜伏期一般3小时左右，亦有短至1小时内，长达12小时发病者，潜伏期越短症状越重，人接触500mg/$m^3$10分钟即致死。刺激反应表现为一过性眼结膜及上呼吸道刺激症状；轻度中毒者表现为畏光、流泪、眼痛、咽痛、声音嘶哑、胸闷、呛咳、头昏，咽喉水肿，两肺可有干、湿啰音，肺部X线符合支气管炎或支气管周围炎。中度中毒表现为明显咳嗽、咳痰、气急，两肺可闻干啰音或哮鸣音，可伴散在湿性啰音，胸部X线符合支气管肺炎、间质性肺炎或局限性肺泡性肺水肿。严重者数小时后出现咳嗽加剧、咳痰，咯大量白色或粉红色泡沫痰，呼吸困难、发绀、伴有胸闷、心悸并烦躁，两肺广泛湿啰音，胸部X线符合弥漫性肺泡性肺水肿，极严重者可导致呼吸窘迫综合征，或喉头严重水肿、大块坏死的支气管黏膜脱落致窒息，部分病例出现纵隔气肿、气胸、皮下气肿。可伴发心肝肾损害、溶血性黄疸、休克、昏迷。少数在中毒24~48小时出现迟发性肺水肿。实验室检查可见外周血白细胞增高，动脉血气分析可见氧分压降低。

喉水肿是急性硫酸二甲酯中毒的突出表现之一，其严重程度可直接反映病情轻重。根据硫酸二甲酯急性中毒喉水肿所致吸气性呼吸困难的严重程度，可将喉水肿分为四度，一度：安静时无呼吸困难，活动时出现吸气性呼吸困难；二度：安静时有轻度“三凹征”，活动时加重，但不影响睡眠，无烦躁不安；三度：吸气性呼吸困难明显，“三凹征”显著，且有烦躁，不易入睡；四度：除三度呼吸困难的表现外，还有躁动，出冷汗、面色苍白或发绀，最后昏迷甚至心搏停止。

2. 化学性眼灼伤　硫酸二甲酯引起化学性眼灼伤临床上很常见，硫酸二甲酯蒸气接触或直接溅入眼内均可导致眼灼伤。表现为眼结膜刺激、异物感、眼痛、流泪，继而畏光、视物模糊，检查发现结膜充血、水肿、眼睑痉挛，睑裂部角膜点状混浊。重者眼睑、球结膜、角膜均水肿，角膜上皮可见弥漫性点状浸润，甚至大片脱落，荧光素染色可发现角膜不同程度受损，晶状体、玻璃体受损极罕见。须注意硫酸二甲酯具有迟发效应，接触后如早期不重视眼部冲洗，可于数小时甚至10小时后才出现眼灼伤的表现。

3. 皮肤灼伤　硫酸二甲酯亦是引起化学性皮肤灼伤的常见化学物，由于硫酸二甲酯水解是一个渐进过程，皮肤接触后，早期可无明显不适，易被忽视。经一定的潜伏期（大多为3~4小时），接触部位皮肤出现灼痛，创面初为点状或片状红斑，逐渐融合呈大片，局部进行性肿胀，继而水疱形成，邻近的水疱可融合为巨大水疱，泡液呈黄色，清亮，有时小泡中央区可破溃、糜烂、溃疡，创面局部皮肤温度明显升高。须注意一些隐蔽部位极容易出现皮肤灼伤，特别是会阴部有时不直接接触也可能出现灼伤。可能与会阴部透气差，多汗，阴囊皱褶多，潮湿，毒物可在该处积存并逐渐水解有关。部分患者皮肤接触部位出现皮肤瘙痒、局部密集小水疱，周围红斑，表现为接触性皮炎。

（五）实验室检查及辅助检查

胸部X线摄片：胸片能直接反映急性中毒的严重程度，轻度中毒表现为肺纹理增多、增粗、边缘模糊，部分可见晕环征，符合急性支气管炎或支气管周围炎。中度中毒表现为两中、下肺野点状或小斑片状阴影，符合急性支气管肺炎；或表现为肺纹理增多，肺门影增大、模糊，两肺散在小点状或网状阴影，肺野透过度降低，常可见支气管晕环征，叶间裂增宽及盘状肺不张等，符合急性间质性肺水肿。重度中毒表现为两肺大小不等、边缘模糊的片状或云絮状阴影，有时可融合成大片状阴影，符合肺泡性肺水肿，部分重度中毒病例并发严重气胸或纵隔气肿。

（六）案例分析及救治教训

【案例15】

1. 病例介绍　一名20岁男性，在硫酸二甲酯试生产过程中，因离心循环泵运转失常，停机拆泵检修，泵内残留硫酸二甲酯约4kg，患者未戴防毒面具，现场抢修数分钟，感咽部不适、流泪、呛咳，未处理，次日出现畏光、眼痛、咽痛、阵发性咳嗽并胸闷，予地塞米松20mg及林可霉素1.2g静滴1次，略有好转，未继续治疗。接触后4天病情加重，出现明显胸闷、气急、颈部压迫感，手触颈部及前胸有异常声响。发病8天X线胸片示两锁骨上下皮下气肿，两肺纹理增多。诊断：急性硫酸二甲酯中毒，继发皮下气肿。经卧床休息。予激素、抗感染及其他对症疗法。8天后颈部及前胸皮下捻发感消失。胸片示皮下气肿完全吸收，肺纹理清晰。

2. 救治教训

（1）患者在无相应防护设施的情况下维修设备，有明确的过量硫酸二甲酯接触史，接触现场即出现眼、呼吸道刺激症状，未及时处理，第二天已出现明显的呼吸道及眼结膜损伤变现，用激素治疗后有效，但没有继续治疗，未重视病情观察，未行X线胸片等必要的检查，没有及时发现患者已出现严重的肺损害，以致病情持续发展，出现明显胸闷、气急，发病8天胸片示两锁骨上下皮下气肿，应考虑为纵隔气肿，严重的中毒性呼吸系统疾病，疾病过程中需严密观察，谨防发生纵隔气肿、气胸及皮下气肿。

（2）血生化检查：急性中毒往往伴有肝、肾功能的一过性改变，检查可见外周血白细胞计数升高，肝功能异常主要为丙氨酸氨基转移酶轻度增高，血清心肌酶升高，个别病例血肌酐、尿素氮升高，与硫酸二甲酯的甲基化作用有关，也考虑为继发缺氧所致，无特异性。一般治疗后均能在短期内恢复。

（3）其他特殊检查：有报道26例急性硫酸二甲酯中毒患者急性期常规心电图检查有11例异常；心脏彩超示心功能均在正常范围，平均心脏射血分数（EF）值70.1%，治疗后除3例电轴左偏仍存在，其余均为正常心电图。结合心肌酶及动态观察，提示心肌损害较轻。

文献报道12例急性中毒患者急性期B超示肝实质回声密集，治疗好转后随访患者回声恢复正常，超声的改变是可逆性的。

（4）病理活检：肺部病理活检可表现为：肺泡上皮损害，核内染色质凝集，胞质内出现大量脂滴，线粒体等细胞器变性，肺泡腔内少量渗出物。

（七）诊断原则

急性硫酸二甲酯中毒按《职业性急性硫酸二甲酯中毒诊断标准》GBZ 40—2002 执行。仅出现一过性眼和上呼吸道刺激症状为刺激反应；急性支气管炎或支气管周围炎及一度至二度喉水肿为本病的诊断起点。根据呼吸系统急性损害、喉水肿程度、X 线胸片检查情况及严重并发症而分级诊断为轻度、中度及重度中毒。

（八）诊断分级

1. 轻度中毒　具有下列情况之一者：

（1）有明显的眼及上呼吸道黏膜刺激症状，如眼痛、流泪、咽痛、声音嘶哑、呛咳、胸闷等；体征有结膜充血水肿，甚至眼睑水肿、腭垂充血水肿，两肺有散在干性或（和）湿性啰音；胸部 X 线表现为肺纹理增多、增粗、边缘模糊，部分可见晕环征。以上表现符合急性支气管炎或支气管周围炎。

（2）上呼吸道刺激症状明显，出现一度至二度喉水肿；肺部可无异常体征；胸部 X 线检查亦可无阳性征象。

2. 中度中毒　具有下列情况之一者：

（1）咳嗽、咳痰、胸闷、气急，常有轻度发绀；两肺可闻及干或湿性啰音；胸部 X 线表现为两中、下肺野点状或小斑片状阴影。以上表现符合急性支气管肺炎。

（2）咳嗽、咳痰、胸闷，气急较重，两肺呼吸音减弱。胸部 X 线表现为肺纹理增多；肺门影增大、模糊，两肺散在小点状或网状阴影，肺野透过度降低，常可见支气管晕环征，叶间裂增宽及盘状肺不张等。以上表现符合急性间质性肺水肿。

（3）三度喉水肿。

血气分析常呈轻度至中度低氧血症。

3. 重度中毒　具有下列情况之一者：

（1）明显呼吸困难，发绀，咯大量白色或粉红色泡沫痰；两肺弥漫性湿啰音；胸部 X 线表现为两肺大小不等、边缘模糊的片状或云絮状阴影，有时可融合成大片状阴影。以上表现符合肺泡性肺水肿。

（2）急性呼吸窘迫综合征。

（3）四度喉水肿。

（4）支气管黏膜坏死脱落导致窒息。

（5）并发严重气胸或纵隔气肿。

血气分析常呈重度低氧血症。

（九）鉴别诊断

急性硫酸二甲酯中毒以中毒性呼吸系统损害为主要表现，应注意与上呼吸道感染、支气管炎、肺部感染、慢性支气管炎急性发作、支气管哮喘和心源性肺水肿等相鉴别。

（十）中毒救治

1. 急性中毒的治疗　急性中毒的治疗主要针对呼吸系统吸入性损伤。预防和治疗喉水肿及肺水肿是处理本病的关键。患者常有较严重的眼和皮肤灼伤，应予相应的积极治疗。

（1）迅速、安全脱离现场，移至空气新鲜处，脱去被污染衣物，立即用流动清水彻底冲洗污染的眼及皮肤。对密切接触者，均应严密观察 24 小时，观察期应避免活动，卧床休息，保持安静。严密观察呼吸系统症状，拍摄胸部X线片，给予对症治疗，以控制病情进展，预防喉水肿及肺水肿的发生。

（2）合理氧疗。动态监测动脉血气分析，严密监测呼吸频率、心肺检查及氧饱和度，及早给氧，必要时采用机械辅助通气，以及时纠正低氧血症。

（3）保持呼吸道通畅。喉水肿是急性硫酸二甲酯中毒的突出表现之一，严重者可导致呼吸困难、窒息死亡，应严密观察喉头水肿、腭垂水肿情况。可给予雾化吸入疗法，支气管解痉剂，激素雾化吸入，每日可2~4次，发生喉水肿及时予激素加1：2000肾上腺素雾化，必要时行气管切开术。如患者出现三度至四度喉水肿，保守处理无效时应及时进行气管切开。中毒发生后第4~10天，患者受损伤的支气管黏膜可能出现脱落，重者可能引起窒息，导致死亡，需严加观察，及时处理。

（4）早期、足量、短程应用糖皮质激素。糖皮质激素能控制炎性渗出性病变和改善毛细血管通透性，阻止富有蛋白质的水肿液渗入肺泡和发生机化，缓解支气管痉挛，改善微循环，是防治肺水肿及喉水肿的关键。使用疗程视病情酌情增减。用药期间注意加强制酸、护胃。

（5）解除支气管痉挛，改善微循环，预防感染，防治并发症，维持水及电解质平衡。

2. 眼灼伤的治疗

（1）患者移离现场后即应立即用流动清水彻底冲洗眼，应反复翻开结膜囊以使冲洗彻底，有条件以生理盐水及1%~2%碳酸氢钠溶液反复交叉冲洗，用水量应达到每只眼至少500ml，冲洗时间一般为10分钟以上。

（2）眼灼伤早期眼科严密随诊，按常规做外眼检查，包括眼眶、眶周皮肤、上下睑缘、结膜、巩膜及角膜组织。先用无菌玻璃棒粘入少许1%荧光素于结膜囊内，然后用生理盐水冲洗，在裂隙灯显微镜下观察角膜病变部位，同时进行内眼检查，包括前房、虹膜、瞳孔以及晶状体等。

（3）眼科定期冲洗，预防感染，加速创面愈合，防止睑球粘连和其他并发症。为防止虹膜后粘连，可用1%阿托品散瞳。严重眼睑畸形者可施行成形术。

3. 皮肤灼伤的治疗

（1）应立即将患者移离现场，脱去被化学物污染的衣服、手套、鞋袜等，立即就近以清洁水彻底冲洗皮肤，由于硫酸二甲酯与皮肤汗液等水分结合后缓慢水解形成硫酸、硫酸氢甲酯，对皮肤起腐蚀作用，故其过程缓慢，一定要强调早期冲洗，冲洗范围应扩大，应特别注意眼及其他特殊部位如头面、手、会阴的冲洗。有条件可予5%碳酸氢钠溶液冲洗皮肤以中和局部形成的硫酸。由于硫酸二甲酯难溶于水，在冷水中分解缓慢，因此必须延长冲洗时间，一般要求冲洗时间不少于20分钟。在冲洗前，应先用毛巾或其他棉织品将皮肤上的油状硫酸二甲酯擦净，然后再用流动清水冲洗，冲洗后可予3%~5%的碳酸氢钠湿敷，减轻皮肤灼伤程度。

（2）灼伤创面应彻底清创，水疱形成后应及时去除或引流疱液，可保留干净的疱皮，清除坏死组织，深度创面应立即或早期进行切（削）痂植皮或延迟植皮。

（3）化学灼伤的常规处理与热烧伤相同。合并过敏性皮炎者应及时应用抗组胺药物或适量糖皮质激素，促进病情痊愈。

（十一）案例分析及救治教训

【案例 16】

1. 病例介绍 某女，35 岁，操作工，在工作时因硫酸二甲酯储罐突然爆炸，左手肘关节炸伤疼痛，出现双眼刺痛，畏光流泪，咽喉疼痛，胸闷，1 小时后送入院。查体：头发、颜面、全身衣服污染有略带蒜味油状液体。体温 37.5℃，脉搏 112 次 / 分，呼吸 20 次 / 分，意识清，扶入病房，左肘关节开放性骨折。皮肤未见红斑，双眼睑及球结膜充血水肿，咽充血，腭垂水肿，两侧鼻道黏液性分泌物较多，未摄 X 线胸片。即用清水和 2% 碳酸氢钠溶液（苏打水）清洗皮肤、头发各二次，更衣，卧床休息。以 2% 碳酸氢钠溶液冲洗双眼，醋酸可的松眼药水及氯霉素眼药水交替点眼，持续低流量给氧。以地塞米松、庆大霉素、氨茶碱等超声雾化吸入，每 15 分钟 1 次。清创缝合，从骨折处取出 10 枚陶罐碎片。入院 1 小时后出现恶心、呕吐，2.5 小时肺内逐渐出干湿性啰音，唇及四肢轻度发绀，声嘶，第 4 小时满肺可闻及湿性啰音，肺水肿。入院后 12 小时内给予地塞米松 45mg 静滴，于第 14 小时出现血压下降，BP 60/50mmHg，心率 140~160 次 / 分，呼吸 32~36 次 / 分，呼吸道分泌物增多，三凹征，继用地塞米松 20mg，给予毛花苷丙、美芬丁胺（恢压敏）、去氧肾上腺素（新福林）等，间断应用呼吸兴奋剂，输血浆 200ml，症状无缓解，于入院后 23 小时抢救无效死亡。考虑患者由于存在开放性骨折，毒物可经骨折处直接进入血循环，使中毒性肺水肿、中毒性休克、心肌受损难以纠正，患者死于肺水肿休克期。整个病程中未发现体表皮肤化学性灼伤。

2. 救治教训 患者事故现场未及时做好全身冲洗，1 小时后入院时身上仍有硫酸二甲酯残留，入院后注重眼灼伤及外伤的处理，但对呼吸道、肺部损伤的观察欠足，未行胸片检查，患者入院时实际已有明显喉水肿，保持呼吸道通畅、防治肺水肿是抢救成功的关键，必要时应气管切开。①糖皮质激素应用不及时，且剂量不足；②氧疗不足，出现三凹征应用呼吸机通气；③抗休克措施不足。

二、氯磺酸甲酯

（一）接触机会

氯磺酸甲酯（methyl chlorosulfonate）是无色油状、有刺激性气味的液体，分子量 130.57，熔点 70℃，不溶于水。氯磺酸甲酯受热后可分解出含氯的烟雾，兔吸入 4mg/L、30 分钟，24 小时后死亡，在 8mg/m^3 的低浓度时即有强烈的催泪作用，在 45~60mg/m^3 浓度下，人不能耐受 1 分钟，2000mg/m^3 浓度下暴露 10 分钟可致死。氯磺酸甲酯主要用于有机合成反应中起甲基化作用，作为化学试剂、医药、材料制造中间体使用，也用作军用毒气。

（二）临床表现

1. 氯磺酸甲酯低浓度时即有强烈的催泪作用和呼吸道刺激作用，出现流泪、畏光、流涕、咽痛、重者咳嗽、胸闷、气急，可发生化学性肺水肿。

2. 皮肤接触引起局部灼伤。

（三）中毒救治

处理原则参见硫酸二甲酯。

1. 将患者迅速救离现场，注意保暖、安静休息。

2. 脱去被污染衣物，立即用流动清水彻底冲洗污染的眼及受染皮肤。

3. 眼睛灼伤时，用清水彻底冲洗应超过 10 分钟，入院后可予生理盐水冲洗，外涂抗生素眼膏，反复滴抗生素和含激素的滴眼液。

4. 防治肺水肿。

三、氯磺酸乙酯

氯磺酸乙酯（ethyl chlorosulfonate）为无色液体，有刺激性。分子量 144.59，不溶于水，溶于乙醚、氯仿。沸点 152~153℃。在水中很快分解。该化学物不燃，高毒。毒作用类似氯磺酸甲酯，具强刺激性及强烈催泪性。浓度在 6mg/m^3 时即有强烈的催泪作用，50mg/m^3 时即不能耐受，1000mg/m^3 时则极危险。氯磺酸乙酯为化学合成的中间体，用于有机合成，也用作军用毒气。

中毒临床表现为出现黏膜刺激症状，高浓度可致肺水肿。

中毒救治参见氯磺酸甲酯。

四、0,0- 二乙基氯硫代磷酸酯

（一）接触机会

0,0- 二乙基氯硫代磷酸酯（diethyl chlorothiophosphate）是无色至淡琥珀色透明液体，工业品有硫化氢臭味。分子量 188.62，沸点 92~94℃（1.2kPa）、60℃（0.13kPa），闪点 82℃，相对密度：1.111（20/4℃），不溶于水，易溶于苯、乙醚、脂肪等多数有机溶剂。遇热、明火可燃，加热分解，放出有毒的氯化物、磷氧化物和硫氧化物。0,0- 二乙基氯硫代磷酸酯有极强的腐蚀性。大鼠经口 LD_{50}：1340mg/kg，吸入 LC_{50}：154.28mg/m^3，4 小时。小鼠经口 LD_{50}：800mg/kg，吸入 LC_{50}：725mg/m^3，2 小时。兔经皮 LDL_0：250mg/kg。0,0- 二乙基氯硫代磷酸酯由乙醇与五硫化二磷反应而得，是一种重要的农药中间体，用于合成有机磷杀虫剂对硫磷、辛硫磷、哒嗪硫磷、三唑磷、治螟磷、毒死蜱等，也可作为润滑油添加剂及其他含硫有机磷化合物的合成原料。

（二）临床表现

主要经呼吸道吸入，对眼和肺有刺激作用。过量接触后可出现畏光、流泪、眼刺痛，结膜充血，咽痛、咳嗽、胸闷、气急等。

（三）中毒救治

防治肺水肿，对症处理。

五、三异氰酸酯

三异氰酸酯（triphenylmethane triisocyanate）为无色液体，曾用作化工中间体或试验品。

三异氰酸酯可经呼吸道吸入，对眼、呼吸道有刺激作用。

处理与常见刺激性气体同。目前未见急性中毒报道。

（杨志前　刘移民）

参 考 文 献

1. 徐敏蓉 . 吸入硫酸二甲酯所致急性中毒的心脏损害 . 中国职业医学，2010，37（1）：45-46.

2. 韩莉，林洁明，刘薇薇 . 急性硫酸二甲酯中毒 B 超声像的探讨 . 中国工业医学杂志，2000，13（1）：10.

3. 王炳森. 急性硫酸二甲酯中毒肺损害. 中华劳动卫生职业病杂志,2000,18(6):326.
4. 于晟,冯三畏,刘毅,等. 硫酸二甲酯化学烧伤并吸收中毒的诊断与治疗(附57例临床分析). 中国综合临床,2004,20(4):66-67.
5. 缪忠. 急性硫酸二甲酯中毒32例的救治. 中国药业,2010,19(23):73.
6. 徐敏蓉. 吸入硫酸二甲酯所致急性中毒的心脏损害. 中国职业医学,2010,37(1):45-46.
7. 韩莉,林洁明,刘薇薇. 急性硫酸二甲酯中毒B超声像的探讨. 中国工业医学杂志,2000,13(1):10.
8. 王炳森. 急性硫酸二甲酯中毒肺损害. 中华劳动卫生职业病杂志,2000,18(6):326.
9. 袁逢新,李文华,罗国琦,等. 磷酸三丁酯致鸡脊髓神经元凋亡的试验研究. 中国畜牧兽医,2005(10):54-56.

第七节 有机酸酯类

一、乙酸乙酯

(一)接触机会

乙酸乙酯(ethyl acetate)又名醋酸乙酯,为无色透明、易挥发、易燃、微带果香的液体。分子量88.11,密度0.901g/cm^3(25℃),熔点-83.6℃,沸点77.2℃,微溶于水,溶于醇、酮、醚、氯仿等多数有机溶剂。本品为中闪点易燃液体,其蒸气比空气重,能在较低处扩散,遇高热、明火能引起燃烧爆炸,与氧化剂接触可猛烈反应。

乙酸乙酯属低毒类,大鼠经口为LD_{50} 5620mg/kg;大鼠吸入8小时的LC_{50}为5760mg/m^3,1573mg/m^{3}短时间,对人眼、鼻、喉有刺激;7866mg/m^{3}持续1小时,可出现严重毒性反应。本品具刺激性及致敏性,可通过呼吸道、消化道和皮肤吸收。高浓度吸入可致麻醉作用,急性肺水肿,肝、肾损害。慢性影响可有角膜混浊、继发性贫血、白细胞增多。

乙酸乙酯作为工业溶剂、黏合剂、提取剂、萃取剂、香料原料等广泛应用于涂料、人造革、人造纤维、印刷、香料、医药、农药、染料等行业。作为国家允许使用的食用香料,广泛用于配制水果型香精及酒用香精。

(二)临床表现

1. 人接触高浓度乙酸乙酯,可引起眼、呼吸道刺激症状,有时可致角膜混浊。持续高浓度吸入,可致肺水肿和呼吸麻痹。急性中毒死亡者尸检,可见呼吸道明显充血、心包及胸点状出血。重复长时间接触,中枢神经系统出现进行性麻醉作用,停止接触后恢复缓慢。

2. 口服者可产生食欲减退、恶心、呕吐、腹痛、腹泻、黄疸等;有文献报道,部分呼吸道吸入的患者也以消化道症状突出。

3. 有致敏作用,少量吸入后因血管神经性障碍而致牙龈黏膜充血及炎症,皮肤可致湿疹样皮炎。

(三)中毒救治

尚无特效解毒药物,主要采取对症支持等综合治疗。

1. 呼吸道吸入,使患者迅速脱离现场,保持呼吸道通畅,氧疗,安静休息,注意防治肺水肿。

2. 皮肤接触,应脱去被污染的衣着,用肥皂水和清水彻底冲洗皮肤。眼睛接触,应立即用生理盐水冲洗。

3. 经口摄入，立即催吐、洗胃、导泻、利尿等处理。

4. 出现肺炎、肺水肿、肝肾损害、神经系统损害时予相应处理。

5. 其他对症和支持疗法。

二、乙酸丙酯

（一）接触机会

乙酸丙酯（propyl ethanoate）有 2 种异构体：乙酸正丙酯和乙酸异丙酯，是有水果香味的无色透明液体。分子量 102.13。乙酸正丙酯：密度 0.836g/cm^3（20℃），沸点 101.6℃，微溶于水，溶于醇、醚、酮等多种有机溶剂，能很好地溶解多种合成树脂。易燃，易爆，易挥发。

属低毒类。乙酸正丙酯大鼠经口 LD_{50} 为 9370mg/kg；人吸入最小致死浓度为 1000mg/m^3。乙酸异丙酯大鼠经口 LD_{50} 为 3000mg/kg。可通过呼吸道、消化道和皮肤吸收。

乙酸丙酯在工业中常用作涂料、油墨、硝基喷漆、清漆及各种树脂的优良溶剂，还应用于调味香料及芳香剂。

（二）临床表现

乙酸正丙酯对眼和呼吸道有刺激性。吸入高浓度蒸气可出现恶心、眼部灼热感、咳嗽、胸闷、疲乏无力、头痛、头晕、恶心、呕吐及麻醉作用。对皮肤刺激小，长期接触可致皮肤脱脂、皲裂。

乙酸异丙酯毒性作用较乙酸正丙酯稍弱，皮肤接触无刺激。

（三）中毒救治

尚无特效解毒药物，主要采取对症支持等综合治疗。

三、乙酸丁酯

（一）接触机会

乙酸丁酯（butyl acetate）又名醋酸丁酯，有四种异构体：乙酸正丁酯、乙酸仲丁酯、乙酸叔丁酯、乙酸异丁酯。乙酸丁酯是无色透明液体，低浓度有水果香味，高浓度时则气味难闻。分子量 116.16，密度 0.882g/cm^3（25℃），熔点 -74℃，沸点 126℃，蒸气压 2.0kPa（15mmHg 25℃），微溶于水，可与醇、醚混溶，溶于许多烃类。

乙酸丁酯属低毒，大鼠经口 LD_{50} 为 13 100mg/kg，吸入 LC_{50} 9501.84mg/m^3，4 小时；人吸入 TCL_0：950.18mg/m^3。有刺激性，高浓度时有麻醉性。动物中毒后示有结膜刺激，共济失调，麻醉加深时可抑制呼吸而死亡。

乙酸丁酯为常用有机溶剂，是用量较大的酯类之一。用于油漆稀释剂、硝化纤维素溶剂、合成树脂、香料、抗生素萃取剂等。

（二）临床表现

乙酸丁酯对眼及上呼吸道有强烈的刺激作用，可引起结膜炎、角膜炎，角膜上皮有空泡形成，皮肤接触可引起皮肤干燥。吸入高浓度本品出现流泪、咽痛、咳嗽、胸闷、气短等呼吸道症状及共济失调等麻醉症状，严重者出现呼吸、心血管和神经系统的症状。

有文献报道一例饮酒后误服乙酸丁酯 200ml 致意识不清、肺炎、呼吸衰竭、严重代谢性酸中毒、乳酸酸中毒。

（三）中毒救治

尚无特效解毒药物，主要采取对症支持等综合治疗。摄入乙酸丁酯量大时，有文献报道可使用血液灌流联合血液透析清除毒物。

四、丙烯酸甲酯

（一）概述

丙烯酸甲酯（methyl acrylate）是无色透明、易燃、易挥发、有辛辣气味的液体。溶于乙醇、乙醚。分子量 86.09，密度 0.9535g/cm^3（20℃），折射率 1.4040，熔点 −76.5℃，沸点 80.5℃。爆炸极限 2.8%~25%。其蒸气与空气可形成爆炸性混合物。遇明火、高热能引起燃烧。与氧化剂能发生强烈反应。丙烯酸甲酯容易自聚，也能与其他单体共聚，聚合反应随着温度的上升而急骤加剧。其单体的聚合作用能自然产生，为放热反应。其蒸气比空气重，能在较低处扩散到相当远的地方，遇明火会引着回燃。燃烧（分解）产物：一氧化碳、二氧化碳。丙烯酸甲酯应储存于阴凉、通风的库房。远离火种、热源。库温不宜超过 37℃。包装要求密封，不可与空气接触。应与氧化剂、酸类、碱类分开存放，切忌混储。

丙烯酸甲酯具有强刺激作用。其毒性较丙酸甲酯或乙酯一般高 10 倍，也有报道较丙酸甲酯高 10~13 倍，是全身性毒物。急性毒性：LD_{50} 277mg/kg（大鼠经口）；1243mg/kg（兔经皮）；LC_{50} 4752mg/m^3，4 小时（大鼠吸入）；小鼠腹腔注射 LD_{50} 为 254mg/kg。大鼠吸入最低中毒浓度（TCL_0）：109g/m^3，17 分钟（妊娠 6~15 天），致胚胎毒性，肌肉骨骼发育异常。涂抹兔皮肤见局部明显充血、水肿、增厚。高剂量长期接触可引起死亡。剖检可见肺充血、出血，肝、肾、心、胰脂肪变性。丙烯酸甲酯对人的最低刺激浓度为 263.25mg/m^3，人吸入 0.25~0.5mg/L，对黏膜有刺激作用。

（二）接触机会

丙烯酸甲酯用于纤维、涂料、橡胶、皮革等工业，医学方面可用以聚合放射性废物以便运输，也可用于工业废水净化和树脂褪色。农业方面可用于农药的定时释放和分离。由 3- 羟基丙腈与甲醇和硫酸作用制得，也可由乙炔和一氧化碳直接合成，或由丙烯酸用甲醇酯化而制得。

（三）临床表现

丙烯酸甲酯可经呼吸道、消化道及皮肤吸收。接触高浓度丙烯酸甲酯，可引起明显的眼、呼吸道刺激症状和流涎。严重者呼吸困难，痉挛，可因肺水肿死亡。持续接触可引起皮肤损害，亦可致肺、肝、肾病变。经消化道而致急性中毒者，口腔、食管、胃均有明显的腐蚀现象，伴有虚脱、呼吸困难、躁动等临床表现。长期接触可致皮肤损害，亦可致肺、肝、皮肤病变。

（四）中毒救治

处理原则参见氯甲酸甲酯。

1. 将患者迅速救离现场，注意保暖、安静休息。

2. 脱去被污染衣物，立即用流动清水彻底冲洗污染的眼及受染皮肤。口服者需饮足量温水并催吐。

3. 眼睛灼伤时，用清水彻底冲洗应超过 10 分钟，入院后可予生理盐水冲洗，外涂抗生素眼膏，反复滴抗生素和含激素的滴眼液。

4. 迅速脱离现场至空气新鲜处。保持呼吸道通畅。如呼吸困难，给输氧。如呼吸停止，立即进行人工呼吸并就医。防治肺水肿。

五、氯甲酸甲酯

（一）概述

氯甲酸甲酯（methyl chloroformate）在工业上由甲醇与光气进行酯化而得，分子式 $C_2H_3ClO_2$，是有刺激性、腐蚀性的无色透明液体。纯品含量为96%~97%。分子量：94.497，相对密度1.223（20/4℃），沸点71.4℃，自燃点504.44℃，蒸气密度3.26。微溶于水，与乙醇、乙醚、苯、氯仿混溶。能腐蚀橡胶，在水中逐渐分解，遇热、明火、氧化剂易燃，燃烧产物为氯化氢和光气，加热分解放出光气，与水、水蒸气反应生成产生有毒和腐蚀性氯化氢气体。氯甲酸甲酯有催泪作用，其蒸气强烈刺激眼睛、呼吸道，也能经皮肤吸收而引起中毒。

（二）接触机会

氯甲酸甲酯为有机化合物，用于有机合成及制造杀虫剂、农药原料，用以制取除草剂灭草灵、杀菌剂多菌灵等。也是医药原料，是杀菌剂多菌灵、苯菌灵和甲基硫菌灵的中间体，过去曾有人用于制取催泪性毒气。

（三）毒性机制

氯甲酸甲酯可经呼吸道、消化道和皮肤吸收。对眼、呼吸道黏膜和皮肤有强烈的刺激作用，可引起局部坏死。氯甲酸甲酯浓度达52.8mg/m^{3}时即引起催泪，达1000mg/m^{3}时10分钟内即可致死。氯甲酸甲酯属高毒类，刺激强度为氯气的5倍，光气的1/2。其毒性为氯气的2.6倍，289.5mg/m^{3}仅能耐受1分钟，193mg/m^{3}即引起上呼吸道和肺部的炎症，672mg/m^{3}以上接触较长时间可发生肺水肿。大鼠 LD_{50} 小于50mg/kg，在32.25g/m^{3}浓度下可使全部大鼠发生呼吸困难、虚脱、惊厥，约50分钟全部死亡，多死于肺水肿。大鼠经口 LD_{50}：60mg/kg；吸入 LC_{50}：340.12mg/m^3，1小时。小鼠经口 LD_{50}：67mg/kg；吸入 LC_{50}：185mg/m^3，2小时。兔经皮 LD_{50}：7120mg/kg。将此类物质涂于豚鼠皮肤，可引起局部坏死，并可形成痂，与兔眼接触可造成永久性角膜混浊。人体吸入后，呼吸道发生炎症和腐蚀现象，肺毛细血管通透性增高，炎性渗出和组织液渗出引起肺水肿。肺水肿是过多液体由肺内血管转移到间质及肺泡内所引起的综合征，其早期表现为间质性水肿，由于氯甲酸甲酯中毒肺水肿的发生与变化较快，严重肺水肿时，两肺几乎无含气空隙，进而导致肺通气功能障碍，血氧供给严重不足，使机体发生一系列改变，尤其是脑淤血水肿和缺氧，导致反射性呼吸中枢抑制而死亡。

（四）临床表现

1. 症状　接触后立即出现流泪、流涕、咳嗽，恶心、呕吐等症状，较轻中毒患者脱离接触1~2小时，即可完全恢复。重度中毒者可有明显的结膜炎、发热、发绀、呼吸困难、咳嗽、烦躁不安，咳大量白色或粉红色泡沫痰等，甚至死亡。灼伤者眼睑、眼结膜及局部皮肤红肿，剧烈疼痛，畏光等。皮肤及黏膜直接接触液体可引起不同程度的化学性灼伤，严重者接触部位出现坏死性改变。眼污染后有大量流泪，结膜充血、水肿，并有灼痛感。皮肤尚可出现过敏表现。

2. 体征　多有眼结膜、咽部充血，心动过速，部分呼吸稍快。肺水肿患者两肺布满湿性啰音，有的不能平卧。面部灼伤患者更应警惕肺水肿的发生。危重时心力衰竭，血压下降预后严峻，多于24小时内死亡。

3. 实验室与其他检查　血常规提示白细胞总数及中性粒细胞比例增高。心电图提示心动过缓、心律不齐或 T 波改变。轻者胸部 X 线检查可无异常改变，部分患者肺纹理增粗。重者胸部 X 线片可表现为大小不等，浓淡不均的点片状或云絮状阴影或融合成蝶翼状大片阴影。部分患者两肺透亮度减低，肺纹理模糊，肺门影增大、模糊不清，大量散在粟粒状、小斑点样阴影出现，且以内中带为主，有的发展至外带，并呈中下肺野较广泛分布，符合间质性肺水肿征象。胸部 X 线形态改变多早于典型临床症状的出现，有助于肺水肿的早期诊断。肺功能检查示肺活量显著降低，随病情好转而逐渐恢复正常。

氯甲酸甲酯接触时，刺激性气味较重，脱离接触后立即缓解，易被患者所忽视。有文献报道氯甲酸甲酸面部灼伤，造成超高浓度吸入。另 1 例焊接管道不慎误吸，伴咳嗽、呕吐，为高浓度吸入。但都在吸入后很快（或经短暂治疗）临床症状缓解而进入“潜伏期”，与其他刺激性气体所致肺损伤相似，而症状不明显时，肺部变化已较严重。若典型肺水肿的临床症状出现后再采取有关治疗抢救措施，恐为时已晚。

（五）诊断原则、诊断分级

有明确的接触史；临床表现首先出现眼及上呼吸道黏膜刺激症状，以后出现支气管炎、化学性肺炎，严重者出典型的肺泡性肺水肿；参考胸部 X 线片改变；结合现场职业卫生学调查结果，经综合分析进行诊断。

氯甲酸甲酯中毒的诊断分级标准，可参考按《职业性急性化学物中毒性呼吸系统疾病诊断标准》GBZ 73—2009 或其他刺激性气体中毒诊断分级标准执行。根据呼吸系统急性损害程度、X 线胸片检查情况及严重并发症而分级诊断为轻度、中度及重度中毒。

1. 接触反应　有眼和上呼吸道刺激症状，无阳性体征。

2. 轻度中毒　除刺激与炎症表现外，两肺有干啰音或哮鸣音，或少量湿性啰音，X 线胸片符合支气管炎或支气管周围炎表现。

3. 中度中毒　有明显呼吸系统症状，两肺有干或湿啰音，X 线胸片示支气管肺炎，间质肺水肿或局限性肺水肿表现。

4. 重度中毒　有典型肺水肿症状体征，X 线胸片示肺泡性肺水肿改变；或出现严重并发症，如气胸、喉头水肿及窒息等。

（六）鉴别诊断

氯甲酸甲酯中毒以中毒性呼吸系统损害为主要表现，应注意与上呼吸道感染、支气管炎、肺部感染、慢性支气管炎急性发作、支气管哮喘和心源性肺水肿等相鉴别。

（七）中毒救治

1. 急救措施

（1）立即将中毒患者救离现场，脱去污染衣物，皮肤污染用大量清水彻底清洗，如皮肤有化学性灼伤，可参见《化学性皮肤灼伤的治疗》进行处理。

（2）眼污染时用清水彻底清洗 10 分钟，必要时请眼科医师处理。

（3）较轻中毒患者应保持安静休息，密切观察病情变化，并采取对症治疗。糖皮质激素由于可以降低毛细血管通透性，保护细胞膜的完整性，促进肺表面活性物质生成，较重中毒患者应早期、短程、足量应用，地塞米松：根据病情每日 10~60mg，分 2~4 次静注或肌注，2~3 天后减量。并辅以雾化吸入、氧疗、辅助通气、平喘、利尿等防治肺水肿，预防呼吸道感染、营养心肌、维护主要脏器功能及水、电解质平衡等治疗措施。氯甲酸甲酯吸入后的肺水肿发生期的静脉液体输入（尤其是等渗液体输入）应谨慎，必要时应限制输入速度与输入量。氯甲酸甲酯吸入后应注意休息，给予必要的预防性治疗，重者应卧床休息，严密监护以防再发。

2. 泄漏应急处理　灭火方法：灭火剂：二氧化碳、干粉、砂土。消防人员必须佩戴过滤式防毒面具（全面罩）或隔离式呼吸器、穿全身防火防毒服，在上风处灭火。

迅速撤离泄漏污染区人员至安全区，并立即隔离150m，严格限制出入。切断火源。建议应急处理人员戴自给正压式呼吸器，穿防毒服。不要直接接触泄漏物。尽可能切断泄漏源，防止进入下水道、排洪沟等限制性空间。小量泄漏：用砂土或其他不燃材料吸附或吸收。也可以用不燃性分散剂制成的乳液刷洗，洗液稀释后放入废水系统。大量泄漏：构筑围堤或挖坑收容；用泡沫覆盖，降低蒸气灾害。用防爆泵转移至槽车或专用收集器内，回收或运至废物处理场所处置。

3. 防护措施

（1）呼吸系统防护：可能接触其蒸气时，佩戴自吸过滤式防毒面具（全面罩）。必要时，佩戴空气呼吸器。

（2）眼睛防护：戴化学安全防护眼镜。

（3）身体防护：穿防毒物渗透工作服。

（4）手防护：戴乳胶手套。

（5）其他：工作现场严禁吸烟。工作毕，淋浴更衣。特别注意眼和呼吸道的防护。

（八）案例分析

【案例17】

患者，男性，39岁，干部（原分析工段工段长）。于1990年2月18日下午2点30分去氯甲酸甲酯岗位取样时，不慎碰断氯甲酸甲酯计量罐的液面计，并从架子上摔下来（高度约2.6m），氯甲酸甲酯从液面计断口处流出，滴到患者的面颈部。约5分钟后，被人发现，扶至澡堂用温水洗浴。职工医院立即将其从澡堂送至当地医院。入院时查体：T 38℃，R 42次/分，P 140次/分，BP 110/70mmHg，意识不清，面色苍白，大汗淋漓，呼吸急促，面部、颈部皮肤呈暗红色，眼结膜、角膜、口腔黏膜均呈灰白色，胸部皮肤有许多点状烧伤面，双肺听诊满布湿性啰音，心律齐，无病理性杂音，腹部无异常，生理反射存在，未引出病理反射。实验室检查未做。入院后立即给予高频喷射呼吸机给氧，大剂量地塞米松静脉推注和静脉滴注，酚妥拉明、毛花苷丙（西地兰）以及青霉素、吉他霉素（白霉素）等药物治疗。治疗1小时后患者极度烦躁不安、口唇紫绪，并频繁呕吐。下午4时请眼科会诊，加心电图监护。下午5时呼吸浅慢，不规则，大量粉红色泡沫痰溢出。立即给予呼吸兴奋剂，加大吸氧量，进行气管插管。5时35分呼吸、心搏停止，经继续抢救无效死亡。死亡诊断：急性重度氯甲酸甲酯中毒，化学性肺水肿，死于呼吸、循环衰竭。

六、醋酸甲酯

（一）接触机会

醋酸甲酯（methyl acetate）又名乙酸甲酯，为无色透明液体，有香味。分子量74.08，密度0.9280/cm^3，沸点57.89℃。易燃，其蒸气与空气可形成爆炸性混合物，遇明火、高热能引起燃烧爆炸。与氧化剂接触猛烈反应。其蒸气比空气重，能在较低处扩散到相当远的地方，遇火源会着火回燃。

醋酸甲酯具有麻醉和刺激作用。在体内分解为甲醇。低浓度本品蒸气,可刺激眼和呼吸道黏膜,并有流涎。

工业上主要用作溶剂、香精、人造革、试剂等。

(二) 临床表现

醋酸甲酯具有麻醉和刺激作用。人接触较高浓度的醋酸甲酯,发生黏膜刺激症状,首先出现眼灼热感、流泪、咳嗽、胸闷,头痛、头晕等不适。重复或长时间接触,出现进行性的麻醉作用。停止接触后恢复较慢,有时可造成角膜混浊。对皮肤可引起皮炎及湿疹。严重中毒时可发生呼吸困难、心悸、中枢神经系统抑制。由其分解产生的甲醇可引起视力减退、视野缩小和视神经萎缩等。持续大量吸入,则可发生急性肺水肿。

(三) 中毒救治

1. 中毒患者应迅速移离现场。用清水冲洗眼部,用肥皂水和清水冲洗身体的其他污染部位,可用4%碳酸氢钠洗胃。皮肤接触者,应脱去污染的衣着,用肥皂水和清水彻底冲洗皮肤。
2. 防治肺水肿。
3. 对症处理。
4. 若出现甲醇中毒表现,则按甲醇中毒处理。

七、氯甲酸丙酯

(一) 接触机会

氯甲酸丙酯(chlorocarbonicacidpropylester)为无色液体,不溶于水,溶于乙醇、乙醚、苯等多数有机溶剂。遇明火有引起燃烧的危险。遇水或受热会反应放出具有刺激性的腐蚀性的白色氯化氢烟雾。燃烧(分解)产物:一氧化碳、二氧化碳、氟化氢、光气。

氯甲酸丙酯用作浮选剂及有机合成试剂。

(二) 临床表现

对眼睛、皮肤、黏膜和呼吸道有强烈的刺激性作用。吸入后出现喉、支气管的痉挛、水肿、化学性肺炎、肺水肿。可致皮肤和眼灼伤。

(三) 中毒救治

1. 皮肤接触,脱去被污染的衣着,用肥皂水和清水彻底冲洗皮肤。
2. 眼睛接触者,用流动清水或生理盐水冲洗。
3. 经呼吸道吸入,应迅速脱离现场至空气新鲜处,保持呼吸道通畅。如呼吸困难,给予吸氧等对症治疗。积极治疗肺炎、肺水肿。
4. 误服者用水漱口,给予牛奶或蛋清保护胃黏膜。

八、氯甲酸异丙酯

(一) 接触机会

氯甲酸异丙酯(isopropyl chloroformate solution)为无色透明液体,分子量122.5502,一般以1.0mol/L氯甲酸异丙酯甲苯溶液存在,相对密度0.892,具有刺激性。明火可燃,高热放出有毒氯化物气体。

本品为高毒,大鼠LD_{50}为1070mg/kg。其蒸气比空气重,能在较低处扩散到相当远的地方，遇明火会引着回燃。高热放出有毒氯化物气体。

工业上主要用作聚氯乙烯树脂聚合时的引发剂，也可用作农药中间体、矿石浮选剂等。氯甲酸异丙酯是杀菌剂乙霉威的中间体。

（二）临床表现

人接触后主要中毒表现为眼及上呼吸道刺激；高浓度时可发生肺水肿。

（三）中毒救治

1. 给予吸氧，保持呼吸道通畅。

2. 化学性肺水肿患者，应早期、足量、短程应用糖皮质激素。

3. 其他治疗措施主要包括解痉、维持酸碱、水及电解质平衡，预防感染及其他对症支持治疗。

九、氯甲酸氯甲酯

（一）接触机会

氯甲酸氯甲酯（chloromethyl chloroformate）是有渗透性、刺激性的无色液体。分子量：128.9426。密度：1.449。沸点：107~108℃。本品可燃，有害燃烧产物：一氧化碳、二氧化碳、氯化氢。易分解，遇水或水蒸气反应放热放出有腐蚀性的有毒气体。可通过呼吸道、消化道和皮肤吸收。急性毒性：LD_{50}：344mg/m^3（小鼠经口）。高毒，具强腐蚀性、强刺激性，可致人体灼伤。

氯甲酸氯甲酯主要用作医药、农药的中间体，也用作催泪性毒气。

（二）临床表现

对眼睛、皮肤、呼吸道有剧烈刺激作用。腐蚀性较氯甲酸甲酯更强烈。可引起皮肤灼伤，较高的浓度可引起肺水肿。

（三）中毒救治

1. 皮肤接触　立即脱去污染的衣着，用大量流动清水冲洗至少15分钟。

2. 眼睛接触　立即提起眼睑，用大量流动清水或生理盐水彻底冲洗至少15分钟。

3. 呼吸道吸入　迅速脱离现场至空气新鲜处。保持呼吸道通畅。如呼吸困难，给输氧。如呼吸停止，立即进行人工呼吸。积极治疗肺水肿。

4. 经口摄入　立即催吐、洗胃、导泻、利尿等处理。

十、氯乙酸乙酯

（一）接触机会

氯乙酸乙酯（ethyl chloroacetate）别名：氯醋酸乙酯、一氯乙酸乙酯、乙基氯乙酸酯。无色透明液体，有辛辣的刺激性臭味。化学式 $ClCH_2COOC_2H_5$ 或 $C_4H_7ClO_2$。分子量122.55。相对密度（d20/4℃）1.1498。凝固点 –26℃。闪点54℃。熔点 –26℃。沸点144~146℃。不溶于水，在热水或碱中分解，溶于乙醇、乙醚。遇明火、高温、强氧化剂可燃；燃烧产生刺激烟雾。燃烧（分解）产物：一氧化碳、二氧化碳、氯化氢。可通过呼吸道、消化道和皮肤吸收。急性毒性：LD_{50} 为50mg/kg（大鼠经口）；230mg/kg（兔经皮）。其蒸气能强烈刺激眼睛，有催泪性。

氯乙酸乙酯主要用作制药、香料的原料，也用作溶剂。可用于合成抗肿瘤药5-氟尿嘧啶和香料等。用作溶剂和有机合成原料。用来制取抗肿瘤药物氟尿嘧啶、香料及毒气。

（二）临床表现

对眼睛、皮肤和呼吸道黏膜有强烈的刺激性作用。吸入可致咳嗽、咳痰等，重者可引起肺水肿。消化道接触可致恶心、呕吐、胃肠黏膜灼伤。

（三）中毒救治

参考氯甲酸氯甲酯。

十一、碘乙酸乙酯

（一）接触机会

碘乙酸乙酯（ethyl iodoacetate）别名：碘代醋酸乙酯。是无色油状液体，见光及空气逐渐分解变黄色。分子式：$C_4H_7IO_2$。分子量：214.0016。密度：1.831g/cm^3。闪点：76.7℃。沸点：179.8℃。蒸气压：0.925mmHg at 25℃。不溶于水，溶于乙醇、乙醚。本品可燃，具强刺激性。遇明火、高热可燃。有害燃烧产物：一氧化碳、二氧化碳、碘化氢。若遇高热，容器内压增大，有开裂和爆炸的危险。与氧化剂可发生反应。遇水或水蒸气反应放热并产生有毒的腐蚀性气体。受热分解或与酸类接触放出有毒气体。可通过呼吸道、消化道和皮肤吸收。急性毒性：LD_{50} 为 45mg/kg（小鼠腹腔）。

碘乙酸乙酯主要用作有机合成的中间体。

（二）临床表现

碘乙酸乙酯蒸气对眼睛有强烈刺激作用，在 1.4mg/m^3 时，即有催泪作用。国外曾报道，接触高浓度碘乙酸乙酯引起肺水肿而死亡。

（三）中毒救治

参考氯甲酸氯甲酯。

十二、碳酸二甲酯

（一）接触机会

碳酸二甲酯（dimethyl carbonate；methylcarbonate；carbonic acid dimethyl ester）为无色液体，有芳香气味。分子式 $C_3H_6O_2$。分子量 90.09。相对密度 1.065（17/17℃）。熔点 0.5℃。沸点 90.91℃。闪点 18.89℃（开杯）。蒸气压 6.27kPa（47mmHg20℃）。与酸、碱混溶；溶于多数有机溶剂；不溶于水。遇热、明火、氧化剂易燃，与叔丁醇钾发生剧烈反应。由于生产中使用原料光气剧毒，必须严格保证设备密闭，加强通风，操作人员穿戴各种防护装具。

碳酸二甲酯在化学合成中用于甲基化剂和羰基化剂，在食品添加剂、抗氧剂、植物保护剂等领域得到广泛应用。

（二）临床表现

碳酸二甲酯可经呼吸道、胃肠及皮肤吸收。其蒸气或雾对眼睛、皮肤和上呼吸道黏膜有刺激性。轻者主要是眼及上呼吸道刺激症状，重者可发生化学性肺炎、肺水肿。吸入高浓度者可出现全身衰弱、共济失调等。大鼠在 29.7g/m^3 浓度下很快发生喘息，共济失调，口、鼻出现泡沫，肺水肿，在 2 小时内死亡。目前未见人中毒的报告。

（三）中毒救治

1. 使患者迅速脱离现场，安静休息。注意防治肺水肿，早期、足量、短程应用糖皮质激素，并给予抗生素控制感染。使用利尿剂以减轻咽喉水肿和肺水肿。

2. 皮肤灼伤时，宜先用棉花或吸水纸等吸出创面的液体，再用大量清水冲洗，继以碱性液体（碳酸氢钠）冲洗、湿敷。

3. 眼睛灼伤时，用1%~2%的硼酸溶液或生理盐水冲洗，外涂抗生素眼膏，角膜灼伤者应注意散瞳。

4. 其他对症和支持疗法。

（刘移民）

参考文献

1. 杜永锋，刘媛，杨晓燕，等．急性乙酸乙酯中毒21例临床分析．中国工业医学杂志，2011，24(4)：263-264.
2. 吴金星，粟毅，吴亚梅，等．成功抢救吸入氯甲酸甲酯致急性呼吸窘迫综合征一例．中华急诊医学杂志，2007，16(7)：772.
3. 张仰荣．急性氯甲酸甲酯中毒4例死亡原因分析．中国工业医学杂志，1993，6(1)：28-29.
4. 杜永锋，刘媛，杨晓燕，等．急性乙酸乙酯中毒21例临床分析．中国工业医学杂志，2011，24(4)：263-264.
5. 赵士兴，武燕萍，孙明莉．血液滤过联合血液灌流救治乙酸丁酯中毒一例．中华急诊医学杂志，2013，22(7)：808.
6. 李祥，孔斌，刘自友，等．氯甲酸乙酯尾气综合利用的研究．农药科学与管理，2013，34(10)：24-26.
7. 徐茜，顾正芳，秦宏．一起急性氯甲酸异丙酯中毒救治．职业与健康，2001，10(17)：21-22.

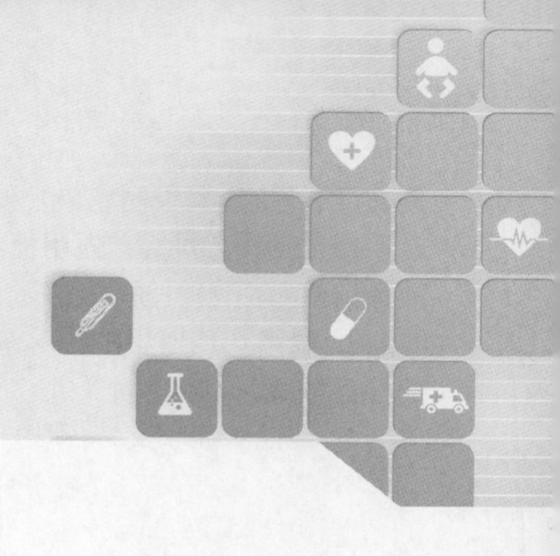

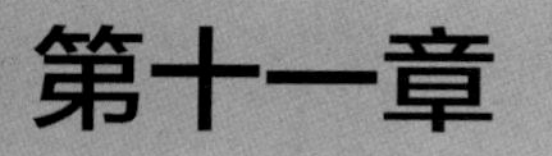

醛、醚及酮类

第一节　醛和缩醛类

醛类(aldehydes)为含醛基的一类有机化合物。缩醛类是醛与醇的反应产物,又称醛缩醇。常温下,除甲醛为气体外,大多数脂肪醛为液体,高分子脂肪醛为固体;芳香醛为液体或固体。低级的脂肪醛具有强烈的刺激性气味,分子中含有 9 个碳原子和分子中含有 10 个碳原子的醛具有花果香味,因此常用于香料工业。易溶于水,易聚合。易燃,易爆。

醛类主要经呼吸道吸收。醛的毒性作用是对皮肤、眼和呼吸道黏膜刺激作用及对中枢神经系统的麻醉作用。不饱和醛的毒性高于饱和醛。几乎所有的醛都有刺激作用,其刺激程度随碳原子数增加而减弱。麻醉作用随碳原子数增多而加强。少数醛类有致敏作用,如甲醛可致哮喘。醛类中毒无特殊解毒剂,采用对症支持治疗。

一、甲醛

(一)概述

甲醛(formaldehyde),又名蚁醛。常温下为无色有辛辣刺激性气味的气体。分子式 CH_2O,分子量 30.03,相对密度(水 =1)0.815,沸点 -19.5℃。相对蒸气密度(空气 =1)1.075。易溶于水、醇和其他极性溶剂。37% 的甲醛水溶液俗称福尔马林(formalin)。甲醛化学性质活泼,易与其他化学物反应,在空气中可氧化成甲酸。在自然状态下可以自行聚合,受热或遇酸时可很快解聚释放甲醛单体。

(二)毒性机制

甲醛易经呼吸道和胃肠道吸收,经皮肤吸收微量。吸收的甲醛在体内很快被氧化成甲酸,大部分进一步氧化成二氧化碳后经呼吸道排出,少量以甲酸盐形式经肾脏由尿排出。急性毒性:大鼠经口 LD_{50} 800mg/kg,兔经皮 LD_{50} 2700mg/kg;大鼠吸入 LC_{50} 590mg/m^3;人吸入 12~24mg/m^3,鼻、咽黏膜严重灼伤、流泪、咳嗽;60~120mg/m^3,发生支气管炎、肺部严重损害;人经口 10~20ml,致死。甲醛为一种化学性质和生物活性极为活泼的化学物,在体内可以与多种生物大分子结合。甲醛的主要危害表现为对皮肤黏膜的刺激作用,其次为致敏作用及致突变作用。此外,由于甲醛在体内可被分解为甲醇,因此可能引起较弱的麻醉作用。且工业甲醛中存在甲醇等稳定剂,要注意同时存在的甲醇产生的毒性作用。

1. 刺激作用　甲醛是原浆毒物质,能与蛋白质结合,接触后即发生皮肤和黏膜强烈刺激作用。高浓度吸入时出现眼与呼吸道明显的刺激症状。大鼠吸入中毒死亡后尸解,可见肺水肿与出血,肝、肾充血及血管周围水肿。低碳醛较易溶于水,对上呼吸道的作用较强,高碳醛的溶解度较小,进入较深,主要损害呼吸道的深部。

2. 致敏作用　甲醛作为半抗原可与蛋白质结合激活T淋巴细胞,当再次接触时可引起Ⅳ型超敏反应,表现为变应性接触皮炎,皮肤直接接触甲醛可引起过敏性皮炎、色斑、坏死。吸入高浓度甲醛时可诱发支气管哮喘。

3. 致突变作用　高浓度甲醛还是一种基因毒性物质。实验动物在实验室高浓度吸入的情况下,可引起鼻咽肿瘤。IARC已将甲醛列为人类肯定的致癌物(Group 1)。

(三)接触机会

在工业上主要用于制造树脂、塑料和橡胶。在建筑材料、木材防腐、皮革加工、造纸、染料、制药、农药、油漆、照相胶片、炸药和石油工业也大量应用甲醛。在农林畜牧业、化妆品、洗涤和清洁剂生产、医药和食品工业中广泛用作消毒、防腐和熏蒸剂。

(四)临床表现

吸入中毒:急性吸入甲醛蒸气后,轻者可致结膜炎、角膜炎、上呼吸道炎和支气管炎,表现为眼部烧灼感、流泪、流涕、咽痛、咳嗽、气短,肺部听诊可闻呼吸音粗糙、干性啰音,并可有头晕、头痛、乏力等全身症状。严重者发生喉痉挛、喉头水肿、少数出现肺炎,偶见肺水肿。吸入甲醛溶液可很快出现呼吸窘迫。

口服中毒:误服甲醛溶液后,首先表现为口腔、咽部、食管和胃部很快出现烧灼感,口腔黏膜糜烂,上腹部疼痛,有血性呕吐物,有时伴腹泻、便血等。严重者发生食管和胃肠道黏膜糜烂、溃疡和穿孔,以及呼吸困难、休克、昏迷、代谢性酸中毒和肝肾功能损害等。大量口服甲醛后出现的酸中毒与其在体内迅速代谢为甲酸有关。

皮肤损害:皮肤接触甲醛可引起刺激性和(或)变应性接触性皮炎,表现为粟粒至米粒大红色丘疹,周围皮肤潮红或轻度红肿,瘙痒明显。接触浓溶液可引起皮肤凝固性坏死。

(五)诊断原则

根据短期内接触较高浓度甲醛气体的职业史,眼和呼吸系统急性损害的临床表现及胸部X线所见,参考现场职业卫生学调查结果,综合分析,排除其他病因所致的类似疾病后可诊断。

接触反应:表现为一过性的眼及上呼吸道刺激症状,肺部无阳性体征,胸部X线检查无异常发现。

诊断分级:

1. 轻度中毒　有下列情况之一者:①具有明显的眼及上呼吸道黏膜刺激症状,体征有眼结膜充血、水肿,两肺呼吸音粗糙,可有散在的干、湿性啰音,胸部X线检查有肺纹理增多、增粗。以上表现符合急性气管-支气管炎;②一~二度喉水肿。

2. 中度中毒　具有下列情况之一者:①持续咳嗽、咳痰、胸闷、呼吸困难,两肺有干、湿性啰音,胸部X线检查有散在的点状或小斑片状阴影。符合急性支气管肺炎表现;②三度喉水肿。血气分析是轻度至中度低氧血症。

3. 重度中毒　具有下列情况之一者:①肺水肿;②四度喉水肿。血气分析呈重度低氧血症。

鉴别诊断：

急性甲醛中毒需与上呼吸道感染、感染性支气管炎、肺炎以及其他刺激性气体引起的眼和呼吸系统损害相鉴别。因工业级甲醛溶液中往往含有甲醇，要注意排除甲醇的毒性影响。

（六）中毒救治

无特殊解毒剂，主要为对症和支持治疗。

1. 立即脱离现场至空气新鲜处，及时脱去被污染的衣物，对受污染的皮肤使用大量的清水彻底冲洗，再使用肥皂水或 2% 碳酸氢钠溶液清洗。溅入眼内须立即使用大量的清水冲洗。

2. 短期内吸入大量甲醛气体后，出现上呼吸道刺激症状者至少观察 48 小时，静卧保暖，避免活动后加重病情。

3. 早期、足量、短程使用糖皮质激素，防止喉水肿、化学性肺炎、肺水肿的发生。

4. 保持呼吸道通畅，合理氧疗。给予支气管解痉剂，去泡沫剂，必要时行气管切开术。对接触高浓度的甲醛者可给予 0.1% 淡氨溶液吸入。

5. 保持水和电解质平衡、纠正酸中毒、抗休克、防治肝肾损害和防治继发感染等对症治疗。

6. 误服甲醛后尽快以清水洗胃，洗胃后可给予 3% 碳酸铵或 15% 醋酸铵 100ml，使甲醛变为毒性较小的六次甲基四胺（乌洛托品），并口服牛奶或豆浆，以保护胃黏膜。

7. 过敏者可给予抗过敏药治疗。

二、乙醛

（一）概述

乙醛（acetaldehyde），又名醋醛（acetic aldehyde）。无色易流动液体，有刺激性窒息气味。分子式 C_2H_4O，分子量 44.1，相对密度（水 =1）0.778，沸点 20.2℃。相对蒸气密度（空气 =1）1.52。可与水和乙醇等常用有机溶剂互溶，易挥发。乙醛化学性质活泼，易燃，可发生缩合、加成和聚合反应。温度在 400℃以上时可分解，主要形成甲烷和一氧化碳。与酸酐、醇类、酮类、酚类、强碱和胺类等可发生剧烈发应。

乙醛主要经呼吸道和胃肠道进人机体，属微毒类。大鼠经口 LD_{50} 660~1930mg/kg，吸入 LC_{50}24mg/m^3（4 小时）。动物尸检主要发现为肺水肿。其刺激作用较甲醛弱，对中枢神经系统抑制作用较甲醛强。

（二）接触机会

主要用作生产乙酸的原料，也用于吡啶、吡啶碱类、过乙酸、氯醛和乙二醇等化合物的合成，在镜子镀银、皮革鞣制、造纸、合成橡胶和生产苯胺染料、化妆品、塑料制品和树脂等工艺过程中都使用乙醛。还可用作明胶纤维的硬化剂、鱼类制品的防腐剂等。

（三）临床表现

接触低浓度乙醛蒸气可引起眼和上呼吸道黏膜刺激症状。出现流泪、眼部烧灼感、结膜充血水肿、咽痛、咳嗽等表现。吸入高浓度可引起头痛、咽喉疼痛、嗜睡、意识不清、支气管炎、甚至肺水肿。液体溅入眼内，可有眼痛、角膜损伤。误服本品可引起恶心、呕吐、腹泻、麻醉作用和呼吸衰竭。

（四）中毒救治

参见甲醛。

三、丙醛

（一）概述

丙醛（propionaldehyde，CH_3CH_2CHO）通常情况下是具有窒息性芳香气味的无色液体。分子量58.1，密度0.807g/cm^3，熔点-81℃，沸点48.8℃，蒸气压40kPa（25℃），蒸气密度2.0g/L，溶于水，可混溶于乙醇、乙醚等多数有机溶剂。

可经胃肠道和呼吸道吸收，在体内可转化为正常的代谢物，不产生蓄积性作用。对皮肤和黏膜有明显的刺激作用。大鼠经口LD_{50}为0.8~1.6g/kg，吸入LC_{50}为59.8g/m^3。兔和豚鼠经皮LD_{50}分别为5.0和10~20g/kg。

（二）接触机会

工业上用于制造合成树脂、橡胶促进剂和防老剂等。也可用作抗冻剂、润滑剂、脱水剂等。

（三）临床表现

接触低浓度蒸气可引起眼和上呼吸道刺激症状，高浓度时可产生支气管炎、化学性肺炎，甚至肺水肿，并可出现麻醉症状。大量口服后，对消化道黏膜有刺激作用，可引起出血性胃炎。

（四）中毒救治

参见甲醛。

四、丁醛

（一）概述

丁醛（butylaldehyde）有正丁醛［n-butylaldehyde，$CH_3(CH_2)_2CHO$］和异丁醛［isobutylaldehyde，$(CH_3)_2CHCHO$］两类异构体。均为无色透明的可燃液体，有窒息性气味。分子量72.1，密度分别为0.817g/cm^{3}和0.794g/cm^3，熔点分别为-99℃和-66℃，沸点分别为76℃和62℃，蒸气压分别为12.3kPa（20℃）和22.7kPa（20℃），蒸气密度均为2.48g/L，水中溶解度分别为4.0g/100ml和11.0g/100ml，能与乙醇、乙醚、乙酸乙酯、丙酮、甲苯等多种有机溶剂和油类混溶。

正丁醛和异丁醛毒性均很低，毒作用表现相同。主要为刺激和麻醉作用，并可有致敏作用。正丁醛大鼠经口LD_{50}为5.9g/kg，吸入30min的LC_{50}为174g/m^3，豚鼠经皮LD_{50}>20g/kg。异丁醛大鼠经口LD_{50}为1.6~3.7g/kg，吸入4小时的LC_{50}>23.2g/m^3，兔经皮LD_{50}为7.1g/kg，豚鼠经皮LD_{50}>20g/kg。

（二）接触机会

丁醛是重要的化工原料，主要用于合成树脂、橡胶、化工等工业生产部门，是增塑剂、合成树脂、橡胶促进剂、杀虫剂等重要的中间体。也用于香精、香料的制备，可作麻醉剂、刺激剂。

（三）临床表现

接触低浓度蒸气可引起眼和上呼吸道刺激症状，吸入高浓度可引起支气管炎和化学性肺炎，甚至肺水肿，并出现麻醉症状。脱离接触后，麻醉症状很快消失。

（四）中毒救治

参见甲醛。

五、丙烯醛

（一）概述

丙烯醛（acrolein，CH_2=CHCHO）为无色或稍带黄色透明液体。具有特殊的辛辣刺激气味。分子量56.06，密度0.84g/m^3（20/20℃），熔点-87.7℃，沸点52.7℃，蒸气压28.5kPa（20℃），蒸气密度1.94g/L，水中溶解度为22g/100ml，能溶于乙醇和其他有机溶剂。本品不稳定，易聚合和氧化，氧化后形成丙烯酸、甲酸和乙二酸。

可经呼吸道、胃肠道和皮肤吸收。由于丙烯醛为化学性质活泼的水溶性化合物，机体接触后大部分滞留在直接侵入部位。狗吸入丙烯醛浓度400~600mg/m^{3}时，80%~85%滞留在呼吸道。

（二）接触机会

用于树脂、橡胶、塑料、香料等工业生产。在电器制造、炼油、食品加工及制造胶布等工业中，当甘油或脂肪加热至160~170℃时，都可产生丙烯酸。在石油化工生产中利用炼油废气合成丙烯腈时，也能产生丙烯醛。

（三）毒性机制

属高毒类。有强烈的刺激作用。动物吸入后，立即引起眼和呼吸道刺激症状，病理变化主要为肺水肿和支气管上皮细胞的损害。经口染毒可致腐蚀性出血性胃炎，并出现昏睡、木僵、震颤、反射减弱和呼吸抑制等。大鼠吸入4小时中毒的最低浓度为18.4mg/m^3，吸入LC_{50}为65mg/m^3（1小时）和20.8mg/m^3（4小时），经口LD_{50}为46mg/kg。其双链结构可增强与体内巯基酶的巯基结合，破坏酶的正常生物活性。

（四）临床表现

短时间吸入低浓度蒸气，可产生眼灼痛、流泪、结膜炎、咳嗽、胸部压迫感、上呼吸道炎和支气管炎，并可有眩晕、嗜睡、恶心、呕吐、腹痛、口唇及指（趾）端发绀。因意外事故大量吸入可致肺炎、肺水肿，尚可出现休克、心力衰竭和肾损害。皮肤直接接触可致灼伤，并可经皮吸收引起全身性中毒。第一次世界大战中法国军队曾用于制造化学手榴弹。

（五）中毒救治

迅速将患者移离现场，静卧、保暖。重点防治化学性支气管炎、肺炎和肺水肿，并给予对症治疗。可参见甲醛。眼和皮肤被污染后，立即用大量清水冲洗。如有灼伤，可按化学性灼伤治疗原则处理。

（六）案例分析及经验教训

【案例18】

夫妻两人在家中熬制猪油过程中，因疏忽了炉灶的管理，致使所有的猪油全部挥发，熬制猪油的锅被烧穿。两人均感到头痛、全身无力，喘憋，并伴恶心、呕吐及胸闷，后渐加重。查体神志恍惚，睑结膜充血，呼吸急促，两肺呼吸音粗，可闻及湿啰音；心率106~126次/分，律齐。血常规：WBC（24.7~28.8）×10^9/L，N 0.95；X线胸片示患者双中、下肺斑片状模糊影。血气分析：pH 7.39~7.43，PaO_2 45~52mmHg，$PaCO_2$ 27~30mmHg，BE-4.8mmol/L。事故现场调查:现场虽早已通风,但仍可闻到刺激性气味。房间四周及室内物品均布满了较厚一层白色油状物。解剖同时中毒致死的小狗发现,气管及双肺内有大量粉红色分泌物,肺体积增大,重量增加。双肺表面均见大小不等的暗红色片状淤血。猪油是甘油和脂肪酸的化合物,当油温达 160℃时,油脂中甘油热解失水,生成丙烯醛。当温度超过 300℃,除丙烯醛外,还产生二烯类凝聚物,吸入后可导致肺炎和肺水肿,严重时出现休克、肾损害和心力衰竭。诊断为急性重度丙烯醛中毒,ARDS。给予气管插管、呼吸机辅助呼吸。给予甲泼尼龙冲击治疗,经积极抗感染和综合支持治疗后。病情逐渐好转,1 周后拔除气管插管,出院前复查血细胞、胸片、血气分析及肝肾功能正常,肺功能测定示患者均有轻度限制性通气功能障碍。

丙烯醛中毒病例十分罕见。两例中毒患者的成功救治,与尽早气管插管、及时机械通气、合理使用糖皮质激素密切相关,同时结合积极防治感染、纠正酸碱失衡及必要的对症支持治疗。

六、甲缩醛

(一)概述

甲缩醛[methylal,$CH_2(OCH_3)_2$]别名缩甲醛(formal)、甲醛缩二甲醇(formaldehyde dimethyl acetal)或二甲氧基甲烷(dimethoxymethane)。为无色透明液体,具有氯仿样气味和刺激味,易挥发、易燃、易爆。分子量 76.1,密度 $0.863g/cm^3$,蒸气压 44.0kPa(20℃),蒸气密度 2.6g/L,水中溶解度为 33g/100ml,可与乙醇、乙醚和油类混溶。

(二)接触机会

用作火箭和喷气飞机的特种燃料,还广泛应用于化妆品、药品、家庭用品、工业汽车用品、杀虫剂、皮革上光剂、电子清洁剂、橡胶、油漆、油墨等生产中。

(三)毒性机制

可经呼吸道、胃肠道和皮肤侵入机体。对眼和呼吸道黏膜有刺激作用,其麻醉作用比乙醚发生缓慢,而且维持时间较短。兔经口 LD_{50} 为 5.7g/kg,小鼠吸入 7 小时的 LC_{50} 为 $55.8g/m^3$。豚鼠吸入 $474.3g/m^3$,很快出现斜眼、流泪、流涕和喷嚏等刺激症状,20 分钟内麻醉,2 小时致死。尸检可见广泛的支气管肺炎,并有肝和肾的脂肪变性。

(四)临床表现

接触低浓度蒸气可引起眼和上呼吸道刺激症状,吸入高浓度可引起支气管炎和化学性肺炎,甚至肺水肿,并出现麻醉症状。

(五)中毒救治

参见甲醛。

(张雪涛 陈嘉斌)

参考文献

1. 苏素花 . 7 例急性乙醛中毒及其抢救治疗报告 . 中国工业医学杂志,2001,14(5):284-285.
2. 方家龙,刘玉瑛 . 乙醛及其毒性 . 国外医学(卫生学分册),1996,(2):101-105.
3. 邱泽武,李晓兵,牛文凯,等 . 急性丙烯醛中毒致 ARDS 两例报告 . 中华急诊医学杂志,2005,14(6):503.
4. 冯涛,牛奔,徐桂香,等 . 重度丙烯醛中毒三例 . 中华劳动卫生职业病杂志,2016,34(1):55-57.

5. 夏仲芳,马爱闻,谈定玉,等. 丙烯醛吸入致肺损伤的治疗. 中华劳动卫生职业病杂志,2008,26(4):234-235.
6. 朱金兰,余银凤,徐艳,等. 重度丙烯醛吸入中毒病人的护理. 护理研究,2009,23(14):1283-1284.
7. 艾秀芹,邵云红,黄惠英,等. 急性甲硫醇及丙烯醛中毒病人的急救护理. 护理学杂志,2002,17(4):263-264.

第二节 醚 类

醚类是具有 C-O-C 结构的有机化合物的总称。通常为两分子醇脱去一分子水而成,可视为醇的衍生物,醚的化学性质较稳定,不如醇活泼。其中分子量最小的甲醚为气体,大分子量的醚,如氢醌醚类、纤维素醚类为固体外,绝大多数醚为液体,具有挥发性。微溶于水,易溶于乙醇、丙酮、苯等有机溶剂。

烃基醚和卤代醚均可经呼吸道、消化道和皮肤吸收。毒性一般不大。醚类对皮肤和黏膜有一定的刺激作用,卤代醚的作用最为明显,且随着卤素和不饱和程度的增加,其毒性和刺激性均增加,个别卤代醚有催泪作用。芳香烃醚的刺激性和毒性均相对较小。多数开链烃基醚对中枢神经系统具有程度不等的麻醉作用。

目前尚缺乏急性中毒特效解毒剂,主要采取一般急救措施和对症、支持治疗。

一、氯甲醚

(一)概述

氯甲醚(chloromethyl ether),别名氯甲基甲醚(chloromethyl methyl ether)或二甲基氯醚。为无色易燃液体。分子量 80.5,相对密度(水 =1)1.074,沸点 59.5℃,蒸气压 21.3kPa。在水和热的乙醇溶液中分解产生氯化氢和甲醛。在乙醇和丙酮溶液中可溶解 95%。

(二)接触机会

氯甲醚常作为有机合成中甲基化的中间体,用于制造离子交换树脂、防水剂和纺织品处理剂、聚合反应的溶剂等。在有甲醛和氯离子同时存在的作业环境中,如纺织、造纸、塑料和橡胶等行业工人,也有可能接触氯甲醚。

(三)毒性机制

氯甲醚可经呼吸道和胃肠道进入体内。对眼、皮肤和呼吸道黏膜有强烈的刺激作用。经口毒性属中等毒类。皮肤接触可致化学灼伤,1% 氯甲醚丙二醇溶液滴兔眼,可引起充血和坏死。大鼠经口 LD_{50} 为 500mg/kg,吸入 LC_{50} 197mg/m^3(7 小时)。氯甲醚的急性毒性可能与其遇水分解为甲醛和氯化氢有关,吸入蒸气后可发生化学性支气管炎、肺炎和肺水肿,并可因呼吸衰竭或肺部继发感染而死亡。工业品氯甲醚常含有 1%~7% 双(氯甲基)醚,其遇水分解的甲醛与氯化氢反应,又可生成双(氯甲基)醚,后者具有强致癌性。

(四)临床表现

吸入较高浓度的氯甲醚蒸气后,很快出现流泪、咽痛、剧烈咳嗽、胸闷、呼吸困难、发热、寒战等,一般脱离接触后可逐渐好转。少数患者经数小时至 1 天潜伏期后可发生化学性肺炎或肺水肿。患者有胸部紧束感、呼吸困难加重、发绀、咳大量泡沫样痰、两肺可闻及湿性啰音。X 线胸片示两肺纹理模糊,散在的斑片状或云雾状阴影。心电图可见心肌损害、心律失常等。血常规可见白细胞增高。血气分析 PO_2 明显下降，PCO_2 早期正常或下降，晚期可增高。如不及时抢救，可死于呼吸衰竭。

（五）中毒救治

吸入者应迅速脱离现场至空气新鲜处，皮肤接触应立即脱去污染的衣物，就近用大量流动清水或肥皂水彻底冲洗。眼睛接触者立即提起眼睑，用大量流动清水或生理盐水彻底冲洗。

保持呼吸道通畅，及早给氧。

积极防治咽喉水肿和肺水肿，早期、足量、短程应用肾上腺糖皮质激素。必要时采用机械辅助通气。如呼吸心搏停止，立即进行心肺复苏术。

注意防治肺部感染，对呼吸道症状明显、肺部有病变、咽喉部有溃疡者应及早使用抗生素治疗。其他对症和支持疗法。

二、双（氯甲基）醚

（一）概述

双（氯甲基）醚（bis（chloromethyl）ether），别名二氯甲醚（dichloromethyl ether）。为无色挥发性液体，具有窒息性气味。分子量 115.0，相对密度（水 =1）1.315，沸点 104℃，蒸气压 13.33kPa（20℃）。可与乙醇、乙醚等多数有机溶剂混溶，遇水分解产生氯化氢和甲醛。

双（氯甲基）醚毒作用与氯甲醚相似，但吸入毒性较高，其蒸气对眼和呼吸道黏膜有刺激作用，高浓度可致肺水肿。大鼠吸入 7 小时的 LC_{50} 为 33mg/m，经口 LD_{50} 为 210mg/kg。对动物的致癌作用比氯甲醚强。

（二）接触机会

职业接触常见于塑料合成和离子交换树脂中用作烷基化剂。凡生产和使用双（氯甲基）醚及工业品氯甲醚的工人均可有接触。

（三）临床表现

急性中毒表现为头昏、头痛、眼结膜充血、流泪、畏光、鼻塞、流涕、咽痛、频繁咳嗽等眼及呼吸道刺激症状。两肺呼吸音粗糙，可闻及干湿性啰音。长期接触工人的肺癌发病率明显增高，IARC 已将双（氯甲基）醚列为人类肯定的致癌物（Group 1）。

（四）中毒救治

参见氯甲醚。

三、二氯乙醚

（一）概述

二氯乙醚（dichloroethyl ether），又名 β，β' - 二氯二乙醚［bis-（2-chloroethyl）ether］。为无色透明油状液体，有辣味和水果气味。分子式 $C_4H_8Cl_2O$，分子量 143.02，相对密度（水 =1）1.22，沸点 178.5℃。相对蒸气密度（空气 =1）4.93。可与乙醇、乙醚和大多数溶剂混溶，但不能与烷烃类混溶。

属高毒类。对眼及呼吸道黏膜有强烈刺激作用，可引起肺部迟发性损害。可经皮肤、呼吸道、胃肠道吸收。大鼠经口 LD_{50} 为 150mg/kg，吸入 LC_{50} 590mg/m^3（7 小时），兔经口 LD_{50} 为 126mg/kg。

（二）接触机会

在工业生产中，常用作油漆、橡胶、油脂、树脂、石蜡、亚麻子油、松节油和乙烯纤维素等的溶剂，以及用作有机产品合成的中间体，是精细化工产品制造的重要原料。此外，还可用作高级溶剂，高级毛料衣服的干洗剂及高纯试剂等。

（三）毒性机制

二氯乙醚的结构式与芥子气相类同，仅其结构中的“O”原子代替了芥子气中的“S”原子，因此，二氯乙醚失去了芥子气对皮肤的糜烂作用，而保留对呼吸道的强烈刺激作用。吸入后因对支气管的强烈刺激，可反射性地引起呼吸抑制，严重时可致死亡。动物尸检可见肺气肿、肺水肿和充血，有时见肺实变。鼻道、气管、支气管、脑、肝和肾也可见充血。

（四）临床表现

接触高浓度蒸气，可很快出现明显的眼和上呼吸道刺激症状，引起流泪、咳嗽、恶心、呕吐等，并有难以忍受的感觉。在接触含有二氯乙醚的树脂织物的纺织工人中，曾有接触性皮炎的报道。

（五）中毒救治

参见氯甲醚。

（陈嘉斌 张雪涛）

参考文献

1. 赵水清．氯甲醚中毒两例报告．中国工业医学杂志，1992，5(1)：47-48.
2. 赵庆芳，杜秀珍．氯甲醚重度中毒一例的护理．包头医学，2000，(2)：38.
3. 郭宝科．职业接触二氯甲醚致肺癌2例报告．中国工业医学杂志，2006，19(4)：208.
4. 刘江风，王永义，唐玉樵．某制药厂二氯甲醚致肺癌调查．中国工业医学杂志，2011，24(3)：214-215.

第三节 酮 类

酮类（ketones）是羰基的两个键分别与两个烃基结合而成的有机化合物，多为液体，易溶于有机溶剂，少数溶于水。

用作有机化学合成的原料和中间物。最重要的用途是作为溶剂用于火药、炸药、涂料、塑料、橡胶、皮革、润滑油、化妆品、药品、香料、油脂、柏油、许多天然和合成橡胶、明胶、麻醉药和橡皮膏等生产中。

由于酮类均具有使人难以耐受的强烈气味，容易警戒，所以造成人的健康危害少有报道。脂肪族的饱和蒸气一般有麻醉作用，但其浓度已超过对眼和呼吸道的刺激水平。一般酮经皮肤吸收的危害不大，不至于引起中毒。

主要经呼吸道、皮肤、消化道侵入机体，主要经过肺和肾排除。本类物质可因麻醉作用而造成呼吸中枢抑制。动物吸入后最初出现眼、鼻、喉的刺激，接着嗜睡，失去控制直至昏迷死亡。将中毒而深昏迷的动物放在新鲜空气中都能恢复，说明酮的代谢很快。在动物实验中可见到肺水肿，肝、肾和脑组织充血。也有报道对肠道有刺激作用。反复接触酮蒸气的人可出现头痛、恶心、呕吐、眩晕、嗜睡、感觉迟钝和情绪急躁等情况。

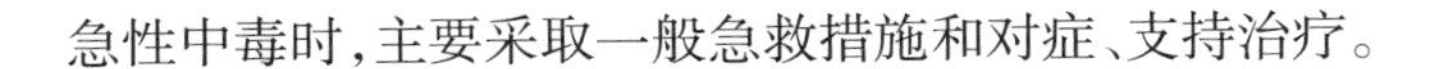

急性中毒时，主要采取一般急救措施和对症、支持治疗。

一、乙烯酮

（一）概述

乙烯酮（ethenone，ketene，CH_2=CO）为无色气体。具有类似乙酸酐或氯的刺激性气味。分子量42.04，沸点 -56℃，密度 1.45g/cm^3。溶于乙醇、丙酮、丁酮、苯等有机溶剂。遇水迅速分解为乙酸。与醇类生成相应的乙酸烃基酯，与乙酸作用生成醋酐，与胺类作用生成乙酰胺。

（二）接触机会

主要见于制造本品和用其作乙酰化剂的工业部门。

（三）毒性机制

属高毒类。毒作用类似光气。大鼠吸入30分钟的LC_{50}为221mg/m^3。中毒动物先出现短暂的兴奋，很快转入抑制、嗜睡、呼吸不规则和困难。尸检肺脏明显膨胀、水肿，鼻、气管和支气管黏膜苍白而光滑，管腔内有泡沫样液体，心脏内有血块和少量暗红色血液。镜检可见多数肺泡间隙充满水肿液体，肺泡气肿扩大；肺泡壁变薄或破裂，血管充血。死亡较晚的动物肺部有炎性改变，在支气管腔内有白细胞和巨噬细胞组成的渗出物。严重肺水肿动物，尚可见脑神经细胞变性。

（四）临床表现

短时间接触高浓度乙烯酮，可引起眼灼痛，面部和眼结膜充血、流泪、流涕、头痛、窒息感、胸痛、咳嗽，两肺可闻及干、湿啰音，严重者引起化学性肺炎、肺水肿，甚至肺出血而死亡。

（五）中毒救治

参见光气。

二、异亚丙基丙酮

（一）概述

异亚丙基丙酮[mesityloxide，$CH_3COCHC(CH_3)_2$]别名莱基化氧或甲基异丁烯甲醇（methyl isobutenyl ketone）或4-甲基-3-戊烯-2-酮（4-methyl-3-pentene-2-one）。为无色透明油状液体。具有薄荷样气味。分子量98.2，密度0.857g/cm^3（20/20℃），沸点129.6℃，蒸气压1.27kPa（25℃），蒸气密度3.4g/L。微溶于水，易溶于醇、醚等有机溶剂。

（二）接触机会

主要见于制造本品，及用于制造聚氯乙烯、高分子聚合树脂、染料、油墨时的溶剂和矿物浮选等，也用作有机化学产品的中间体和防虫剂。

（三）毒性机制

可经胃肠道、呼吸道和皮肤侵入机体，吸收后部分以原形排出，部分代谢后以与葡萄糖醛酸结合形式由尿排出，但其代谢产物尚不明确。

属低毒类。经口LD_{50}：大鼠为665~1120mg/kg，小鼠为923mg/kg，兔为1000mg/kg，豚鼠为800mg/kg。兔经皮LD_{50}为5.99ml/kg。大鼠吸入4小时的LC_{50}为4543mg/m^3。对眼睛、皮肤、呼吸道黏膜有刺激作用。高浓度时，对肺、肝、肾有损害。

（四）临床表现

因为本品有特殊气味，低浓度即可产生刺激作用，所以过量吸入中毒的可能性不大。接触 48mg/m^3 时，半数人能闻到气味；100mg/m^3 时，全部受试者嗅到气味，约半数感到眼和鼻刺激症状及肺部不适。吸入高浓度蒸气可引起化学性支气管炎、肺水肿。

皮肤接触高剂量或沾污面积较大时可因经皮吸收而中毒。反复少量接触可致皮炎。

（五）中毒救治

参见甲醛。

三、环己酮

（一）概述

环己酮（cyclohexanone，pimelic ketone，pimelin ketone，$C_6H_{10}O$）为无色至浅黄色低挥发性的液体。具薄荷样气味。分子量 98.14，密度 0.948g/cm^3（20/4℃），沸点 155.6℃，蒸气压 0.69kPa（25℃），蒸气密度 3.4g/L，微溶于水，易溶于乙醇和乙醚等有机溶剂。

可经呼吸道、胃肠道和皮肤吸收侵入机体。在动物体内，环己酮被还原成环己醇，并主要与葡萄糖醛酸结合为环己基葡萄糖醛酸从尿中排出，少量与巯基尿酸结合为羟基环己基巯基尿酸和顺式 -2- 羟基环己基巯基尿酸经尿排出。此外，尿中尚可检出微量（$<1\%$）游离的环己酮或环己醇。属低毒类。急性毒性主要为黏膜刺激和对中枢神经系统的抑制作用。

（二）接触机会

主要用于合成尼龙等聚合物，以及用作酯类、酯类纤维、染料、树脂、漆、油墨、虫胶、油和脂肪等的溶剂，也可用作纺织品去污剂和干洗剂、皮革和金属的脱脂剂等。在用环己烷氧化或环己醇脱氢制造环己酮和上述应用本品的工业部门可有职业接触。

（三）临床表现

本品具有强烈的刺激性气味，在生产环境中不易因大量吸入而发生急性中毒。发生意外事故过量接触后，可引起眼、鼻和上呼吸道刺激症状，并可有头晕、胸闷、全身无力和中枢神经系统抑制表现。重者可出现休克、昏迷、四肢抽搐、肺水肿，最后因呼吸衰竭而死亡。眼接触有可能造成角膜损害。液体对皮肤有刺激性；皮肤长期反复接触，可致皮炎。

（四）中毒救治

吸入高浓度中毒者，应迅速移离到空气新鲜处，给予对症治疗。口服中毒者应及时洗胃，注意保护重要脏器功能，及时纠正水与电解质平衡失调。本品液体溅入眼内，应立即用生理盐水或流动清水冲洗。

（张雪涛 陈嘉斌）

参考文献

1. 朱桂珍 . 甲醛中毒的诊断与治疗 . 临床药物治疗杂志，2006，4（1）：57-60.
2. 邱泽武，李晓兵，牛文凯，等 . 急性丙烯醛中毒致 ARDS 两例报告 . 中华急诊医学杂志，2005，14（6）：503.

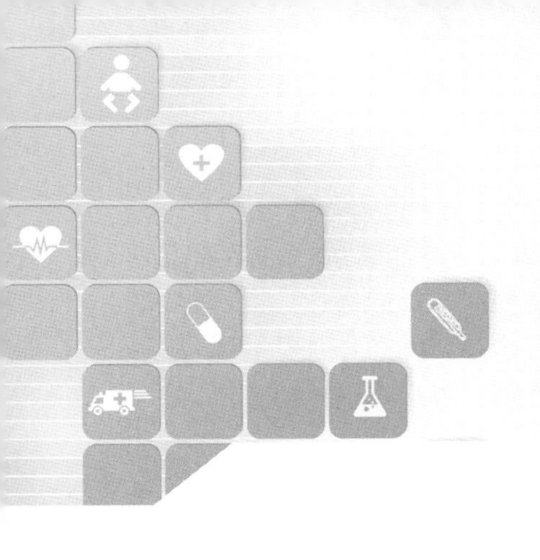

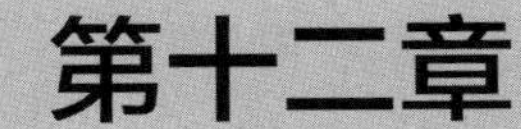

第十二章 环氧化合物

第一节 概 述

环氧化合物是一类环型醚和氧化烯烃化合物,其中都含有一个或一个以上由一个氧原子和两个相邻碳原子所构成的环氧基团。本类物质在常温下除环氧乙烷外大部分是液体,小部分是固体,易溶于一般有机溶剂。分子量相差较大,环氧乙烷分子量为 44.05,环氧树脂单体分子量接近 4000。

由于环张力较大,环氧化物具有很高的反应活性,对酸和亲核试剂都很敏感,可与卤化氢、水、醇、胺、格利雅试剂等多种试剂发生反应而开环,是合成 β- 卤代醇,1,2- 二醇、β- 羟基胺、聚醚和高级醇的原料,是有机合成的重要中间体。可以由烯的催化氧化或以过酸氧化的方法制备,也可由 β- 卤代醇与碱作用制得。

环氧乙烷用作各种表面活性剂、溶剂、合成树脂、黏合剂,也用作熏蒸杀虫和杀菌剂。环氧树脂用作胶合剂、增塑剂、稳定剂、纺织品处理剂、固化剂、稀释剂、涂料及用于模具浇注、密封线圈、层压板等。

各种环氧化合物的毒性差别很大。低分子化合物如脂肪族一环氧、二环氧和缩水甘油醚类化合物生物活性较高,随分子量增加,活性则降低;而已固化的环氧树脂,只含少量游离的环氧基团,它们基本上是惰性化合物。本类物质可经呼吸道及皮肤吸收。其急性毒作用主要表现为对呼吸系统的刺激作用、对中枢神经系统的抑制作用以及对循环、消化等功能的影响。慢性毒作用主要表现为神经系统损伤和细胞遗传学、血液学影响。

急性中毒无特效解毒剂。主要采取一般急救措施和对症、支持治疗。积极防治脑水肿、肺水肿,注意保护肝、肾功能等。眼和皮肤损伤给予局部对症处理。

第二节 环 氧 乙 烷

一、概述

环氧乙烷(epoxyethane,EO),又名 1,2- 环氧乙烷,氧化乙烯,一氧三环,噁烷 1,2-epoxyethane ethylene oxide;oxirane;epoxyethane;anprolene。是最简单的环醚,属于杂环类化合物,是重要的石化产品。分子式:C_2H_4O,结构式为:—CH_2—CH_2—O—,相对分子质量 44.052,密度 0.8966g/cm^3,

蒸气密度 1.49g/L，闪点 -6℃，熔点 -112.2℃，沸点 10.4℃，自燃点 571℃。常温常压下为无色气体，在 4℃下为无色透明液体，低浓度时有醚样气味，高浓度时有甜味感。本品液态时较稳定，气态时具高度化学活性，能与许多化合物起加成反应，与空气形成爆炸性混合物，爆炸极限为 3.6%~78%（体积）。CAS 号：75-21-8。不易长途运输，因此有强烈的地域性。易溶于水和乙醇、乙醚、苯、丙酮、二硫化碳、四氯化碳等一般有机溶剂。可与水以任何比例混溶。久贮易聚合。

我国现行 EO 的职业卫生标准（时间加权平均容许浓度，PC-TWA）为：2mg/m^3（GBZ 2.1—2007《工作场所有害因素职业接触限值 第 1 部分：化学有害因素》）。美国职业接触阈限值为 1.8mg/m^3（时间加权平均值）；A2（可疑人类致癌物）（美国政府工业卫生学家会议，2004 年）。

二、接触机会

环氧乙烷可由氯醇法或氧化法制得，1859 年法国化学家 Wurtz 首先发现 2- 氯乙醇与氢氧化钾作用可制得环氧乙烷，此法经过发展成为早期用于工业生产的氯醇法，被各国相继采用，在一段时期内曾是唯一的工业生产方法。后来美国专家发明了乙烯与空气或氧气直接氧化生产环氧乙烷的方法，即氧化法，目前环氧乙烷基本全部采用直接氧化法生产。

环氧乙烷用途广泛，主要用于制造乙二醇（制涤纶纤维原料）、合成洗涤剂、非离子表面活性剂、抗冻剂、乳化剂以及缩乙二醇类产品，也用于生产增塑剂、润滑剂、橡胶和塑料等。广泛应用于洗染、电子、医药、农药、纺织、造纸、汽车、石油开采与炼制等众多领域。

全球约三分之二的环氧乙烷用于生产单体乙二醇（EG），其他用于生产其他多元醇，例如二乙二醇、三乙二醇和多乙二醇，生产洗涤剂乙氧基化合物、乙醇胺、乙二醇醚、熏蒸剂和药物的消毒剂等。

环氧乙烷有杀菌作用，对金属不腐蚀，无残留气味，可杀灭细菌（及其内孢子）、霉菌及真菌，因此可用于消毒一些不能耐受高温消毒的物品以及材料的气体杀菌剂。通常采用环氧乙烷 - 二氧化碳（两者之比为 90 : 10）或环氧乙烷 - 二氯二氟甲烷的混合物。常用于对电子仪器、医疗卫生器材、房屋、衣服、皮革、塑料等进行消毒。环氧乙烷是继甲醛之后出现的第二代化学消毒剂，是最好的冷消毒剂之一，也是目前四大低温灭菌技术（低温等离子体、低温甲醛蒸气、环氧乙烷、戊二醛）之一。环氧乙烷作为熏蒸剂，常用于粮食、食物的保藏。环氧乙烷易与酸作用，因此可作为抗酸剂添加于某些物质中，从而降低这些物质的酸度或者使其长期不产生酸性。例如：在生产氯化丁基橡胶时，异丁烯与异戊二烯共聚物的溶液在氯化前如果加入环氧乙烷，则成品即可完全不用碱洗和水洗。环氧乙烷自动分解时能产生巨大能量，可以作为火箭和喷气推进器的动力，一般采用硝基甲烷和环氧乙烷的混合物（60 : 40~95 : 5）。

若泄漏，环氧乙烷的蒸气能与空气形成范围广阔的爆炸性混合物。

急性中毒多由于环氧乙烷在生产、输送过程中意外泄漏或作为消毒剂使用时操作不当、防护不良而发生。

三、毒性机制

环氧乙烷在体内分布和转化情况目前不完全明了。动物实验表明其在体内代谢有 2 种方式:一是经水解作用生成羟乙基半胱氨酸、硫醇尿酸,另一种是通过谷胱甘肽转化产生乙二醇,乙二醇可继续氧化分解成草酸、甲醛和二氧化碳。

环氧乙烷属于中、低毒性物质,对人体是一种高度活泼的烷化剂、刺激剂、神经毒剂。中毒机制目前尚未完全清楚。

(一)刺激损伤

环氧乙烷是一种略带醚味的气体,对呼吸道、皮肤有不同程度的刺激作用。代谢产物中甲醛和甲酸能凝固蛋白质产生细胞原浆毒作用,可直接作用于皮肤黏膜产生刺激反应。

(二)干扰神经功能

环氧乙烷在体内可与蛋白质的氨基作用或与三甲胺结合形成乙酰胆碱,而干扰机体的神经功能,其代谢产物乙二醇在体内可抑制氧化磷酸化,影响葡萄糖代谢和蛋白质合成,从而引起细胞功能失调。

(三)遗传毒性

环氧乙烷对实验动物有致癌、致突变、致畸和生殖毒性。环氧乙烷的活性基团环氧基(C-O-C)是直接烷化剂,无须代谢活化即可引起遗传损伤。环氧乙烷能与DNA发生共价结合,在体内可形成DNA及血红蛋白的烷基化附加物,在植物、微生物、昆虫、亚哺乳动物和哺乳动物等不同种属测试系统中诱发染色体突变。在Ames试验中可引起碱基互换型突变,亦可诱导动物肿瘤形成及细胞形态学改变,其机制是通过直接与DNA大分子上的碱基共价结合产生遗传损伤并降低某些遗传修复酶的活性所致。曾报道动物长期吸入染毒诱发肺癌、哈氏腺癌和子宫肿瘤,可能与K-ras基因突变有关。多项细胞遗传学试验显示外围淋巴细胞SCE、微核、染色体畸变率增高。有报道环氧乙烷对睾丸具有毒作用,能引起实验动物生精功能障碍,睾丸萎缩而不育。

环氧乙烷对哺乳动物是中等毒性,大鼠LD_{50}是280~365mg/kg,4小时LC_{50}是2630mg/m^3。

报道环氧乙烷对人的嗅觉阈为900~1260mg/m^3,10mg/L浓度时对人的皮肤产生轻微刺激,500mg/L时对皮肤产生强刺激作用,重复暴露环氧乙烷蒸气≥900mg/m^3 2~8周,产生感觉和运动神经系统障碍,可导致周围神经病变。实验表明长期吸入环氧乙烷产生慢性毒性,可见生长抑制、体重减轻、流涕、腹泻及呼吸道刺激症状。对神经系统有明显抑制作用,并可引起多脏器损害。

四、临床表现

环氧乙烷易被吸收,引起以呼吸系统和神经系统为主的多脏器损害。

急性中毒。

(一)呼吸系统

初期主要表现为上呼吸道刺激症状,出现流泪、流涕、咳嗽、胸闷、气急、眼结膜及咽部充血,X线胸片早期显示肺纹理增强,临床酷似感冒表现,故早期易误诊。部分患者X线胸片示两下肺野有小片状模糊影,肺纹理边缘模糊,局部透光度降低。病情进一步发展,出现呼吸困难和发绀。肺部湿啰音,胸片显示支气管炎、支气管周围炎或肺炎。严重时也可出现肺水肿。血气分析可有低氧血症、呼吸性酸或碱中毒。也有报道部分患者有哮喘发作或变应性气道阻塞。

【案例 19】

应用环氧乙烷消毒柜对一次性尿布进行消毒时，致 2 名操作工急性环氧乙烷中毒。两例均为男性，均表现为眼及呼吸道黏膜刺激症状，表现为胸闷、咳嗽、流涕、眼刺痛、结膜充血、流泪、畏光。其中 1 例伴头昏、头痛、手足无力、步态不稳，口齿不清，在观察过程中出现意识障碍、四肢抽搐、手足麻木、双眼上翻、癫痫样发作等。实验室检查：血、尿常规、血清钾、钠、氯，及肝、肾功能均在正常范围。X 线胸片见肺纹理增多。心电图示Ⅱ、aVF、V_5 导联 ST 段压低≤0.5mm，脑电图异常，出现中等量低电位 5~7 次 /sθ 波。另 1 例脑电图出现中等量散发性低 ~ 中电位 1.5~3 次 /s δ 波。分别诊断：急性轻度、中度环氧乙烷中毒。

治疗：糖皮质激素地塞米松 10~20mg 静脉滴注、20% 甘露醇 250ml 静滴，呋塞米 20mg 静滴 2 次 / 天，连续 3 天，改口服泼尼松 10mg 1 次 / 天，头孢拉啶 0.5 口服 3 次 / 天预防感染等，共 10 天。随访月余，复查 EKG、EEG 均趋正常。

（二）神经系统

早期可有头晕、头痛、乏力、萎靡不振。随后可出现全身肌束震动、出汗、手足无力、步态不稳、四肢感觉减退、跟腱反射减弱或消失。严重时可出现语言障碍、谵妄、共济失调、意识障碍，昏迷不醒。个别病例于意识清醒后 72~96 小时出现中枢性肢体瘫痪、膝反射亢进、锥体束征阳性、脑电图异常，也可出现暂时性精神失常。

【案例 20】

患者女，43 岁，手术室护士。因使用环氧乙烷消毒时消毒柜管路老化导致泄漏，接触过量环氧乙烷后头晕、胸闷、恶心、下肢麻木，1 天后昏迷。入院查体：意识淡漠，巩膜无黄染，心肺及腹部脏器检查未见明显异常。四肢肌力Ⅴ级，闭目难立征（+）。实验室检查：心电图示 ST-T 段改变，肝功能示丙氨酸氨基转移酶（ALT）60U/L，门冬氨酸氨基转移酶（AST）86U/L，谷氨酸脱氢酶 11.9U/L（正常参考值 0~7.4U/L），脑电图正常，肌电图示双下肢神经源性损害，肺部 CT 未见明显异常，诊断：急性环氧乙烷中毒。治疗：立即给予甲泼尼龙、丹参多酚、奥拉西坦、阿司匹林等药物治疗，加用鼠神经生长因子肌内注射。应用保肝药物及其他对症治疗措施。期间定期复查血常规、肝肾功能。3 周后患者头晕、胸闷、肢体麻木症状消失，病情好转出院。2 个月后复诊，除心电图仍示 ST-T 段改变外，血、尿常规、肝、肾功能、脑电图、肌电图均正常。

（三）循环系统

初期可有心动过速或过缓，可出现各种心律失常。心电图可见 T 波、ST 段改变、QT 间期延长等表现，提示有心肌损害。

（四）消化系统

常出现恶心、频繁呕吐、腹痛、腹泻、腹部压迫感或沉重感，重症病例可出现肝损害或一过性肝功能异常。

（五）眼及皮肤损害

蒸气对眼结膜有刺激作用，高浓度可引起结膜和角膜损害，严重时可发生角膜灼伤。皮肤直接接触可出现红肿、水疱或渗出，自觉疼痛。反复接触可致皮肤过敏反应。

五、诊断

根据环氧乙烷的接触史及相应临床表现进行诊断。但其早期临床表现酷似感冒，需要鉴别诊断,确诊关键在于接触史询问和同工者集体发病的倾向性。完善包括胸片、心电图、肌电图、脑电图等在内的辅助检查有助诊断。

六、中毒救治

目前尚无特效解毒剂,主要是对症治疗。

急性中毒者脱离工作环境后,应绝对卧床休息,保持呼吸道通畅,适当氧疗、给予镇静剂。根据病情可用糖皮质激素、抗生素、解痉剂的混合液雾化吸入,每天1~2次。出现化学性肺炎、肺水肿者应给予短疗程、足量糖皮质激素。一般用甲泼尼龙200~600mg(24小时)或地塞米松30~60mg(24小时)溶于10%葡萄糖液中静脉滴注,同时给祛痰剂、支气管解痉剂和抗生素预防感染。X线胸片动态观察。出现神经系统症状者,可给予神经营养、改善循环药物,周围神经损害者,可给予鼠神经生长因子9000U肌内注射每日1次。皮肤灼伤者,应用大量清水冲洗,局部涂紫草油或红花油,眼灼伤者冲洗后,给予激素及抗生素眼药水交替点眼。病例报道早期给予血液灌流治疗有效。

(闫永建)

第三节　二缩水甘油醚

一、概述

二缩水甘油醚(diglycidyl ether)又名二(2-环氧丙基)醚,为无色液体,有很强刺激气味。分子量130,密度1.262g/cm^3(25/4℃),沸点260℃(101.32kPa),蒸气压0.012kPa(25℃),蒸气密度3.78g/L(2S℃),易溶于水。

二、接触机会

主要用于化学中间体,也用于环氧树脂活性稀释剂,有机氯化物氯化稳定剂和纺织品处理剂。在生产和使用本品过程中,皆有可能接触。

三、毒性机制

急性吸入毒性属中等毒类,大鼠经口LD_{50}为0.45g/kg,蒸气吸入4小时的LC_{50}为1.06g/m^3。吸入后很少出现立即反应,经24小时后动物出现中枢神经抑制,角膜混浊,鼻腔分泌物增多,眼睑和下肢水肿,并可出现化学性肺炎和急性肺水肿。经皮吸收属低毒类。对皮肤、黏膜有显著刺激,且有一定的拟放射性作用。人接触可致接触性皮炎。小鼠长期皮肤染毒可见皮脂腺抑制、角化过度、上皮细胞增生。长期吸入染毒对动物造血系统也有影响,可出现呼吸道刺激,体重下降,白细胞减少,胸腺和脾脏退化,骨髓有核细胞减少并出血。不同剂量反复涂皮,吸入或静脉注射均证实其对动物骨髓有拟放射线反应,对骨髓产生抑制作用。

四、临床表现

主要表现为眼和上呼吸道刺激症状,出现流泪、眼痛及咳嗽、胸闷、气急等支气管炎表现。皮肤接触可产生原发刺激、接触性皮炎症状,如瘙痒、灼痛、丘疹、水肿、糜烂、渗出等,严重者可发生灼伤，且愈合较慢。

五、中毒救治

主要采取一般急救措施及对症处理。同环氧乙烷。

皮肤接触致过敏性皮炎者，脱离接触，给予抗过敏、糖皮质激素药如西替利嗪（仙特敏）、醋酸氟轻松（肤轻松）软膏等治疗，出现灼伤者清创后给予紫草油纱布换药。

在生产过程中主要避免皮肤接触，操作者应穿戴防护用品。

（闫永建）

第四节　烯丙基缩水甘油醚

一、概述

烯丙基缩水甘油醚（allyl glycidyl ether），又名 1- 烯丙氧基 -2，3- 环氧丙烷。为无色液体，有特殊气味。分子量 114.14，密度 0.9698g/cm^3（20℃ /4℃），凝点 –100℃，沸点 153.9℃（101.32kPa），蒸气压 0.36kPa，蒸气密度 3.32g/L（25℃），水中溶解度 14.1%，易与丙酮、甲苯和辛烷混溶。

二、接触机会

主要用于树脂中间体或作为氯的氧化物、乙烯树脂和橡胶稳定剂等。通过呼吸道或皮肤吸收引起中毒。

三、毒性机制

急性毒性实验：小鼠吸入 4 小时的 LC_{50} 为 1.26g/m^3。对眼和呼吸道黏膜有直接刺激作用，蒸气吸入者可引起上呼吸道刺激症状和角膜混浊，严重者常死于肺水肿或继发性肺炎。对皮肤有中度刺激，致敏作用较强。对眼有严重刺激，滴入兔眼可引起剧烈的但可逆性的结膜炎、虹膜炎和角膜混浊。短时间吸入高浓度可致中枢神经抑制，动物死亡原因主要由于中枢神经系统抑制所致。

动物慢性染毒出现不同程度支气管肺炎、肺气肿和支气管扩张，偶有肾上腺肿大。

四、临床表现

主要表现是刺激性和过敏性皮炎。误将本品溅入眼内，可发生结膜炎、虹膜炎和角膜混浊。与其他环氧化合物可能有交叉致敏。

五、中毒救治

皮肤及眼不慎染毒者立即用清水现场冲洗，然后送医院眼科专业处理。皮肤过敏者给予阿司咪唑（息斯敏）、布可利嗪（安其敏）或予短疗程糖皮质激素治疗。

在生产过程中主要避免皮肤接触，操作者应穿戴防护用品。

（闫永建）

第五节　缩水甘油醛

一、概述

缩水甘油醛(glycidaldehyde),又名2,3-环氧丙醛。为无色不稳定液体,有刺鼻气味。分子量72.1,密度1.1403g/cm^3,凝点–61.8℃,沸点112~113℃(101.32kPa)、57~58℃(10.13kPa),蒸气密度2.58g/L,不溶于石油醚,而溶于一般有机溶剂。

二、接触机会

主要用于棉织品处理,皮革、揉革和蛋白凝固中双官能化学中间体和交联剂。在本品的生产和使用过程中,皆有机会接触。

三、毒性机制

属中等毒类。大鼠蒸气吸入4小时,LC_{50}为0.74g/kg,对呼吸道黏膜和皮肤有原发刺激作用。通过呼吸道原发刺激和拟副交感神经作用可引发肺水肿。动物静注本品引起中枢神经系统抑制和显著的副交感作用,高浓度时发生躁动、惊厥、呼吸抑制、虚脱、休克和瞳孔缩小,常死于肺水肿和休克。对眼有高度刺激。对皮肤中度刺激,反复涂皮肤可致严重刺激。有拟放射线作用。对骨髓有抑制作用,可抑制骨髓有核细胞生长和周围白细胞减少。可诱导小鼠DNA加合物形成,Ames试验阳性,并可引发皮肤癌。

四、临床表现

主要表现为接触性皮炎,未见中毒病例报道。

据报道10人自愿作本品吸入试验,吸入2.94mg/m^{3}时,均能闻及其味,1人眼、鼻有刺激感;吸入14.7mg/m^{3}时,感胸部不适;吸入58.8mg/m^{3}时,眼、鼻刺激难以耐受,但对中枢神经系统无明显作用。

五、中毒救治

采取一般急性中毒治疗措施和对症处理。同环氧乙烷。

避免皮肤直接接触,对本品有严重皮肤过敏者,应及时调换工作。皮肤接触致过敏性皮炎者,予抗过敏、糖皮质激素药如西替利嗪、醋酸氟轻松软膏等治疗。

(闫永建)

第六节　环 氧 树 脂

一、概述

环氧树脂(epoxy resin)是一组含有2个或2个以上环氧基团的高分子聚合物,种类颇多,其中以二酚基丙烷环氧树脂为常见。由2,2-双(4-羟基苯)丙烷(简称双酚A)与环氧氯丙烷反应生成双酚 A 二缩水甘油醚，而后再聚合成不同分子量的环氧树脂产物。一般工业制品，n 为 0-19。本品为同分异构体混合物。n 为 0、2、9，分子量约 350、900、2900，密度为 1.168g/cm^3、1.204g/cm^3、1.46g/cm^3，熔点 8~12℃、64~76℃、127~133℃，环氧当量 190~210、450~525、1650~2050。未固化时呈胶体状，具一般热塑料性能，即随温度改变而改变其流动性。工业上常加入固化剂（如乙二胺等）而使其成为固化的环氧树脂产品。

二、接触机会

本品主要用于生产高度热塑性树脂的环氧单体，用作黏合剂（如黏合钢、铁、玻璃、陶瓷、金属及非金属材料），浇铸电器零件、金属模板、油漆涂料（徐于各种材料表面达到绝缘和防腐性能）以及制造层压板（即玻璃钢）和泡沫塑料等。

三、毒性机制

本品经口属微毒，蒸气吸入或经皮无全身毒作用，对皮肤和呼吸道黏膜具原发刺激作用，也可引起过敏反应。其毒性随分子量和环氧数的增加而减低。腹腔注射毒性较经口毒性大 10 倍。例如分子量 350、环氧数 190~210 的大鼠经口 LD_{50} 为 11.4g/kg。分子量 900，环氧数 450~520 的大鼠经口 LD_{50}>30g/kg。在正常生产条件下，无论蒸气吸入或皮肤侵入均不引起全身中毒。但其主要中间体双酚 A 二缩水甘油醚对实验动物可引起呼吸中枢抑制而死亡。

对眼有轻度刺激，原液涂兔皮仅引起弱的红斑，豚鼠致敏试验阴性。小鼠长期原液涂皮可诱发皮肤癌。若意外事故被燃烧热解时，可产生强毒性的热解物，小鼠暴露于热解物下 1 小时，可死于肺水肿及呼吸衰竭。工人处于意外事故的本品燃烧环境中还应考虑全身中毒的可能性。

四、临床表现

主要表现为呼吸道及眼的刺激症状和接触性皮炎。

1. 眼及呼吸道刺激症状　表现为眼流泪、刺痛、眼睑水肿、结膜充血、咽干、咽喉发痒、咽部充血、咳嗽、胸闷、气急、呼吸音粗糙、X 线胸片肺纹理增强等。

2. 接触性皮炎　是本品主要职业危害，发病率可高达 22%~43%。多发生于面、颈部及四肢暴露部位，严重时泛发全身，表现为红斑、水肿、丘疹、水疱。持续接触可发生湿疹样变；停止接触后皮损多在 1~2 周内消失。皮肤斑贴试验多呈阳性反应。

3. 长期慢性接触，可出现头痛、头晕、乏力、睡眠障碍、心悸、手汗等神经衰弱综合征和自主神经功能障碍。

五、中毒救治

主要采取一般急性中毒治疗手段和对症处理。

出现呼吸道刺激者给予糖皮质激素、抗生素混合液雾化吸入，必要时肌内注射或静脉滴注抗生素。皮损无渗液者可给氢化可的松霜、地塞米松霜、皮炎平霜或苯海拉明霜；有渗出液者，用中药苦参、蛇床子、双花煎剂湿敷有良效。口服抗组胺药物，如阿司咪唑（息斯敏）、布可利嗪（安其敏）、苯海拉明等。

生产车间要加强通风、除尘，操作时穿戴防护用品。下班后洗澡更衣。对本品有严重皮肤过敏者，可考虑调换工作。

（闫永建）

参考文献

1. 张忠臣，菅向东，牛燕英，等．职业性环氧乙烷中毒二例．中华劳动卫生职业病杂志，2011，29（5）：396-397.
2. 李秀菊，王朋，黄简抒，等．急性环氧乙烷中毒八例分析．中华劳动卫生职业病杂志，2013，31（5）：391-392.
3. 李岩，徐春茹，张毅南，等．职业性急性环氧乙烷中毒 56 例分析．中国工业医学杂志，2012，25（4）：262-263.
4. 陈育全，林毓嫱，刘薇薇，等．3 例急性环氧乙烷中毒事故临床分析．职业卫生与应急救援，2015，33（4）：293-294，309.
5. 谢石，李艳平，吴佳嫣，等．1 例职业性慢性环氧乙烷中毒的诊断报告．江苏卫生保健，2014，（5）：47-48.
6. 王燕兰，齐言荣，孙娟．二缩水甘油醚所致接触性皮炎 18 例报告．工业卫生与职业病，2004，30（3）：191.
7. 张毅南，徐春茹，张国辉，等．急性环氧乙烷中毒研究进展．中国职业医学杂志，2010（5）：413-415.
8. 庆疆，谭兴文，李艳阳，等．急性环氧乙烷接触 14 例临床报告．J Apoplexy and Nervous Disease，2008，25（1）：100.
9. 廖和根，陈旭林，俞为荣．环氧丙烷爆炸致大面积烧伤合并爆震伤 3 例报告．浙江临床医学杂志，2003，5（4）：273.
10. 李明．急性环氧丙烷中毒 4 例临床分析．工业卫生与职业病杂志，2003，29（2）：109-110.

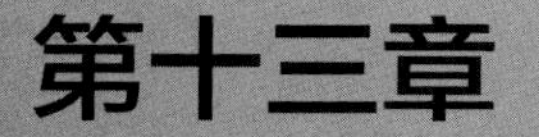

第十三章

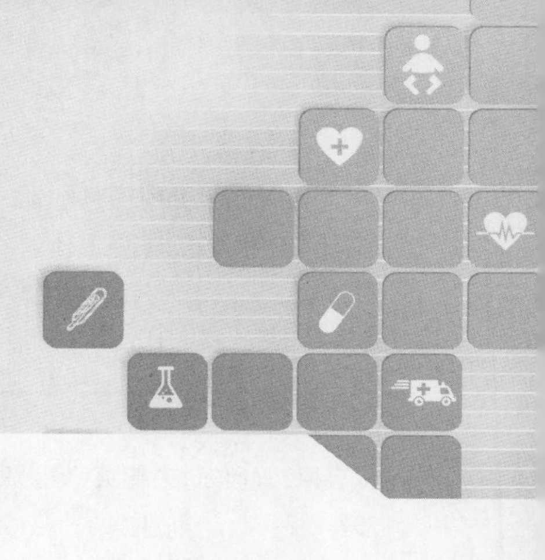

氰和腈类化合物

第一节　氰类化合物（卤代氰化物）

一、概述

简单的氰类化合物属无机化合物，多为剧毒物质，在体内易解离出氰离子（CN^-），如高浓度吸入几口即可迅速引起呼吸停止，甚至死亡。其中卤代氰化物尚因可同时解离出卤素离子，而具有很强大刺激性，吸入浓度较低时，此种刺激作用尤显突出，可引起眼部刺痛、流泪。化学性呼吸道炎，甚至化学性肺水肿。但随化合物中卤素原子数目的增加，其全身毒性及刺激作用均见降低。卤代类氰化合物主要有氰化氢、氯化氰、溴化氰、碘化氰、氰（二氰）等。

二、氰化氢

（一）概述

氰化氢（hydrogen cyanide，HCN）分子量 27.03，熔点 -13.2℃，沸点 25.7℃，常温常压下为无色气体，易溶于水，水溶液带弱酸性，无色透明液体，称为氢氰酸。密度为 0.698g/ cm^3，熔点 -13.2℃，沸点 25.7℃，易蒸发，均略带杏仁样气味。

（二）接触机会

化工生产是氰化氢最主要的职业接触机会，如氰化氢的制备，化工生产的副产物，用作化工合成原料等，其中最主要的是用氰化氢制备丙烯腈及甲基丙烯酸甲酯。除化工生产外，电镀业、冶金工业、熏蒸灭虫、灭鼠等均可接触到大量的氰化氢或氰氢酸。任何含氢有机物的干馏或不完全燃烧均有氰化氢生成，烟雾中即含有氰化氢。

（三）毒性机制

氰化氢主要由呼吸道吸入，氰氢酸液体可经消化道和皮肤吸收。其毒性主要由它在体内释出的氰基（CN^-）所引起。CN^- 可与不少活性金属离子结合，其中以三价铁离子（Fe^{3+}）的亲和力最强，反应也最迅速。此种 Fe^{3+} 主要存在于细胞线粒体内，是细胞呼吸亦即生物氧化过程的重要酶类，CN^- 与 Fe^{3+} 结合后，抑制了呼吸酶的活性，而中断生物氧化过程，使细胞丧失对氧的利用能力，从而引起细胞内“窒息”，细胞的生理生化功能也随之停止，最终导致细胞死亡。

（四）临床表现

急性中毒，高浓度氰化氢侵入人体内可在数分钟内引起死亡，发病十分迅速。如接触低浓度氰化氢时，病程进展可稍缓。此时首先出现眼及上呼吸道刺激症状，如流泪、流涕、流涎、喉头瘙痒，口中有苦杏仁味或金属味，口唇及咽部麻木，继可有恶心、呕吐、震颤、且伴逐渐加重的全身症状。查体可见眼结膜及咽部充血，脉搏加速，血压偏高，呼吸加深变快，心音强而有力，腱反射常亢进，各种生理反射均存在，无病理反射。此时如停止接触，并到空气新鲜处，采取治疗措施，症状可很快消失。临床对病情终止于此期的患者，可不诊断为氰化氢中毒，为中毒的前驱期，而列为氰化氢吸收接触反应。

（五）中毒救治

由于氰化氢毒性强烈、迅速无延迟作用，故接触氰化氢而无症状者无须留观或给予治疗，但出现症状者应尽快积极治疗，不应有任何延误。

1. 及时中断氰化氢的侵入　立即脱离中毒现场，移至空气新鲜处救治。如有氰氢酸污染，应脱去污染衣物，用肥皂和清水洗净皮肤，静卧保暖。如误服氢氰酸，则应迅速彻底洗胃而不必拘泥于何种洗胃液，洗液量不应少于 10 000ml，洗胃后可由胃管灌入活性炭 25g，硫酸钠 25g。

2. 积极给予氧疗　尽早给氧，采用可保证吸入气中有较高氧含量的给氧方式。重度中毒者应尽早使用高压氧治疗。但吸入高浓度氧持续时间不应超过 24 小时，以免发生氧中毒。

若患者有明显呼吸道刺激症状或存在肺水肿时，应避免给予高压氧或较长时间吸入高张氧，以防引起过氧化损伤，加重肺水肿。总之，应采用合理氧疗，即使血氧分压维持在 80mmHg 左右，已基本满足机体需求。

3. 尽快进行解毒治疗　早期投用特殊解毒剂可收到显著的救治效果。对仅有前驱期症状的患者，吸氧、安静休息即能奏效，必要时可给亚硝酸异戊酯吸入（1~2 支，压碎于纱布中，置鼻孔处，每次吸入 15~30 秒，间隔 15~30 秒，一次可使用 2~3 分钟）。凡出现呼吸困难者应给予正规解毒治疗，国内最常使用亚硝酸钠 - 硫代硫酸钠疗法（详见总论）。

4. 重视对症支持治疗　重度中毒患者可很快出现呼吸停止、心律失常、心力衰竭、肺水肿、脑水肿，亦是十分常见的并发症，应密切监护、及时处理、早期防范。

5. 其他治疗进展　最常用的治疗手段：①自由基消除剂：如糖皮质激素、莨菪类、硒、葡萄糖、巴比妥类、维生素 c、β- 胡萝卜素等；②钙通道阻滞剂：如硝苯地平、维拉帕米、尼莫地平、尼群地平等；③提供含硫化物：以与 CN^- 结合成 SCN^-，防止其与酶类结合，可用谷胱甘肽、胱氨酸、半胱氨酸等；④纳洛酮：为应激反应时有害介质——β- 内啡肽（β-endorphine）的阻断剂。一般可先用 0.4~1.2mg 肌注，然后以 4mg 加入 500ml 葡萄糖盐水中静脉滴注维持。

三、氯化氰

（一）概述

氯化氰（cyanogen chloride，CNCl），无色液体或气体，微甜，有催泪性。熔点 -114.2℃，沸点 -85℃。具有刺激性气味。比重大于空气，遇潮湿的空气产生白雾，极易溶于水，溶于乙醇、乙醚。遇水缓慢水解生成氯氰酸和盐酸。氯化氢有强烈的偶极，与其他偶极产生氢键。化学反应活性较高，能与许多物质发生化学反应。受热分解或接触水、水蒸气会发生剧烈反应，释出剧毒和腐蚀性的烟雾。主要用于有机合成中间体，也用作熏蒸剂的警戒性添加剂。

（二）临床表现

氯化氰在体内代谢形成氢氰酸，全身毒作用与氰化氢相似。对眼和皮肤有强烈刺激性和腐蚀性，并可引起急性和迟发性的肺部刺激作用。吸入氯化氰气体可导致化学性气管炎、支气管炎、肺炎甚至肺水肿。吸入较高浓度时，表现为眼部刺痛、流泪、流涕、咳嗽、呼吸困难外，尚有恶心、眩晕、乏力、步态不稳及意识障碍等全身症状。高浓度时，引起眩晕、恶心、大量流泪、咳嗽、呼吸困难，可迅速致死。

（三）中毒救治

皮肤接触：立即脱去污染的衣物，用肥皂水和清水彻底冲洗皮肤。眼睛接触：立即用大量流动清水或生理盐水彻底冲洗至少 15 分钟。呼吸道吸入：迅速脱离现场至空气新鲜处。保持呼吸道通畅。即刻就医。

急救可立即应用氰化物解毒剂。参见氰化氧。

积极防治化学性肺炎和肺水肿，合理氧疗、保持呼吸道通畅，早期、足量、短程应用肾上腺糖皮质激素等。

对症处理。

四、溴化氰

溴化氰（bromide cyanide，CNBr）为无色、菱形透明晶体。易蒸发，具有刺激性臭味，并带苦味。难溶于水，溶于乙醇和乙醚。与水或水蒸气接触会放出剧毒、易燃和腐蚀性的溴化氢和氰化氢气体。有不纯物质存在时或遇酸，能很快引起分解，易引起爆炸。用于有机合成，亦用于杀虫剂、熏蒸剂及从矿石中提取黄金。因常温下为固体，故侵入人体机会相对较少。

溴化氰毒作用与氯化氰相似，但刺激作用稍小于氯化氰。吸入后引起头痛、头晕、恶心、呕吐、虚弱、惊厥、昏迷、咳嗽、呼吸困难，重者发生肺水肿，可致死。对眼和皮肤有强烈刺激性。口服后引起口腔和胃刺激和灼伤，可引起死亡。治疗参见氯化氰。

五、碘化氰

碘化氰（cyanogen iodized，ICN）为白色针状结晶。味辛，有刺激臭。微溶于水，溶于乙醇和乙醚。用作昆虫标本保存剂。受高热分解，放出腐蚀性、刺激性的烟雾。主要经呼吸道吸入。

碘化氰属高毒类，吸入、摄入本品可致死。有似氯化氰的刺激作用，对眼睛、皮肤、黏膜和上呼吸道有刺激作用。职业中毒极为罕见。中毒救治参见氯化氰。

六、氰

氰（cyanogen）（也称二氰），在常温、常压下为无色气体，低浓度时略带苦杏仁味，高浓度时带刺鼻臭味。含氮的烃类物质高温加热时亦生成氰，如高炉气中即含有氰。氰主要用作熏蒸剂杀虫，亦用作有机合成原料。

氰在体内可有部分转化为 HCN，而另一部分则转化为氰酸（HOCN），故具有氰化氢样毒性，而刺激性则比 HCN 强。

中毒救治可参见氰化氢。

（匡兴亚）

第二节 腈 类

一、氯乙腈

氯乙腈(chloroacetonitrile)为易蒸发液体。主要用作工业溶剂。以吸入其蒸气为主,对眼、呼吸道具有一定刺激性。吸入蒸气后,可见流泪、呼吸困难、运动失调、体温降低、嗜睡;尸检见肺、肝、肾充血。尚未见急性中毒病例报道,以对症支持治疗为主。

二、丙酮氰醇

(一) 概述

丙酮氰醇(acetone cyanohydrin)亦称2-甲基乳腈(2-methyl lactonitrile),羟基异丁腈。为无色液体,不易蒸发。能溶于水、乙醇、乙醚、丙酮、苯。在碱性溶液中或受热时易分解为丙酮和氰化氢。

丙酮氰醇广泛用于民用、工业、装潢、军工等领域。丙酮氰醇还是重要的化学中间体,主要用途是用于制造甲基丙烯酸甲酯,我国约95%的丙酮氰醇用于制备甲基丙烯酸甲酯。丙酮氰醇还用于制备合成材料及其他有机化合物。

丙酮氰醇属高毒类。急性中毒时有发生,毒性作用与氢氰酸相似。其蒸气或液体可经呼吸道、胃肠道及完整皮肤吸收。皮肤吸收中毒较吸入中毒症状出现稍迟,皮肤大面积污染后4~5分钟就可发生中毒。本品具有明显刺激性,对眼、呼吸道、皮肤、消化道均可造成化学性炎症损伤。

(二) 临床表现及诊断

1. 发病快,接触后数分钟后就可出现症状,表现头痛、头晕、无力、胸闷、心悸,继而出现恶心、呕吐、意识丧失、阵发性强直性抽搐,严重者很快出现呼吸困难、呼出气有苦杏仁气味。抽搐、呼吸停止而致死亡。

2. 有急性中毒后致顽固性头痛的临床报道,还见有致视力障碍的报告。

3. 中毒者血浆内硫氰酸盐明显增高,尿内硫氰酸盐亦可增高。

(三) 处理原则及治疗

1. 立即脱离现场,将患者移至新鲜空气处,皮肤污染应脱去污染的衣物,彻底用流动的清水清洗,保持安静,注意保暖。另外经皮肤污染者,毒性可迟发,应注意密切观察。

2. 呼吸困难者立即给高浓度氧气吸入,呼吸停止者立即做人工呼吸或机械通气,有条件者行高压氧治疗。

3. 就地应用特效解毒剂,参见氢氰酸。

4. 应积极防治脑水肿。

三、溴代苯乙腈

(一) 概述

溴代苯乙腈(bromobenzyl nitrile)亦称氰化溴苯(bromobenzyl cyanide),为淡黄色晶体,具有刺激性气味,不易蒸发。具有极强烈的刺激作用和催泪作用。在体内主要与巯基反应而发生刺激作用，虽可能在体内释出氰基而在毒作用中并不重要，但对人体皮肤、黏膜具有强烈的原发刺激作用。

（二）临床表现

1. 皮肤接触或吸入后出现的皮肤、眼、鼻、上呼吸道等的刺激反应，可引起急性化学性炎症如：角膜炎、角膜溃疡、眼结膜炎、睑缘炎、鼻炎、咽喉炎、气管炎、支气管炎、肺炎，并可出现消化道刺激症状及情绪低落，表情淡漠等症状。

2. 皮肤接触可引起充血、脱屑。

（三）中毒救治

可适当投用抗生素以防止呼吸道、肺部继发感染；眼部刺激症状，可涂用抗生素眼膏、眼药水；有鼻炎症状者亦可鼻腔内涂用抗生素药膏。

四、氰尿酰氯

氰尿酰氯（cyanuric chloride）亦称三聚氰酰（tricyanogen chloride），三氯三吖嗪（trichloro-s-triazine），为白色晶体，有刺激气味，微溶于水（在冷水中水解），可溶于乙醇、醋酸、氯仿和四氯化碳。主要用作活性染料的中间体，也可用于橡胶业，制备药物、炸药和表面活性剂等，亦可用作杀虫剂。属中等毒类。动物试验发现死亡发生较缓，肠道有腐蚀性损伤。对人体眼睛、呼吸道有明显刺激作用，为一种催泪毒气。临床急性中毒病例少见。

五、聚丙烯腈

聚丙烯腈（polyacrylonitrile）为白色粉末，几乎不溶于水，溶于二甲基酰胺或硫氰酸盐溶液。燃烧可产生丙烯腈、氰化氢、乙醛、氨和一氧化碳。工业上用于制造合成羊毛。可经呼吸道、消化道吸收。属低毒类。主要对上呼吸道黏膜及皮肤刺激作用。

六、己二腈

（一）概述

己二腈（adiponitrile）亦称四甲烯基二氰（tetramethylene dicyanide）。为无色、无臭、油状液体，不易蒸发，稍溶于水，可溶于乙醇和氯仿。主要用作合成尼龙纤维，作为中间体；也用于制造酰胺树脂、橡胶促进剂和防锈剂等。属中等毒类。可经消化道和完整皮肤吸收，由于不易蒸发，很少因蒸气吸入而发生中毒。动物试验表明，中毒后症状主要表现为兴奋、抽搐、呼吸困难并迅速死亡。而且发现染毒动物血、尿中硫氰酸盐含量明显增加，提示本品在体内可释出 CN^- 而致中毒症状发生。

（二）临床表现及诊断

1. 中毒主要表现为胸闷、头痛、乏力、眩晕、呼吸急促、血压下降、心率增快、发绀、抽搐、躁动、昏迷、休克、肺水肿。严重者很快呼吸、心搏骤停，如不及时抢救很快死亡。

2. 有己二腈燃烧而致烧伤致死的报告。

3. 皮肤接触可引起接触性皮炎，有报告足部被本品污染后引起皮肤大面积损害。

（三）处理原则及治疗

1. 急性中毒的治疗参见乙腈。

2. 积极防治并发症，加强对症支持疗法。

（匡兴亚）

第三节　异 腈 类

一、概述

本类化合物皆为液体，易被水解为胺类和甲酸，故具有强烈刺激性，易引起脑、呼吸道炎症甚至肺水肿，毒性均较强。其救治以对症支持为主，注意防治中毒性肺水肿，大量糖皮质激素及常规应用硫代硫酸钠、谷胱甘肽对治疗有益。

二、甲胩

（一）概述

甲胩（methylcarbylamine）亦称异氰基甲烷。为无色液体，具有恶臭，易溶于水和乙醇。属高毒类。毒性比氰化物高，可水解为甲酸和一甲胺。甲胩具强烈刺激性，可通过呼吸道吸收。

（二）临床表现

上呼吸道刺激表现，严重者出现肺水肿。

眼部刺激征。

（三）中毒救治

常规投用氰化氢解毒剂。参见氢氰酸。

积极防治肺水肿。必要时气管切开或人工机械通气。

给予自由基清除剂如谷胱甘肽、维生素 C、维生素 E 等。

对症支持治疗，防治肺水肿。

三、乙胩

乙胩（ethylcarbylamine）别名异氰基乙烷。为液体，具有强烈恶臭。难溶于水，易水解生成乙胺和蚁酸，还原成甲基乙胺。主要用于可燃气体的加臭剂。属中等毒类。具有刺激性，对眼、呼吸道有刺激作用。动物中毒表现为周围血管扩张，呼吸减慢，体温下降，腹泻，蛋白尿，严重者抽搐、麻痹而死。

四、烯丙胩

烯丙胩（allyl isonitrile）为液体，有恶臭，用作可燃气体的加臭剂。对眼、呼吸道有刺激作用。严重者出现化学性肺炎、肺水肿。诊断与中毒救治参见甲胩。

五、二氯代苯胩

二氯代苯胩（dichlorophenyl carbylamine）为无色液体，不溶于水，溶于四氯化碳和氯仿。在水中水解缓慢，在碱性溶液中可较快水解，存在铝的条件下可分解，在金属容器中分解形成树脂、硫和盐酸。属中等毒类。对眼、呼吸道有强烈的刺激作用，并可致呼吸道炎症和肺水肿、肺出血，并具有全身毒作用。急性中毒病例少见。临床表现和中毒救治参见甲肼。

（匡兴亚）

第四节 异氰酸酯类

一、异氰酸甲酯

（一）概述

异氰酸甲酯（methyl isocyanate）为无色、有刺鼻臭味、催泪瓦斯味的易燃、易爆剧毒性液体，易蒸发，遇水可发生剧烈放热反应，遇大量水则迅速水解。常作为有机合成原料，主要用于合成氨基甲酸酯类农药的中间体。

异氰酸甲酯会产生剧毒的氢氰酸气体及其他刺激性及毒性气体。可经呼吸道、胃肠道、完整皮肤吸收。对皮肤、黏膜、眼具有高度刺激性和腐蚀作用。与之接触可使皮肤及眼睛灼伤。大量吸入、食入或由皮肤进入都可致命。动物吸入本品蒸气后，很快出现呼吸困难、发绀，严重者死于缺氧；并可见呼吸道黏膜腐蚀、坏死，气道内黏液栓阻塞，气道内纤维化、肺水肿及肺出血。溅入眼内可造成角膜坏死而失明。动物吸入本品蒸气后，可很快出现呼吸困难、发绀、严重者死于缺氧；检查可见 PaO_2 明显降低、$PaCO_2$ 升高，血 pH 下降，呼吸道黏膜腐蚀坏死、气道黏液栓堵塞、气道内纤维化、肺水肿、肺出血；但血中胆碱酯酶正常，未见 CN^- 和 SCN^- 增高。投用氰化物解毒剂对死亡率无影响。提示本品在体内不释出 CN^-，其毒性为其水解产物引起的呼吸道损伤、肺水肿所致。1984 年 12 月 3 日印度帕尔市农药厂异氰酸甲酯储罐进水事故，研究表明，本品浓度为 $4.7mg/m^3$ 时，即有明显黏膜刺激性，浓度达 $49mg/m^3$ 时，则难以忍受。

（二）临床表现

1. 吸入中毒　低浓度造成流泪及鼻腔、咽喉部的刺激。高浓度引起支气管痉挛、哮喘样呼吸，出现典型的呼吸道刺激症状和化学性肺炎、甚至肺水肿危及生命。

2. 皮肤接触时很快出现皮肤、黏膜刺激、腐蚀作用。可能引起过敏。

3. 眼睛接触，浓度 $9.33mg/m^3$ 时感到刺激并引起流泪，继续暴露可能对眼睛造成永久性伤害。严重的角膜炎导致失明。

4. 食入时可产生恶心、呕吐、腹部绞痛等肠胃道症状，严重者会合并躁动不安、抽搐。

（三）中毒救治

1. 保持呼吸道通畅，防止呼吸功能因气道阻塞、肺水肿而发生窒息。

2. 化学性结膜角膜炎，眼球灼伤的处理，可参照化学性眼灼伤相关内容。

3. 对症处理，必要时眼科处理。不用氰化物解毒剂。

二、二异氰酸甲苯酯

（一）概述

二异氰酸甲苯酯（toluene-2，4-diisocyanate，TDI）为乳白色或浅黄色透明液体，有刺激臭味。不易蒸发，不溶于水，溶于丙酮、醚。TDI 是聚氨酯工业生产的重要原料，主要用于制造聚氨酯树脂泡沫塑料、泡沫性绝缘材料、涂料、聚氨酯漆及近年开发应用的装修材料液体瓷等。TDI 泄漏是造成职业性中毒的主要原因。生产过程中 TDI 会放热并形成白色烟雾，对吸入者产生毒性作用。

二异氰酸甲苯酯属低毒类。呼吸道吸入为中毒的主要途径。TDI 在体内代谢产物为二氨基甲苯，具有将血红蛋白转为高铁血红蛋白的作用。TDI 对皮肤、眼睛和黏膜有强烈的刺激作用，对呼吸道具有双重作用，即黏膜刺激和致敏作用。TDI 引起支气管哮喘可能系异氰基团与体内蛋白质的氨基结合生成异性蛋白，成为抗原物质，引起变态反应。职业性哮喘约 20% 由 TDI 引起。

（二）临床表现及诊断

1. 眼与上吸道刺激症状，眼部刺痛、流泪、视物模糊、有异物感、球结膜充血、咽部干燥疼痛、咳嗽、胸闷、呼吸困难。

2. 过敏性肺炎、化学性肺炎。

3. 喘息性支气管炎。

4. 支气管哮喘，高浓度吸入 TDI 后，可能很快发生。

5. 肺泡性肺水肿。

6. 中毒性心肌炎，如出现窦性心动过速、心电图 ST-T 改变、期前收缩。并可出现步态不稳，抽搐等神经系统受损的临床表现。

7. 接触性皮炎、过敏性皮炎　皮肤试验、变态原支气管激发试验，有助于过敏性皮炎和哮喘的鉴别诊断。

（三）处理原则及治疗

1. 立即脱离接触　如皮肤污染应尽快脱去衣物，清洗皮肤；溅入眼内立即用清水冲洗，不少于 10 分钟。

2. 支气管哮喘轻者适当给予抗过敏药物，重症者应给予吸氧、平喘药及糖皮质激素。

3. 积极防治肺水肿。肾上腺糖皮质激素早期、足量、短程应用，适当使用氢溴酸东莨菪碱。

4. 对症与支持治疗，防治肺部感染；保护心、肾功能。

三、二苯亚甲基二异氰酸酯

二苯亚甲基二异氰酸酯（diphenylmethahe diisocyartate，MDI）为晶体状粉末。不溶于水，溶于丙酮、甲苯等有机溶剂，挥发性低，在常温下不会造成中毒浓度。常用于发泡行业，属低毒类。对黏膜有刺激作用。染毒动物的死亡原因多系气管炎、支气管炎、阻塞性小支气管炎及弥漫性肺炎。在生产过程中温度超过 60℃，才会有大量蒸气逸出而致中毒，所以急性中毒病例报告不多。吸入本品雾滴 1~2 小时后，可出现呼吸困难、阵发性咳嗽、头痛、嗅觉丧失。虽然对人的致敏作用不明显，但亦有报告接触本品的喷雾材料时发生支气管哮喘。还见有接触本品后出现咽痛、头痛、头昏、咳嗽的报告。故其诊断与处理可参照二异氰酸甲苯酯。

四、六亚甲基二异氰酸酯

六亚甲基二异氰酸酯（hexamethylene diisocyanate，HDI）又称 1,6- 亚己基二异氰酸酯，为无色透明液体，稍有刺激性臭味，易燃。不溶于冷水，溶于苯、甲苯、氯苯等有机溶剂。低沸点及高挥发性，具有刺激性。主要用于制造脂肪族聚氨酯树脂及其泡沫塑料，是生产聚合尿烷涂料的主原料，也用作干性醇酸树脂交联剂等。急性中毒病例少见。对接触人员的呼吸道、眼和皮肤黏膜有强刺激作用，有催泪作用，可导致气管炎和眼结膜角膜炎等，重者引起化学性肺炎、肺水肿。与TDI同样具有致敏性，可导致过敏性哮喘发作。故诊断与处理参照二异氰酸甲苯酯。

五、萘二异氰酸酯

萘二异氰酸酯（naphthene diisocyanate，NDI）为固体。用处同TDI。本品对皮肤、黏膜、呼吸道有明显刺激作用和致敏性。动物染毒后可出现阻塞性支气管炎、化学性支气管肺炎、间质性肺炎、肺脓肿、肺不张、代偿性肺气肿、肺间质纤维化。未见急性中毒病例报告，其诊断与处理参照二异氰酸甲苯酯。

六、异佛尔酮二异氰酸酯

异佛尔酮二异氰酸酯（isophorone diisocyanate）简称IPDI，无色至微黄色液体。是一种性能优良的高沸点溶剂。可混溶于酯、酮、醚、烃类。在塑料、胶粘剂、医药和香料等行业中应用广泛。主要用于生产油漆涂料、弹性体、特种纤维、黏合剂等，也用于有机合成。异佛尔酮二异氰酸酯常温、常压下不会蒸发，只有加热时才形成气溶胶，经呼吸道、皮肤黏膜吸收，对人的眼、皮肤、呼吸道有强烈刺激作用及致敏作用。急性中毒病例报告少见，其诊断与处理可参照二异氰酸甲苯酯。

七、四异氰酸硅酯

四异氨酸硅酯（silicon tetraisocyanate）常温、常压下为固体或液体。主要用于制造聚氨基树脂泡沫塑料，泡沫性绝缘材料。对皮肤黏膜、眼、呼吸道有刺激作用及致敏作用。其诊断与处理可参照二异氰酸甲苯酯。

（匡兴亚）

第五节 异硫氰酸酯类

一、概述

异硫氨酸酯类（isothiocyanates）亦称芥子油（mustard oil），简称RNCS。为异硫氰酸与烃基或其衍生物的化合物。主要用于制药、杀虫剂。常见品种为异硫氰酸甲酯（methyl isothiocyanate），亦称甲基芥子油，为液体，主要用作军用毒剂；异硫氰酸乙酯（ethyl isothiocyanate），为油状液体，难溶于水，具有剧烈的芥末气味；异硫氰酸烯丙酯（allyl isothiocyanate），为油状液体，微溶于水，加热分解可形成具有类似氰化物作用的毒物，属中等毒类；异硫氰酸苯酯（phenyl isothiocyanate），为油状液体，易溶于醇和醚，不溶于水；异硫氰酸萘酯（d-naphthyl isothiocyanate），为结晶体，不溶于水，可溶于醇和醚，也溶于橄榄油，属中等毒类；异氰酸氟烷酯（w-fluoroalkyl isocyanate）及异硫氰酸氟烷酯（w-fluoroalkyl isothiocyanate），均为高沸点液体，异氰酸氟烷酯储存在含氮密封瓶内，为稳定的无色液体，在潮湿空气中不稳定，为强烈的催泪剂。

二、临床表现

该类化合物因具有强烈刺激性并具异常刺激气味，因而具有明显警戒作用，浓度为5~20mg/m^{3}即可对眼、上呼吸道产生明显刺激作用。浓度再高则由于眼部刺痛、流泪、眼睑痉挛、剧烈呛咳，令人无法忍受。如在制造芥末工厂中，异硫氰酸烯丙酯中毒患者除了眼、鼻、咽部的黏膜刺激作用外，还可引起眼角膜生疱。有人接触新鲜捣碎含有异硫氰酸烯丙酯的辣根后，发主流泪、头痛、咳嗽、乏力，在以后的3天内出现四肢疼痛、眼睑痉挛、头痛、失眠、听力减退、呕吐及支气管炎，7周后才得以恢复。该化合物作用于皮肤可引起灼热、疼痛、红肿，甚至出现疱疹样改变，亦有致皮肤过敏而发生弥漫性湿疹的报告。异硫氰酸氟烷酯在潮湿空气中为强烈的催泪剂。本类化合物在体内不会释出CN^-，仅在加热时分解出微量CN^-，出现氰化物中毒的临床症状。

三、中毒救治

主要为对症处理。

在意外情况下吸入高浓度的本类化合物蒸气后，可引起中毒性肺水肿，应积极抢救治疗。

（匡兴亚）

参考文献

1. 何跃玲．急性氯化氰吸入中毒临床分析．中华劳动卫生职业病杂志，2006，24（2）：76.
2. 张平，李桂兰，闫文，等．急性氯化氰气体吸入中毒事故．中华劳动卫生职业病杂志，2003，21（1）：7.
3. 董洪莲，林春，侯桂霞，等．19例急性氯化氰中毒患者的抢救与护理．中华护理杂志，2003，38（6）：455-457.
4. 郭立生，田辉，王桂荣，等．一起丙酮氰醇急性中毒事故调查．职业与健康，2010，26（12）：1343-1344.
5. 刘金荣，王诚华，王熙泉，等．急性丙酮氰醇中毒四例．中华劳动卫生职业病杂志，2001，19（2）：86.
6. 余慧珠，马爱英，严爱珍，等．接触低浓度二异氰酸甲苯酯工人的健康研究．中国公共卫生，2002，18（7）：806-807.
7. 张宏伟，徐永俊．二异氰酸甲苯酯的健康影响．国外医学：卫生学分册，2002（4）：204-205，231.
8. 许岚，谢波，崔恩海．二异氰酸甲苯酯急性中毒23例报告．临床急诊杂志，2006，7（3）：130-131.
9. 叶国芬．急性二异氰酸甲苯酯中毒的观察与护理．现代中西医结合杂志，2008，7（13）：2089-2090.
10. 朱晓莉，王涤新，翟明芬，等．急性氰化物中毒36例临床分析．中国职业医学，2011，38（1）：41-43.
11. 朱晓莉，王涤新．氰化物中毒的诊疗研究新进展．中华内科杂志，2007，46（9）：786-787.
12. 梁文喻，唐玉樵，夏安莉．职业性急性乙腈中毒8例报告．中国工业医学杂志，2011，24（2）：103.
13. 张万里．急性溴苯腈中毒三例误诊临床分析．中国急救复苏与灾害医学杂志，2011，6（3）：275-276.

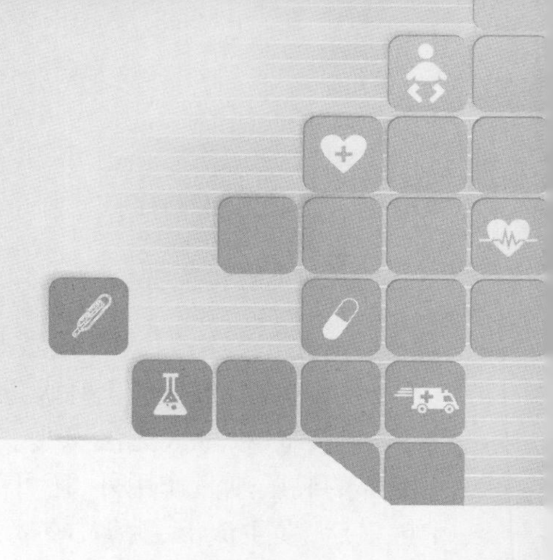

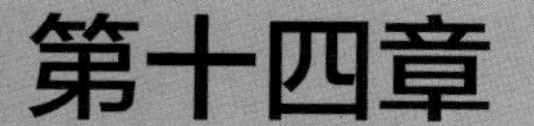

第十四章

卤烃化合物

第一节　脂肪族卤代烃类概述

脂肪族卤代烃为脂肪烃分子中一个或多个氢原子被卤素原子代替的衍生物，如溴甲烷、氯化苦等，常用于有机合成，用作溶剂、麻醉剂、冷冻剂、熏蒸剂、合成树脂和橡胶的单体。根据烃基的类型可分为卤代烷烃、卤代烯烃和卤代芳烃类等，根据卤素原子的数目可分为一卤代物、二卤代物和多卤代物等。

脂肪族卤代烃常温下多为气体或易挥发的液体，其职业中毒时主要经呼吸道吸收，有时也可经皮肤吸收，生活中毒往往通过消化道吸收，吸收后可经生物转化为代谢物，或原形经肺或肾排出。

本类化合物的化学活性大，易被其他原子团所置换，其中碘化物的活性最大，溴化物次之，氯化物较弱，氟化物最稳定。各品种间的毒性差异较大，一般而言，氟化烃尤其是多氟烷烃的毒性比其他卤烃小，但也有例外，如八氟异丁烯即为剧毒物质。许多氯代烃遇热可生成毒性更大的光气。在同一类脂肪族卤代烃中，其毒性与碳原子数及卤素原子数有关，碳原子数越多，毒性越小，卤素原子数越多，毒性越大。因此测定其呼出气、血或尿中的化学物原形或代谢物，可作为这类化合物的接触指标。急性毒性作用，大多有麻醉作用，抑制中枢神经系统及刺激皮肤、黏膜，有的对肝、肾、心、肺有损害。

对于脂肪族卤代烃中毒的治疗，目前无特效解毒剂，急性中毒时以急救、对症、支持处理为主。及早积极防治脑水肿、肺水肿，注意保护肝肾功能。对氯代烃及部分氟代烃中毒忌用肾上腺素，以避免诱发或加重心律失常。

常见具有呼吸道刺激作用的脂肪族卤代烃的理化性质及急性中毒主要表现见表 2-14-1。

表 2-14-1　常见脂肪族卤代烃的理化性质及急性中毒表现

化学名	常温下形态	毒性	呼吸系统损害	其他系统损害
四氯化碳（四氯甲烷）	易挥发液体	高毒性，遇热可分解毒性更高的光气	有眼及上呼吸道刺激症状，有时可引起肺水肿	首先是中枢神经系统轻度麻醉作用，头晕、头痛、乏力、精神恍惚，步态蹒跚，短暂意识障碍甚至昏迷重者肝肾有较重损害

续表

化学名	常温下形态	毒性	呼吸系统损害	其他系统损害
氯乙烷	气体	遇热可分解毒性更高的光气	肺闻及干湿啰音，胸片示双肺纹理增粗	头痛、头晕、乏力、酩酊感，严重者可出现昏迷，心律失常、心电图各导联T波低平
1,2-二氯乙烷	易挥发油状液体	高毒性，遇热可分解产生光气和氯化氢	可有上呼吸道刺激症状，少数出现肺水肿	主要靶器官为中枢神经系统及肝、肾，但对中枢神经系统的麻醉和抑制作用尤为突出，肝肾损害较四氯化碳轻
1,1,1-三氯乙烷	无色甜味液体		主要表现为上呼吸道刺激症状	主要是对中枢神经系统的麻醉抑制作用，对循环的抑制作用远比其他麻醉剂强
四氯乙烷	无色氯仿味液体	高毒性	可对肺有广泛损害，很快发生咳嗽、胸闷、气急，双肺闻及干啰音	对中枢神经系统麻醉抑制作用，对肝肾损害
五氯乙烷	无色氯仿味液体		上呼吸道刺激症状，可有肺损害	对中枢神经系统麻醉作用强于氯仿，可有肝肾损害
溴甲烷	甜味燃料易挥发液体	中等毒性	可较早出现肺损害且较严重，咳嗽、咳痰、胸闷、气急及肺水肿	导致神经系统损害，可有头痛、头晕、乏力、食欲减退、恶心、呕吐、步态蹒跚、共济失调、言语不清、嗜睡等，严重者中毒性脑病，出现昏迷、抽搐、癫痫样发作；严重病例可有急性肾衰竭，还可能出现迟发性的肝损害
溴仿（三溴甲烷）	氯仿气味液体		流泪、咳嗽、咽痒等刺激症状	抑制中枢神经系统的麻醉作用，对肝、肾也有损害
四溴甲烷	白色或棕黄色固体	高毒类	烈性催泪剂，对眼及上呼吸道刺激性强，可出现流泪、咳嗽、咽痛、角膜溃疡，重者可引起化学性肺炎、肺水肿	可累及肝、肾
溴乙烷	乙醚味易挥发液体	毒性较溴甲烷小	与溴甲烷相似，对呼吸系统有明显刺激	与溴甲烷相似，但毒性较小
1,2-二溴乙烷	挥发性液体		呼吸系统损害为主要表现，可有咳嗽、胸闷、气急等上呼吸道刺激症状，重者可发生化学性肺炎、肺水肿	中度麻醉作用
1,1,2,2-四溴乙烷	液体		呼吸道刺激作用	可引起严重肝损害、肾小管病变及血单核细胞增多，麻醉作用较弱

续表

化学名	常温下形态	毒性	呼吸系统损害	其他系统损害
碘甲烷	酸性透明液体	中等毒性	咽痛、呛咳等刺激症状，严重时可发生支气管炎、肺水肿	与溴甲烷相似，可发生代谢性酸中毒
1,1- 二氯乙烯	易挥发液体	可分解产生光气、氯化氢、甲醛	上呼吸道刺激症状	主要中枢神经系统抑制作用
1,2- 二氯乙烯	氯仿味液体	遇热可分解为光气、氯化氢	上呼吸道刺激症状，重者可发生声门痉挛、支气管肺炎、肺水肿	中枢神经系统抑制作用，重者可发生脑水肿
四氯乙烯	乙醚味液体	低至中毒性，紫外线作用下可产生毒性更高的光气	流涕、口干、咽喉不适等上呼吸道刺激症状	主要为中枢神经系统抑制作用，也可累及肝、肾
3- 氯丙烯	易挥发液体	高浓度对眼及呼吸道黏膜有刺激作用	对皮肤和呼吸道黏膜有刺激性，一般脱离接触后可很快恢复	动物实验光镜下见肝窦扩张及空泡变性，肾集合小管上皮脂肪变性及肿胀
1,3- 二氯丙烯	氯仿味液体		可出现呼吸道刺激症状，严重者可发生延迟性肺水肿	
氯化苦(三氯硝基甲烷)	油状液体	吸入毒性是氯气3~4倍，约光气一半，遇发烟硫酸可分解为光气和亚硝基硫酸	催泪剂，肺部刺激剂，主要损害中、小支气管及肺泡，导致中毒性肺炎和肺水肿，轻者流涕、咽干、咽痒等呼吸道刺激症状，较重者出现呼吸困难、心悸、气促等，肺部散在干湿啰音，严重中毒者呼吸困难系统、肺水肿、肺坏疽	重者可出现头痛、恶心、呕吐、腹痛、腹泻、心律失常，甚至昏迷、休克等

（万伟国）

参考文献

1. 任引津，张寿林，倪为民，等．实用急性中毒全书．北京：人民卫生出版社，2003：180-181.
2. 何凤生．中华职业医学．北京：人民卫生出版社，1999：485-487.
3. 吴声敢，吴长兴，陈丽萍，等．氯化苦对环境生物的急性毒性与风险评价．农药学学报，2011，13（1）：47-52.
4. 许正锯，张启华，杨红，等．1,1,1- 三氯乙烷致急性中毒性肝炎 19 例．中华肝脏病杂志，2003，11（9）：557.
5. 牛侨，杨利军，李来玉，等．1,2- 二氯乙烷及其主要代谢产物对离体神经细胞的毒性研究．环境与职业医学，2002，19（6）：379-380，397.
6. 伍伟平，徐成润，张惠勇，等．一起四氯乙烷中毒性肝损害事件的调查．东南国防医药，2009，11（2）：159-160.

第二节 氟代烃类(有机氟)

有机氟类热裂解物

(一)概述

有机氟化合物是指分子结构中有氟碳键的化合物,包括饱和的氟烷烃类、卤代氟烷烃类、不饱和的氟烯烃类、卤氟烯烃类(如四氟乙烯、二氟-氯甲烷、三氟氯乙烯、六氟丙烯、八氟异丁烯等),以及它们的聚合物、热裂解产物。有机氟化合物是一组非可燃性、非爆炸性的化合物,在室温下大多呈液体和气体。有机氟聚合物是一类新型高分子合成材料,是工业、农业、医学、国防和民用有机合成制品中的重要材料。

氟烷烃类化合物化学性质稳定。单氟烷烃类常为无色液体,短链单氟卤烷烃类较相应的长链化合物稳定,毒性低;多氟烷烃类常温下多为气体,毒性较低,随化学结构中氟原子增加毒性降低。多氟卤烷烃类(俗称"氟利昂")多呈液体或气体,不燃,化学稳定,耐热,毒性较不含卤元素的多氟烷烃类高,但大多数纯品仍属低毒类,常见有二氟一氯甲烷(F-22)。

单氟烯烃类化合物的沸点较单氟烷烃类低,挥发性低,吸入机会少,职业危害相对较小。多(卤)氟烯烃类以四氟乙烯、六氟丙烯、八氟异丁烯和三氟氯乙烯等为代表,其化学性质活泼,毒性较多氟烷烃类高。如八氟异丁烯在体内大多能氧化生成氟光气和氟化氢,属于剧毒物质;而四氟乙烯、六氟丙烯属于低、中毒性毒物。多氟烯烃类分子结构中氟原子增多或加入氯原子,有毒性增加的趋势。

有机氟聚合物化学性能稳定,生物活性低,基本无毒,但加温裂解,可产生多种有毒热解物。氟聚合物生产过程中产生的各种裂解气、裂解残液气和加工、成型、使用过程中产生的各种热裂解产物多为无色液体或气体,是有毒的混合有机氟单体,意外吸入有机氟单体、裂解气、残液气、氟聚合物热解气,均可引起急性有机氟中毒。有机氟单体指组分中含有聚合物中的某一单体如四氟乙烯等;裂解气指在高温裂解制备有机氟单体时所产生的反应副产物,如二氟一氯甲烷(F-22)裂解气含有四氟乙烯、六氟丙烯、二氟一氯甲烷及少量偏氟乙烯;用二氟-氯甲烷高温裂解制备四氟乙烯时产生的裂解气,其中组分有四氟乙烯、六氟丙烯、八氟异丁烯等10余种反应产物。残液气指高温裂解制备单体后剩下的残液,在常温下为气态的化合物,内有剧毒的八氟异丁烯等。热解气指含氟聚合物高温分解时的气态热解物。聚合有机氟的热分解物,其成分含量和毒性随着加热温度的升高而增高。以聚四氟乙烯为例,250℃以下无明显热解现象;300℃时产生极微量热解物,但无明显刺激症状;400℃以上时则生成可水解性氟化物,如剧毒的氟化氢和氟光气(COF_2),对肺部有强烈的刺激作用;450℃可检出四氟乙烯(TFE)、六氟丙烯(HFP)及八氟环丁烷(OFCB);475℃时出现微量八氟异丁烯(OFIB);480~500℃时,八氟异丁烯浓度急剧上升,可达40.9mg/m^3;500℃以上八氟异丁烯(OFIB)可氧化生成氟光气(COF_2);继续提高温度至550~650℃时,氟光气(COF_2)可达63%,遇水则分解生成氢氟酸(HF)和CO_2。聚全氟异丙烯(F46)热解至500~600℃时也生成四氟乙烯(TFE)、六氟丙烯(HFP)和八氟环丁烷(OFCB)等,水蒸气存在时氟光气(COF_2)则生成氢氟酸(HF)。

有机氟可以通过呼吸道、皮肤、消化道进入人体,引起中毒。工业上以呼吸道吸入为主,部分低分压、低脂溶性的不易吸收，易从呼吸道排出。氟烯烃类能通过肺泡，是损害肺的主要毒物。经肺泡吸收的有机氟类化合物由血液或淋巴液（小部分）转运，分布于肺、肝、肾。有机氟类化合物在肝内代谢，经呼吸道、泌尿道排泄。多氟（卤）烷烃类化合物大多数低毒品种不在体内代谢，以原形从肺或肾排出。

（二）接触机会

有机氟类化合物用途广泛，主要用于制造氟塑料、氟橡胶单体、制冷剂、灭火剂、氟化剂、杀虫剂、杀菌剂、麻醉剂、利尿剂、脑血管造影剂等。在实际生产及加工过程中，有机氟一般均以混合气体形式存在于空气中，在制造、使用有机氟类化合物单体、加工氟聚合物材料、处理氟聚合物裂解反应残液和采样分析时，均有可能接触有机氟类化合物。主要行业工种有：

1. 塑料制造业　二氟一氯甲烷裂解、三氟三氯乙烷制备、三氟氯乙烯制备等。

2. 合成橡胶制造业　氟橡胶合成、氟硅橡胶合成等。

3. 合成纤维单（聚合）体制造业　聚四氟乙烯裂解、精馏、聚合等。

在有机氟生产、加工过程中未做好个人防护，由于设备陈旧或操作不规范、残液处理不当产生物料管道意外泄漏；有机氟制品加工时操作不当或温度控制失灵引起烧结温度过高，有机氟制品分解生成有毒热分解物；设备检修时违反操作规程高温切割、焊接含有有机氟余气余液的管道阀门导致设备、管道内残留有机氟分解；以上均可导致工作场所有毒有害物质浓度超标，造成急性中毒。

另外，既往认为氟烷烃毒性小于氟烯烃类，故对制冷剂、灭火剂、发泡剂、麻醉剂等的毒性认识不足，生产工人常随意放料而导致群体中毒。也有因有机氟余气余液通过下水道转移引起非直接接触有机氟产品人员的中毒事件。

（三）毒性机制

有机氟化合物的中毒机制至今不甚明确，目前国内外比较公认的有以下几种说法：

1. 致死合成　有机氟类化合物的致毒因子是中间代谢产物氟乙酸。氟乙酸是高毒物，可与细胞线粒体中的辅酶A结合，再与草酰乙酸缩合生成氟柠檬酸。氟柠檬酸能抑制乌头酸酶，阻断三羧酸循环中柠檬酸氧化，三羧酸循环终止，致能量丧失，细胞功能丧失和死亡。氟柠檬酸与乌头酸酶的结合是不可逆转的，故称为“致死合成”。能量代谢障碍可影响肺泡毛细血管细胞、肺泡上皮细胞、心肌细胞、肾曲小管和肾间质细胞、肝细胞和神经细胞等，在显微镜下可见细胞大量水肿、坏死，导致各系统损害。

2. 脂质过氧化作用　肺组织细胞膜磷脂中的不饱和脂肪酸遇到氟烷烃和氟烯烃中的强氧化物质，发生过氧化作用，可以破坏细胞膜分子结构，使毛细血管通透性增高，促使血浆渗入肺泡腔和肺泡壁，形成肺间质和肺泡性水肿；破坏肺泡II型上皮细胞，肺泡表面活性物质生成减少，进一步使通透性增加，加重肺间质和肺泡水肿。

3. 免疫反应　由于肺间质和肺泡水肿形成低氧血症而缺氧可激活脯胺酸酶，使脯胺酸含量增加并导致纤维细胞增生，形成肺纤维化，同时由于肺间质化学性炎性反应，吞噬细胞、中性粒细胞和淋巴细胞等免疫细胞对肺泡壁及其间质的大量聚集和浸润，加上免疫球蛋白的反应从而加速了肺纤维化。

4. 热裂解产生的混合物中的细小颗粒可引起聚合物烟热，生成的氟光气、氢氟酸有强烈的呼吸道刺激作用，引起肺损伤。

5. 毒物对心脏的毒性与心肌能量代谢紊乱有关，使心肌细胞受损，并在阳离子缺乏后，

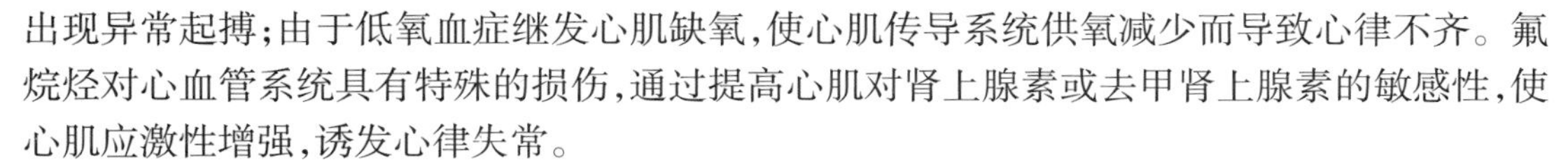

出现异常起搏；由于低氧血症继发心肌缺氧，使心肌传导系统供氧减少而导致心律不齐。氟烷烃对心血管系统具有特殊的损伤，通过提高心肌对肾上腺素或去甲肾上腺素的敏感性，使心肌应激性增强，诱发心律失常。

（四）临床表现

1. 临床症状、体征　吸入过量有机氟化合物，经0.5~24小时的潜伏期（有时长达72小时），出现中毒症状。中毒症状出现的早晚及病情的严重程度，与吸入气体种类、浓度和时间有关。早期中毒症状可以不明显，仅有头昏、头痛、胸闷和轻度上呼吸道刺激症状，如果不与有机氟接触史相联系容易导致误诊、漏诊。

有机氟混合气对机体的损害主要包括致肺脏变性、渗出和坏死性改变，导致肺的纤维化；另也可能导致心肌损害、中枢神经系统、肾及肝损害等。氟烯烃主要靶器官为肺的急性损伤，氟烷烃类毒物主要损伤心肌及心脏传导系统。八氟异丁烯和氟光气均系亲肺性毒物，毒性作用带极窄，主要集中于肺部。二氟一氯甲烷（F-22）裂解残气和热分解物也属亲肺性毒物，主要导致肺组织损伤。六氟丙烯、三氟氯乙烯主要损害器官为肾脏、肝脏，但高浓度时对肺组织同样有明显损伤作用。一般认为热分解物中对人体危害的主要组分为八氟异丁烯（OFIB）、氟光气（COF_2）、氢氟酸（HF）及颗粒物质，吸收入组织后产生的水溶性氟可致肺及心脏等损害。

（1）急性肺损伤：患者早期肺部损伤以肺泡渗出、坏死病变为主。约吸入后4~6小时或更长时间患者出现胸闷、气短、咳嗽、乏力、体温升高。肺部听诊呼吸音粗糙或少量湿啰音。随着病情加重，患者出现胸部紧束感、呼吸困难，动则气短，伴心悸、烦躁和轻度发绀。肺部局限性呼吸音减低，两肺有较多干啰音或湿啰音。重者唇、耳廓、指端等出现明显发绀，呼吸急促，咳粉红色泡沫痰。在充分给氧的情况下，出现进行性呼吸困难加重，极度烦躁不安，面色灰白，冷汗淋漓。两肺呼吸音明显降低、消失或弥漫性湿啰音。部分吸入有机氟化合物的患者在暴露后症状很不明显，未及时处理、治疗，可发生迟发性肺水肿，甚至ARDS，后期可合并肺纤维化、皮下气肿等并发症。

（2）心血管系统损伤：患者可表现为胸闷、心悸、干咳等，严重者可出现心搏骤停。查体发现心率加快、心律不齐、心音低钝、血压下降等。吸入中毒患者心脏症状往往被肺部症状掩盖而被忽略，但实验室心肌酶谱及心电图检查时可发现异常。

（3）肝脏、肾脏损害：一般因隐匿而不被发现，但在进行实验室检查时，可见肝肾功能轻度异常，尿常规异常。三氟氯乙烯、四氟乙烯、六氟丙烯、F-22裂解气可致肝脏损害，氟烷烃和氟烯烃类化合物均可引起肾脏损害，但损害程度与毒物品种及剂量、效应有关。

（4）中枢神经系统：有报告聚四氟乙烯热分解物可引起大鼠、兔和狗的中枢神经系统改变，实验动物在暴露毒物后在脑脊液中发现氟碳化合物，这说明有机氟对中枢神经有兴奋或抑制的作用。临床上中毒性脑病多出现于有机氟农药口服途径中毒，有机氟吸入中毒患者中枢神经系统损害报道不多，多为头痛、头晕等非特异表现。

（5）氟聚合物烟尘热：吸入有机氟聚合物热解物后，出现畏寒、发热、寒战、肌肉酸痛等类似金属烟热样症状，可伴有咳嗽、胸部紧束感、头痛、恶心、呕吐等。氟聚合物烟尘热通常发生在聚四氟乙烯、聚全氟异丙烯热加工成形时，烧结温度在350~380℃左右，症状酷似金属烟热，属特殊的一种临床类型，一般给予解热镇痛对症处理，于24~48小时内愈。但反复发病者，文献报道可致肺纤维化，故应给予抗肺纤维化治疗。

（6）重度中毒患者可引起多脏器功能衰竭，预后极差，病死率可高达 80%。有文献报道，长期接触有机氟化合物者，可出现腰背、关节疼痛，X 线摄片可见骨皮质增厚，骨间膜、前纵韧带及黄韧带骨化，长骨骨骺端骨密度增加，呈现不典型麻布样改变，伴尿氟增高，提示氟骨症可能。经治疗康复后的患者长期随访可有股骨头坏死的发生，尤其是使用大剂量糖皮质激素的患者。

2. 实验室及辅助检查

（1）X 线胸片检查：初起 X 线胸片常无明显异常，或仅有两肺中下肺野纹理增多，当病情进展进入肺水肿期，主要表现为双肺透亮度降低，广泛散在分布斑片状高密度影或弥漫絮状密度影，边缘模糊，以内中带分布明显，呈蝶翼状分布，或出现广泛网状阴影，散在小点状阴影。至后期经治疗后病变可完全吸收或残留间质纤维化改变，纤维化期胸片主要表现为两肺纹理增多、模糊，透亮度降低，肺野内可见弥漫分布的斑片影。

（2）胸部 CT 检查：轻、中度中毒患者胸部 CT 无明显异常，重症潜伏期末 X 线片尚未发现异常时即可发现两肺磨玻璃影，边缘模糊，提示浸润病灶；肺水肿期主要表现为双肺弥漫性成团、片样絮状致密影，边缘模糊，可融合成大片样影，密度也随之增高，重者伴纵隔气肿、皮下气肿、胸腔积液、胸膜增厚等；纤维化期双肺磨玻璃样变，严重者呈蜂窝样改变，边界较模糊，肺野内见少许条索影，两肺边缘部透亮度增加。CT 的影像学表现常早于 X 线胸片的改变，敏感性也远高于胸片，甚至早于临床症状体征。近来高分辨率肺部 CT 影像检查有更精确发现：早期表现为肺水肿①间质性肺水肿：云雾状阴影或磨玻璃样密度影，好发于肺门周围和肺基底部较为明显，小叶间隔增厚；②肺泡性肺水肿表现：肺渗出和实变影，以肺叶或肺段分布的斑片状、大片状密度增高影，病灶内可出现支气管空泡影，常见于近肺门处；有时呈“蝶翼状”改变；结节状影，大小 0.5~0.8cm，边缘模糊或清晰，代表以肺泡为单位的水肿性实变。晚期表现为肺间质纤维化：两肺外带纹理紊乱、增多，并见多个细条影或网格影，严重者两下肺可呈蜂窝状改变。肺水肿和肺间质纤维化的其他间接征象：①支气管扩张；②肺气肿改变；③胸腔及心包积液；④胸膜肥厚表现；⑤小叶间隔增厚。

（3）血气分析：有明显的低氧血症。动脉血氧分压 <8.0kPa，血氧饱和度 <80%。动脉血二氧化碳分压基本正常或升高，伴代谢性酸中毒和（或）呼吸性碱中毒，重者多呈 I 型呼吸功能衰竭。

（4）肺功能：一般中毒急性期患者无法配合肺功能检查，多用于中毒后期及长期随访。大部分患者肺功能在中毒后期基本恢复正常，少部分出现肺纤维化的重症患者，可遗留轻度限制性通气功能障碍。

（5）心肌酶谱检查：肌酸激酶（CK）、肌酸激酶同工酶（CK-MB）、乳酸脱氢酶、门冬氨酸氨基转移酶均可见增高，轻、中度中毒患者可表现为其中一个指标或几个指标轻度增高，重度患者以上指标同时持续增高，并可呈逐渐加重趋势。但需注意，单纯 CK 甚至 CK-MB 升高不能作为有机氟致心肌损害的依据，在急性中毒的情况下，CK-MB/CK 的比值超过 10% 方有临床意义。同时检测肌钙蛋白 T 或 I，并结合心电图动态检测对于判断是否有心脏损害更有意义。

（6）心电图检查：可见窦性心动过速、窦性心动过缓、窦性心律不齐，见于接触反应和轻度中毒患者；重者可出现 Q-T 间期延长、ST-T 改变、频发室上性心动过速、房性期前收缩、房室传导阻滞、室性期前收缩、室性心动过速、室颤等；严重者甚至可见类似急性心肌梗死的心电图表现。经积极治疗，心电图可恢复正常，或遗留轻度T波低平改变。

（7）超声心动图：急性有机氟中毒患者治疗后在随访期可见心脏形态学和左心室功能改变，主动脉内径、左心室内径、左心房内径分别可达（40.16±5.09）mm、（66.44±6.43）mm、（32.92±5.44）mm，较正常人明显扩大，心肌收缩功能减退（EF：0.47±0.12），不易在短期内恢复，需长达6年以上才逐渐恢复正常。

（8）血常规检查：患者的外周血白细胞计数可见增高，中性粒细胞百分比明显增加，常见于中重度中毒患者。

（9）肝功能检查：主要为血清谷丙转氨酶升高，多为轻度一过性升高。

（10）肾功能检查：主要表现为肾小管间质功能病变，部分患者出现血清尿素氮、肌酐升高，多见于重度中毒。

（11）尿常规检查：由于肾浓缩功能障碍导致低渗尿，并可出现一过性白蛋白尿、红细胞尿、白细胞尿及颗粒、透明管型，可见尿β_2-MG蛋白升高。

（12）血、尿氟测定：血、尿氟均可出现增高，并以中毒后第一天浓度最高，在24小时内由尿排出占摄氟量的50%~70%，之后血、尿氟均随时间推移逐渐降低。文献报道中毒第1、3、5天测定血、尿氟，第5天所有患者血氟仍可高于正常水平，而尿氟在第5天时仅在重度中毒患者组中发现升高，轻、中度中毒患者尿氟已降至正常，故而在早期血、尿氟均可作为急性有机氟中毒的诊断指标。而对于在中毒早期未有条件行血、尿氟测定的急性有机氟中毒患者，在中毒后5天内仍可测定血氟作为较敏感而特异的诊断指标，尿氟相对敏感性下降，但若尿氟在中毒后期仍升高则对诊断重度中毒有较大意义。

综上所述，有机氟化合物的毒性可致急性肺损伤和多脏器损害，其损害脏器的多少和程度，与吸入毒物的组分、量及早期处理是否得当有密切关系，但毒作用靶器官以肺、心为主。

（五）诊断原则、诊断分级及鉴别诊断

1. 诊断原则　根据有确切的短时、过量有机氟气体吸入史，结合临床表现、胸部影像学、心电图、血气分析等有关检查结果，综合分析，排除其他疾病后方可诊断。

2. 诊断

（1）接触反应：吸入有机氟气体后，出现上呼吸道感染样症状，观察72小时症状逐渐好转，无心肺损伤者。

（2）急性中毒

1）轻度中毒：有头痛、头晕、咳嗽、咽痛、恶心、胸闷、乏力等症状，肺部有散在性干啰音或少量湿啰音。X线胸片见两肺中、下肺野肺纹理增强，边缘模糊等征象，符合急性支气管炎、支气管周围炎临床征象。

2）中度中毒：凡有下列情况之一者，可诊断为中度中毒：①轻度中毒的临床表现加重，出现胸部紧束感、胸痛、心悸、呼吸困难、烦躁及轻度发绀，肺部局限性呼吸音减低，两肺有较多的干啰音或湿啰音。X线胸片见肺纹理增强，有广泛网状阴影，并有散在小点状阴影，使肺野透亮度降低，或见水平裂增宽、支气管袖口征，偶见Kerley B线，符合间质性肺水肿临床征象。②症状体征如上，两中、下肺野肺纹理增多，斑片状阴影沿肺纹理分布，多见于中、内带，广泛密集时可融合成片，符合支气管肺炎临床征象。

3）重度中毒：凡有下列情况之一者，可诊断为重度中毒：①急性肺泡性肺水肿；②急性呼吸窘迫综合征（ARDS）；③中毒性心肌炎；④并发纵隔气肿，皮下气肿、气胸。

（3）氟聚合物烟尘热：吸入有机氟聚合物热解物后，出现畏寒、发热、寒战、肌肉酸痛等金属烟热样症状，可伴有咳嗽、胸部紧束感、头痛、恶心、呕吐等，一般在24~48小时内消退。

3. 鉴别诊断 本病早期中毒症状可不典型，有机氟单体、裂、热解气（物）的职业接触史极为重要，早期应注意与上呼吸道感染、肺炎、慢性支气管炎急性发作、肺源性心脏病、心力衰竭等鉴别。

（1）上呼吸道感染：鼻咽部症状明显，一般无咳嗽、咳痰，肺部无异常体征。

（2）肺炎：有咳嗽、咳痰，大多有发热，早期肺部体征无明显异常，其后出现两肺散在湿啰音。

（3）慢性支气管炎急性发作：多发生于中老年吸烟者，在气候多变的冬春季节咳嗽、咳痰明显，有脓性痰，两肺可有散在干湿啰音。

（4）肺源性心脏病：本病在肺心功能失代偿期可出现明显呼吸困难、发绀，但该病患者临床上往往原有慢性支气管炎、肺气肿等其他胸肺疾病或肺血管病变，并已引起肺动脉高压、右心室增大或右心功能不全，如 $P_2>A_2$、颈静脉怒张、肝大压痛、肝颈静脉反流征阳性、下肢水肿等，X线胸片、肺CT、心超等有右心增大肥厚的征象。

（5）心力衰竭：急性心力衰竭可突发严重呼吸困难、发绀、大汗、频繁咳嗽、咳粉红色泡沫状痰，两肺满布湿啰音和哮鸣音，与重度有机氟中毒类似，但心力衰竭患者多有高血压性心脏病、冠心病、风湿性心脏病等器质性心脏病，左心界扩大、心率增快、心尖部可闻及奔马律。

（六）中毒救治

1. 院前急救 凡有确切的有机氟气体意外吸入史者，不论有无自觉症状，必须立即移离现场，强调绝对卧床休息，减少氧耗，鼻导管或面罩吸氧（2~5L/min），并接受严密的医学观察72小时，监测患者基本生命体征，观察有无咳嗽、胸闷、呼吸困难等呼吸道症状，随访肺部体征和指末血氧饱和度（最好能行动脉血血气分析检测），有条件的行血、尿常规、心电图、胸片等检查，若出现呼吸道症状体征的受累人员应及时送专科医院诊治。现场预防性用药，可选地塞米松10~20mg+25%葡萄糖液40ml静脉缓慢注射或相当剂量的甲泼尼龙静脉缓慢注射。

2. 院内急救

（1）一般治疗：对所有可能接触有机氟的有症状患者，应嘱其立即卧床休息，询问病史、职业史、吸入有机氟的品种、浓度、时间、现场处理情况，帮助预判病情。行相关医学检查，包括血常规、血气分析（未吸氧情况下）、血氟、尿氟（有条件时）、X线胸片或（和）CT、心肌酶谱、肌钙蛋白及心电图，监测血氧饱和度。在血容量充足、血压稳定前提下，液体出入量轻度负平衡（-500~-1000ml），高热量、高蛋白饮食。

（2）早期给氧，可俯卧位通气，氧流量开始设为2~3L/min，根据血氧饱和度调整氧流量，使氧饱和度达95%左右，氧浓度一般控制在50%~60%以内，慎用纯氧及高压氧。若氧流量>5L/min，而动脉血气分析血氧分压仍<60mmHg，或氧饱和度>80%，仍有难以缓解的胸闷喘憋，呼吸频率较快者，可应用呼吸机辅助呼吸。机械通气可以更有效地改善通气及氧合，提高氧输送水平，同时采用较高水平的呼气末正压通气，达到减轻肺水肿、改善肺不张及改善氧合的目的。首选无创通气支持，多采用S/T模式，初始采用较高呼气末正压（PEEP）水平（一般在6~12cmH$_2$O），吸气压力（Pi）12~20cmH$_2$O，吸入氧浓度（FiO$_2$）40%~50%，呼吸频率(F)12~15 次 / 分,根据患者肺水肿及氧合指数情况逐步递加压力参数,调节氧浓度,使氧饱和度维持在 90% 左右。如果患者出现意识障碍、清除分泌物障碍、无法耐受无创正压通气、血流动力学指标不稳定、氧合功能恶化、CO_2 潴留加重、严重的呼吸性酸中毒时需考虑有创机械通气,气管插管或气管切开,采用双水平气道正压(BIPAP)模式,参数设置:气道峰压(P_{peak})20~30cmH_2O,呼气末正压(PEEP)8~15cmH_2O,吸入氧浓度(FiO_2)50%~80%,呼吸频率(F)12~18 次 / 分。当病情稳定符合以下条件时可考虑呼吸机脱机:试停机 3 小时后呼吸平稳,无明显呼吸困难,无神经精神障碍,吸氧浓度 <50% 时,氧饱和度仍 >90%,呼吸频率 < 35 次 / 分,pH>7.35,血流动力学稳定。

(3) 尽早、足量、短程应用糖皮质激素:接触反应虽不属急性中毒范畴,但在观察期内仍可用激素预防性治疗 1~3 天,地塞米松 10~20mg(或相当量甲泼尼龙)+25% 葡萄糖液 40ml 静脉缓慢注射。轻度中毒患者根据病情,首日应用地塞米松 10~30mg/d 或甲泼尼龙 60~160mg/d,疗程 3~4 天后病情稳定可剂量减半,随后根据病情每 3~4 天较快逐渐减量至停药,总疗程为 1 周左右。中度中毒可选地塞米松 30~60mg/d 或甲泼尼龙 160~320mg/d 静脉用药,连续用药 3~5 天后根据病情改善程度减激素剂量的 1/2~1/3,随后进一步根据病情逐渐减量,平均持续用药时间约 10 天左右。重度中毒者地塞米松 60~80mg/d 或甲泼尼龙 240~500mg/d,减量方案类似中度中毒患者。病情严重者甚至可予首日甲泼尼龙 1000mg 冲击治疗,次日 500mg,第三日后以甲泼尼龙 240mg/d 维持,根据病情逐渐减量,平均用药时间需 2 周左右。中度以上中毒患者的急性期后,为抗肺纤维化,可继续小剂量口服糖皮质激素 2~4 周左右。根据笔者的用药经验,中、重度中毒患者首日初次剂量应至少达到当日总剂量的一半。

(4) 维持呼吸道畅通,可给予支气管解痉剂等超声雾化吸入。咳大量泡沫痰者宜早期使用去泡沫剂二甲硅油(消泡净)。出现呼吸困难经采用内科治疗措施无效后可行气管切开术。

(5) 出现中毒性心脏病变及其他临床征象时,治疗原则一般与内科相同。

(6) 合理选用抗生素,防治继发性感染。尤其在 ICU 病房需高度重视耐药性革兰染色阴性菌的感染,近年来真菌尤其是霉菌的感染是又一项棘手的治疗难题。

(7) 氟聚合物烟尘热,一般给予对症治疗。凡反复发病者,应给予小剂量糖皮质激素防治肺纤维化治疗。

(8) 预防继发的骨质疏松、股骨头坏死:大剂量糖皮质激素的治疗可以引起高比例的继发性骨质疏松和股骨头坏死,可给予每日元素钙 1200~1500mg、维生素 D800~1000U 治疗,并可给予阿仑膦酸钠 10mg 每天或 70mg 每周一次口服预防,如无法口服治疗可予唑来膦酸盐 5mg 静脉滴注 1 次即可。

(七) 预后

有机氟无色无味无臭,比空气重,呈低溶解性,初起支气管黏膜刺激不明显,咳嗽症状轻微,故可以长时间大量吸入毒物深达肺泡。早期中毒症状、肺部体征无特异性,若不与接触史、群体发病史相联系,很容易造成误诊、误治和漏诊,而一旦延误,症状以急性肺水肿为主,呈“暴发性”加重,病情危重预后差,具有致死性。如果及时诊断及时治疗,预后良好,病程后期大部分患者临床症状改善,对肺功能和劳动能力影响不大,但也有部分患者并发肺纤维化等并发症。有文献报告有机氟气体中毒所致的肺纤维化可能是可逆的,但是否的确属实需进一步临床随访观察。

（八）案例分析及救治教训

【案例 21】

1. 病例介绍 患者，罗某某，男性，59 岁，厂区返聘门卫。2011 年 8 月 20 日下午在单位浴室洗澡时吸入异味气体，诉似杀虫剂味道，当时未觉任何不适。下午 6 时左右略觉胸闷，饮酒后休息，约夜间 9 点左右，突发干咳，胸闷、气促明显，动则气喘，急至单位医疗室就诊，查体示两下肺湿啰音，予吸氧、地塞米松 20mg 静推，症状略有缓解，但仍有轻度恶心不适，遂于 8 月 21 日凌晨转至我院急诊。询问病史，患者病程中意识清晰，无发热、咳痰、腹痛、腹泻、呕吐、呕血等，精神、胃纳、睡眠正常，无明显体重下降，既往高血压病史，否认冠心病、糖尿病、慢性支气管炎、支气管哮喘等病史。其就职单位为有机氟制品生产工厂，工作地点离厂区距离约 50m，单位浴室位于厂区内，发病前曾吸入异味气体，考虑急性有机氟中毒可能，以急性肺损伤收住入院转入 ICU。入院查体，意识清，鼻导管吸氧（4L/min），体温 37.4℃，心率 70 次 / 分，呼吸 20 次 / 分，血压 156/80mmHg，指末氧饱和度 95%，但交谈后即可跌至 88%，营养好，发育正常，皮肤巩膜无黄染，口唇无发绀，口腔无溃疡，淋巴结未扪及明显肿大，头颅无畸形，颈软，气管居中，双下肺可闻及湿啰音，心律齐，各瓣膜区未闻及病理性杂音，四肢活动正常，四肢肌力可，双下肢无水肿，神经病理征（-）。急查肺 CT 示双肺弥漫性渗出性改变，伴胸膜增厚。血气分析（吸氧 8L/min）：氧分压 9.18kPa，二氧化碳分压 5.51kPa，氧饱和度 94.1%，动脉 - 肺泡氧分压之比 0.7，血常规：WBC 18.88×10^9/L，N 0.934，Hb 176g/L，PLT 163×10^9/L，肝肾功能基本正常，血电解质 Ca 1.91mmol/L，余电解质正常，心肌酶谱 CPK20U/L，CK-MB13U/L，LDH 264U/L。立即给予 BiPAP 面罩辅助呼吸，甲泼尼龙 80mg q8h 静滴，氨溴索 120mg，qd 及还原性谷胱甘肽 2.4g，qd 静滴化痰、抗氧化治疗，头孢哌酮舒巴坦防治感染，3 天后激素逐步减量（甲泼尼龙 40mg，q8h × 2 天，再减为甲泼尼龙 20mg，每天 3 次口服），患者生命体征稳定。8 月 25 日查体双肺湿啰音完全消失，随访床旁胸片两肺斑片影较前明显吸收，血气分析（吸氧 6L/min）：氧分压 11.54kPa，二氧化碳分压 5.64kPa，氧饱和度 96.8%，动脉 - 肺泡氧分压之比 0.9，BiPAP 辅助呼吸吸氧改为鼻导管吸氧，患者生命体征稳定，氧流量逐渐减小，转出 ICU。

2. 救治教训 对于既往体健，而以不明原因的急性呼吸困难起病的患者，要考虑到急性吸入毒物中毒的可能。该事件患者为厂区门卫，非有机氟行业操作人员，在浴室洗澡时吸入异味气体，似乎与有机氟无关，但深入询问病史患者工作单位为有机氟生产工厂，浴室位于厂区内，吸入异味气体数小时后出现胸闷、咳嗽等呼吸道症状，进行性加重，既往无呼吸系统病史，仍考虑患者为接触有机氟化合物导致的急性中毒，其治疗应与职业性有机氟中毒相同。其后再询问厂方管理人员，当日下午确实发生有机氟生产管道破裂致产品流入下水道，现场生产工人立刻逃离生产岗位而无急性中毒事件发生。患者现场即予吸氧、地塞米松静推，送诊及时，为随后的治疗打下较好基础。入院后血气分析血氧分压明显降低，计算氧合指数 130，肺 CT 提示双肺弥漫性渗出性改变，考虑为急性重度有机氟中毒，即予甲泼尼龙 240mg/d、BiPAP 面罩辅助呼吸及对症支持治疗，患者病情得到控制，早期、及时、足量激素治疗及有效机械辅助呼吸对有机氟中毒的抢救至关重要。因病情需要激素量较大，病程后期并发感染可能增加，故在病情稳定后需及时激素减量，也对改善患者预后有较大作用。

（万伟国）

参考文献

1. 邵志华,孙晓红,徐进,等. 全氟异丁烯染毒致家兔肺损伤研究. 毒理学杂志,2007,21(3):227-229.
2. 尹森琴,江时忠,余小忠,等. 有机氟吸入康复患者股骨头缺血性坏死的 MRI 筛查. 医学影像杂志,2007,17(1):74-77.
3. 翁雪梅,李思惠. 急性有机氟吸入损伤特征及临床救治要点研究. 中国职业医学,2011,38(6):483-485.
4. 耿平,夏仲芳,徐继扬,等. 职业性急性有机氟中毒的影像学表现及其价值分析. 实用临床医药杂志,2012,16(23):57-58,64.
5. 肖久鑫,王彦超,郜立军. 急性氟中毒及转归临床 CT 观察(附 8 例). 中国 CT 和 MRI 杂志,2011,9(4):23-25
6. 尤正千,朱晓华,李天女. 有机氟中毒性肺水肿的 CT 诊断价值(附 3 例报告). 上海医学影像,2006,15(1):34-36
7. 耿平,夏仲芳,叶靖,等. 急性有机氟气体中毒患者呼吸系统损害的特点分析. 临床急诊杂志,2014,15(2):71-74.
8. 徐敏蓉,林继华. 21 例职业性有机氟毒物吸入后 72h 内心电图分析. 中国职业医学,2008,35(2):165-166.
9. 殷静静,郑瑞强,林华,等. 无创正压机械通气治疗重度急性有机氟中毒的临床研究. 临床肺科杂志,2012,17(12):2202-2204.
10. 柳月珍,陈寿权,李章平. 急性有机氟吸入中毒患者血尿氟浓度变化及临床意义. 中华急诊医学杂志,2010,19(10):1078-1081
11. 马爱闻,徐继扬,徐敏。等. 有机氟中毒致中毒性肺水肿的临床救治. 临床荟萃,2012,27(3):243-245.
12. 翁雪梅,闻建范,王洁. 群发急性有机氟吸入及中毒临床诊治体会. 职业卫生与应急救援,2010,28(4):222-223.

第三节　氯代烷烃类

一、氯甲烷

(一) 概述

氯甲烷(methyl chloride,chloromethane),别名甲基氯,为无色易液化的气体。分子量 50.49,熔点 -97.7℃,沸点 -23.7℃。加压液体储存于钢瓶中。具乙醚气味和甜味。微溶于水,易溶于氯仿、乙醚、乙醇、丙酮。易燃烧和爆炸,与空气能形成爆炸性混合物,爆炸极限 8.1%~17.2%(体积)。无腐蚀性。高温时(400℃以上)和强光下分解成甲醇和盐酸,加热或遇火焰生成光气。属有机卤化物。危险品标志:极易燃、有害。属于 B 级有机剧毒物。

急性毒性:LC_{50}:5300mg/m^3(大鼠吸入,4 小时)。

致突变性:微生物致突变:鼠伤寒沙门菌 5162mg/m^3。姐妹染色单体交换:人淋巴细胞 3%。哺乳动物体细胞突变:人淋巴细胞 5%。程序外 DNA 合成:大鼠肝 1%。显性致死试验:

大鼠吸入 6195mg/m^3,每天 6 小时,连续 5 天。

致畸性:大鼠孕后 7~19 天吸入最低中毒剂量(TCL_0)3098mg/(m^3·6h),致肌肉骨骼系统发育畸形。小鼠孕后 6~117 天吸入最低中毒剂量(TCL_0)1032mg/(m^3·6h),致心血管系统发育畸形。

生殖毒性:影响睾丸和精原细胞。胚胎发育毒物。LCL_0:4130mg/m^3(人吸入,2 小时)。

工作场所空气中氯甲烷的最高容许浓度(MAC)为 40mg/m^3;工作场所空气中氯甲烷时间加权平均容许浓度(8 小时)(PC-TWA)60mg/m^3;工作场所空气中氯甲烷短时间接触容许浓度(15 分钟)(PC-TWA)120mg/m^3。

(二)接触机会

生产氯甲烷:以氯甲烷作为化学工艺的溶剂、甲基化剂和氯化剂,制备硅酮聚合物的原料、制备泡沫塑料的发泡剂时均可接触,也用作溶剂、冷冻剂、香料等。全世界生产的氯甲烷中,约 80% 用来生产甲基氯硅烷和四甲基铅,但由于汽油中的抗爆化合物正逐渐由无铅物代替,因此四甲基铅的消费逐渐下降。

(三)毒性机制

本品在生产条件下主要经呼吸道吸收。进入体内氯甲烷很快进入组织。吸收的 70% 氯甲烷很快进行代谢转化,先水解为甲醇和氯化氢,再经氧化为甲醛和甲酸。60% 以二氧化碳的形式排出,极少量以原形从肺排出,其余部分存留于脑、心、肝、肾、胃、肌肉、脾等组织中。

氯甲烷发病机制至今尚无统一的看法。有以下几种观点:①氯甲烷进入体内水解生成甲醇;②由于氯甲烷在体内干扰了甲基化过程的结果;③氯甲烷在体内经酶催化与谷胱甘肽结合,最终生成有毒的代谢产物甲硫醇和硫化氢而对神经系统和肝、肾等脏器造成损害。

(四)临床表现

1. 起病急、潜伏期短　发生在吸入浓度超过 1.0g/m^3,潜伏期数分钟到数小时。

2. 神经及精神系统症状　轻者有头痛、头晕、恶心、呕吐、视物模糊、步态蹒跚、精神错乱,一般 1~2 日可恢复。重者呈现谵妄、躁动、抽筋、震颤、视力障碍、昏迷等。

3. 呼吸系统　出现咳嗽、气急、呼吸困难,听诊两肺呼吸音粗糙,甚至两肺有湿啰音等急性肺水肿的表现。

4. 心血管系统　以胸闷、心悸等为主,ECG 表现为窦性心动过速、室性期前收缩和 ST-T 段压低等,原因是氯甲烷可提高心肌对肾上腺素的敏感性,使心肌应激性增高,诱发心律失常;中毒也可直接导致心肌损伤与心律失常,心律失常与低钾又加重了心肌损伤,这些原因均可使 ST-T 段降低。

5. 可有代谢性酸中毒。

6. 皮肤损害　皮肤直接接触液态氯甲烷者可致冻伤。

(五)诊断原则、诊断分级及鉴别诊断

1. 诊断原则　一般根据接触史以及临床表现,可诊断氯甲烷中毒。呼出气中有特别的丙酮气体和尿中检出甲酸盐、丙酮可作诊断参考指数。

2. 鉴别诊断　急性中毒临床表现有时似甲醇中毒或硫化氢中毒,应予鉴别。

(六)中毒救治

1. 患者应尽速离开中毒现场,除去污染衣服,注意患者的保暖措施,凡明确接触过本品

者，应密切观察至少 48 小时，以便早期发现病情变化，并给予及时处理。

2. 目前无特殊解毒剂，主要采用对症和支持疗法。防治肺水肿。忌用水合氯醛，以免加重肝损害。

3. 综合治疗

（1）精神及神经系统

1）解除脑水肿，降低颅内压：①甘露醇为高渗脱水剂，可提高血浆渗透压，使水分由脑组织 - 血浆 - 脑组织脱水。甘露醇 1.0~2.0/kg，2~4 次 / 天，降压率 50%；高渗葡萄糖降压率 30%。呼吸系统症状明显可给予氧疗及雾化吸入。②利尿剂：呋塞米（速尿）可抑制肾小管对 Cl^-、Na^+ 的再吸收，有利尿作用，间接促进脑组织脱水，减轻脑水肿。呋塞米 20~40mg 肌内注射或静脉注射或 1 次 250mg 静脉滴注。

2）糖皮质激素：改善血脑屏障、降低毛细血管通透性、减轻脑水肿。应用原则：早期、足量、短程应用。

3）改善脑细胞代谢和促进脑复苏：①改善脑组织代谢：能量合剂、三磷酸胞苷、胞磷胆碱、醋谷胺（乙酰谷酰胺）、脑活素、都可喜、安宫牛黄针、醒脑静；②钙超载阻滞剂：防止细胞病理性钙超载，解除脑血痉挛，改善脑血液循环，减轻脑水肿，如氟桂利嗪（西比灵）、尼莫地平。

（2）其他系统损害：同内科。

4. 预后　经积极治疗，急性氯甲烷中毒预后较好。

二、二氯甲烷

（一）概述

二氯甲烷（methylene chloride，dichloromethane），分子式为 CH_2Cl_2，别名甲叉二氯，为无色透明易挥发的液体。分子量 84.94，熔点 –95℃，沸点 39.8℃，有刺激性芳香气味。微溶于水，溶于乙醇、乙醚。不易燃烧，爆炸极限为 6.2%~15.0%。遇热和潮湿分解出盐酸、二氧化碳、一氧化碳和光气。

毒性：经口属中等毒性。急性毒性：LD_{50} 1600~2000mg/kg（大鼠经口）；LC_{50} 56.2g/m^3，8 小时（小鼠吸入）；小鼠吸入 67.4g/m^3 × 67 分钟，致死；人经口 20~50ml，轻度中毒；人经口 100~150ml，致死；人吸入 2.9~4.0g/m^3，20 分钟后眩晕。亚急性和慢性毒性：大鼠吸入 4.69g/m^3，8 小时 / 天，75 天，无病理改变。暴露时间增加，有轻度肝萎缩、脂肪变性和细胞浸润。

致突变性：微生物致突变：鼠伤寒沙门菌 19 800mg/m^3。DNA 抑制：人成纤维细胞 17 368mg/（m^3·h）（连续）。

生殖毒性：大鼠吸入最低中毒浓度（TCL0）4342mg/m^3（7 小时，妊娠 6~15 天），引起肌肉骨骼发育异常，泌尿生殖系统发育异常。

致癌性：IARC 致癌性评论：动物阳性，人类不明确，将二氯甲烷视为一种对人类潜在的致癌物。工作场所空气中二氯甲烷的最高容许浓度（MAC）为 200mg/m^3；工作场所空气中二氯甲烷时间加权平均容许浓度（8 小时）（PC-TWA）200mg/m^3；工作场所空气中二氯甲烷短时间接触容许浓度（15 分钟）（PC-TWA）300mg/m^3。

（二）接触机会

1. 二氯甲烷可用于有机合成，还广泛用作醋酸纤维素成膜、三醋酸纤维素抽丝、石油脱蜡、气溶胶和抗生素、维生素、甾族化合物生产中的溶剂，以及金属表面漆层清洗脱脂及脱膜剂。

2. 用于谷物熏蒸和低压冷冻机及空调装置的制冷。在聚醚型尿烷泡沫塑料生产中用作辅助发泡剂，以及用作挤压聚砜型泡沫塑料的发泡剂。

3. 用作溶剂、萃取剂、诱变剂。用于植物遗传研究。

4. 用作脱漆剂、石油脱蜡溶剂、热不稳定物质的萃取剂、羊毛中提取羊毛脂和从椰子中提取食用油的萃取剂、三乙酸纤维酯电影胶片的溶剂。还广泛用于醋酸纤维、氯乙烯纤维的制造、加工以及灭火剂、冷冻剂、乌洛托品等制造。

5. 用于电子工业。常用作清洗去油剂。

6. 由于沸点极低，是难燃性的溶剂而被广泛地使用。除了作航空发动机、精密机械等的洗涤溶剂外，还可作涂料的剥离剂，也还可和其他溶剂适当混合，用于各种工业洗涤。

7. 也用作乙酯纤维溶剂、牙科局部麻醉剂、冷冻剂和灭火剂等，是层析分离的常用的洗脱剂和萃取分离的常用溶剂。

8. 用作树脂及塑料工业的溶剂。

二氯甲烷在中国主要用于胶片生产和医药领域。其中用于胶片生产的消费量占总消费量的50%，医药方面占总消费量的20%，清洗剂及化工行业消费量占总消费量的20%，其他方面占10%。

（三）毒性机制

人类接触的主要途径是吸入，主要损害中枢神经系统、呼吸系统、肝脏。二氯甲烷在体内代谢后主要经肺部排出CO或原形的二氯甲烷。二氯甲烷的代谢路径有下列方式：依赖细胞色素P450酶途径产生CO、CO_2；依赖谷胱甘肽转移酶途径产生CO_2、甲醛及甲酸。因二氯甲烷持续代谢产生CO，体内CO浓度可能会升高至中毒浓度。其引起的CO中毒时间较一般因碳氢化合物（如瓦斯、柴油）燃烧不全引起者长达13小时。其毒理机制多认为是烷基卤素对机体的毒性作用，可迅速穿透细胞膜而引起细胞内中毒。对中枢神经系统具有麻醉作用，高浓度对呼吸道有刺激作用，致死浓度可发生呼吸和循环中枢麻痹。氯代羟类化合物在肝细胞内质网经羟化酶作用产生自由基，致脂质过氧化，改变膜结构完整性，导致溶酶体破裂和线粒体损伤及细胞内钙流失控，引起肝细胞损害。代谢产物甲酸对肝肾有一定的损伤，光气可致肺水肿。

（四）临床表现

1. 神经及精神系统　表现为急性中毒性脑病：轻者有头痛、头晕、恶心、呕吐、视力模糊、步态蹒跚、精神错乱，重者昏迷。一般在中毒后数小时出现，1~2天逐渐加重，3~5天达高峰，经治疗的病例一般在1周后症状逐渐减轻，2~4周后恢复。

2. 呼吸系统　出现咳嗽、气急、呼吸困难，听诊两肺呼吸音粗糙，甚至两肺有湿啰音等急性肺水肿的表现。

3. 消化系统　可出现中毒性肝损伤。

血中碳氧血红蛋白含量增高。

（五）诊断及鉴别诊断

1. 诊断原则　主要根据职业接触史以及临床表现和现场调查，可诊断二氯甲烷中毒。测定呼出气、血、尿二氯甲烷，血中碳氧血红蛋白浓度，肺泡一氧化碳浓度及尿中甲酸浓度可作为生物监测指标，有助于二氯甲烷中毒诊断。

2. 鉴别诊断 测定血中碳氧血红蛋白含量增高有时需与一氧化氮中毒鉴别。酩酊感要排除酒精中毒。慢性中毒起病缓慢，常无特殊体征，除无发热外，临床表现易与流行性感冒或其他病毒性疾病混淆，应注意鉴别。

（六）中毒救治

1. 患者应迅速离开中毒现场，除去污染衣服，注意患者的保暖措施，彻底清洗眼、皮肤污染；严密观察病情，对症处理。凡明确接触过本品者，应密切观察至少 48 小时，以便早期发现病情变化，并给予及时处理。

2. 对本品中毒者，目前无特殊解毒剂，主要采用对症和支持疗法。急救时忌用肾上腺素，因其可诱发致命性心律失常。

3. 预后 经积极治疗，急性二氯甲烷中毒预后较好。

4. 预防

（1）灭火方法：消防人员须佩戴防毒面具、穿全身消防服，在上风向灭火。喷水冷却容器，可能的话将容器从火场移至空旷处。灭火剂：雾状水、泡沫、二氧化碳、砂土。

（2）应急处理：迅速撤离泄漏污染区人员至安全区，并进行隔离，严格限制出入。切断火源。

（3）操作人员必须经过专门培训，严格遵守操作规程。建议操作人员佩戴直接式防毒面具（半面罩），戴化学安全防护眼镜，穿防毒物渗透工作服，戴防化学品手套。远离火种、热源。避免与碱金属接触。搬运时要轻装轻卸，防止包装及容器损坏。

（4）应与碱金属、食用化学品分开存放，切忌混储。配备相应品种和数量的消防器材。储区应备有泄漏应急处理设备和合适的收容材料。

（七）案例分析

【案例 22】

1. 病例介绍 6 例患者均为职业性中毒，全部为男性，年龄 29~51 岁，平均（37.7 ± 6.9）岁，根据职业性急性化学物中毒诊断总则，均为重度中毒。全部病例为呼吸道吸入中毒，其中合并接触中毒 1 例。患者出现头痛、头昏、胸闷、心悸、视物模糊、复视、躁动、震颤、言语不清、步态蹒跚、呼吸困难、昏迷及抽搐等。体征有两肺呼吸音粗糙或湿啰音，心率较快，心律不规则，肌张力增强，腱反射亢进，接触中毒者患肢皮肤冻伤等。出现症状时间为吸入毒物后 10 分钟 ~6 小时，平均（2.2 ± 1.6）小时。实验室及辅助检查：血白细胞总数（10.5~14.2）× 10^9/L，中性粒细胞 0.76~0.81，血清钾 2.8~3.4mmol/L，平均（3.02 ± 0.19）mmol/L，血清钠、氯正常；血清丙氨酸氨基转移酶（ALT）升高，为 58~123U/L，平均（95.7 ± 19.7）U/L；3 例肌酐 135~162μmol/L，尿素氮全部正常。血气分析均提示代谢性酸中毒。尿蛋白 +~++，尿中检测甲酸盐均阳性。头颅 CT 检查均未见异常。脑电图检查示轻度异常 3 例，界限性异常 1 例，正常 2 例。胸部 X 线示肺纹理增粗 4 例，肺部小片状阴影 2 例。心电图（ECG）示窦性心动过速 2 例，窦性心律不齐 1 例，室性期前收缩 2 例，ST-T 段压低 5 例。眼底检查 3 例，视神经乳头充血水肿 2 例，正常 1 例。脑脊液检查示脑脊液压力增高 4 例，正常 2 例，生化项目均正常。

2. 治疗方法 吸氧、清除呼吸道分泌物，呼吸困难者及早行气管插管机械通气治疗，早期足量应用糖皮质激素，以甲泼尼龙 200~500mg 分次静脉给药，酌情使用，逐步减量，防治脑水肿使用20%甘露醇125ml静脉滴注，呋塞米（速尿）20mg静脉注射，酌情交替反复使用。补充液体和钾等，纠正水、电解质平衡紊乱和酸中毒（用5%碳酸氢钠50~100ml，酌情多次使用）。并将心血通、黄芪注射液和参麦注射液等加入葡萄糖液中静脉滴注，输注极化液等，以营养心肌、保护肾功能。将甘利欣30ml加入葡萄糖液中静脉滴注作护肝治疗，用胞磷胆碱、纳洛酮改善脑细胞功能，雷尼替丁或西咪替丁（泰胃美）预防胃应激性溃疡出血的发生，还予营养支持及对症治疗。结果：治疗15~49天，平均29天，患者均痊愈出院，无死亡病例。

3. 分析　氯甲烷中毒无特殊的解毒剂，临床以对症治疗为主，而重度中毒必须及早采取有效的措施，治疗过程中应强调：①对呼吸困难甚至呼吸衰竭者（往往伴有急性肺水肿），不要在使用呼吸兴奋剂无效后再行气管插管机械通气治疗，要及早行机械通气治疗，既可改善氧供，防止重要脏器缺氧及呼吸肌疲乏，又可防治急性肺水肿；②早期大剂量应用糖皮质激素，激素可减轻肺毛细血管损伤，防治肺水肿；又可降低毛细血管的通透性，减少脑脊液的生成，防治脑水肿，减轻神经系统的损伤；激素还可增加心肌细胞膜的稳定性，防治中毒性心肌损伤及保护肾功能。③有脑水肿者可交替使用甘露醇静脉滴注及呋塞米静脉推注，剂量酌情而定；应用胞磷胆碱、脑活素等改善脑细胞功能；对高热及昏迷患者采取亚低温治疗，用冰帽或在全身大动脉部位放置冰袋、冷水袋、冰毯降温，以降低脑代谢耗氧量和脑血流量，使颅内压随之降低。对有抽搐的患者可联合交替使用安定、苯巴比妥、东莨菪碱等，但应禁用水合氯醛（可加重肝功能损害，同时可在体内再合成氯甲烷）。④重度中毒患者治疗中，应采取“高蛋白、高糖、足量维生素、适量脂肪”原则。低蛋白血症时由于毒物在体内的代谢需要不同的酶，膳食中缺乏蛋白质时，酶蛋白合成量下降，酶活性降低，毒物转化的速度下降，从而使氯甲烷的毒性增加；毒物在体内的代谢需耗能，糖类的生物氧化能快速提供能量，而肝糖原增加又可加强肝脏解毒功能，因此需向患者提供高碳水化合物。维生素C对大部分毒物有解毒作用，维生素B_1是体内糖代谢所必需的，因此补充足量的维生素有利于毒物在体内分解。⑤纠正水、电解质失衡和酸中毒（难治性酸中毒可考虑作血透治疗），以及其他对症综合治疗在救治重度中毒患者中都有重要的作用。

（毕玉磊　李晓军　李丹丹）

参考文献

1. 王孟查．急性氯甲烷中毒的诊断与治疗体会．职业与健康，2008，24（22）：2401-2402.
2. 钱晨颖．28例氯甲烷中毒的临床护理．职业卫生与应急救援，2003，21（2）：90-91.
3. 丁晨彦，徐秋萍，陆晓薇，等．重度氯甲烷中毒的诊断和治疗．浙江医学，2003，25（9）：564-565.
4. 何凤生．中华职业医学．北京：人民卫生出版社，1999：490-491.
5. 黄金祥．职业中毒诊断医师培训教程．北京：化学工业出版社，2014：70-72.
6. 刘大为，刘星，陈兴华，等．成功救治二氯甲烷急性中毒5例报告．中国美容医学医学，2011，20（4）：69.
7. 宋秀娟，檀国军，刘春燕，等．二氯甲烷中毒患者四例的临床及影像学特点．中华神经科杂志，2007，40（5）：335-336.
8. 姚素芬．高压氧治疗二氯甲烷中毒2例．河北医药，2008，30（12）：1937.

第四节　溴、碘代烷烃类

一、溴甲烷

（一）概述

溴甲烷（methyl bromide，bromomethane），分子式 CH_3-Br。别名甲基溴、溴代甲烷，为无色透明、带有甜味、易挥发的液体，穿透性强。分子量 94.95，相对密度 1.732g/cm^3，熔点 -93.66℃，沸点 4.6℃，自燃点 537.22℃，蒸气密度 3.27，蒸气压 243.2kPa（25℃）。微溶于水，易溶于乙醇、乙醚、氯仿、苯、四氯化碳、二硫化碳等多数有机溶剂。不易燃烧和爆炸，在大气中遇高热、明火才燃。但挥发气体与空气混合能形成爆炸性混合物（在大气压下，蒸气与空气混合物爆炸限 13.5%~14.5%，在高压下范围较宽），遇明火、高热以及铝粉、二甲基亚砜等有燃烧爆炸的危险。燃烧后生成一氧化碳、二氧化碳、溴化氢，与活性金属粉末（如镁、铝等）能发生反应，引起分解。与碱金属接触受冲击时会着火燃烧。

（二）接触机会

溴甲烷是一种卤代物类熏蒸杀虫剂。1932 年法国首先使用，1937 年后广泛使用于植物检疫熏蒸处理。我国于 1953 年开始用于熏蒸棉籽，1955 年开始用于陆地或船舱中的熏蒸灭虫。曾用于草原灭鼠。早年文献特别是欧洲各国文献中所总结的溴甲烷中毒临床经验资料表明，多因接触用作制冷剂、灭火剂的溴甲烷而致中毒，故后来已不用作制冷、灭火剂。因能引发诸多环境（溴甲烷是一种消耗臭氧层的物质，1997 年 9 月世界上 160 多个国家签署了加快淘汰溴甲烷的协议，根据《蒙特利尔议定书哥本哈根修正案》，发达国家于 2005 年淘汰，发展中国家也将于 2015 年淘汰）和土壤问题，20 世纪 90 年代起，世界各国政府出于安全考虑都趋于停止使用这种薰蒸剂，但在很多发展中国家仍在使用。

本品作为农药熏蒸剂，用于粮食种子及仓贮的灭虫；用作化工原料，作为甲基供体；也用作灭鼠剂；工业用低沸点溶剂，冷冻剂；灭火剂；羊毛脱脂剂；精油萃取剂；土壤杀菌、杀虫剂；医药原料；助催化剂（代替碘甲烷）。

（三）毒性机制

中毒机制目前未完全搞清，目前倾向于溴甲烷整个分子作用的机制。

溴甲烷整个分子对机体发生作用，溴甲烷本身是一种非特异性的原浆毒，呈脂溶性，可使中枢神经系统磷脂酸与溴发生作用；或可通过干扰某些酶系统如与酶系统的功能基团、氨基或巯基相结合，从而干扰了组织细胞等；亦可穿过细胞膜，损害神经细胞而发病。目前多认可此观点。

（四）临床表现

急性中毒：潜伏期为几分钟到 48 小时，长者可达 5 天，一般为 4~6 小时，但吸入极高浓度时可致猝死。个别亚急性中毒病例在严重神经系统症状出现前，潜伏期可长达 15 天。

1. 皮肤黏膜　接触溴甲烷气体后可出现眼和黏膜刺激症状。脱离接触后渐消退。液态溴甲烷和高浓度气态溴甲烷可损害皮肤。皮肤接触后 1 小时内发生烧灼感，数小时可发生红斑和水疱，逐渐融合成大疱。有时接触后可延迟至 7~9 小时后出现丘疹。

2. 神经系统　潜伏期过后，可有头痛、头晕、乏力、嗜睡、食欲不振、恶心、呕吐、等症状，如病情继续发展，可出现视力模糊、复视、听力差、步态蹒跚、言语不清、共济失调、震颤。有的可出现四肢麻木、肢体麻痹、病理反射。严重中毒时可有脑水肿。因脑水肿而呈癫痫样大抽搐、躁狂、昏迷，常预示预后不良。

3. 精神症状 可出现抑郁、淡漠、欣快、谵妄、幻觉、猜疑、妄想、激动、躁狂等，可有定向障碍，甚至行为异常等。少数患者以精神症状为主。

4. 呼吸系统 出现咳嗽、咳痰、胸闷、气急及肺水肿等。有些病例以肺水肿为主，肺水肿可伴有肺部感染或化学性肺炎，因肺水肿可出现发绀。可导致死亡，死亡多发生在24~48小时内。

5. 其他 部分病例有心肌损害，可发生心律失常；可有肝功损害，国内还有发生迟发性肝损害的报道，一例患者于中毒后20天出现食欲不振、肝大、肝功能异常，肝活检病理所见符合中毒性肝病；严重病例可出急性肾衰竭或循环衰竭。

实验室检查：

（1）白细胞增多，伴核左移；肝功能异常，有的1周以后出现肝功异常；肾脏损害较常见，轻者尿中可见有蛋白、管型及红、白细胞，严重者可发生肾衰竭。

（2）X线胸片：轻度正常或可见肺纹理增粗，重度时可见化学性肺炎乃至肺水肿征。

（3）脑电图：有的各脑区可见到波幅30~50μV的β活动增多，有的表现为θ活动或θ节律，波幅多在50μV以上，有的出现25~100μV的θ与δ活动，或伴有尖波。有的学者认为脑电改变与血溴呈一致关系。日本学者认为其脑电图特点为多发性棘波和尖波，棘慢波综合和阵发性慢节律。一例患者急性溴甲烷中毒（重度）后4个月后，脑电图仍有异常：各区皆以低至中高幅快波活动为主，头前区出现弥漫性中至高幅快波β波，基本节律α波基本消失，偶见棘波。未见棘锐波放电，慢波不明显。过度换气和睁闭眼反应诱发实验示α波基本消失，代之以高波幅快波为主，在睁眼时尤其明显。这种高波幅快波与药物性快波（如安眠药中毒）不同，药物性快波频率快而波幅低。

（4）脑部CT：轻度可正常或表现为神经核团低密度改变，急性期边缘模糊，有轻度占位效应，慢性期低密度边缘清楚，占位效应消失，形成脑软化。与CO等中毒性脑病的CT表现一致。重度中毒者可呈弥漫性脑肿胀，可表现为脑实质密度普遍稍减低，CT值在20~24HU，灰白质界面不清，脑沟、裂、池变细，脑室系统变细，脑膜相对高密度。脑内病变与预后有关，弥漫性脑改变，提示中毒较重，预后较差，局限性神经核团低密度改变，中毒较轻，但常留下后遗症。

（5）脑部MRI：1例患者发病初期检查MRI：双侧齿状核及脑干异常信号，提示缺血缺氧性脑病。治疗2周后复查MRI：左侧半卵圆中心、双侧脑室及脑干局部脱髓鞘病，1个月后颅脑平扫未见明显异常。因溴甲烷中毒病例数量高峰为20世纪90年代以前，故相关资料较少。

（6）实验室检查血溴测定对诊断可有参考价值，正常人血溴在25μmo1/L以下。一般血溴>62.5μmol/L（50mg/L）时属危险水平，达到187.5μmol/L时出现中毒症状。尿溴正常参考值为12.5μmol/L（10mg/L）。

（7）其他：心电图可出现心肌损害的相应变化及心律失常，如窦性心动过速、窦性心动过缓、室性期前收缩等；神经肌电图可显示周围神经损害图形；颅内血管彩超有时可见血管痉挛等。

（五）诊断原则、诊断分级及鉴别诊断

1. 诊断原则　接触较大量溴甲烷职业史、急性中枢神经系统、呼吸系统损害为主的临床表现及其他必要的临床检查结果，参考现场劳动卫生学调查，综合分析，排除其他病因所致类似疾病，方可诊断。如接触史不明确，鉴别诊断困难时，测定上述指标有参考价值。正常人血溴在 25μmo1/L 以下。一般血溴 >62.5μmol/L（50mg/L）时属危险水平，达到 187.5μmol/L 时出现中毒症状。尿溴正常参考值为 12.5μmol/L（10mg/L）。

2. 诊断分级

（1）接触反应：呼吸道刺激症状，或头痛、头昏、乏力等神经系统症状，脱离接触后多在 24 小时内消失。

（2）轻度中毒：经数小时至数日潜伏期出现较明显的头晕、头痛、乏力、步态蹒跚以及食欲不振、恶心、呕吐、咳嗽、胸闷等症状，并有下列情况之一：①轻度意识障碍；②轻度呼吸困难、肺部听到少量干、湿啰音。

（3）重度中毒：以上情况明显加重并出现下列情况之一：①重度意识障碍；②肺水肿。

（六）中毒救治

1. 患者应尽速离开中毒现场，除去污染衣服，注意患者的保暖措施，尤其在脱去衣物及寒冷条件下。强调休息，即使无症状的患者，也要求休息观察，过度的体力活动及精神紧张可诱发加重病情。凡明确接触过本品者，应密切观察至少 48 小时，以便早期发现病情变化，并给予及时处理。

2. 皮肤接触后应用肥皂水清洗，眼睛接触后用清水或 2% 碳酸氢钠液洗眼。

3. 误服者应立即用 2% 碳酸氢钠液充分洗胃，而后灌入 30g 活性炭吸附毒物。

4. 对本品中毒者，目前尚缺乏特效疗法。

5. 糖皮质激素　糖皮质激素能控制炎性渗出性病变和改善毛细血管通透性，达到阻止富有蛋白质的水肿液渗入，故能缓解支气管痉挛，防治肺水肿及脑水肿。糖皮质激素使用剂量以甲泼尼龙为例，刺激反应每日 40mg，共 3 天；轻度中毒每日 80mg，共 3~5 天；中度中毒 80mg，每日 2 次，共 5~7 天；重度中毒 80~120mg，每日 2 次。亦可应用地塞米松，轻症患者可予地塞米松 5~10mg 静脉注射；重症患者可予地塞米松 20~40mg 静脉推注或静脉滴注；危重症患者可予地塞米 40~60mg，必要时可 >60mg 静脉推注或静脉搏滴注，通常连用 3~5 天，大剂量应用一般不超过 1 周。使用疗程视病情酌情增减。

6. 抽搐发作可用地西泮、卡马西平及丙戊酸钠等（同内科）。

7. 高压氧（HBO）　高压氧可快速提高脑组织的氧含量及氧储量，改善脑组织和周身组织缺氧，减少脑细胞的变性坏死，同时可增加超氧化物歧化酶（SOD）、过氧化氢酶（CAT）等含量，加强清除自由基和抗氧化的能力，减少再灌注损伤，对于促进神志恢复，预防及治疗中毒性脑病都具有较好疗效。建议 7~10 天为一疗程，每疗程后休息 1~2 天，依据病情应用。但需要注意的是，针对刺激性气体合并肺损害的是否应用高压氧仍有争议，曾有 3 例急性四氟乙烯裂解物中毒，呈现肺水肿和意识模糊，经高压氧治疗后肺水肿减轻、意识恢复，但治疗 3 日后，一例开始表情淡漠，数小时即出现明显呼吸窘迫，随即昏迷、死亡。另两例，也先后出现类似变化，在短期内死亡。尸体解剖 2 例，见肺部有明显弥漫性纤维化。讨论认为致病毒物有致肺纤维化的毒作用，而 HBO 仅起一过性改善机体缺氧作用，未能控制病情发展，且可能促进肺纤维化。目前溴甲烷中毒应用高压氧治疗未见类似的副作用。

8. 忌用溴剂和吗啡。

9. 心理治疗　溴甲烷中毒因病情进展相对快和治疗时期长，且部分病例遗留神经系统后遗症，患者往往合并心理问题，需注意双靶点合理治疗（器质性损害和心理损害）。

10. 预后　有少数患者遗留恢复不全的神经系统症状与体征，特别是神经衰弱症状可以持续较长时间，在数月或数年内，仍可有肢端感觉异常、下肢无力和步态不稳等。急性重症患者可以遗留共济失调、锥体束损害等神经系统后遗症。

二、四溴化碳

（一）接触机会

四溴化碳（tetrabromomethane carbon tetrabromide），别名四溴甲烷，白色或棕黄色固体。分子量331.67，密度3.42g/cm^3（20℃），沸点189.5℃，水中溶解度为0.024%（30℃）。能溶于乙醇、乙醚和氯仿。

用于制造医药（麻醉剂）、制冷剂，可作农药原料、染料中间体、分析化学试剂，用于合成季铵类化合物。

小鼠皮下注射LD_{50}为298mg/kg，大鼠经口MLD为1g/kg，LD_{50}为1.8g/kg。空气中最高容许浓度为1.4mg/m^3。受热分解产生溴化氢和溴气。属高毒类。可经呼吸道及消化道吸收。

（二）临床表现

1. 系烈性催泪剂，高浓度对眼和上呼吸道刺激性强，可引起角膜永久性损害。

2. 人接触本品后可出现流泪、咳嗽、咽痛及角膜溃疡等。重者可引起化学性肺炎、肺水肿及肝、肾损害等。

（三）中毒救治

1. 皮肤接触　脱去污染的衣着，用肥皂水和清水彻底冲洗皮肤。

2. 眼睛接触　立即提起眼睑，用大量流动清水或生理盐水彻底冲洗至少15分钟。

3. 主要采取对症、支持治疗。要注意防治肺水肿及肝、肾损害。

三、1,2二溴乙烷

（一）接触机会

1,2二溴乙烷，又称亚乙基二溴（ethylenedibromide）。常温常压下具有挥发性的无色液体，有氯仿样气味。分子量187.77，沸点131.6℃。与液氨混合至室温会发生爆炸。可发生消去反应溴乙烯，进一步消去得到乙炔。水解可得乙二醇。

常与四乙基铅同时加在汽油中，可使燃烧后产生的氧化铅变为具有挥发性的溴化铅，从内燃机中排出。用作脂肪、油、树脂等的溶剂，谷物和水果等的杀菌剂、木材的杀虫剂等。可由乙烯与溴加成制得。

可经呼吸道、消化道及皮肤吸收。有中度麻醉作用，对心脏和呼吸有抑制作用，并可引起肝、肾损害，对皮肤、黏膜也有刺激作用，可引起皮炎等。

（二）临床表现

1. 吸入中毒　主要表现为呼吸系统损害。可有咳嗽、胸闷、气急等上呼吸道刺激症状。重者可发生化学性肺炎、肺水肿及中枢神经系统抑制。甚至死于心、肺功能衰竭。

2. 经皮肤接触液体 主要出现红肿、水疱及溃烂等。

(三)中毒救治

目前无特效解毒剂,主要采取一般急救措施及对症治疗。

1. 吸入中毒,患者应迅速移离现场,静卧休息,吸氧。
2. 眼睛接触 提起眼睑,用流动清水或生理盐水冲洗。
3. 积极防治肺水肿,保护心、肝、肾功能。

四、碘甲烷

(一)概述

碘甲烷(iodomethane),别名甲基碘,为无色、有甜味的酸性透明液体,暴露于空气或曝光下因析出碘而呈黄至棕色。分子量141.95,密度2.279g/cm^3(20/4℃)。熔点−66.1℃,沸点42.5℃,蒸气压53.3kPa(25℃),蒸气密度4.9g/L,水中溶解度为1.8%(15℃),微溶于水,易溶于乙醇、乙醚、丙酮和四氯化碳。

急性中毒多因呼吸道吸入蒸气所致。属中等毒性,其毒性作用与溴甲烷相似,主要对中枢神经系统的抑制,对皮肤和呼吸道也有刺激作用。可经呼吸道、消化道和皮肤吸收。吸收后在体内分布,以血液、甲状腺、肺和肾为最高,肝、脾和心脏次之,脑组织最少。国外报道4名男性志愿者吸入$^{132}I\text{-}CH_3I$后,甲状腺吸收总量的30%~40%;在吸入5小时内,尿排泄^{132}I占全部含量的30%。本品从尿中排出为主,亦可经粪便排出。暴露12天后,尿中仍有大量的碘,故碘甲烷的代谢产物排泄较慢。

毒性本品属中等毒性。大鼠急性经口LD_{50}为150~200mg/kg。小鼠经口LD_{50}为76mg/kg。美国职业安全和健康管理局推荐的碘甲烷皮肤接触允许暴露界限值规定在工作场所8小时PC-TWA为28mg/m^3,我国碘甲烷皮肤接触允许暴露界限值规定在工作场所8小时PC-TWA为10mg/m^3。美国政府工业卫生医师学会推荐的碘甲烷皮肤碘甲烷蒸气接触阈限值(TLV)为11mg/m^3。美国国家职业安全与卫生研究院制定了碘甲烷立即威胁生命或健康的质量浓度为560mg/m^3,暴露时间不超过3小时。瑞典国家职业安全与健康委员会于2000年制定的碘甲烷皮肤接触TLV为6mg/m^3,接触28mg/m^3,时间不超过15分钟。其他国家均未制定碘甲烷蒸气接触TLV和短时间接触容许浓度(PC-STEL)。

(二)接触机会

碘甲烷属卤代甲烷(氯甲烷、溴甲烷、碘甲烷)类化合物,常作为碘甲基蛋氨酸(维生素U)、镇痛药、解毒药等药物和灭火剂的生产原料,以及其他有机化合物的合成原料,也可作为甲基化试剂用于吡啶的检验和显微镜的检查,还可作为熏蒸消毒剂。在农业生产上作为杀真菌剂、杀植物寄生线虫剂、杀土壤病原体剂、播前杀虫剂和除草剂。

急性碘甲烷中毒多发生在颜料、制药和化工等企业,多因碘甲烷合成制作过程中吸入碘甲烷蒸气所致,其余为分装、运输、容器破裂等意外泄漏事故所致。

(三)毒性机制

目前所了解到的中毒机制包括碘甲烷的直接细胞毒性效应或其代谢物的毒性效应。碘甲烷是强甲基化剂,可导致染色体和DNA的转换,致使脑及血清中脂类代谢障碍,必需蛋白甲基化。引起细胞大分子直接甲基化是其产生毒性作用的关键。碘甲烷具有引起GSH消耗的作用。GSH消耗可能是在导致细胞成分烷基化和细胞死亡过程中的一个主要环节。

碘甲烷代谢能产生几种已知的有毒的中间产物和终端代谢产物，如 S- 甲基 -GSH、甲硫醇、甲醛、硫化氢。硫化氢是细胞色素 C 氧化酶的强抑制剂，可抑制组织内呼吸链和三磷酸腺苷合成，致使超氧化物自由基和过氧化氢自由基增多，导致脂质过氧化，引起细胞能量代谢功能紊乱，导致细胞损伤。甲硫醇对线粒体细胞色素氧化酶也有高度毒性，能破坏电子传导和细胞能量代谢。S- 甲基 -GSH 可导致线粒体内 GSH 损耗和氧化应激。

总之，碘甲烷的细胞毒性可能是多因素的。碘甲烷代谢引起 GSH 缺乏，使细胞清除自由基的能力减弱，加之毒性代谢产物产生的自由基，引起细胞的氧化应激，并使细胞置身于一个氧化应激，易于受损的独特环境中。

（四）临床表现

1. 潜伏期　一般为 2~72 小时，此期间可无明显症状，也可有轻度头晕头痛等。

2. 神经系统症状　尤以中枢神经系统症状较为突出，早期可有头晕、头痛、乏力、复视、黄视或绿视、恶心、呕吐、眼球震颤、言语不清和步态不稳等，上述症状持续数天后，病情可突然加重出现步态蹒跚、辨距不良、语言障碍、斜视、肌张力减低以及肌力降低、谵妄、精神错乱、脑疝形成、昏迷甚至死亡；可出现部分脑神经损伤，主要表现为：视物模糊、复视、斜视、球后视神经炎、构音障碍和听力下降，可能与第 3、4、6 和 8 对脑神经受损有关。有的并有多发性周围神经病的临床表现。此外，多数患者出现下肢无力，膝反射亢进，个别患者出现尿便障碍及巴宾斯基征阳性。因此，不排除脊髓受累的可能。

3. 精神症状　部分患者以精神症状为主，表现先兴奋、后抑制，发生幻觉、狂躁等。急性中毒恢复期间可出现沮丧、抑郁等心理障碍。

4. 患者一次大量吸入碘甲烷蒸气，可出现气管、支气管黏膜发生水肿、坏死，呼吸道黏膜灼伤，导致通气功能障碍、呼吸困难，恢复期有气管黏膜坏死咳出，但未见明显咳嗽、咳痰及肺水肿的发生。目前病例报道碘甲烷中毒呼吸系统损害表现较轻微。可能是由于碘甲烷的麻醉作用导致患者皮肤、黏膜对刺激不敏感，或咳嗽无力，致使临床无明显刺激症状体征。

5. 代谢性酸中毒　少数患者以代谢性酸中毒为主要临床表现。呼吸加深加快、血气分析和血二氧化碳结合力测定示代谢性酸中毒。

6. 接触性皮炎　皮肤接触本品液体或蒸气后，局部潮红，可出现红斑、丘疹、水疱，自觉有麻木、烧灼感，经治疗后 1 周内消退，脱屑，无色素沉着。

实验室检查及辅助检查：

（1）血尿常规及生化：可有白细胞及中性粒细胞百分比增高；可有血钾降低、CO_2-CP 降低、BUN 升高、丙氨酸氨基转移酶、天冬氨酸氨基转移酶、r- 谷氨酰转肽酶等增高。

（2）呼吸系统：肺脏损害可闻及干湿性啰音，胸片可正常。

（3）神经系统：所有碘甲烷中毒患者的症状、体征高度一致，多灶性神经系统损害为其特点，包括大脑、小脑、脑神经及躯体周围神经，以小脑损害为主，受累部位与临床表现基本平行。头部 CT 或 MRI 以中毒性脑病为主，轻度时可正常，重者脑磁共振成像扫描（MRI）显示脑白质和基底核病变、小脑中脚及胼胝体压部异常信号。中毒恢复期大脑可出现轻度萎缩。据报道中毒 120 天后脑 MRI 显示大脑轻度脑萎缩，皮质沟比预期年龄宽，表明脑皮质亦有损伤。治疗后共济失调，精神错乱明显好转，脑 MRI 中的异常信号也消失。神经 - 肌电图检查：可显示运动感觉神经动作电位波幅下降、运动神经远端潜伏期延长、运动及感觉神经传导速度减慢。脑电图可有轻度异常脑电图，治疗后可恢复正常。

（4）心脏损害主要表现为ECG异常，包括心动过缓、轻度S-T段下移、Q-T间期延长。急性重度碘甲烷中毒的患者肾脏损害也较常见，可出现代谢性酸中毒，急性肾衰竭。

（五）诊断原则、诊断分级及鉴别诊断

1. 诊断原则　短期接触较高浓度碘甲烷的职业史，出现以急性中毒性脑病为主的临床表现，结合现场职业卫生学调查，综合分析，排除其他病因所致的类似疾病，方可诊断。测定血碘甲烷或尿碘，可有助诊断。

2. 诊断分级　临床分期：依据急性碘甲烷中毒的各种症状体征出现的时间先后顺序可分为4期：①前驱期：经1~72小时潜伏期出现头晕、困倦、乏力、复视、恶心、呕吐、步态不稳；②共济失调期：眼球运动障碍、语言障碍、辨距不良、步态蹒跚、肌张力减低，以及视觉障碍、肌力降低；③突然加重期：经一至数日后（个别患者经15天），病情突然加重，出现昏迷、精神障碍、脑疝形成；④恢复期：意识障碍、精神障碍、眼球运动障碍、肌力降低逐渐恢复至正常（一般需经历15天左右）。

分级标准：

接触反应：短期接触较高浓度碘甲烷蒸气后，出现头晕、困倦、乏力、恶心、呕吐等症状，脱离接触后症状多在72小时内明显减轻或消失。

（1）轻度中毒：头晕、困倦、乏力加重伴有复视、言语不清、步态不稳等症状，并具有下列表现之一：①中枢性眼球震颤；②轻度意识障碍。

（2）中度中毒：中毒表现经一至数日突然加重，具有下列表现之一：①中度意识障碍；②构音障碍、辨距不良、步态蹒跚、下肢肌张力降低。

（3）重度中毒：在中度中毒的基础上，具有下列表现之一：①重度意识障碍；②小脑性共济失调，并出现小脑局灶性损害的影像学改变；③明显的精神症状；④脑疝形成。

3. 鉴别诊断

（1）急性溴甲烷中毒：急性溴甲烷中毒患者短时间吸入大量溴甲烷，亦可出现小脑性共济失调为主的临床表现，伴随有咳嗽、呼吸困难、肺水肿等呼吸系统损害，血溴、尿溴及现场空气溴甲烷浓度增高可作为诊断依据。

（2）急性二氯甲烷中毒：亦出现小脑性共济失调的临床表现，但轻度中毒时即可伴有肝、肾功能障碍。急性碘甲烷中毒者出现以共济失调为主的神经系统临床表现，肺、肾脏损害多发生在重度急性碘甲烷中毒者，症状较轻，不单独发生，并随急性中毒性脑病治愈而恢复。

（六）中毒救治

1. 皮肤被污染要迅速用清水彻底冲洗。

2. 目前尚无特效解毒剂，主要采取对症及支持疗法：治疗重点为纠正缺氧与防治脑水肿。及时给予合理的氧疗、高渗脱水剂和利尿剂，早期短程足量应用糖皮质激素，应用促进脑细胞功能恢复药物，对症与支持治疗。有谵妄、精神障碍的患者可采用冬眠疗法。对深度昏迷的患者应持续缓慢静脉滴注纳洛酮，治疗效果显著。在发病初期应用适量糖皮质激素和脱水剂，可阻止病情进展，预防中毒性脑病、脑水肿的出现，并保护其他脏器，减少后遗症的发生，缩短中毒的病程。

3. 曾有报道一例静脉注射本品而致急性重度中毒的患者，出现激动、嗜睡、抽搐、低血压。经乙酰半胱氨酸治疗，并用血液灌流后，血碘甲烷浓度明显降低，获得存活。

4. 预后 国外报道急性碘甲烷中毒病例留有的后遗症主要以迟发精神、行为和认知障碍为特点的迁延性神经病综合征,国内病例多留头晕、头痛、双下肢无力等症状,双眼球外展时偶有水平震颤即有协调功能障碍,周围神经损伤性改变。但经积极治疗相对预后良好。

5. 预防 在生产使用碘甲烷过程中,应经常检测工作场所空气中碘甲烷浓度,告知作业人员碘甲烷的危害性和加强防护的重要性。如不能隔离生产设备,有可能接触者应配戴有效的个人防护设备和防护面罩。

(毕玉磊 李晓军)

参考文献

1. 杨志秀,曹兰芳.慢性溴甲烷中毒6例临床分析.脑与神经疾病杂志,2005,13(6):424-425.
2. 王桂芳,王贝贝,王丽,等.1例急性溴甲烷中毒临床分析.中国保健营养(下旬刊),2013,23(12):7222-7223.
3. 毕津洲,周明花,房秋霞.急性溴甲烷中毒的临床观察与治疗.中华劳动卫生职业病杂志,2003,21(1):68.
4. 霍亚平,周日辉,张士军.职业性急性溴甲烷中毒一例.中华劳动卫生职业病杂志,2007,25(4):254.
5. 耿艳杰.急性溴甲烷中毒患者神经系统症状的观察及护理.中国保健营养(上旬刊),2014,(6):3490.
6. 张毅南,王玲安,徐雯,等.11例职业性急性碘甲烷中毒临床分析.中国职业医学,2013,40(2):112-114.
7. 张毅南,王福祥,张国辉,等.碘甲烷急性中毒研究进展.中国职业医学,2013,40(5):461-464.
8. 杨丽莉.脑MRI检查在亚急性碘甲烷中毒诊断中的意义.工业卫生与职业病,2004,30(6):380.
9. Schwartz MD, Obamwonyi AO, Thomas JD, et al. Acute methyl iodide exposure with delayed neuropsychiatric sequelae: report of a case. Am J Ind Med, 2005, 47(6): 550-556.

第五节 氯代烯烃类

氯丁二烯

(一) 概述

氯丁二烯(chloroprene, CH_2=CCl-CH=CH_2)是生产氯丁橡胶的液态单体,能与苯乙烯、丙烯腈等共聚,生产各种合成橡胶。

氯丁二烯为无色透明、有刺激性臭味的液体。具有高挥发性,稍溶于水,易溶于乙醇、乙醚、苯、氯仿及汽油等有机溶剂。易燃烧,与空气混合能爆炸。

(二) 接触机会

氯丁橡胶及聚氯丁二烯用于制造电缆包皮、胶管、织物涂层、黏合剂和大量工业橡胶用品,最大量是用于汽车工业。在使用、制造其他橡胶制品、黏合各类橡胶以及涂抹防水层等操作过程中也会接触到氯丁二烯单体。作业工人敞口操作或设备滴漏,质量监控采样,反应釜清洗、加料、抢修操作等情况,还有凝聚后的长网成型、水洗、烘干、冻胶等岗位,以及氯丁二烯加工时的烘胶、素炼、混炼、硫化等过程均能接触到氯丁二烯。另外使用氯丁胶乳、氯丁胶沥青等均有接触机会。

氯丁二烯可经呼吸道、消化道和完整皮肤接触后吸收。

（三）毒性机制

氯丁二烯属中等毒性。大量吸入对人体有麻醉作用，迅速导致中枢神经抑制，使患者麻痹而陷入昏迷状态，是对中枢神经系统损害的主要作用机制。

高浓度氯丁二烯蒸气对眼及呼吸道有刺激作用。氯丁二烯中毒性肝损害的机制，推测可能是因为氯丁二烯及其代谢产物引发的脂质过氧化直接损害内质网、线粒体而影响糖、脂肪和蛋白质的合成和能量供应，最终导致肝细胞坏死及脂肪变性。

氯丁二烯接触可使皮肤附属器官损害，最突出的表现是脱毛和指甲变色。毛发脱落是由聚合过程中的中间产物如氯丁二烯的短链及环状聚合物引起，也有认为可能与免疫有关。还有推测可能与氯丁二烯的不饱和烃可与巯基结合致巯基含量减少，使毛发成分之一的半胱氨酸损耗有关。指甲变色的机制尚不明了，目前普遍认为指甲甲皱微循环血管形态改变与毒物作用有关。

（四）临床表现

氯丁二烯有急性中毒和慢性中毒二个临床类型。

1. 急性中毒　氯丁二烯急性中毒主要以中枢神经系统及呼吸系统急性损害为主的临床表现。

（1）中枢神经系统损害：中枢神经系统损害是以急性中毒性脑病为主，临床症状和体征有头晕、头痛、无力、恶心、呕吐、四肢麻木、四肢厥冷等，重者见步态不稳、震颤、痉挛或烦躁不安、反复抽搐、牙关紧闭、血压下降、意识不清及呼吸抑制。中毒后可遗留不同程度的神经衰弱症状，少数有剧烈头痛。

（2）呼吸系统损害：呼吸系统损害是氯丁二烯急性中毒另一临床特征。主要表现有急性支气管炎、急性支气管肺炎、肺水肿等。眼、鼻、呼吸道刺激往往是早期症状。可有流泪、流涎、咳嗽、咳痰、胸闷、胸痛、气急、咽喉干痛等呼吸道黏膜刺激症状，较严重时双肺可闻干、湿啰音，呼吸困难，进一步可出现呼吸阻抑、甚至窒息。重者可发生肺水肿，是急性中毒死亡的主要原因。

（3）肝脏损害：急性氯丁二烯中毒的肝脏损害如肝脏大小及肝功能在中毒当时大多不明显，可有或无。部分出现肝大和肝功能异常，但程度重者少见。

2. 慢性中毒　长期接触低浓度氯丁二烯可发生慢性中毒。主要以肝脏损害及神经系统损害为主的临床表现，其次皮肤附属器官损害是氯丁二烯及其低聚物毒作用的特殊表现。

（1）神经系统损害：长期接触低浓度氯丁二烯，可对中枢神经系统产生功能损害。神经衰弱综合征是接触氯丁二烯后最早出现的临床症状，严重影响作业者的健康及工作能力。患者普遍主诉头晕、头痛、倦怠、乏力、易激动、记忆力减退、失眠、嗜睡等，还表现有自主神经功能紊乱及记忆商下降。

（2）肝脏损害：中毒性肝病是氯丁二烯慢性中毒的主要临床特征。临床症状主要有食欲不振、胃灼热感、肝区疼痛、腹胀、腹泻等；体征早期有肝脏肿大，质地改变呈进行性，肝功能异常（包括 ALT 升高）；晚期可发生肝硬化。

（3）皮肤附属器官损害：氯丁二烯接触所致的皮肤附属器官损害最突出表现是脱发和指甲变色。氯丁二烯所致脱发的特点是不损害毛囊，能重新生长，但不是所有患者均有脱发。某些患者可伴有眉毛、腋毛、阴毛同时脱落。脱离接触一月左右可逐渐恢复。指甲变色常在接触氯丁二烯后半月至1个月出现。脱离接触三周后紫褐色变淡。

(4) 动物实验发现氯丁二烯具有致癌效应,1999年,国际癌症研究机构将其定为人类可能致癌物。致突变性也有报道。

(5) 实验室检查:血清蛋白电泳β球蛋白降低属氯丁二烯中毒性肝病的特征之一。β球蛋白自身前后对比降低20%以上为判定中毒诊断界限值。

(五) 诊断与鉴别诊断

1. 诊断原则

(1) 急性中毒:根据短期内确切的较高浓度氯丁二烯的职业史,以中枢神经系统损害和(或)呼吸系统急性损害为主的临床表现,结合实验室检查结果,参考工作场所职业卫生学调查资料,进行综合分析,并排除其他病因所致类似疾病后,方可诊断。

(2) 慢性中毒:具有1年以上(含1年)密切接触氯丁二烯的职业史,以肝脏、神经系统损害为主的临床表现,结合实验室检查结果,参考工作场所职业卫生学调查资料,排除其他病因所致类似疾病后,经综合分析,才可诊断。

2. 接触反应 短期内接触较高浓度氯丁二烯后,出现头昏、头痛、或流泪、咽干痛、咳嗽、胸闷、气急、恶心等症状,无阳性体征,胸部X线、CT等检查无异常,并于脱离接触72小时内症状明显减轻或消失。不属于中毒范畴。

3. 诊断与分级

(1) 急性中毒:指短期内确切的较高浓度氯丁二烯职业史,出现以中枢神经系统损害和呼吸系统急性损害为主的临床表现,结合胸部X线或CT等检查结果,参考工作场所职业卫生学调查资料,排除其他病因所致类似疾病后,经综合分析,方可诊断。

1) 轻度中毒:指短期内接触较高浓度氯丁二烯后,出现头晕、头痛、乏力、恶心、呕吐、胸闷、气急等症状,及结膜、咽部充血等体征,并具备下列表现中任一项:①急性轻度中毒性脑病,如轻度意识障碍、步态蹒跚;②急性气管 - 支气管炎。

2) 中度中毒:出现下列表现中任一项:①急性中度中毒性脑病,如中度意识障碍、共济失调等;②急性支气管肺炎或间质性肺水肿。

3) 重度中毒:现下列表现中任一项:①急性重度中毒性脑病,如重度意识障碍;②肺泡性肺水肿。

(2) 慢性中毒:慢性中毒病情可分为三级:

1) 轻度中毒:长期密切接触氯丁二烯后,出现头晕、头痛、倦怠、乏力、失眠、易激动、记忆力减退等症状,并具备下列表现中任一项:①中度至重度脱发和神经衰弱综合征;②慢性轻度中毒性肝病,可伴有血清蛋白电泳β球蛋白比值自身前后对比降低20%以上。

2) 中度中毒:出现慢性中度中毒性肝病。

3) 重度中毒:出现慢性重度中毒性肝病。

4. 鉴别诊断

(1) 急性中毒需与有机溶剂中毒、卤代烃中毒、镇静安眠药中毒和刺激性气体中毒所致的化学性气管炎、肺炎、其他化学物所致的中毒性脑病以及急性中枢神经系统感染性疾病、脑血管病、上呼吸道感染、心源性肺水肿等类似损害进行鉴别诊断。

(2) 慢性氯丁二烯中毒所致中毒性肝病应与病毒性肝炎、血吸虫病、中华支睾吸虫病、药物性肝病及其他工业毒物中毒性肝病、脂肪肝、肝癌相鉴别。脱发应与其他原因引起的脱发，如内分泌功能障碍性疾病、重症急性传染病和慢性疾病、皮肤病（秃发、头癣、麻风、剥脱性皮炎、脂溢性秃发）、铊中毒等相鉴别。

（六）治疗

无特效解毒剂，以对症支持治疗为主。急性中毒要注意防治脑水肿、肺水肿，注意保持呼吸道通畅，合理吸氧。可早期使用糖皮质激素及高渗脱水剂。如发生呼吸停止，应立即进行人工呼吸，必要时予以机械通气。如发生抽搐、躁动可适当使用镇静剂、抗惊厥药物，注意保护重要器官功能。

慢性中毒除以对症支持治疗为主，注意早期给予护肝治疗，以防发生中毒性肝损害。较严重者应尽早调离氯丁二烯接触岗位。

（七）预防

由于氯丁二烯挥发性强，极易污染操作环境空气，因此生产时必须做到密闭化、机械化、管道化，避免敞口操作，并且严格做好个人防护，加强局部通风。清釜及设备抢修时务必先用清水冲洗，再注入氮气冲洗，然后经充分通气后才可进入检修。对作业工人需进行定期职业健康检查，严格掌握职业禁忌证，若患有神经系统疾患及慢性呼吸系统疾患、慢性肝病及慢性皮肤病等，不宜接触氯丁二烯。

（胡训军　闫丽丽）

参考文献

1. 王仁仪，王宗全，宿萍，等．氯丁二烯中毒性肝病诊断要点探讨．职业卫生与病伤，1999，14（3）：141-143.
2. 胡训军，李思惠，黄金祥．氯丁二烯对人体健康损害研究概况．职业卫生与应急救援，2015，33（1）：17-21.
3. Rickert A，Harttung B，Kardel B，et al. A fatal intoxication by chloroprene. Forensic Sci Int，2012，215（1-3）：110-113.

第六节　卤代烯烃类

一、苄基碘

苄基碘（iodotoluene），分子式 $C_6H_5CH_2I$，分子量 218.03，熔点 280~282℃，沸点 218℃，具有特殊臭味。用于有机合成。作为防腐剂，其毒性作用较苄基氯强烈。引起明显呼吸道刺激，胸部紧束感。皮肤接触引起皮炎和荨麻疹。

二、苄基溴

（一）接触机会

苄基溴（bromotoluene），分子式 $C_6H_5CH_2Br$，为无色液体，有芳香气味，具有催泪性。分子量 171.04，熔点 -4.0℃、沸点 198℃，本品可燃，燃烧产物为一氧化碳、二氧化碳、溴化氢。不溶于水，溶于乙醇、乙醚、苯。用于有机合成及制造发泡剂。

（二）临床表现

本品具有刺激性，可引起明显的呼吸道刺激，胸部紧束感。吸入高浓度蒸气可出现呼吸道炎症,甚至肺水肿。有催泪作用。皮服接触可引起皮炎和荨麻疹。

(三)中毒救治

1. 皮肤接触 脱去污染的衣着,用肥皂水和清水彻底冲洗皮肤。

2. 眼睛接触 立即提起眼睑,用大量流动清水或生理盐水彻底冲洗至少15分钟。就医。

3. 吸入 迅速脱离现场至空气新鲜处。保持呼吸道通畅。如呼吸困难,给输氧。如呼吸停止,立即进行人工呼吸。就医。

4. 食入 饮足量温水,催吐,就医。

5. 预防

(1) 灭火方法:消防人员须佩戴防毒面具、穿全身消防服,在上风向灭火。灭火剂:雾状水、泡沫、干粉、二氧化碳。

(2) 应急处理:迅速撤离泄漏污染区人员至安全区,并进行隔离,严格限制出入。切断火源。建议应急处理人员戴自给正压式呼吸器,穿防毒服。不要直接接触泄漏物。尽可能切断泄漏源。防止流入下水道、排洪沟等限制性空间。小量泄漏:用砂土或其他不燃材料吸附或吸收。也可以用不燃性分散剂制成的乳液刷洗,洗液稀释后放入废水系统。大量泄漏:构筑围堤或挖坑收容。用泡沫覆盖,降低蒸气灾害。用泵转移至槽车或专用收集器内,回收或运至废物处理场所处置。

(3) 操作注意事项:密闭操作,提供充分的局部排风。操作人员必须经过专门培训,严格遵守操作规程。建议操作人员佩戴自吸过滤式防毒面具(半面罩),戴化学安全防护眼镜,穿防毒物渗透工作服,戴橡胶耐油手套。远离火种、热源,工作场所严禁吸烟。使用防爆型的通风系统和设备。防止蒸气泄漏到工作场所空气中。避免与氧化剂、碱类、胺类、醇类接触。搬运时要轻装轻卸,防止包装及容器损坏。配备相应品种和数量的消防器材及泄漏应急处理设备。倒空的容器可能残留有害物。

(4) 储存注意事项:储存于阴凉、通风的库房。远离火种、热源。保持容器密封。应与氧化剂、碱类、胺类、醇类、食用化学品分开存放,切忌混储。配备相应品种和数量的消防器材。储区应备有泄漏应急处理设备和合适的收容材料。应严格执行极毒物品“五双”管理制度。

(金辉 李晓军)

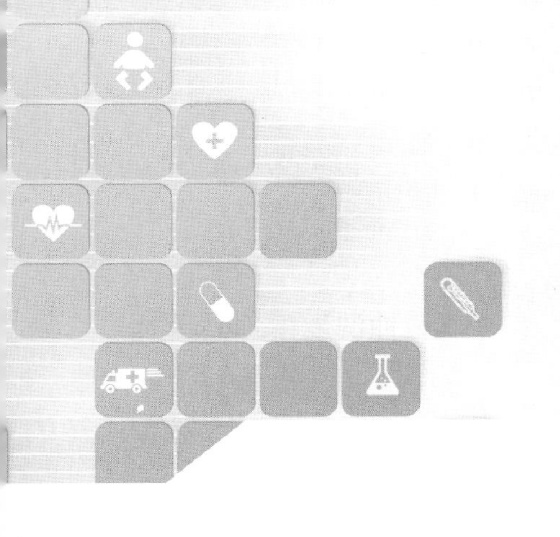

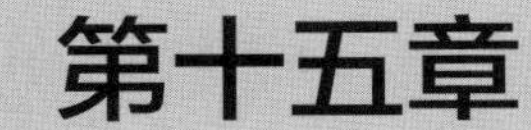

第十五章 烃类化合物

第一节　饱和脂肪烃类

一、正己烷

正己烷(n-hexane)是己烷的五种同分异构体之一,其毒性位居同分异构体之首。为无色透明、略带汽油异味的液体。不溶于水,溶于醚和醇;属低毒类,因其具有高挥发性、高脂溶性和蓄积性,毒理学上仍将其列为高危毒物。正己烷的用途十分广泛,常用作化学溶剂、提取剂及稀释剂等。在生产和使用过程中,均有接触机会。

正己烷可经呼吸道、消化道、皮肤进入体内,但职业中毒仅见于经呼吸道吸入者。吸入高浓度正己烷,可引起中枢神经系统麻醉与呼吸系统刺激作用,表现为头痛、头晕、胸闷、眼及上呼吸道刺激症状,甚至意识障碍,严重者可发生化学性肺炎或肺水肿;长期接触正己烷可引起多发性周围神经病,近年病例报道较多;国外有长期嗜吸致成瘾者的报道。

二、辛烷

辛烷(octane)为无色透明液体,不溶于水,溶于乙醇。易燃。其蒸气与空气混合后可形成爆炸性气体。正辛烷用于有机合成及燃料抗震剂。异辛烷用于汽油抗震剂。辛烷属于低毒类物质。正辛烷具有麻醉作用,如吸入可由于心搏停止、呼吸麻痹和窒息而迅速死亡。异辛烷无麻醉作用,但具有明显的致痉挛作用。人接触异辛烷 $1g/m^3$,5 分钟,可出现眼和呼吸道黏膜刺激症状。

(王凡　刘源)

第二节　不饱和脂肪烃类

一、乙烯

乙烯(ethylene)为无色、略带甜味的气体。不溶于水,易溶于有机溶剂。是合成橡胶、纤维、塑料的基本原料,也用于制造氯乙烯、苯乙烯和炸药等,尚可作为植物催熟剂。乙烯属低毒类。具有较强的麻醉作用。对皮肤无刺激性,但液态乙烯可导致皮肤冻伤。对眼和呼吸道黏膜具有较轻的刺激作用。

二、异戊二烯

异戊二烯（isoprene，2-methyl-1，3-butadiene）为无色易挥发、具刺激性的液体。不溶于水，易溶于有机溶剂。主要用于合成橡胶等。异戊二烯属低毒类。毒性比丁二烯大2~3倍。对皮肤黏膜有刺激作用，高浓度时有麻醉、窒息作用。LC_{50} 小鼠为150g/m^3，大鼠为180g/m^3（2小时）。小鼠死前出现上呼吸道刺激症状、共济失调、侧倒、深度麻醉状态。给动物染毒6个月后处死，尸检发现卡他-剥脱性支气管炎、支气管血管周围淋巴滤泡增生、小局灶性肺气肿。人吸入160mg/m^3，1分钟，出现眼、鼻和咽喉黏膜的轻度刺激症状。皮肤接触可引起充血和水肿。

三、氯丁二烯

（一）概述

氯丁二烯（chloroprene）为无色、有刺鼻气味的易挥发液体。微溶于水，易溶于有机溶剂。主要用于制造氯丁橡胶。属中等毒类。可经呼吸道、消化道和皮肤吸收。

（二）接触机会

在制造氯丁橡胶的生产过程中，如非密闭作业或设备滴漏，可有较多的氯丁二烯溢出；向聚合釜中加料、清洗聚合釜、清洗凝聚槽、事故抢修时，溢出量最大；在生产、使用氯丁胶乳、氯丁胶沥青时，也有接触机会。

（三）毒性机制

高浓度氯丁二烯蒸气对黏膜有刺激作用，大量吸入有麻醉作用。动物实验发现，吸入氯丁二烯小鼠的Ⅱ型肺泡上皮细胞内与能量代谢、脂类代谢、蛋白质代谢有关的多种酶的活性受到抑制，导致肺表面活性物质分泌障碍，从而引起肺水肿；氯丁二烯所致急性肝损伤与脂质过氧化有关，因其影响三大营养素的合成及能量代谢，使组织和细胞受到损伤；氯丁二烯进入体内形成的代谢产物中的不饱和键可与巯基结合，使毛发成分之一的半胱氨酸耗竭，导致毛发脱落，但毛囊并无损伤。

（四）临床表现

急性中毒不多见。主要由于设备故障或操作失误所致。常见眼及上呼吸道黏膜刺激症状，可有咳嗽、胸痛、气急等。高浓度接触时可致麻醉作用、呕吐、面色苍白、四肢厥冷、甚而意识丧失。查体两肺可闻及干、湿啰音。X线胸片可见肺纹理增强，甚至肺水肿改变。有接触高浓度发生肺水肿死亡的报道。也有报道急性中毒恢复1个月后出现肝功能损害，转氨酶升高的病例。

（五）诊断分级

急性吸入氯丁二烯所致的呼吸系统损伤的诊断分级标准，参照《职业性氯丁二烯中毒诊断标准》（GBZ 32—2015）

1. 急性轻度中毒　短期内接触较高浓度氯丁二烯后，出现头晕、头痛、乏力、恶心、呕吐、胸闷、气急等症状，及眼结膜充血、咽部充血等体征，并具备下列表现之一者：

（1）急性轻度中毒性脑病，如轻度意识障碍、步态蹒跚（见GBZ 76—2002）。

（2）急性气管-支气管炎（见GBZ 73—2009）。

2. 急性中度中毒　出现下列表现之一者：

（1）急性中度中毒性脑病，如中度意识障碍、共济失调等表现（见 GBZ 76—2002）。

（2）急性支气管肺炎或间质性肺水肿（见 GBZ 73—2009）。

3. 急性重度中毒　出现下列表现之一者：

（1）急性重度中毒性脑病，如重度意识障碍（见 GBZ 76—2002）。

（2）肺泡性肺水肿（见 GBZ 73—2009）。

（六）中毒救治

急性氯丁二烯中毒的治疗无特效解毒药，以一般急救措施及对症治疗为主。发生急性中毒时，应立即脱离现场，注意保暖安静，给氧，清洗污染的皮肤，更换污染的衣物。眼睛受到污染时应立即用清水、生理盐水或1%~2% 碳酸氢钠溶液反复冲洗污染的眼部，至少 10 分钟。对有呼吸道刺激症状者，要特别注意防止肺水肿，可早期、短程、足量应用肾上腺糖皮质激素，并注意防止感染及其他对症处理。

四、乙炔

乙炔（acetylene），俗称电石气，为无色、无味的气体，但工业用乙炔由于含有硫化氢、磷化氢等杂质，常有大蒜气味。是合成橡胶、氯乙烯等的重要原料，常用于气焊、照明及水果催熟等。

纯乙炔属微毒类，具有弱麻醉作用。乙炔急性毒性主要是因为高浓度时置换了空气中的氧，引起单纯性缺氧窒息，缺氧是主要致死原因。吸入一定浓度后有轻度头痛、头昏；吸入高浓度时先兴奋、多语、继而头痛、眩晕、恶心、呕吐、步态不稳、嗜睡；严重者昏迷甚至死亡。在尸检中可见肺水肿、充血、小灶性出血等病变，说明也是死于刺激性气体中毒，这是由于乙炔中混入的磷化氢、硫化氢和其他刺激性气体所致。

（王凡　刘源）

参考文献

1. 杨素峰．急性氯丁二烯中毒五例报告．职业医学，1984，11（3）：45.
2. 王宗全．氯丁二烯的毒性及其对人体健康的危害．预防医学情报，1986，2（5）：257.
3. 杨素峰．职业性氯丁二烯中毒 54 例分析．中华劳动卫生职业病杂志，1991，9（4）：226-228.

第三节　混合烃类

一、原料天然气（混有硫化氢）

（一）概述

天然气分为原料天然气和净化天然气两种，前者是指从地下开采后未经处理的天然气，其成分 90% 左右为甲烷，其次是硫化氢、甲硫醇等多种有毒物质。后者是原料天然气经脱硫净化处理后的天然气，其 96% 以上成分为甲烷，而有毒物质含量则较少。

（二）接触机会

原料天然气中毒大多是操作中发生事故或意外，如开采石油时发生井喷、检修采气脱硫设备时发生意外、管道闸门陈旧腐蚀致自然爆裂、吸入凝析油罐车溢出的天然气以及违反操作规程等导致中毒发生。

（三）毒性机制

原料天然气毒性的大小由其所含硫化氢的浓度所决定，硫化氢浓度越高，原料天然气毒性越大。其主要毒性机制为：一是硫化氢具有强烈的刺激性，因其遇水后迅速分解为氢硫酸和硫化钠，对眼、呼吸道及皮肤黏膜产生强烈的刺激与腐蚀作用；二是硫化氢具有细胞窒息作用，其与细胞色素氧化酶中的三价铁结合，使其失去传递电子的能力，而使组织的氧化-还原过程受到抑制，造成细胞窒息；三是中枢神经抑制作用，硫化氢可作用于颈动脉窦和主动脉体的化学感受器，迅速引起中枢神经系统的超限抑制，如同电击一般，导致“电击样猝死”；四是肺水肿，硫化氢可直接作用于肺泡细胞和肺泡毛细血管，使其通透性增强，肺泡表面活性物质受损，从而导致肺水肿的发生。净化天然气 96% 以上的成分为甲烷，后者为单纯性窒息性气体，对人基本无毒，但甲烷浓度增加能置换空气而导致乏氧，因此净化天然气的中毒机制就在于缺氧引起的中枢神经系统损害，严重者可引起脑水肿甚至“电击样猝死”。

（四）临床表现

原料天然气急性中毒的临床表现呈多样化，或以硫化氢中毒表现为主，或以甲烷中毒表现为主，或两者兼而有之。以硫化氢中毒表现为主者除有中枢神经系统损伤表现之外，还具有明显的呼吸系统损伤表现；以甲烷中毒表现为主者则呼吸系统症状不明显。原料天然气急性中毒的临床表现可概括为以下几方面：

中枢神经系统头痛、头晕、失眠、多梦、无力、四肢麻木、抽搐、大小便失禁、昏迷，全身肌肉痉挛或强直。最后可因呼吸麻痹、脑水肿等引起死亡。吸入高浓度原料天然气者可立即陷入昏迷，甚至发生“电击样猝死”。

眼部刺激眼刺痛、流泪、畏光、异物感、视物模糊，检查可见眼睑痉挛、水肿，结膜充血、水肿，角膜浅表浸润及糜烂，严重者角膜上皮脱落及混浊，也称之为“毒气眼病（gas eye）”。

呼吸道刺激表现为流涕、呛咳、咽痛、声音嘶哑、咳嗽、胸闷、胸痛、呼吸困难、咯血、发热等，听诊肺部可闻及干湿啰音，X 线胸片可表现为支气管炎、支气管周围炎、肺炎，严重者出现肺水肿，表现为呼吸困难、发绀、咳大量白色或粉红色泡沫痰，可伴有呼吸浅速、脉搏加快，心音低钝，甚至意识丧失、血压下降、瞳孔散大、各种生理反射消失等。

心肌损害心电图检查可见酷似下壁心肌梗死样改变，表现为Ⅱ、Ⅲ、aVF 导联的 T 波倒置，ST 段呈弓背向上抬高，可见非典型 Q 波。心肌酶增高多发生在 3~5 天后，AST、LDH、α-HBD、CK 都有不同程度的升高，其中以 AST、CK 升高最为明显。

多器官功能障碍吸入高浓度原料天然气，患者可立即昏迷，明显发绀、大小便失禁、瞳孔不等大等，可出现多种并发症如肺水肿、脑水肿、休克、心肌损害、肝肾功能损害等多器官功能障碍。

多数患者经及时治疗预后良好，部分重度中毒者可遗留一些后遗症，如头痛、失眠、记忆力减退、焦虑、运动失调等。

（五）诊断原则与诊断分级

原料天然气急性中毒的诊断及分级参照《职业性急性硫化氢中毒的诊断》（GBZ 31）诊

断原则为根据短期内吸入较大量硫化氢的职业接触史，出现中枢神经系统和呼吸系统损害为主的临床表现，参考现场职业卫生学调查结果，综合分析，排除其他类似表现的疾病后方可诊断。

标准将急性硫化氢中毒分为轻、中、重三度：

1. 轻度中毒　接触硫化氢后具有下列情况之一者：

（1）明显头痛、头晕、乏力，并出现轻度至中度意识障碍。

（2）急性气管 - 支气管炎或支气管周围炎。

2. 中度中毒　接触硫化氢后具有下列情况之一者：

（1）意识障碍表现为浅至中度昏迷。

（2）急性气管肺炎。

3. 重度中毒　接触硫化氢后具有下列情况之一者：

（1）意识障碍程度达深昏迷或呈植物状态。

（2）肺水肿。

（3）多脏器衰竭。

（4）猝死。

标准还另设了接触反应，为接触硫化氢后出现眼刺痛、畏光、流泪、结膜充血、咽部灼热感、咳嗽等眼和上呼吸道刺激表现，或有头痛、头晕、乏力，恶心等神经系统症状，但脱离接触后在短时间内消失者。因此类患者尚未达到中毒的程度，因此未列入职业病范围。

（六）中毒救治

原料天然气中毒的救治必须争分夺秒，其原则为现场急救，积极氧疗，防治肺水肿、脑水肿，对症治疗等。

1. 现场急救迅速脱离现场，脱去污染衣物，保持呼吸道通畅；对呼吸停止者立即进行人工呼吸；对猝死者马上实施心肺复苏。

2. 高压氧治疗对有意识障碍者应迅速给予高压氧治疗，压力为 2~2.5ATA；每次吸氧 30~40 分钟；休息 10 分钟后，再吸 30~40 分钟；每日 1~2 次，10~20 次为 1 个疗程；视病情行 1~3 个疗程。无高压氧治疗条件时，也可行鼻导管或面罩式给氧。

3. 防治肺水肿、脑水肿宜早期、足量、短程应用糖皮质激素防治脑水肿、肺水肿，预防性治疗时可用地塞米松 10mg 静脉滴注；治疗肺水肿、脑水肿时，激素剂量应加大，地塞米松 40~80mg 静脉滴注或测管滴注；也可应用泼尼松龙治疗。

4. 对症支持治疗补充血容量不足，抗休克、纠正酸碱平衡失调及电解质紊乱，还可应用自由基清除剂、钙通道阻滞剂、脑细胞活化剂、利尿剂等；也有学者主张使用换血疗法或自血光量子疗法。

二、石油醚

石油醚（petroleum ether，petroleum benzine）为无色液体，具有乙醚样气味。易燃，易挥发。主要用作溶剂。具有刺激作用和麻醉作用。接触高浓度石油醚蒸气，可出现眼、呼吸道黏膜、皮肤的刺激症状，还会出现麻醉症状。接触极高浓度时，可由于缺氧可引起死亡。此外，尚有长期接触致周围神经病的报道。

三、柴油废气

柴油废气为内燃机燃烧柴油时所产生的废气。其组分主要有氮氧化物、一氧化碳、醛类及硫等。正常的柴油机车,采油燃烧完全,废气呈白色或灰白色,主要成分为氮氧化物、二氧化碳和水;如因故障和各种原因导致柴油燃烧不全,则排出浓黑色废气,内含大量一氧化碳、油烟、醛类及硫等。因此柴油废气的毒性随其组成成分而异。柴油废气中的氮氧化物、醛类及硫等均对呼吸道黏膜具有强烈的刺激作用,一氧化碳、二氧化碳等为窒息性气体,对中枢神经系统具有损伤作用,因此吸入高浓度柴油废气时,可引起呼吸系统和中枢神经系统的损害。有柴油机车驾驶员或修理员用嘴吸油管时,误将柴油吸入肺内,引起吸入性肺炎的报道,主要表现为剧烈呛咳、胸痛、痰中带血、呼吸困难、发绀、发热等,尚有合并腹痛、腹泻者;有用柴油机发电或柴油机车燃烧不全导致柴油废气中毒的报道,主要表现为头痛、头晕、恶心、呕吐、意识障碍,严重者昏迷甚至死亡。WHO 近期宣布柴油废气较二手烟更易致癌。

四、汽油废气

汽油废气为汽油内燃机燃烧后排放出的废气,内含一氧化碳、氮氧化物、碳氢化物、油烟和铅等。其毒性因汽油品种、内燃机性能等而异。汽油废气中的氮氧化物对呼吸道黏膜具有刺激和损伤作用,故汽油废气中毒时在发生中枢神经系统损伤的同时,还常常伴有呼吸道的刺激症状,甚而引起肺炎、肺水肿。有汽车驾驶员或修理工用嘴吸油管时,误将汽油吸入肺内,引起吸入性肺炎的报道,主要表现为剧烈呛咳、胸痛、痰中带血、呼吸困难、发绀、发热等,X 线胸片显示肺内片状或结节状模糊阴影,严重者可引起肺出血—肾炎综合征。近年随着汽车工业的飞速发展,因汽油燃烧不全,导致汽车尾气中毒的报道时常可见,主要表现为头痛、头晕、恶心、呕吐、意识障碍,伴有发绀、呼吸困难,听诊两肺可闻及大量湿啰音,肺部胸片示肺水肿,头部 CT 示脑水肿改变,严重者因肺水肿、脑水肿或多器官功能衰竭而死亡。

(王凡 刘源)

参考文献

1. 胡同秀,王嘉福. 急性天然气中毒 54 例随访报告. 工业卫生与职业病杂志,1993,19(1):34.
2. 岳茂兴,徐冰心,李轶,等. 硫化氢中毒损伤的特点、临床表现和紧急救治原则. 中国全科医学杂志,2004,7(14):1079-1080.
3. 王邹平,田国雄. 急性天然气中毒 296 例分析. 工业卫生与职业病杂志,1993,19(3):183-184.
4. 谢万力,温国明. 47 例急性硫化氢中毒死亡原因分析. 职业医学杂志,1998,25(2):59-60.

第四节 脂环烃类

一、环戊二烯

环戊二烯(cyclopentadiene;1,3-cyclopentadiene;cyclopenta-1,3-diene)是一种化学活性很高的脂环烯烃。为无色液体,具有特殊臭味。用作有机合成的中间体及制造农药杀虫剂氯丹等。具有麻醉作用，对皮肤及黏膜具有强烈刺激性。急性中毒时，首先出现呼吸道刺激症状及兴奋症状，继而转入麻醉状，进入沉睡状态。若抢救治疗及时，2~3天即可痊愈。

二、环己烷

环己烷（cyclohexane；cicloesano）又称六氢化苯，为无色液体，具有刺激性气味。易挥发，极易燃烧及爆炸。是一种用途广泛的化工原料，还可用作溶剂、稀释剂、萃取剂及脱油脱漆剂等。属低毒类，当空气浓度为1g/m^3时，对人的眼和上呼吸道黏膜具有刺激作用。持续吸入可引起头晕、恶心、嗜睡和其他一些麻醉症状。液体污染皮肤可引起痒感。

三、松节油

松节油（turpentine oil）为具松香气味的液体。为油类、树脂、清漆及脂肪的溶剂，也用于合成樟脑、冰片等。松节油可经呼吸道和皮肤迅速吸收，对中枢神经系统可产生先兴奋后抑制的作用，表现为头晕、头痛、恶心、呕吐、肢体颤动、幻觉、昏睡、平衡失调、四肢痉挛性抽搐等症状；其次对呼吸道具有明显的刺激作用，可引起化学性肺炎和肺水肿。有报道3名患儿均因家中使用松节油而发生急性中毒，其中2例表现为咳嗽、呼吸困难、哮喘，体征有口周发绀，听诊呼吸音粗糙，两肺有哮鸣音，另一例则表现为头晕、恶心、晕倒；曾有因使用松节油清洗船舱，致使清洗工人中毒身亡的病例报道；另一例农民工在清洗松节油储罐时发生中毒，昏迷、全身发绀、吐血性泡沫痰，两肺满布干湿啰音，出现肺泡性肺水肿，并伴有下肢灼伤。此外松节油尚可对肾脏造成损害，引起血尿及蛋白尿。

（王凡　刘源）

第五节　芳香烃类

联苯

联苯（diphenyl mixture；diphenyl）为白色鳞片状晶体，略带甜臭味。主要用于有机合成。属低毒类。对皮肤、黏膜具有刺激性，高浓度接触可损害神经系统和肝脏，皮肤接触可致皮炎。急性中毒可出现眼、呼吸道及皮肤刺激症状以及神经系统损害的临床表现，如眼痛、流泪、咽痛、咳嗽、胸闷、头晕、恶心、呕吐、嗜睡、皮肤瘙痒等，个别有晕厥现象发生。可引起肝功能障碍。

（王凡　刘源）

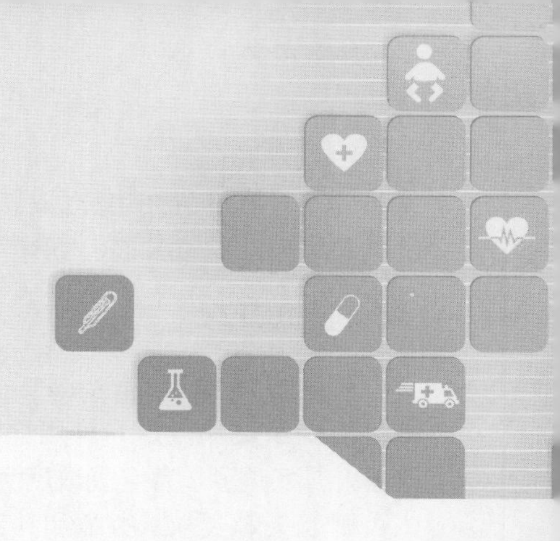

第十六章

醇和酚类

第一节　醇　　类

一、异庚醇

分子量 116.2，密度 815g/dm^3（12℃），沸点 170.5℃（常压下）。主要为用作溶剂，用于香料制备和有机合成。对眼和上呼吸道黏膜均有明显的刺激作用。

二、甲基环己醇

甲基环己醇为无色液体。常见的异构体有邻位、间位和对位。分子量 114.21。沸点 173.0~175.3℃。蒸气相对密度 3.94。用作橡胶、油、树脂、喷漆等的溶剂，丝光皂的调和剂，润滑剂的抗氧化剂。属低毒类。可经呼吸道、皮肤和胃肠道侵入机体，其代谢产物与葡萄糖醛酸和硫酸结合，随尿排出。动物实验经口摄入大量本品，可引起心、肝、肾急性病变和肺血管变化。人吸入高浓度本品蒸气，可出现头痛、眼和上呼吸道黏膜刺激症状。一些长期接触含甲基环己醇纤维素的溶剂工人，可出现轻微的淋巴细胞相对增多和白细胞减少等血液学改变。

三、2- 乙基己醇

无色液体。分子式 $C_8H_{18}O$。分子量 130.22。密度 832g/dm^3（20℃）。熔点 <-76℃。沸点 184~185℃。闪点 81.11℃。蒸气密度 4.49。蒸气压 0.027kPa（0.2mmHg，20℃）。水中溶解度 0.1%；溶于许多有机溶剂。遇热、明火、氧化剂可燃。在制造增塑剂、湿润剂、油漆溶剂和 2- 乙基己醇醋酸酯时，本品主要用作中间体。尚用作硝化纤维素溶剂、尿素树脂、搪瓷制造等。

可经呼吸道、皮肤和胃肠道侵入机体。大鼠经口 LD_{50}：3730mg/kg。小鼠经口 LD_{50}：2500mg/kg。兔经皮 LD_{50}：1970mg/kg。属低毒类，为原发性刺激物，对皮肤有中度刺激。兔经口染毒时，约进入量的 90% 同葡萄糖醛酸结合，由尿中以 2- 乙基己醇葡萄糖醛酸苷排出。接触高浓度时，可产生皮肤、眼和上呼吸道刺激症状。经口有轻微毒性，表现为中枢神经抑制。

未见急性中毒病例报道。有报告：实验室工人接触本品（存在于其他物质中），有头痛、头晕、疲劳和胃肠功能紊乱；在接触期间也有轻微的血压降低。对症处理，可给予葡醛内酯口服或注射。

四、糖醇

别名 2- 呋喃甲醇，为无色液体，见光或遇空气变为红棕色。分子量 98.1，密度 1.129g/cm³（20/4℃），沸点 170℃，蒸气压 0.07kPa（20℃），蒸气密度 2.38g/L。能与水及多种有机溶剂混溶。可用作树脂和染料的溶剂，并可用于制造湿润剂以及洗涤和脱漆作业等。

属中等毒类。大鼠经口毒性半数致死量（LD_{50}）为 132~275mg/kg，吸入 4 小时的 LC_{50} 为 934mg/m³。本品蒸气对眼和上呼吸道黏膜有刺激作用，高浓度时对中枢神经系统有抑制作用。

五、二氯丙醇

（一）概念

二氯丙醇又称二氯甘油，有两种同分异构体：1，3- 二氯 -2- 丙醇，2，3- 二氯丙醇。1，3-二氯 -2- 丙醇为无色液体，气味似醚。分子式 $C_3H_6Cl_2O$。分子量 128.99。相对密度 1.367（20/4℃）。熔点 −4℃。沸点 174.3℃。水中溶解度为 12%（20℃）；与乙醇、乙醚和苯混溶。遇热、明火、氧化剂会烧。遇水可析出氯化氢，热分解可产生光气。无色液体，微有氯仿气味。不溶于水，溶于乙醇、乙醚等多数有机溶剂。遇高热、明火或与氧化剂接触，有引起燃烧的危险。受高热分解产生有毒的腐蚀性气体。若遇高热，容器内压增大；有开裂和爆炸的危险。

（二）接触机会

用作溶剂及用于有机合成。是合成抗病毒药物“更昔洛韦”（用于治疗器官移植病毒感染、艾滋病等）、1，3- 二氯丙酮（法莫替丁、高效低毒深部抗真菌药氟康唑的原料）、交联剂、水处理剂等多种化工产品的原料。工业上主要制造环氧氯丙烷和制备离子交换树脂，并用作油漆和硝化纤维等的溶剂。

（三）毒性机制

2，3- 二氯丙醇：大鼠经口 LD_{50}：90mg/kg；吸入 LCL_0：2638mg/（m³·4h）；兔经皮 LD_{50}：200mg/kg；小鼠吸入 LC_{50}：为 990mg/m³。属中等毒类。自呼吸道、皮肤很快吸收。代谢方式尚不清楚。对皮肤、黏膜有强刺激性。吸入后，损害呼吸道和胃肠道，可致咽峡炎、支气管炎；严重者可致肺水肿，胃黏膜出血。

（四）临床表现

经呼吸道及皮肤吸收中毒后，往往有数小时的潜伏期，浓度越大，潜伏期越短。吸入高浓度二氯丙醇可立即出现眼和上呼吸道黏膜刺激症状，以及头晕、酒醉感、上腹痛、恶心、呕吐、嗜睡、乏力等症状，继之出现支气管炎、肺炎，甚至肺水肿，严重病例可有烦躁不安，谵妄，休克或昏迷。肝、肾损害：有肝脏肿大，黄疸，肝功异常；肾脏损害者可有少尿，血尿，蛋白尿。中毒性心肌损害：心电图检查见窦性心动过速或心律不齐、T 波低平、倒置，并可兼有 S-T 段改变。其他损害：时有出血倾向，出现紫癜，亦可发生溶血性黄疸及溶血性贫血，皮肤接触可致接触性皮炎。实验室检查：可有一过性肝、肾、心、血液系统等脏器损害指标的异常。

（五）诊断原则

据密切接触史，短时间内出现呼吸道刺激症状及肝、肾、血液等多系统损害为主的临床特点，参考工作场所职业卫生学调查、排除类似疾病、综合分析后予以确诊。

（六）中毒救治

立即脱离中毒现场，呼吸新鲜空气，吸入量较大者给予吸氧。脱去污染衣物，皮肤污染者用大量清水冲洗。中毒患者以对症和支持疗法为主。无特效解毒剂。有呼吸道刺激症状者，宜早给氧，早用支气管舒缓剂及肾上腺糖皮质激素，解除支气管痉挛，减少渗出。积极预防肺水肿和脑水肿。及早使用保肝、护肾、营养心肌和防止溶血之类药物。如发生肾衰竭，应根据指征选用适宜的透析疗法。

六、2-氯乙醇

（一）概念

2-氯乙醇又名乙撑氯醇，氯酒精；亚乙基氯醇；为无色透明有挥发性的液体。具有醚样气味。分子量80.52。相对密度1.197（20/4℃）。凝固点−67℃。沸点128.8℃。闪点60℃(开杯)。自燃点425℃。蒸气密度2.78。蒸气压1.33kPa（10mmHg，30.3℃）。蒸气与空气混合物爆炸限4.9%~15.9%。与水、乙醇混溶。遇热、明火、氧化剂可燃。受高热分解产生有毒光气。与水、水蒸气反应产生有毒和腐蚀性气体。

（二）接触机会

主要用作生产乙二醇、环氧乙烷和杀虫剂的原料。近代主要用作醋酸纤维、油漆、树脂的溶剂，也用于制造塑料、纸、染料和药物。在应用环氧乙烷熏蒸消毒时，亦可产生氯乙醇蒸气。

（三）毒性机制

可经呼吸道、皮肤很快吸收。属中等毒类。大鼠经口 LD_{50}：71mg/kg；吸入 LC_{50}：290mg/m^3；经皮 LD_{50}：293mg/kg。小鼠经口 LD_{50}：81mg/kg；吸入 LC_{50}：385mg/m^3。兔经皮 LD_{50}：67mg/kg。大鼠实验表明本品在肝内代谢，经辅酶Ⅰ的作用代谢为氯乙醛，后者与体内谷胱甘肽结合而解毒，如接触量过大，可因谷胱甘肽耗尽而产生毒性。一般认为毒作用主要由其代谢产物氯乙醛所致。肝脏是其靶器官之一。氯乙醇摄入后在肝脏内经辅酶Ⅰ作用，转变为氯乙醛，肝内谷胱甘肽迅速下降，转化为S-羧甲基谷胱甘肽。氯乙醇中毒可致中毒性肝病，类脂代谢变化，脂肪肝等，病理检查可见肝细胞肿胀，空泡形成，脂肪变性，肝血管坏死等，高浓度尚可见肾、心、肺等脏器的改变。尸检可脑水肿、肺水肿和肝、肾损害。氯乙醇对皮肤的毒作用是氯原子加强醇分子的亲酯性，因而增加其使蛋白变性和脂质溶解的特性，可迅速经完整皮肤进入体内，对皮肤本身有一定刺激性，无致敏性。氯乙醇对黏膜有明显刺激作用，可致黏膜充血、水肿。IDLH：23mg/m^3 生活主要因误服本品导致严重中毒，成人口服2.5~6g、小儿口服2ml可于12小时内死亡。职业活动中主要因防护不佳，吸入高浓度蒸气或皮肤严重污染中毒。在本品空气浓度约1.0g/m^3 下，工作2小时出现明显症状，9小时后死于呼吸衰竭，皮肤接触吸收1茶匙可致死。中毒死亡病例尸检可见脑水肿、肺水肿和肝肾损害。

中毒机制尚不完全清楚，有报道进入大鼠体内的本品在辅酶Ⅰ的作用下，转变为氯乙醛；氯乙醛与还原型谷胱甘肽作用，形成S-羧甲基谷胱甘肽，同时耗竭细胞内存在的谷胱甘肽，提示本品的毒性作用可能与其中间代谢产物氯乙醛有关。

（四）临床表现

高浓度蒸气对眼和呼吸道黏膜有刺激作用，引起流泪，眼痛及灼热感和咳嗽等。可致虹膜炎、角膜混浊、视觉障碍等。急性中毒主要由于吸入高浓度蒸气或皮肤大量接触所致。早期表现为头晕、头痛、嗜睡、恶心、呕吐，症状可逐渐加剧，数小时后出现发绀、胸痛、呼吸困难、视觉障碍、血尿、血压下降、共济失调、抽搐、谵妄、昏迷等肺水肿、脑水肿症状；神经系统表现往往是先兴奋后抑制。常死于循环呼吸衰竭。皮肤污染中毒者症状相对较轻。口服者立即出现症状，呼吸道和皮肤接触者可有一至数小时潜伏期。早期出现恶心、呕吐、头晕、头痛、嗜睡、乏力、易激动、烦躁、共济失调等表现，严重者出现抽搐、谵妄、昏迷。发绀、呼吸困难、肺部啰音、肺水肿、心、肝、肾损害，血压下降、休克、呼吸循环衰竭。口服中毒者消化道症状明显，病情严重；皮肤侵入中毒者可见皮肤红斑，全身症状较轻。眼部接触后出现眼刺激症状。血、尿氯乙醇升高。

实验室检查无特殊，部分患者可有肝、肾功能异常，脂代谢指标异常，如血胆固醇、血清卵磷脂、β- 脂蛋白升高等。

（五）诊断原则

据职业密切接触史，结合临床神经系统、肝、肾脏损害等表现，参考工作场所卫生学调查及空气中氯乙醇浓度检测，排除其他类似表现的疾病，综合分析后可作出急性中毒的诊断。吸入和口服中毒发病较快，对严重皮肤污染者必须严密观察 24 小时。

（六）中毒救治

1. 吸入中毒者立即脱离现场至空气新鲜处。误服者立即催吐或洗胃，皮肤和眼部污染者立即用大量清水冲洗，更换污染衣物。

2. 严重中毒者及早进行血液透析。积极防治脑水肿、肺水肿。应用甘露醇、地塞米松。

3. 可用 10% 葡萄糖酸钙 10~20ml，静脉注射，每日 1 次。

4. 谷胱甘肽每次 300~600mg，1~2 次 / 日，肌内或静脉注射，重症可加倍。

5. 昏迷者可用纳洛酮。对症支持治疗，保护肝、肾、心功能，维持水、电解质与酸碱平衡。

6. 严重病例可使用糖皮质激素、脱水剂和钙剂。肾上腺素可诱发室颤，故忌用。

七、烯丙醇

（一）概念

烯丙醇又名丙烯醇，为无色液体，具有芥子气样刺激气味。混溶于水、醇、醚。分子量 58.08。熔点：-50℃，沸点：160.9℃，相对密度（水 =1）0.85。相对蒸气密度（空气 =1）：2.00。

（二）接触机会

用于丙烯化合物制备，树脂、塑料合成，分析上用于显微分析及测定汞等。

（三）毒性机制

属中等毒类。LD_{50}：99mg/kg（大鼠经口）；75 400mg/kg（兔经皮）；LC_{50}：180mg/m^3，8 小时（大鼠吸入）；人经眼：59mg/m^3，重度刺激。家兔经皮开放性刺激试验：10mg/24h，引起刺激。蒸气对眼、鼻黏膜和皮肤有强烈的刺激作用，有全身毒性，但麻醉作用弱。

（四）临床表现

1. 人接触蒸气后，因浓度不同可有一定潜伏期，高浓度可立即出现眼和上呼吸道刺激症状，流泪、眼辛辣感、视物模糊，眼异物感，重者畏光，可致急性结膜炎和角膜迟发性坏死。

2. 直接沾染皮肤可引起严重化学性灼伤。

3. 吸入中毒者可致肺水肿。

中毒救治：①立即脱离现场，用大量清水洗皮肤污染部位，眼污染者用清水或生理盐水冲洗眼部。误服者洗胃或引吐；②卧床休息，遮盖眼部防止强光照射眼睛。必要时眼科处理；③皮肤接触者可静脉注射10%葡萄糖酸钙，减轻疼痛；④肺水肿者早期、适量、短程使用肾上腺皮质激素；⑤对症治疗及支持治疗。

（林丽颖）

参考文献

1. 周仲衡. 二氯丙醇急性中毒死亡一例报告. 中华卫生杂志，1963（8）：76.

2. 贾春梅，张素丽. 急性二氯丙醇中毒临床分析. 河北医药，2012，34（14）：2188.

3. 秦景香，周敏，刘武忠，等. 一起急性丙烯醇中毒事故调查分析. 职业卫生与应急救援，2004，22（2）：92.

第二节 酚 类

一、醌

（一）概念

醌又名对苯醌，为黄色结晶体。具辛辣气味。熔点115~117℃，密度1.31g/cm^3（20℃），能升华并能随水气蒸馏；溶于热水、乙醇和乙醚中。

（二）接触机会

本品是制备还原染料对苯二酚和合成茜素红染料的主要原料和中间体，是一种活泼的氧化剂。

（三）毒性机制

本品有强烈的刺激性。高浓度强烈刺激黏膜、上呼吸道、眼睛和皮肤。接触后出现烧灼感、咳嗽、喘息、喉炎、气短、头痛、恶心和呕吐。口服可致死。属高毒类。急性毒性：LD_{50} 103mg/kg（大鼠经口）刺激性：人经皮：2%，轻度刺激。人经皮：5%，重度刺激。致癌性：小鼠经皮最小中毒剂量2000mg/kg（28周，连续）致肿瘤阳性。醌易经胃肠道和皮下组织吸收。吸收的醌大部分与已糖醛酸、硫酸和其他酸结合后经尿排出，小部分以原形排出。

（四）临床表现

接触高浓度蒸气或粉尘可引起明显的眼和呼吸道刺激症状，眼部损害常侵犯整个结膜层，其特点是色素沉着，被染成棕色至棕黑色，角膜呈白色混浊或呈棕绿色半透明状。

高铁血红蛋白血症。

皮肤接触后，局部有色素减退、红肿、丘疹和坏死。

（五）中毒救治

将患者移至空气新鲜处，立即脱去污染衣服，受污皮肤用50%~75%酒精、用流动清水冲洗15分钟。若有灼伤，就医治疗。眼睛接触：立即提起眼睑，用流动清水或生理盐水冲洗至少15分钟；呼吸困难时给输氧；呼吸停止时，立即进行人工呼吸；就医。食入患者清醒时立即给饮植物油15~30ml；催吐；尽快彻底洗胃；就医。

二、对叔丁基酚

对叔丁基酚为白色薄片状结晶。分子量150.2，熔点97℃，沸点238℃，不溶于水，可溶于醇和醚。加热分解可产生有毒气体。

主要用作杀菌剂，也可用作化工中的增塑剂、破乳剂和黏合剂等。可经呼吸道、胃肠道和皮肤侵入机体。属低毒类。大鼠经口LD_{50}为3.25g/kg。兔经皮LD_{50}为2.52g/kg。

本品对皮肤、眼和上呼吸道有刺激作用。潮湿皮肤接触后可致皮炎，甚至轻微灼伤，反复接触可致白斑病。白斑部皮肤活检可见黑色素细胞减少或消失，脱离接触数月后，皮肤色素可恢复，预后良好。

（林丽颖　唐文娟）

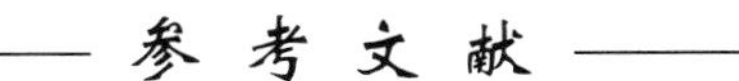

参考文献

周丽新，陈晓红，金米聪．五氯酚对人体的毒性及防治研究进展．卫生研究，2014，43(2)：338-342.

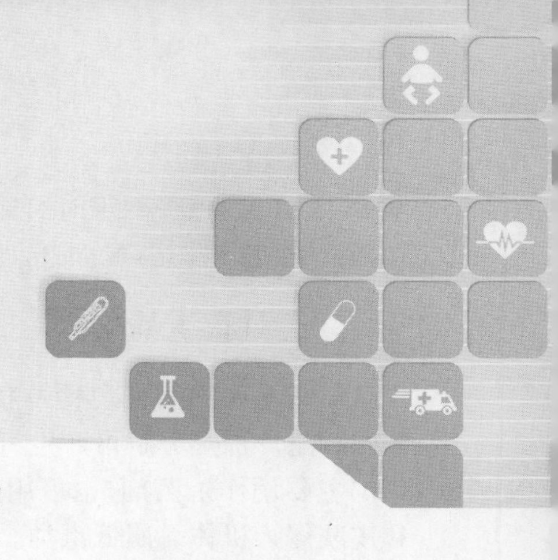

第十七章

金属及其化合物

第一节　轻　金　属

一、铍及其化合物

（一）概述

铍（beryllium，Be）是银灰色金属，原子量9.01，密度1.84g/cm^3，熔点1284℃，沸点2970℃，具有质轻、坚硬、耐高温、难溶于水、可溶于酸、与碱可生成盐类等特性。常见铍化合物有氧化铍、氢氧化铍、氟化铍、硫酸铍等。由于铍具有优良的理化特性而广泛应用于核能、火箭、导弹、宇航、电气、电子、仪器仪表以及石油化工等工业和科学技术领域。工业生产中，接触铍的机会有铍的冶炼，主要接触铍或其化合物粉尘；铍合金的制造，常见者为铍铜及铍铝合金；核和航天工业，如原子反应堆原料；制造耐高温陶瓷等。

铍主要以蒸气、烟雾、粉尘形态经呼吸道侵入人体，吸收的速率取决于铍化合物的溶解度及浓度。粒子较小（直径<5μm）的金属铍或其化合物可进入呼吸道深部并滞留在肺泡或小气道；水溶性较强的可被间质血管或淋巴管吸收；难溶的化合物则可为巨噬细胞吞噬，部分随痰排出，部分进入肺间质。铍由消化道吸收极少，在胃肠的摄取率<0.2%。完整的皮肤不吸收铍，但可经受损的皮肤侵入，引起局部病变。

进入血液的铍多与血浆中α球蛋白结合，小部分形成磷酸铍或氢氧化铍，成为向组织转运的主要形式，血中游离状态的铍含量极微。进入体内的铍最初可分布于各个组织，以肺、肺淋巴结、肝、骨骼、肾为多，随后由于各组织的清除能力的差异，肺淋巴结和骨骼成为铍在体内的主要蓄积部位。

铍主要由肾脏经尿排出，排出量取决于吸入化合物的溶解度。铍的排出一般较慢，即使脱离铍接触后，仍可持续数年或十数年，沉积于肺的氧化铍其排泄速度更慢。实验证明，大鼠吸入氧化铍后120天，其肺中铍含量几乎与吸入时的量相等。

1881年德国Blake首次报道氧化铍对实验动物的毒性，认为属于低毒类。直到1933年德国weber报道急性铍中毒病例以及1946年Hardy和Tabershaw报道慢性铍中毒病例以后，人们才逐渐认识铍的高毒性。铍及其化合物属原浆毒，能抑制体内许多代谢酶的活性，如碱性磷酸酶、磷酸葡萄糖变位酶、透明质酸酶以及三羧酸循环中的脱氢酶等重要酶系统。铍的毒性与其溶解度有关，难溶性铍化合物的毒性小于可溶性铍化合物，以氟化铍和氧化铍的毒性最大，吸入浓度为 $10mg/m^3$ 的氟化铍可使大鼠、家兔产生急性肺炎和肺水肿，15 天内致死。

急性铍中毒和慢性铍中毒的发病机制不同。前者主要由可溶性铍化合物引起，属于一种化学刺激和损伤作用，表现为气管、支气管黏膜及肺组织的充血、水肿、出血、渗出，与一般化学性肺炎的组织形态学表现无异。具有明显的剂量 - 反应关系，如可溶性铍化合物对肺的直接刺激，可使溶酶体酶大量释出，引起细胞损伤。此外尚可有肺外组织如肝脏和肾脏损害。慢性铍中毒则主要由不溶性铍化合物引起，属于变态反应。因铍在体内可作为半抗原与蛋白质结合形成特异抗原，激活细胞免疫和体液免疫反应，临床可见患者血清中 γ 球蛋白、IgG、IgA 均明显升高，将实验动物的淋巴细胞转移给健康动物，也可引起铍病（berylliosis）。病理研究亦显示，急性中毒时，肺内主要呈现炎症及水肿改变，肺泡表面有透明膜形成，肺泡壁有轻度增厚及浆细胞、淋巴细胞清润，肺泡腔内充满成纤维细胞核单核细胞、浆细胞、脱落上皮细胞；慢性铍中毒时，肺内主要病变为广泛而散在的非干酪性结节性肉芽肿及弥漫性肺纤维化。早期多由单核细胞及少量淋巴细胞，浆细胞构成，后期肉芽肿内出现巨细胞，其中心区可发生玻璃样变性，最后形成胶原。

（二）临床表现

铍中毒是一种以损害呼吸系统为主、并可累及其他器官的全身性疾病。我国命名为铍病，临床上分为急性和慢性铍病。

1. 急性铍病　主要因短时间内吸入大量可溶性铍化合物如氟化铍、硫酸铍等所致。吸入后经 3~6 小时潜伏期，可有咽痛、咳嗽、气短、胸闷、胸痛等呼吸道刺激症状，两肺可闻及啰音，X 线胸片显示肺纹理增多。重者有头疼、头晕、全身酸痛、乏力、畏寒、发热、胸闷、憋气、咳嗽、咳痰等，并出现血痰、胸痛、呼吸急促、心悸、发绀等，肺部可闻及湿啰音，X 线胸片显示肺野有絮状或点片状散在阴影，肺门增大。部分病例肝脏肿大、压痛，甚至出现黄疸。实验室检查可见血白细胞总数及嗜酸性粒细胞增多，血清谷丙转氨酶（ALT）及胆红素增高，尿铍显著增高（>5μg/L）。

经积极治疗，症状可在 2~4 周内消失，但肺部阴影需 2~4 个月才能完全吸收，少数患者肺内可残留纤维化病变，甚至转化为慢性肉芽肿。

2. 铍的皮肤损伤

（1）接触性皮炎：由金属铍或可溶性铍盐所致，常出现于接触铍的早期，多见于新工人，夏季尤易发病，皮损多在暴露部位或易搔抓的部位，常为斑疹、皮疹，严重时可发生水疱，脱离接触后 3~7 天可愈，不留痕迹。

（2）铍溃疡：可溶性铍化合物污染创口可引起皮肤溃疡并向深部发展，溃疡常见于身体暴露部位，特别是手部，溃疡边缘隆起成堤，状如鸟眼，数月方能愈合。

（3）铍肉芽肿：金属铍及不溶性铍化合物刺入皮肤，可形成皮肤深部肉芽肿，局部常有肿胀、触痛，也可由于病灶破溃，而重新形成溃疡，长期不愈。

（三）诊断

1. 诊断原则　根据明确的铍职业接触史和以呼吸系统损害为主的临床表现及胸部 X 线改变，结合现场职业卫生学调查资料，进行综合分析，排除其他类似疾病后，方可诊断。

2. 急性铍病　根据短期内确切的可溶性铍化合物接触史，以急性呼吸系统炎症为主的临床表现，X 线检查肺内有点片状阴影且对抗炎治疗反应不佳，即可考虑急性铍疾的诊断，尿铍明显增高对确诊有重要提示作用。

（1）急性轻度铍病：急性铍接触者出现鼻咽部干痛、剧咳、胸部不适等呼吸道刺激症状，胸部X线显示出现肺纹理增强、扭曲及紊乱等。

（2）急性重度铍病：有气短、咳嗽、咳痰、咯血、发热等症状，肺部可闻及湿性啰音，胸部X线可见肺野内弥漫云絮状或斑片状阴影，有时可出现肺水肿、呼吸衰竭或其他脏器损害。

（四）鉴别诊断

急性铍病应与肺部感染、急性左心衰竭、刺激性气体中毒等相鉴别。

（五）中毒救治

目前尚无特效解毒剂。以对症、支持治疗为主。

1. 急性铍病

（1）应立即脱离铍接触，清除体表污染物，卧床休息，避免体力活动；鼻导管或面罩吸氧，对症治疗给予止咳、祛痰、解痉、解热镇痛等药物。可予以抗生素防治肺部继发感染。

（2）特效疗法：糖皮质激素有抗炎、抗毒、抗过敏的作用，对减轻铍所致肺部炎症渗出，改善中毒症状有良好效果。地塞米松20~40mg/d分次肌内或静脉注射，或甲泼尼龙1.6~4.8mg/（kg·d），3~5天后改为泼尼松口服治疗，症状改善后逐渐减量停药。经以上处理肺部病变一般可于1~2个月内吸收。

急性铍病患者经治疗后原则上不再从事铍作业。应密切观察，每半年1次胸部X线检查，如连续两年无变化，则可按铍作业人员进行动态观察。

2. 皮肤损伤　皮炎患者应脱离铍接触，洗净皮肤，局部可用2%硼酸及0.1%依沙吖啶（雷佛奴尔）湿敷，急性期后可用激素软膏，也可全身投用抗过敏药物及钙剂；溃疡应注意清创，外用激素软膏、10%鱼肝油软膏或中药生肌消炎膏；皮下肉芽肿则应该行外科手术切除，以助早期愈合。

二、羰基镍

（一）概述

羰基镍[nickel carbonyl，$Ni(CO)_4$]是一种金属有机化合物，由镍和CO在一定温度和压力下反应生成，极易挥发，室温下即可分解为氧化镍和CO，易燃可爆。因为温度不同可有固态、液态、气态3种状态，在常温下为无色透明液体。受日光照射后可变成棕黄色或草灰色液体，具有潮湿的尘土气味。分子量170.7。密度1.29g/cm^3（25℃）。其蒸气比空气重5.9倍。溶点-25℃，沸点43℃。不溶于水，溶于乙醇、苯、氯仿等多数溶媒中。羰基镍在-25℃时变为结晶状态，在45℃时沸腾成具有特殊煤烟气味的气体，在空气中能燃烧，60℃以上分解并常产生爆炸。微量羰基镍气体淡而无色，人的嗅觉难以察觉，人的嗅觉能察觉到的浓度约为3.5~21.0mg/m^3。

固态和液态的羰基镍毒性很低，而气态的羰基镍则为高毒物质。

羰基镍的蒸气及气溶胶，由于沸点低，挥发度高，可大量迅速经呼吸道吸入，并通过肺的毛细血管进入血液循环。吸入的羰基镍，约有30%可在4~6小时内由呼气中以原形排出体外，其余部分在体内代谢，并在细胞内逐渐分解，释放出Ni^{2+}和CO。释放出的CO可由呼气中呼出，而Ni^{2+}则与细胞内的核酸、蛋白质结合。动物实验证明，$Ni(CO)_4$分解出的Ni^{2+}在肺、肝和脑中的含量最高。

羰基镍也可以经胃肠道以及完整的皮肤吸收，但吸收的速度和量均逊于呼吸道。

羰基镍在体内无蓄积性。急性吸入羰基镍后24小时，镍在体内存量仅为吸入量的17%；4天后经尿排出34.4%，经粪便排出29.7%，6天内吸入的镍，几乎全部排出。

（二）接触机会

工业生产中，羰基镍的接触机会主要是制备羰基镍，提炼纯度极高的镍粉，以及在有机合成、橡胶和石油工业中，$Ni(CO)_4$用作催化剂。在电子工业和精密仪表工业，还用于镍的喷涂。

（三）发病机制

本品属较高毒类物质，其急性毒性相当于CO的50倍。羰基镍包括羰基和镍两部分，两者结合很不稳定，易于分解，进入体内的羰基镍很快被分解为镍离子和一氧化碳。但大量研究结果均支持急性中毒是由于羰基镍整个分子的毒作用所致。目前已证实，羰基镍进入深部呼吸道后，可迅速穿透肺泡壁，并以整个分子形式作用于肺毛细血管内皮细胞，抑制细胞中的巯基酶，引起毛细血管的通透性增高，血浆液体漏出至血管外、组织间隙内，形成化学性肺水肿。与此同时，一些毒性物质，包括脂质过氧化的产物损伤Ⅰ型和Ⅱ型肺泡上皮细胞，破坏肺泡表面活性物质，从而使肺泡间质渗出增加，继而加重产生肺泡水肿。羰基镍对大鼠半数致死浓度自24~400mg/m^{3}不等。成人中毒的浓度差别也较大，约为7~49mg/m^3，致死浓度约为210mg/m^3。

（四）临床表现

短时间内大量吸入羰基镍可产生急性中毒，急性肺损伤是急性羰基镍中毒最突出的表现。急性羰基镍中毒患者多具有早发症状和晚发症状的特征性表现：根据吸入浓度和量的大小不同，大多数病例均在5~30分钟内出现早发症状，常见的主诉有头晕、头痛、步态不稳、视力模糊、恶心、呕吐、眼刺痛、流泪、咽痛、干咳、胸闷等神经系统和黏膜刺激症状。早发症状可很快减轻，经8~36小时的潜伏期后，重症患者早发症状迅速加重，并出现晚发症状，患者气短、咳嗽突然加重，呼吸快而浅，心慌。咳出多量泡沫血痰、口唇发绀、端坐呼吸。检查两肺有大量干、湿啰音、心率快、血压下降，脑缺氧导致抽搐、呼吸衰竭及昏迷。体温可正常或升至39℃左右。

王秋英总结了54例急性羰基镍中毒者（轻、中、重度中毒者分别为50例、3例、1例）的临床表现，发现其早期主要是头晕、头痛、乏力等非特异性全身症状，且贯穿于病程始末，而病程中出现咳嗽、气短、胸闷等呼吸系统症状者尚不足50%。轻度中毒的50例，在接触羰基镍48~96小时，症状即明显缓解或消失；4例中、重度中毒病例，早期症状与轻度中毒无区别，只是更加明显，但在接触羰基镍24~72小时后均出现咳嗽、胸闷、气急、呼吸困难等呼吸系统损害的表现；1例重度中毒患者接触羰基镍蒸气约5分钟，30分钟后即出现发热、乏力、头晕、咽部不适等，8小时后症状加重，并出现咳嗽、胸闷、气急、咳痰等呼吸系统症状，44小时症状达高峰，表现为急性肺损伤的典型症状。由上可见：①症状的潜伏期和严重程度与吸入羰基镍剂量相关，吸入多则病情重；②轻度中毒者症状多在48~96小时缓解或消失，而中、重度患者多在24~72小时病情加重；③中毒早期表现的非特异性全身症状并不能准确反映中毒的严重程度，而24~72小时出现的典型呼吸系统症状和严重神经系统损害的表现才是病变的实质，故至少需观察72小时才可明确是否发生羰基镍中毒及其严重程度。

（五）实验室检查

肺部X线检查初时可见肺纹理增多，肺野模糊，肺门阴影致密、增大；肺部损害加剧时两肺可产生广泛的斑片状或云絮状阴影。少数严重病例可并发心肌损害和肝功能异常，出现心律失常，心电图有S-T段降低、T波低平或倒置、Q-T延长，肝肿大，黄疸，尿常规异常。

尿镍浓度与急性中毒程度不一定平行，但早期检测尿镍有助于判断接触者有无过量羰基镍接触。尿镍通常在中毒后迅速增高，并于中毒后第1~2天达高峰，其排出量可超过正常人尿镍含量的数倍至数十倍（尿镍正常值为<0.17μmol/L）。中毒后第7~10天可恢复或接近正常。

多数急性中毒者外周血WBC总数升高，核左移，可出现中毒颗粒；部分患者血清ALT、AST和胆红素升高；尿常规可有蛋白阳性和透明管型。

（六）接触反应

接触羰基镍后出现下列表现之一者。

1. 一过性头晕、头痛、乏力、胸闷、咽干、恶心等症状。

2. 有一过性轻咳、胸闷等呼吸系统症状，肺部无阳性体征，胸部X线检查无异常表现。

（七）诊断原则

根据短期内接触较大量羰基镍的职业史，出现以急性呼吸系统损害为主的临床表现及胸部X线改变，结合血气分析，参考现场职业卫生学调查及尿镍检测结果，综合分析，排除其他病因所致类似疾病，方可诊断。

（八）诊断分级

1. 轻度中毒　在接触反应表现基础上，出现咳嗽、咳痰、胸痛等症状；体检可见眼结膜和咽部充血，两肺出现散在干、湿性啰音，胸部X线检查示两肺纹理增多，符合急性气管-支气管炎。

2. 中度中毒　轻度中毒症状明显加重，出现发热、烦躁不安、咳嗽、痰多、呼吸增快，两肺出现广泛干性或湿性啰音；胸部X线检查显示肺门阴影增大，两肺纹理粗乱、模糊，出现点片状阴影或肺透亮度降低，呈磨玻璃样改变，符合急性支气管肺炎或急性间质性肺水肿。血气分析常呈轻至中度低氧血症。

3. 重度中毒　在中度中毒病情基础上，具有下列表现之一者。

（1）咳大量白色或粉红色泡沫痰，明显呼吸困难、发绀，两肺弥漫性湿性啰音；胸部X线检查显示两肺野有大小不一、边缘模糊的大片状或云絮状阴影，符合肺泡性肺水肿。血气分析常呈重度低氧血症。

（2）急性呼吸窘迫综合征。

（3）昏迷。

（九）鉴别诊断

急性羰基镍中毒应与急性上呼吸道感染、其他刺激性化学物（如氨气、氯气等）中毒鉴别。

（十）中毒救治

急性中毒患者应立即脱离现场，清除体表污染物，卧床休息，禁止活动，尽量减少氧耗。

1. 氧疗　给予鼻导管或面罩、头罩或氧帐给氧；对呼吸衰竭者，常需给予无创或有创机械通气。羰基镍具脂溶性，可迅速穿透细胞膜进入细胞内，且因其比重较大，在中毒早期若给予高压氧治疗有可能会加速其向细胞内的转移，加重病情。因此，在急性羰基镍中毒早期应避免高压氧治疗，也应警惕纯氧治疗引发的氧中毒。

2. 防治肺水肿、脑水肿　皮质激素是很好的自由基清除剂,能防止内毒素脂多糖激活中性粒细胞膜上的NADPH氧化酶,避免由此而产生大量超氧阴离子。化学性肺损伤时提倡早期、足量、短程使用糖皮质激素以减轻水肿、抗氧化和清除自由基,对缓解病情大有帮助。地塞米松20~60mg/d或甲泼尼龙120~360mg/d,静脉滴注,疗程3~7天。

3. 驱镍治疗　急性羰基镍中毒目前仍以对症治疗为主,而对于是否进行驱镍治疗仍有争议。动物实验表明,急性羰基镍中毒后二乙基二硫代氨基甲酸钠(sodium diethyl dithiocarbamate,dithiocarb,Na-DDC)是有效的解毒剂(非胃肠道给药),应在中毒后立即给予,延迟使用可能会增加羰基镍的毒性。故建议可在中、重度患者的早期使用,以减少肺中镍含量,且尽量采取胃肠外给药;晚期应用可能会加重羰基镍中毒症状,应尽量避免。首次静脉注射剂量为25mg/kg,24小时总量不超过100mg/kg,用药后尿镍可增加并超过促排前的3~20倍。也可进行雾化吸入,吸入剂量为0.2g,每日1~2次。

4. 其他治疗　予以还原型谷胱甘肽、维生素C等清除自由基,应用抗生素防治感染。

(十一)预防

采用羰化法提炼纯镍时,应注意设备和管道的密闭化,控制生产车间温度不超过25℃,以防止羰基镍外逸。

设备检修及排除操作过程中的故障时,应佩戴防毒面具。

应对接触羰基镍的职工进行职业健康监护。

凡有明显神经系统疾病及严重顽固的呼吸系统和皮肤疾患者,不应从事羰基镍工作。

三、铬及其化合物

(一)概述

铬(chromium,Cr)是银灰色坚硬而脆的金属。原子量5.2,密度7.14g/cm^3,熔点1860℃,沸点2672℃。铬是多价化合物,在自然界主要以三价铬和六价铬存在。三价铬化学性质较稳定,主要存在于食品和生物组织中,是人体必需的微量元素,参与体内葡萄糖、脂肪酸的代谢,三价铬是葡萄糖耐量因子的组成成分,对调节糖代谢起重要作用。六价铬化合物是强氧化剂,常见的六价铬化合物有铬酸酐(CrO_3)、铬酸(H_2CrO_4)、铬酸盐(CrO_4^{2-})及重铬酸盐($Cr_2O_7^{2-}$)。

铬对皮肤黏膜有刺激和腐蚀作用。铬的急慢性毒性都是由六价铬化合物引起,常见的六价铬化合物铬酸酐、铬酸雾、铬酸盐及重铬酸盐都是强氧化剂,可使蛋白质变性,沉淀核酸、核蛋白,干扰酶系统活性。长期吸入铬酸雾或铬酸盐尘可引起鼻炎、鼻中隔穿孔和慢性支气管炎,并因其致敏作用引起过敏性哮喘,口服引起消化道刺激和腐蚀症状。人口服重铬酸盐的致死量为3g。

铬能通过呼吸道、消化道和皮肤吸收,呼吸道是进入人体的主要途径,主要分布于肺、肝、肾,铬大部分从肾脏排泄。

(二)接触机会

职业活动中,在铬铁矿的开采、冶炼,铬酸盐的制造,以及电镀(铬酸)、金属加工、制革(重铬酸盐),油漆、颜料(铬酸盐)、印染等行业可以接触到铬的烟尘、铬酸雾等。

(三)临床表现

1. 眼及呼吸道炎症　短时间吸入高浓度铬酸雾或重铬酸盐烟尘后迅速出现眼结膜炎、

鼻炎、咽炎、支气管炎。表现为流泪、流涕、咽痛、咳嗽、胸闷、胸痛、气促等呼吸道刺激症状,吸入后4~8小时可出现哮喘发作,患者有明显的呼吸困难,双肺可闻及广泛的哮鸣音。重者可发生化学性肺炎,肺部有湿啰音,胸部X线可见肺纹理增多、增粗及斑片状阴影。反复或长期接触低浓度六价铬化合物工人,可发生慢性结膜炎、咽炎、支气管炎,常有咽痛、咳嗽,有时出现哮喘样症状。检查可见咽充血,肺部可闻及啰音。

2. 铬鼻病 铬鼻病的发生过程常历时数月至数年,最短的可于接触铬酸盐3个月即发病。病变部位主要是鼻中隔,少数是鼻甲。铬酸、铬酸盐沉积于血管较少的鼻中隔前部,此处最易受损,尤其是鼻中隔偏曲或有嵴突者,其凸面黏膜易受气流冲击而首遭侵犯。早期症状有流涕、鼻塞、打喷嚏、鼻出血、鼻干燥、鼻灼痛、嗅觉减退等,数月后部分上述症状会自行消失,但鼻腔病变可在无症状情况下继续缓慢发展,有时仅在体检时才发现。鼻部检查可见鼻中隔黏膜充血、肿胀、干燥、结痂或萎缩,鼻中隔或鼻甲黏膜糜烂,溃疡形成,鼻中隔软骨部穿孔。穿孔由针头大小至1~2cm,发生小穿孔时,可出现呼吸时吹哨声,随着穿孔增大,吹哨声消失。鼻中隔穿孔多见于镀铬工人。

(四)铬鼻病诊断原则

根据较长时间的六价铬化合物职业接触史和鼻中隔或鼻甲损害的相关临床表现,结合现场职业卫生学调查,排除其他原因所致鼻部病变,方可诊断。

(五)诊断分级

1. 轻度铬鼻病 具有下列临床表现之一者。

(1)鼻中隔、鼻甲黏膜糜烂面积累计≥$4mm^2$。

(2)鼻中隔或鼻甲黏膜溃疡。

2. 重度铬鼻病鼻 中隔软骨部穿孔。

(六)鉴别诊断

鼻中隔软骨部穿孔也可由氟盐、五氧化二钒等引起,或因梅毒、结核、外伤等原因发生,故诊断时应结合上岗前职业健康体检资料、患者职业接触史和现场职业卫生学调查及临床资料等加以鉴别。

1. 铬溃疡 六价铬化合物有强烈的刺激和过敏作用,皮肤接触后可出现针头大小的丘疹或湿疹样改变,并有瘙痒感。由于搔抓、感染,易形成溃疡。溃疡多见于四肢暴露部位,直径2~8mm左右,圆形,边缘隆起,底部有渗出物,手、足部的溃疡可深达骨膜,称为铬溃疡或铬疮。铬溃疡多见于电镀工和鞣皮工以及生产铬酸、铬酸盐、重铬酸盐的工人。此种溃疡常只有1~2个,也可多个同时出现。可有疼痛,但往往无痛。溃疡愈合缓慢,短则1~2个月,长则半年以上。铬酸、铬酸盐、重铬酸盐可灼伤皮肤,并可通过灼伤的皮肤吸收,引起全身性中毒,主要导致急性肾、肝损害,甚至急性肾衰竭。

2. 接触性皮炎 皮肤长期或反复接触铬酸盐、铬酸雾以及含铬水泥,通过刺激作用和致敏作用可发生皮炎。皮疹好发于面、颈、手、前臂等裸露部位。因刺激作用所致皮疹多局限于接触部位,呈红斑、水肿、丘疹,重症发生水疱、大疱、糜烂。变应性接触性皮炎常呈湿疹样表现,瘙痒明显,常继发感染,病程迁延不愈,可由急性皮炎转变为亚急性或慢性改变。

(七)中毒救治

1. 脱离毒物接触,呼吸道吸入者吸氧、保持呼吸道通畅,皮肤污染应及时用清水彻底清洗。

2. 呼吸道刺激症状明显者可用3%~5%碳酸氢钠雾化吸入，或地塞米松5mg雾化吸入，1~3次/天。使用镇咳剂和支气管解痉剂，予以抗生素防治继发感染。

3. 铬鼻病

(1) 病因治疗：局部使用维生素C溶液擦洗和5%硫代硫酸钠软膏涂敷，使六价铬还原成三价铬。

(2) 对症治疗：鼻黏膜糜烂及溃疡的治疗多以促进修复和再生为主，如鼻黏膜局部使用重组人表皮生长因子或碱性成纤维细胞生长因子；鼻中隔黏膜溃疡者可用枸橼酸钠溶液洗涤，再用5%硫代硫酸钠软膏涂敷。鼻中隔穿孔长期不愈合，同时伴有鼻部症状者可考虑手术修补，但过大的穿孔则修补困难。

4. 铬溃疡　用10%维生素C溶液湿敷，可使六价铬还原为三价铬，也可用10%EDTA软膏或5%硫代硫酸钠软膏涂抹。使用康复新液湿敷可促进溃疡愈合。铬溃疡深而救治不愈者可考虑手术治疗。

5. 接触性皮炎　避免接触铬化合物。急性期无渗出者，可用炉甘石洗剂或白色洗剂外擦，有渗出者用3%硼酸液冷湿敷。亚急性期用40%氧化锌油或氧化锌糊膏。变应性皮炎可用氢化可的松或地塞米松霜等，内服抗组胺药。

四、铝及其化合物

（一）概述

铝(aluminum，Al)为银白色轻金属。原子量26.98，密度2.7g/cm^3。铝易于空气中的氧反应，在表面生成一层极薄而十分致密的氧化铝保护层，使其内部不再氧化而具有一定的耐腐蚀性能。常见的铝化合物有氧化铝、氯化铝、氢氧化铝、醋酸铝、硫酸铝等。铝可以烟尘、粉尘形态经呼吸道吸收，并可在肺中蓄积；消化道吸收很少(不超过摄入量的10%)，这是由于铝在胃肠中与食物中的磷酸盐反应生成不溶性的磷酸铝($AlPO_4$)；完整的皮肤不吸收铝及其化合物。铝在人体内主要分布于骨骼、肺、肝、肾、脑和肾上腺。排泄主要经尿和粪便排出，部分可经乳汁排泄。纯铝毒性极微，铝尘对黏膜可产生刺激作用。

（二）接触机会

在铝矿石开采时可接触铝尘，冶炼时可吸入铝的烟雾。将氧化铝在电解槽中进行电解时可放散出铝的蒸气。在生产和加工铝材和铝制品时，工人可接触铝金属的粉尘的粉尘。

（三）临床表现

1. 吸入高浓度氯化铝可刺激上呼吸道黏膜，产生急性支气管炎，严重的引起间质性肺炎。胸部X线检查可见肺纹理增粗、紊乱，或出现片状阴影。有报道吸入熔炼铝的蒸气和在电解铝的生产过程中吸入氟化铝可导致支气管哮喘的发作。

2. 吸入烷基铝(氯化二乙基铝、三乙基铝、氯化二异丁基铝、三异丁基铝)蒸气和烟尘可产生类似金属烟热的临床表现。高浓度可引起化学性肺炎和肺水肿。

3. 氯化铝对皮肤和黏膜有刺激作用，可引起急性结膜炎。烷基铝原液有腐蚀性，可引起皮肤灼伤，出现充血、水肿和水疱，疼痛剧烈。

（四）中毒救治

吸入中毒及金属烟热，予以对症治疗。吸入烷基铝蒸气和烟尘应注意防治肺水肿，早期、足量、短程给予肾上腺糖皮质激素。

皮肤接触烷基铝原液后应立即用汽油或酒精擦洗，不可用水冲洗，然后按一般皮肤灼伤处理。涂以氟轻松软膏或氧化锌软膏。

五、钒及其化合物

（一）概述

钒（vanadium，V）是银白色金属，原子量50.95，密度$6.11g/cm^3$，熔点（1910±10）℃，沸点3420℃。元素钒耐腐蚀。常见价态有+2、+3、+4、+5价，自然界以+3价存在。常见钒化合物有三氧化钒、五氧化二钒、偏钒酸钠等，其中五氧化二钒（V_2O_5）是最常见的钒化合物，熔点低（690℃），加热形成气溶胶，直径可达2μm；溶于水呈酸性溶液，遇碱根据pH不同形成不同的钒酸盐（VO_4^{3-}）或偏钒酸盐（VO_3^-），均为强氧化剂。V_2O_5还原可形成VO_2，V_2O_3，VO。V_2O_5与卤素形成三氯氧化钒（$VOCl_3$），三氟氧化钒（VOF_3），三溴氧化钒（VOB_3）等。几乎所有的钒化合物都有刺激性。

钒及其化合物主要经呼吸道吸收进入人体。可溶性钒化合物经呼吸道吸收率约为25%，钒化合物不易由胃肠吸收，吸收率仅0.1%~1.0%，钒通过皮肤吸收甚少。

钒吸收入血后，在血浆中钒77%与转铁蛋白结合。第1天血中有明显量的钒，第2天只有微量。钒吸收后30分钟内分布于所有器官，钒主要贮存于骨，其次为肝、肾、肺。钒可通过血脑屏障进入脑。

钒由体内排出较快。由呼吸道吸入的钒化合物，3天内由尿排出约60%，由粪排出10%。食入的钒化合物，4天内由粪排出87.6%，其余由尿排出。

（二）接触机会

工业生产中，钒化合物的接触机会主要是冶金、化工、纺织、陶瓷玻璃、染料工业等。钒在石油、煤中含量较为丰富，由于含钒物质大量消耗，环境中的钒含量大幅度增加，人体钒负荷水平也呈上升趋势。

（三）发病机制

皮肤黏膜刺激：钒化合物的主要毒作用是对皮肤黏膜，包括眼和呼吸道黏膜的刺激作用。这可能与钒化合物溶解时的脱水作用和所形成的酸有关。卤化钒还可形成卤酸而具有刺激作用。少数患者接触钒化合物出现湿疹性皮炎，钒酸钠皮试呈阳性，可能与过敏反应有关。

呼吸系统：吸入V_2O_5引起鼻、咽、呼吸道黏膜刺激作用。高浓度钒还可作用于肺泡巨噬细胞，使其生存率降低，而增加肺的损伤。有些患者出现哮喘，主要与接触大量钒化合物所致的气道非特异性高反应有关，少数患者有免疫机制参与。此外，钒可抑制单氨氧化酶，使5-羟色胺蓄积而导致支气管痉挛，这也是发生哮喘的原因之一。钒吸收较少，排出快，蓄积不多，因而职业性钒中毒的症状以呼吸道刺激症状为主。

神经系统：钒中毒患者可出现类神经症。据调查，抑郁症患者血钒浓度增高，血钒浓度恢复正常后抑郁症好转。大鼠喂饲V_2O_5或VO_3^-后，条件反射发生功能性障碍。钒中毒大鼠可见脑Na^+-K^+-ATP酶抑制和儿茶酚胺浓度改变。VO_3^-可降低大鼠视丘下部去甲肾上腺素水平，多巴胺也明显下降。钒抑制单胺氧化酶，使中枢神经系统中蓄积5-羟色胺。钒对肾上腺素能神经通路有选择性作用。硫酸氧化钒可明显降低大脑中胆碱酯酶活性。

心血管系统：动物接触钒的氧化物和盐类可产生心血管改变，如心电图出现期前收缩，T

波增高，随后ST段压低。长期吸入V_2O_5可使大鼠心肌血管周围肿胀和发生脂肪变性。动物血管肌肉痉挛是VO_3^-最一致的药理-毒理效应。VO_3^-使血压升高，周围阻力增加，冠状动脉、内脏和肾血流明显减少。

肝：大鼠吸收V_2O_5后，肝细胞可发生脂肪变性和部分坏死。毒作用强度与肝内钒浓度有关。

肾：小鼠注射偏钒酸钠可发生肾脂肪变性和急性肾小管坏死，钒抑制单胺氧化酶导致肾内5-羟色胺增多与此过程有关。钒对大鼠有利尿和促排钠的作用。这是由于钒抑制Na^+-K^+-ATP酶引起肾小管重吸收功能障碍。V_2O_5还能诱发肾皮质匀浆脂质过氧化和膜流动性改变。

（四）临床表现

人接触V_2O_5尘0.3~1mg/m^3 8小时出现轻度咳嗽，接触10mg/m^3可发生急性中毒。

1. 轻度中毒　出现流泪、咽痛、剧烈咳嗽、气短等眼及上呼吸道症状，双肺出现干性啰音或喘鸣音，胸部X线检查可见肺纹理增多、增粗、边缘模糊等改变。眼结膜充血，皮肤瘙痒并伴有皮疹。符合急性化学性气管-支气管炎，部分患者可见"绿舌"，另有部分患者可发生接触性皮炎。

2. 中度中毒　出现明显的咳嗽、咳痰、呼吸困难、发绀等呼吸道症状，双肺底部湿性啰音为主或干性、湿性啰音同时存在，胸部X线检查双下肺可见斑片状阴影，符合急性支气管肺炎；出现比较严重的咳嗽、咳痰、胸闷和气急，双肺呼吸音减低，胸部X线检查可见肺纹理增多，肺门阴影增宽，境界不清，两肺散在小点状阴影或网状阴影，肺野透明度减低，符合急性间质性肺水肿。

3. 重度中毒　出现剧烈咳嗽，咳大量白色或粉红色泡沫痰，明显呼吸困难、发绀，两肺遍布湿啰音，胸部X线检查可见两肺野有大小不等、边缘模糊的粟粒状或云絮状阴影，有时可融合成大片状，氧合指数≤40kPa（300mmHg），符合急性肺泡性肺水肿；急性起病，氧合指数≤26.6kPa（200mmHg），胸部X线检查见双肺有弥漫性斑片状阴影或称白肺，符合ARDS。

部分急性钒中毒患者可见"绿舌"，表现为舌呈淡绿色至深黑色，甚至口唇亦呈绿色，其本身并无毒理学意义，亦与中毒程度无关。但颜色深浅在一定程度上与接触钒的浓度有关，因此可将"绿舌"作为接触钒化合物或进行鉴别诊断的客观依据。

皮肤损害：短期接触大量钒尘或五氧化二钒时皮肤损害比较多见。接触高浓度时多数人当天或一周内颜面、颈部、前臂等外露皮肤出现瘙痒、烧灼感、刺痛，可见粟粒大小散在、孤立的红色丘疹，与毛孔部位无固定关系。一般脱离接触环境3~5日瘙痒消失，皮疹自然消退。但是由于合并皮肤损害的急性钒中毒患者均未做皮肤过敏试验，因此很难判定是钒酸酐的刺激作用，还是钒化合物引起的过敏反应。

急性口服中毒（主要因误服钒盐）患者有头昏、头痛、乏力、恶心、呕吐、腹胀、腹痛、腹泻、面色苍白、口唇发绀、表情淡漠、舌苔绿色，症状逐渐加重而发生昏迷。心电图检查见心律失常，ST-T改变。

（五）实验室检查

1. 尿钒　尿钒是较为敏感的钒化合物生物学接触指标，在病因不明确时可为诊断、鉴别诊断提供客观参考依据。国内报告尿钒正常值为（0.039±0.01）μmol/L（1.94±0.49）μg/L

(催化光度法)。由于尿钒排出快,接触高浓度钒的工人,尿钒浓度可比正常人高数倍至数十倍。尿钒可反映近期接触钒的情况,但与中毒程度不平行,可用作监测指标。

2. 血钒 由于没有规范的测定方法且各种测定方法的敏感度不同,血钒正常值测定结果相差悬殊,因此一般不用作生物学监测指标。

3. 发钒 同作者报告正常值范围在20~60mg/kg。

4. 肺功能检查 一般正常。长期接触高浓度钒的工人可出现最大呼气中段流量(MMEF)下降,或小气道功能异常。

5. 心电图 大量接触钒者可出现心动过缓,P波改变。

6. 胸部X线检查 可见肺纹理增多、增粗,重者肺野出现斑片影或融合成大片阴影。

(六)诊断原则

根据短时间内接触过量的钒化合物烟尘后出现以呼吸系统急性损害为主的临床表现,结合辅助检查结果,参考现场职业卫生学调查,经综合分析,排除其他原因所致类似疾病后,方可诊断急性钒中毒。

(七)接触反应

短时间内接触过量钒化合物烟尘后,出现一过性眼烧灼感、眼痒、流泪、流涕、咽痛、咳嗽、气短等眼及上呼吸道黏膜刺激症状,部分可见"绿舌",眼及肺部无阳性体征,胸部X线检查无异常。脱离接触后24小时内症状明显减轻或消失。

(八)诊断分级

1. 轻度急性中毒 短时间内接触过量钒化合物烟尘后,出现眼烧灼感、流泪、流涕、咽痛、剧烈咳嗽、气短等眼及上呼吸道黏膜刺激症状,双肺呼吸音增粗,肺部有干性啰音,胸部X线检查见肺纹理增多、增粗、边缘模糊等改变,符合急性气管-支气管炎表现。

2. 中度急性中毒 具有下列情况之一者:

(1)急性支气管肺炎。

(2)急性间质性肺水肿。

3. 重度急性中毒 具有下列情况之一者:

(1)肺泡性肺水肿。

(2)急性呼吸窘迫综合征。

(九)鉴别诊断

本病应与上呼吸道感染、流行性感冒、肺炎、其他刺激性气体中毒相鉴别。职业接触史和尿钒测定有助于鉴别诊断。

(十)中毒救治

1. 急性中毒时迅速脱离现场,将患者移至空气新鲜处,安静休息。

2. 氧疗 尽快予以鼻导管或面罩吸氧,氧流量3~5L/min。

3. 糖皮质激素应尽早使用 常用甲泼尼龙或地塞米松静脉注射或滴注,剂量视病情而定,疗程3~5天。

4. 解毒剂 大剂量维生素C静滴(可使5价钒还原为3价钒减少毒性)。既往文献认为尿钒增高时可用依地酸钙钠加速钒的排出,目前认为,依地酸钙钠对于金属钒的络合系数并不高,同时,临床对依地酸钙钠排出钒的疗效缺少循证医学证据,故不推荐使用。

5. 对症治疗 镇咳,哮喘发作使用支气管扩张剂,使用抗生素防治肺部感染,误服中毒需注意维持水、电解质平衡。

六、镍及其化合物

（一）概述

镍（nickel，Ni）是银白色金属。原子量58.71，密度$8.9g/cm^3$，熔点1453℃，沸点2800℃。镍具有耐高温、抗腐蚀的性能。加热到700~800℃时，仍不被氧化；镍在潮湿的环境中，表面可形成氧化膜，阻止继续氧化；在酸、碱、盐的环境下，也具抗腐蚀性。常见的镍化合物有一氧化镍、氧化镍，氢氧化镍、氢氧化高镍、硫酸镍、硫化镍、氯化镍、硝酸镍、羰基镍等。镍具有广泛的工业用途，用于制造不锈钢和各种合金，以及镀镍作业和制造镍镉电池等。

镍是人体必需微量元素，成人每天由胃肠道摄入约600μg，但金属镍粉则基本上不被吸收。镍及其化合物可由呼吸道吸收，但吸收缓慢，可长期沉积于肺及淋巴结达数年。镍及镍化合物基本上不被皮肤吸收。镍进入血液后，主要与白蛋白结合，分布于个组织脏器，其中以肾和肺蓄积最高。经口摄入的镍，约90%经粪便排出，其余10%则由尿液排出。吸入的镍约有60%从尿中排出。少量镍可从汗液及唾液排泄。

过量的镍能广泛地抑制体内各种酶，如抑制组织中的ATP酶，抑制肝脏的琥珀酸脱氢酶、苹果酸脱氢酶、心肌的细胞色素氧化酶，干扰组织代谢。吸入金属镍粉或镍盐后，可产生呼吸道刺激性损害，急性期有血管通透性增加，巨噬细胞及淋巴细胞浸润；6个月后，出现弥漫性肺纤维化。镍及其化合物可引起皮肤致敏作用，导致过敏性皮炎和湿疹，其病变类型属于迟发型变态反应。

（二）临床表现

1. 呼吸道损害　短时间吸入高浓度金属镍粉及镍化合物后，根据不同的吸收剂量，可引起急性化学性支气管炎、肺炎、肺水肿、ARDS。出现发热、咳嗽、胸闷、呼吸困难、胸痛等症状，体征可有呼吸频率加快，口唇发绀，呼吸音增粗，双肺闻及干啰音或湿啰音，X线胸片可见肺纹理增多、紊乱，双肺出现大片状或片絮状阴影。较长期小剂量的接触则可出现呼吸道的慢性炎症，患者存在慢性咳嗽、咳痰、胸闷、气短、胸痛等症状。X线胸片可见肺门增大，肺纹理增多、紊乱等肺间质纤维化的表现。血镍升高>10μg/L。从事镍电解精炼及镍电镀作业人员，长期接触硫酸镍及镍的蒸气，可发生刺激性鼻咽炎、鼻窦炎等：临床上表现咽痛、咽异物感、鼻塞、流涕、嗅觉减退或消失；长期刺激性炎症可导致鼻中隔穿孔及鼻黏膜的非典型上皮化生，后者可能属癌前期损害。呼吸道对镍过敏者，可出现支气管哮喘或肺的嗜酸性粒细胞增多症。后者在X线上常表现为肺的不规则浸润阴影，血中嗜酸性粒细胞增多。

2. 过敏性皮炎和湿疹　常见于电解镍、镀镍等岗位，多于接触后2个月内发生。皮肤接触金属镍粉及镍盐（硫酸镍多见）后在暴露部位，如手、腕、前臂出现红斑、丘疹、疱疹，同时伴有剧痒，重者可波及全身，脱离接触后可缓解。如反复接触，皮炎可慢性化过程，出现慢性湿疹和苔藓样变，少数可出现荨麻疹样改变。

（三）治疗

1. 解毒剂　如体内镍含量较高，可予以依地酸钙钠驱镍治疗。

2. 急性呼吸道损害　重点应防治肺水肿和ARDS，给予氧疗，糖皮质激素雾化吸入或静脉注射，使用止咳祛痰、解痉平喘及改善肺循环药，如有急性呼吸衰竭应给予呼吸兴奋剂或人工机械通气，予以抗生素防治呼吸道继发感染。

出现支气管哮喘应尽快脱离镍作业岗位，哮喘发作时以药物控制为主，常用β_2受体激动剂：沙丁胺醇、丙卡特罗等；黄嘌呤类：氨茶碱；抗过敏药：赛庚啶、氯雷他定、酮替芬等；肾上腺皮质激素类：泼尼松、甲泼尼龙、布地奈德等口服、注射或气雾吸入。

3. 镍皮炎　按接触性皮炎处理，全身使用抗过敏药物，局部可使用10%二乙基二硫代氨基甲酸钠（dithiocarb）或10%依地酸钙钠软膏。

（王永义）

参考文献

1. 冷艳秋，孙秀玖，王爽，等．羰基镍中毒并发肝损害2例．工业卫生与职业病，2011，37(2)：121-122.
2. 蔡丽娜．8例急性羰基镍中毒临床报告．工业卫生与职业病，2012，38(1)：64-65.
3. 肖富香．群体性羰基镍急性中毒的救护与组织管理．中国临床研究，2010，23(10)：951-952.
4. 赵业婷，赵金垣．羰基镍毒性的研究现状与展望．中华劳动卫生职业病杂志，2006，24(5)：314-317.
5. 王秋英，马国煜，宣小强，等．羰基镍的毒理及临床研究现状．中华劳动卫生职业病杂志，2010，28(2)：149-151.
6. 李桂影，李泂．铬中毒的临床反应和实验研究．国外医学：医学地理分册，2002，23(1)：33-35.
7. 王彦，耿盈，周宇红，等．铬中毒人体脏器损伤探讨．中国卫生标准管理，2014，5(6)：52-53.
8. 钟传德．铬的毒性研究进展．中国畜牧兽医，2014，41(7)：131-135.
9. 朱陶，封承勇，李健，等．五氧化二钒作业工人的健康状况调查．现代预防医学，2010，37(19)：3612-3614.
10. 冯莉萍，赵宝钰，秦国鹏，等．2例职业性急性钒中毒病例报告．预防医学论坛，2007，13(7)：663.
11. 李惠民，李其琪，肖湘生，等．急性碳酸镍粉尘吸入性肺损伤的临床与影像学诊断．中华放射学杂志，2001，35(2)：151-152.
12. 马国煜，尚慧，宣小强，等．急性羰基镍中毒58例临床报道．中华劳动卫生职业病杂志，2010，28(12)：933.
13. 张玉珍，潘玉梅，张春芳，等．1例羰基镍中毒合并成人急性呼吸窘迫综合征患者呼吸系统的护理．护理学报，2010，17(16)：39-40.

第二节　重　金　属

一、镉及其化合物

（一）概念

镉及其化合物在工业上用途广泛。镉是制造镍镉、银镉电池的重要原料，可以和多种金属制成合金，其中镉铜合金具有较强的抗拉强度和耐磨性，镉镍合金是制造飞机发动机轴承的材料。银铟镉合金可作为原子反应堆中中子吸收的控制棒。焊接工业制造焊条，或用作焊接电极。镉的化合物广泛用于制造颜料、塑料稳定剂、电视映像管的荧光粉、杀虫剂、杀菌剂、油漆等。另外，因镉可保护金属免受锈蚀，故可用作铁、钢、铜的保护膜，广泛用于电镀防腐。在生产、应用和运输镉及其化合物时，常因职业接触引起中毒。

常见的镉化合物有醋酸镉[cadmium acetate，$Cd(C_2H_3O_2)_2$]、硫化镉（cadmium sulfide；

CdS，又称镉黄，cadmium yellow）、磺硒化镉（cadmium sulfur selenide）、硫硒化镉（cadmium sulfoselenide）、氯化镉（cadmium chloride，$CdCl_2$）、氧化镉（cadmiumoxide，CdO）、硝酸镉[cadmium nltrate，$Cd(NO_3)_2$]、碳酸镉（cadmium carbonate，$CdCO_3$）和硫酸镉（cadmium sulfate，$CdSO_4$）等，大部分无机镉溶于水，但氧化镉和硫化镉几乎不溶于水，可溶于胃酸。镉属于微毒，氧化镉、硫酸镉、硝酸镉、氯化镉等属中等毒性。不溶性镉盐硒磺酸镉、硫化镉属低毒。镉及其化合物对呼吸道和胃肠道黏膜具有不同程度的刺激和腐蚀作用，吸入后可引起喉刺激、支气管炎、肺炎、肺水肿。

镉及其化合物进入体内主要由呼吸道吸入其粉尘、烟雾和蒸气或胃肠道摄入镉化合物。镉吸入后的摄取率与镉尘的颗粒大小、水溶性密切相关，直径在1μrn左右的粒子较易吸收，醋酸镉、硫酸镉等易溶于水，摄取率高，而硫化镉、氧化镉则不易吸收。由肺和肠道吸收的镉在血中90%以上进人红细胞内与含硫的低分子蛋白以及肽类、氨基酸（如谷胱甘肽、胱氨酸等）结合，少量留在血浆中的镉则与血浆蛋白（白蛋白和其他大分子蛋白）结合，分布到全身组织器官。肾和肝是体内镉的主要蓄积器官，肺、胰腺、甲状腺、睾丸、唾液腺、毛发中也有镉蓄积。镉在体内的蓄积时间长，排泄很慢。呼吸道吸收的镉主要通过肾脏排出，胃肠道吸收的镉70%~80%经粪便排出，20%经尿排出。经胆汁、胃肠道分泌物、汗液、唾液、毛发及指（趾）甲排出很少。镉经胎盘转运和乳汁分泌的量甚微。镉干扰体内需要铜、锌、钴等微量元素激活的酶系统，抑制其活性，使机体发生代谢障碍。职业性急性中毒见于吸入高浓度的氧化镉烟尘，生活性急性中毒常为误服镉化合物引起。

急性吸入时主要损害呼吸系统，出现呼吸道刺激症状，化学性支气管炎、肺炎和肺水肿；急性经口毒性主要表现为急性胃肠炎，可引起胃肠道黏膜脱落和坏死。慢性毒性主要表现为近端肾小管功能障碍，亦可累及肾小球，严重时可出现骨质脱钙软化、骨质疏松。其他慢性损害尚可见贫血等。长期吸入少数病例尚可引起肺间质纤维化、肺气肿而导致肺功能损害。动物经口染毒可见肝小叶中央有淋巴细胞浸润和坏死。慢性低剂量染毒可引起血压升高，高剂量染毒则见血压下降。给大鼠注射或吸入染毒，几乎所有镉化合物均有致癌作用。人体吸入某些镉化合物后，患前列腺癌的危险度略有增高；在职业吸入某些镉化合物与其他致癌物时，肺癌危险度增高。1993年国际癌症研究机构（IARC）将镉列为人类致癌物。

（二）镉烟尘

1. 概念　镉（cadmium，Cd）为银白色富有延展性的重金属元素，原子量112.4，相对密度8.64g/cm^3，熔点320.9℃，沸点765℃，质软。镉化学性质较活泼，可与氧、硫、卤素等化合，易被水蒸气、CO、$S0_2$、H_2S等氧化；易与各种金属形成合金；不溶于水，可溶于氢氧化铵、硝酸，难溶于硫酸和盐酸。在加热处理镉的过程中，释放出的镉烟尘可在空气中很快被氧化成细小的氧化镉气溶胶。空气中最高容许浓度0.1mg/m^3。

镉烟尘对眼睛、皮肤、黏膜和上呼吸道有刺激作用。吸入可引起化学性肺炎和肺水肿。镉属于微毒，烟尘中的氧化镉、硫酸镉、硝酸镉、氯化镉等属中等毒性。其经口毒性分别为氧化镉LD_{50}72mg/kg、硫酸镉LD_{50}88mg/kg、硝酸镉LD_{50} 100mg/kg、氯化镉LD_{50} 150mg/kg，吸入毒性比经口大60倍，狗吸入氯化镉气溶胶30分钟LC_{90}为320mg/m^3。动物尸检见明显肺水肿、支气管上皮层和平滑肌层坏死，有大量多形核细胞渗出引起支气管阻塞。人急性吸入中毒者的主要损害见于肺部，尸检见有急性肺水肿和肺气肿，肾皮质坏死、肾小球呈明显黑褐色，脾脏充血。以肾含镉量为最高，其次为肝、肺。动物实验表明镉的呼吸道吸收率为 10%~40%，吸烟者镉烟的吸收率为 50%。镉在胃肠道的吸收率与其溶解度有关，人经口由消化道吸收镉一般低于 10%。当铁、钙和蛋白质等营养成分缺乏时，镉在胃肠道的吸收增加，可高达 20%。镉经皮肤吸收极微。吸收的镉在血中与血浆蛋白和红细胞内的低分子蛋白等结合，分布到全身各组织器官。肾脏和肝脏是体内的主要蓄积器官。人类长期接触低浓度镉后，肝和肾镉的贮留量约占体内总镉量的 50%，肾镉约占 30%。镉在肝、肾及其他组织中主要与低分子量(6.6kD)金属硫蛋白(metallothionein，MT)结合，镉能诱导其合成。金属硫蛋白的合成可能与机体对抗镉离子毒性的防御机制有关。在胰腺、唾液腺、甲状腺、脾、肌肉和骨骼中也有少量镉蓄积，脑中含镉量很低。体内镉负荷量随年龄增加。非职业接触者体内镉负荷量约为 9~40mg，肾皮质镉含量约为 10~50mg/kg 湿重。体内镉主要由肾脏排出。镉由体内排出速度很慢，人肾皮质镉的生物半减期为 10~30 年，肝的生物半减期为 7 年。

2. 接触机会 接触机会主要有镉的生产冶炼，镉及其化合物用于镉电镀液、制镉电极、光电管、γ 射线照相、陶瓷釉彩颜料、冶金工业的合金制造以及用作制镉盐和镉试剂的原料、催化剂。可用于制取各种镉盐。电镀工业用于配制镀镉电镀液；电池工业用于制造蓄电池的电极；电子工业用于制造光电笔管、射线照相和晶体光学材料；冶金工业用于制造各种合金如硬钢合金、印刷合金等；颜料工业用于制造镉颜料，用于油漆、玻璃、搪瓷和陶器釉药中；还用作涤纶、腈纶拉丝时的催化剂。电镀工业用于配制镀镉电镀液，电池工业用于制造蓄电池，颜料工业用于制造镉颜料，也用于制造涂料、玻璃、陶瓷、搪瓷、陶瓷釉药、各种合金、硬铜合金、印刷合金及飞机发动机轴承。电子工业用于制造光电管、γ 射线照相和晶体光学材料。还以及制造镉盐的原料。用于制造镉盐、催化剂、陶瓷颜料、镉电镀液、蓄电池的电极以及各种合金等。还可用作原子核反应堆的反射、控制和调节材料。尤其在通风不良合金中对镉及其化合物高温切割、焊接、冶炼等加热产生镉烟雾时，易与发生职业性急性中毒。

3. 毒性机制

(1) 镉进入人体后转运到肝脏，在肝脏可诱导生成金属硫蛋白，并与之结合生成镉 - 硫蛋白。从而降低镉的毒性，在短时期内大量镉转运到肝脏，肝脏内合成的金属硫蛋白不足，不能结合的镉造成肝功能异常和肝脏损害。而当体内吸收镉过多而肾小管细胞内诱导生成的金属硫蛋白又不足时，则肾小管细胞内不能与金属硫蛋白结合的镉离子增多，镉可与细胞膜相互作用，产生脂质过氧化，而且一些含锌酶中的锌被镉替代，使酶的活性受到抑制，从而干扰肾脏对蛋白质的分解代谢和重吸收功能，导致肾小管功能异常。

(2) 镉引起肾小球功能障碍多见于中毒后期，大多认为系继发于肾小管损害所致间质性肾炎的基础上，造成肾小球滤过率下降。但也有学者认为可能是镉对肾小球的直接毒性作用，造成肾小球通透性增高，故肾小球性蛋白尿亦可早期单独出现。

(3) 慢性镉中毒出现的骨骼病变，主要是继发于肾小管损害引起的钙、磷和维生素 D 代谢障碍。肾小管损害和蓄积在肾近曲小管细胞内的镉阻碍 25- 羟维生素 D，进一步羟化为活性最强的 1，25- 二羟维生素 D_3，导致肠黏膜和肾近曲小管对钙、磷吸收和重吸收减少及骨矿化作用减弱，引起骨质疏松、骨质软化。也有学者提出不能排除镉对骨代谢的直接作用。

(4) 镉可使肠道吸收铁减少，并使红细胞脆性增加而出现贫血。

(5) 镉的具体毒性机制尚不完全清楚，可能与其干扰体内各种必需元素的代谢及生理功能，与酶的活性基团尤其是巯基、羧基、羟基、氨基等结合使酶失活等原因有关。

4. 临床表现

（1）急性中毒

1）吸入中毒：短期内（<1 小时）吸入新产生的含镉烟雾，经数小时潜伏期后，可出现头晕、头痛、乏力、鼻咽部干燥、咳嗽、胸闷、四肢酸痛、寒战、发热等类似金属烟热症状，并可伴有肺功能（FVC、FEV、FEV_1、CO 弥散功能）的明显改变，一般数日内可痊愈。如吸入浓度更高或接触时间延长，则经数小时至 1 天后，可发生化学性支气管炎、肺炎或肺水肿，患者咳嗽加剧、胸痛、咳大量黏痰或粉红色泡沫痰、发绀、呼吸困难，并可伴有恶心和呕吐。听诊可有干、湿性啰音。X 线胸片可见两肺有广泛分布的斑片状阴影，符合化学性肺炎或肺水肿的改变。病程一般在 1 周左右。少数在急性期过后，肺功能恢复需数周至数月。个别患者尚可合并肝功能异常、急性肾衰竭。氧化镉烟尘浓度 $1mg/m^3$ 时，吸入数小时，可发生化学性肺炎；浓度达 $5mg/m^3$，吸入 8 小时可致死，死因主要为迟发性肺水肿所致呼吸及循环衰竭。

2）口服中毒：食入镀镉容器内调制或贮存的酸性食物或饮料后，经数分钟至数小时，可出现恶心、呕吐、腹痛、腹泻等胃肠道刺激症状，重者尚可有大汗、虚脱、眩晕、抽搐，并可因脱水而致休克，甚至出现急性肾衰竭而死亡。成人口服镉盐的致死剂量在 300mg 以上。国外曾报道 1 例口服氯化镉 150g 自杀者，出现颜面水肿、呕吐、低血压、呼吸停止、代谢性酸中毒、肺水肿、无尿，最终在服后 30 小时死亡。此外，在职业接触镉尘工人中，少数在工作场所饮食、吸烟或嗜好咬手指者，也可因摄入污染手上的镉尘而出现胃肠道症状。

（2）职业中毒：环境污染中毒：日本第二次世界大战结束期间发生的痛痛病，主要表现为腰痛、下肢肌肉疼痛、骨质疏松和骨软化所致自发性骨折，以及肾小管功能异常。该病主要发生于长期食用被镉污染的水和稻米而过量接触镉的多生育妇女。目前认为痛痛病系长期摄入高剂量镉并缺乏一些营养成分（钙、铁和蛋白质）所致。

实验室检查：实验室检查是镉中毒诊断的重要参考依据，镉中毒有关的检验指标有：

生物材料中镉浓度测定

1）尿镉：镉主要经尿排泄。镉在体内的生物半减期很长，尿镉主要反映体内镉的负荷量。在接触低浓度情况下，当体内与镉结合的部位（特别是肾脏）尚未饱和时，尿镉排出量可用作衡量体内负荷量和肾镉浓度的指标。当接触较高浓度镉使体内结合部位饱和时，则部分尿镉反映体内负荷量，另一部分反映近期接触量，两者的比例取决于接触的程度。当肾小管功能异常时，尿镉常显著增高。因此，尿镉排出量既与肾皮质镉浓度有关，又与长期接触镉后肾功能异常的罹患率有关。尿镉不仅可用作职业性镉接触和吸收的生物标志物监测，也可用于镉中毒的临床诊断，在临床上作为镉吸收和慢性中毒的诊断指标之一。非职业接触者可通过大气、食物、饮水和吸烟等接触少量镉。尿镉随年龄而增加，但 60 岁以下者罕有超过 2μmol/mol 肌酐（2μg/g 肌酐）的。大多数国家报告的未经肌酐校正的尿镉均数为 4.5~9.0nmol/L（0.5~1.0μg/L）、范围为 0.18~40.5nmol/L（0.02~4.5μg/L。当职业接触镉的工人尿镉达 5~10μmol/mol 肌酐（5~10μg/g 肌酐）时，肾小管功能异常的罹患率可达 5%~20%。WHO 和美国 OSHA 及 ACGIH 均推荐职业接触镉工人尿镉的生物限值为 5.05~10.1μmol/mol 肌酐。我国职业性镉中毒的国家诊断标准 GBZ 17—2002 规定以 5μmol/mol 肌酐的尿镉作为现职工人慢性镉中毒的诊断下限值。慢性镉中毒时，尿镉通常超过此值，脱离接触较久者可有所降低，但应高于当地正常参考值上限。尿镉测定有火焰原子吸收光谱法（WS/T31）、石墨炉原子吸收光谱测定方法（WS/T32）、微分电位溶出测定方法（WS/T33）等。

2）血镉：主要反映近几个月内的镉接触情况。职业接触后，血镉上升较快，1~2 个月后，血镉可反映当时接触情况。停止接触后，血镉迅速下降。但由于镉在体内有蓄积作用，不会降至接触前水平。用石墨炉原子吸收光谱法测定非职业接触镉的不吸烟者，血镉一般在 1.8~7.2nmol/L（0.2~0.8μg/L），吸烟者可达 12.6~40.5nmol/L（1.4~4.5μg/L）。据国外调查，在血镉持续 20 年超过 90nmol/L（10μg/L）的工人中，约 14% 发生肾小管功能异常。如接触时间更长，则血镉在 45~90nmol/L（5~10μg/L）时，肾功能危险度就可增高。WHO 和 ACGIH 均推荐血镉 45nmol/L 为职业接触镉工人的生物限值。由于迄今尚不能建立镉的近期吸收量与血镉浓度之间的定量关系，血镉与肾功能异常的剂量 - 反应关系资料也远较尿镉为少，加上取静脉血不易为受检者普遍接受，血镉测定的实验室要求较高，因此，血镉在慢性镉中毒诊断中的实用价值不如尿镉，但仍不失为接触镉的佐证。血镉测定的石墨炉原子吸收光谱方法可参考 WS/T34。

3）其他：有人主张用发镉作为衡量体内负荷量的指标。因内源性与外源性镉的区别尚有待解决，这项指标的实际应用受到影响。粪镉只能用于评价近期的经口摄入量，尿中镉金属硫蛋白测定有不易受外界污染的优点，但其意义与尿镉测定基本相同。在临床上尚未普遍应用。

5. 诊断原则、诊断分级及鉴别诊断

（1）诊断原则：根据短时间高浓度或长期密切的职业接触史，分别以呼吸系统或肾脏损害为主的临床表现和尿镉测定，参考现场卫生学调查资料，经鉴别诊断排除其他类似疾病后，可作出急性或慢性镉中毒的诊断。

（2）急性中毒：根据明确的镉化合物吸入或服入史，结合急性化学性肺炎、肺水肿或急性胃肠炎等表现，诊断多无困难。同工作者或同食者同时发病、血镉和尿镉明显升高有重要提示意义。

急性镉中毒分级：

1）急性轻度中毒：短时间内吸入高浓度氧化镉烟尘，在数小时或 1 天后出现咳嗽、咳痰、胸闷等，两肺呼吸音粗糙，或可有散在的干、湿啰音，胸部 X 线检查显示肺纹理增多、增粗、延伸，符合急性气管 - 支气管炎或急性支气管周围炎表现。

2）急性中度中毒：具有下列表现之一者：①急性肺炎；②急性间质性肺水肿。

3）急性重度中毒：具有下列表现之一者：①急性肺泡性肺水肿；②急性呼吸窘迫综合征。

急性镉中毒应注意与食物中毒、急性胃肠炎或流感、金属烟雾热、心源性肺水肿等鉴别。

6. 中毒救治

（1）急救：急性吸入性中毒患者应迅速脱离中毒现场，卧床休息，吸氧。为防治肺水肿，宜早期、短程、足量使用肾上腺糖皮质激素，可用地塞米松 20~80mg/d 静注或静滴 3~5 日。经胃肠道摄入中毒者应洗胃、导泻，洗胃可用温水，忌用生理盐水。

（2）对症治疗

1）剧烈咳嗽、躁动给予吸氧、镇咳剂、镇静剂。高热、全身肌肉疼痛可给予解热镇痛药。

2）有肺炎或肺水肿者应保持呼吸道通畅，给予抗生素预防继发感染，有明确感染者加强抗生素使用。

3）合理输液，维持水、电解质平衡。

4）注意保护肝、肾功能，可静滴维生素 C、肌苷。

5）腹痛明显可适当使用解痉剂，如阿托品、溴丙胺太林、颠茄制剂等。

6）眼部污染可用清水冲洗。

（3）解毒剂：是否使用络合剂 $CaNa_2$ EDTA 意见尚不一致。一般认为驱镉有效，可降低镉的急性毒性，但需注意保护肾功能。若有肾脏损害需慎用。

急性和慢性镉中毒均以对症支持治疗为主。由于依地酸钙钠驱镉效果不显著，在慢性中毒时尚可引起镉在体内重新分布后，使肾镉蓄积量增加、肾脏病变加重，因而目前多不主张用依地酸钙钠等驱排药物。

7. 案例分析

【案例 23】

某冶炼厂在冶炼废钢工作中 18 名工人接触含镉烟雾导致中毒，患者均为男性，年龄 20~42 岁；接触含镉烟雾最短 45 分钟，最长 6 小时，平均 90 分钟。发病均以呼吸道症状为主，表现为阵发性咳嗽、胸闷、气短、不能平卧、乏力等，且呈进行性加重。其中 16 例干咳无痰、2 例有少许鲜红血丝痰。体检均无发热，双肺可闻及呼吸音粗糙，12 例有少量干啰音，无湿啰音。实验室及辅助检查：WBC（10.5~19.7）$\times 10^9$/L 13 例，中性粒细胞 >0.80 共 15 例，尿常规检查均未见异常，18 例 X 线胸片：均显示肺纹理增多、紊乱模糊，心电图示 2 例心律不齐，3 例窦性心动过缓，腹部彩超检查均正常，尿镉浓度 1.4~3.5（μg/L）16 例，>3.5~5.0（μg/L）2 例，未复查。本组病例胸闷气短 3 天内逐渐好转，阵发性咳嗽入院 2~4 天均进一步加重，无泡沫痰，持续 4~7 天后逐渐消失；乏力均在 2 周后缓解。入院第 5 天复查血常规 8 例均恢复正常，第 10 天全部恢复正常；入院第 5 天查肝肾功能，8 例丙氨酸氨基转氨酶（ALT）伴 γ- 谷氨酰转肽酶升高，为 60~150U/L，2 例仅 γ- 谷氨酰转肽酶升高。入院第 14 天复查 2 例 ALT 高于正常，3 例仅 γ- 谷氨酰转肽酶轻度升高；X 线胸片入院第七天复查均示肺纹理增多。18 例患者住院最短 9 天，最长 15 天，平均 12.2 天，均治愈。出院后于发病后第 28 天复查全部患者，所有患者血尿常规、临床生化指标均正常，X 线胸片示肺纹理略增粗。

根据当地疾病控制中心现场卫生学调查资料显示冶炼废钢过程中有大量镉蓄电池混入冶炼炉，烟雾浓烈，患者有短时间内吸入高浓度含镉烟雾接触史，其呼吸道症状及 X 线胸片均提示急性支气管炎表现，但未出现急性肺炎和肺水肿。符合急性轻度镉中毒。

对所有患者均给予卧床静养、吸氧、肾上腺糖皮质激素治疗，胸闷、气短改善后减量至停用。维持呼吸道通畅，积极控制感染，复合维生素及保肝、保肾对症治疗。所有患者均未行驱镉治疗。

【案例 24】

某冶金研究所用高频电炉制造喷涂合金粉，每炉 50kg，当日上午生产两炉。于 9:15 时，为了降低成本在 1350℃的高温下，向炉内加入 6~7kg 的“镍铁”，此原料系某电源厂生产镍镉电池极板剩余的边角料（含氧化镉及镍），加入后炉内立即冒出棕黄色的烟雾，很快笼罩了整个实验室。11:30 时第二炉加镍铁后，烟雾更浓，几乎不能见 1m 以外任何物体。先后共有 5 人，其中男性 4 人，女性 1 人，年龄 24~54 岁。在无任何防护措施的情况下分别持续吸入烟雾约 5~20 分钟。下午在当地医院就诊，除 1 例左下肺呼吸音稍粗糙，胸部 X 线片显示左下肺有感染征象外，其余人未见异常发现。5 例患者均给予静注地塞米松 10mg 及对症治疗后回家休息。当晚 10:30 时患者的上述症状有所加重，来急诊住院。入院后检查体温 37~37.5℃，唇不发绀，精神较差，肺部呼吸音粗糙，未闻及干湿音。心脏未闻及病理性杂音。腹软，肝脾肋下未触及。小便常规、肝功、肾功、腹部B超、心电图均正常，白细胞（9.5~16.1）×10^9/L，中性分叶0.82~0.91。尿镉0.1246~0.178μmol/L（正常<0.089μmol/L）。次日上午X线胸片均有双下肺纹理多、乱、粗，且边缘欠清。第4日X线胸片检查有4人显示双中下肺间质性肺水肿。均诊断为急性镉中毒。

典型病例摘要：患者，男，36岁。因咳嗽，气紧，胸闷，乏力，头昏14小时于5月24日晚上10:30时入院。患者吸入棕黄色烟雾后感到咽喉干痛，咳嗽，口内甜味。4小时后症状逐渐加重，时而呛咳，气紧，胸闷，头昏，乏力，恶心，呕吐，当日下午4时在当地医院就诊，双下肺呼吸音较粗，X线胸片左下肺呈感染征象，给予输液500ml静注地塞米松10mg，口服止咳糖浆后回家。当晚上述症状加重，速就诊入院。入院后检查，T 37℃，P 80次/分，R 22次/分，BP 16/9kPa，神志清楚，精神欠佳，唇不发绀，咽部充血，心脏未见异常，双下肺呼吸音粗糙，未闻及干湿音，腹软，肝脾肋下未触及。神经系统检查正常，入院后查小便常规，肝功，肾功，腹部B超，心电图均正常，白细胞11.4×10^9/L，中性分叶0.91。尿镉0.178μmol/L，5月25日胸片显示双下肺纹理多，粗乱，边缘不清。5月29日胸片双中下肺纹理多、乱，有较多粗网织影，边界模糊，以左侧为甚，透光度下降，其间夹杂粗颗粒影，结论为双肺中下严重间质水肿、左下肺可能有实质受累。入院后卧床休息，吸氧、静滴地塞米松20mg/d及大剂量维生素C，抗感染，对症治疗，用20%$CaNa_2$-EDTA 5ml驱镉3天。经治疗一周后症状逐渐减轻，第11天X线胸片变化不明显，第14天X线胸片双肺间质性肺水肿明显吸收；第24天X线胸片正常，住院30天痊愈出院。第60天随访复查胸片正常。

吸入高浓度的镉烟或蒸气，一般经2~10小时的潜伏期后出现呼吸道刺激症状，往往容易被忽视，继而咳嗽加重，呼吸困难，胸部压迫感，胸骨后疼痛，头昏，乏力等，严重者1~3日内病情恶化，出现支气管肺炎或肺水肿。病程一般在一周左右，数周至数月后少数病员可因血管周围或支气管周围纤维化形成持久性病变。本起中毒事件系由吸入镉蒸气及镉烟所致，由于初期仅出现一些呼吸道刺激症状而未予以重视，当日下午当地医院就医时因处于中毒的潜伏期，异常发现很少，仅作一般处理后让患者回家休息，在治疗上未采取积极的措施而病情加重。吸入镉蒸气和镉烟所致的急性镉中毒从吸入到发病有数小时至24小时的潜伏期，早期应卧床休息，吸氧并使用足量的肾上腺糖皮质激素能有效遏制化学性肺炎或肺水肿的发生。早期使用广谱抗生素预防感染，保持呼吸道通畅，维护水、电解质平衡对病程恢复有一定帮助。

（三）氧化镉

1. 接触机会　氧化镉（cadmium oxide，CdO）为深棕色粉末，因制备方法不同可呈黄褐、红褐、暗褐等不同颜色。分子量128.4，密度8.15，熔点900℃，沸点1385℃。对眼睛、皮肤、黏膜和上呼吸道有刺激作用。吸入可引起化学性肺炎和肺水肿。误服可引起急性胃肠刺激症状，慢性影响对肾、肺有损害作用。

小鼠经口LD_{50}:72mg/kg。氧化镉烟急性吸入毒性以浓度和时间乘积[LCt值mg/(m^3·min)]为：小鼠700、大鼠500、兔2500、猴子1500，2例死于镉中毒患者的LCt值估计为2500~2900mg/(m^3·min)。空气中最高容许浓度0.1mg/m^3。

氧化镉主要用于镉电镀液、制镉电极、光电管、γ射线照相、陶瓷釉彩颜料、冶金工业的合金制造以及用作制镉盐和镉试剂的原料、催化剂等。

2. 临床表现

（1）急性中毒：短期内吸入大量氧化镉烟雾，主要损害呼吸系统，当时可有眼及上呼吸道刺激感，经数小时潜伏期后出现头痛、头晕、鼻咽部干燥、咳嗽、胸闷、胸部紧束感，剧烈咳嗽甚至是阵发性呛咳，胸痛。胸部听诊双肺呼吸音减低，部分患者的肺部可闻及啰音。X线胸片显示肺部纹理增粗，双肺弥漫性渗出，间质肺水肿，肺功能异常，低氧血症。可出现化学支气管炎、肺炎、肺水肿和ARDS等，严重者可导致死亡。潜伏期最短的为45分钟，最长为9小时。绝大多数为6~8小时。

（2）可见乏力、四肢酸痛、恶心、上腹部痛、寒战、发热等症状。

3. 中毒救治

（1）急救：急性吸入性中毒患者应迅速脱离中毒现场，卧床休息，吸氧。为防治肺水肿，宜早期、短程、足量使用肾上腺糖皮质激素，可用地塞米松20~80mg/d静注或静滴3~5日。经胃肠道摄入中毒者应洗胃、导泻，洗胃可用温水，忌用生理盐水。

（2）对症治疗

1）剧烈咳嗽、躁动给予吸氧、镇咳剂、镇静剂。高热、全身肌肉疼痛可给予解热镇痛药。

2）有肺炎或肺水肿者应保持呼吸道通畅，必要时机械通气。

3）给予抗生素预防继发感染，有明确感染者加强抗生素使用。

4）合理输液，控制入量，维持水、电解质平衡。

5）注意保护肝、肾功能，可静滴维生素C、肌苷。

6）腹痛明显可适当使用解痉剂，如阿托品、溴丙胺太林、颠茄制剂等。

（3）加强护理。

【案例25】

因生产任务紧张被要求加班，晚8时左右车间排风设备突发故障，导致4例患者吸入大量氧化镉烟雾。男3例，女1例，镉接触工龄（12.70 ± 6.14）个月，均为车间熔炼工。次日晨出现不同程度咽喉痛、流涕、阵发性咳嗽、咳泡沫痰、胸闷、气短等，且呈进行性加重而急诊，拟诊急性重度镉中毒收住入院。入院检查：神清、气促状，体温正常，心率82~96次/分，呼吸22~28次/分，双肺部听诊闻及肺湿性啰音。3例患者X线胸片提示双肺弥漫性渗出，呈边缘模糊的粟粒状阴影，1例患者X线胸片提示渗出融合呈大片状阴影，动脉血PaO_2 58~67mmHg，SaO_2 89%~93%，$PaCO_2$ 31~41mmHg，血镉11.2~23.8μg/L，肝肾功能正常。

（1）积极氧疗：首先保持呼吸道通畅，迅速纠正低氧血症，控制病情进展。2例患者予储氧袋面罩给氧，氧流量5L/min，另2例患者使用双水平气道正压通气（BIPAP），氧流量5~6L/min。

（2）液体控制：患者出现较为严重的中毒性肺水肿，为避免过多补液增加毛细血管静水压，加重肺水肿，适当控制液体入量，维持重要脏器的血流灌注。本组患者均无低蛋白血症，故补液以晶体液为主，入量控制在2000ml/d内。

（3）激素治疗：根据急性镉中毒引起肺水肿的病理生理改变，早期、足量使用糖皮质激素是非常重要的，有减轻肺泡上皮和毛细血管内皮细胞损伤、减少渗出、缓解支气管痉挛、扩张血管、疏通微循环等作用。根据本组患者的临床表现及检查结果，2例患者予地塞米松60mg/d，另2例80mg/d，分别使用3~5天后，患者胸闷、咳嗽等症状好转，X线胸片显示渗出明显吸收，动脉血气提示氧分压，氧饱和度提高，病情好转后开始减半。4例患者分别在入院后 8、11、14 天停用糖皮质激素。

(4) 对症治疗:予支气管解痉药、及时纠正电解质平衡紊乱,保护重要脏器功能。

(5) 护理

1) 病情评估。

2) 呼吸道护理:化学物引起的急性肺损伤主要是肺泡上皮细胞的破坏、气道痉挛,甚至因化学物的直接作用引起支气管黏膜脱落,因此,要加强胸部理疗,每 1~2 小时拍背 1 次,促进痰液排出,并根据肺部听诊和动脉血气分析情况选择吸痰时机,及时清除呼吸道分泌物,平均 3~5 小时 1 次。同时给予面罩式氧驱动雾化吸入,在保证持续充足的氧气供给的同时,通过药物的吸入稀释痰液,利于排痰、消炎、解痉、平喘等。雾化液主要为地塞米松、庆大霉素、糜蛋白酶,2 次 / 天。因雾化液中含有糖皮质激素,用药后漱口,避免口腔真菌感染。

3) 氧疗的护理:改善低氧血症,使动脉 PaO_2 维持 60~80mmHg。根据病情,2 例患者使用面罩吸氧 5L/min,2 例患者应用口鼻面罩 BIPAP 呼吸机无创通气,呼吸频率 12~18 次 / 分,氧浓度 30%~50%。

4) 机械通气护理:上机前认真检查机器性能,保证各种管道连接正确,防止漏气、脱出、过度牵拉等。应用期间密切观察患者的无创通气治疗效果,如呼吸节律、意识变化及动脉血氧饱和度。

5) 大剂量糖皮质激素治疗的护理:使用糖皮质激素前应询问患者有无胃炎、胃溃疡、胃出血史,在使用过程中,应注意观察患者有无腹痛、腹胀、大便颜色改变等消化道症状。对患者解释糖皮质激素不良反应等情况,消除患者的紧张情绪。

(四) 硝酸镉

硝酸镉(cadmium nitrate,$Cd(NO_3)$)白色菱形或针状结晶。分子量 236,相对密度 2.455,熔点 59.5℃,沸点 132℃,有吸潮性,在空气中会潮解。溶于水、乙醇、丙酮和乙酸乙酯,几乎不溶于浓硝酸。与有机物、还原剂、易燃物硫、磷混合可燃;受热分解为氮氧化物和含镉化物气体。小鼠经口 LD_{50} 100mg/kg,小鼠吸入 LC_{50} 3850mg/m^3。硝酸镉用于测定锌和亚铁氰化物试剂,制造其他镉盐、陶瓷和玻璃着色剂、照相乳化剂等。急性中毒:吸入可引起呼吸道刺激症状,可发生化学性肺炎,肺水肿;误食后可引起急剧的胃肠道刺激症状,有恶心、呕吐、腹泻、腹痛、全身乏力、肌肉疼痛等,重者可危及生命。

处理原则参见镉烟尘。

(五) 氯化镉

氯化镉(cadmium chloride,$CdCl_2$)无色单斜晶体,分子量 183.3,密度 4.05,熔点 568℃,沸点 960℃,易溶于水,溶于丙酮,微溶于甲醇、乙醇,不溶于乙醚。热分解排出氯化物及含镉烟雾,用于制造照相纸和复写纸的药剂、镉电池,还可用作陶瓷釉彩、合成纤维印染助剂和光学镜子的增光剂。LD_{50} 150mg/kg(小鼠经口),染毒小白鼠的肝脏、肾脏、睾丸有程度不等的变性坏死改变。染毒大鼠肺组织病理形态观察显示,肺泡Ⅱ型上皮细胞、毛细血管内皮细胞受损,肺泡间隔增厚,间质纤维增生。对呼吸道有刺激损伤作用,可发生化学性肺炎,肺水肿,影响肝、肾功能。

处理原则参见镉烟尘。

(六) 硫酸镉

硫酸镉(cadmium sulfate,$CdSO_4$)无色单斜结晶。分子量 208.47,密度 3.09,熔点 41℃,

无气味。易溶于水，几乎不溶于醇和乙酸乙酯和乙醚。小鼠经口 LD_{50} 88mg/kg，医药工业用作角膜炎等洗眼水的防腐剂和收敛剂，塑料工业用作聚乙烯的防老剂，电池工业用作镉电池、韦斯顿电池和其他标准电池的电解质，化肥工业用于镉肥生产，还用于其他镉盐制造、测定等。吸入可引起呼吸道刺激症状，可发生化学性肺炎，肺水肿；误食后可引起急剧的胃肠道刺激症状，有恶心、呕吐、腹泻、腹痛、全身乏力、肌肉痛疼等。

处理原则参见镉烟尘。

二、锰烟尘

（一）接触机会

锰（manganese，Mn）是一种脆而硬的银灰色金属，原子量：54.94，熔点 1244℃，沸点 1962℃。密度 7.44g/cm³。加热时能和氧气化合。以蒸气、烟尘的形式通过呼吸道进入人体，消化道吸收缓慢而不完全，吸收率 <5%。吸收后的锰主要分布于胰、肝、肾、脑等富含线粒体的器官。锰的排出主要通过胆汁随粪便排出，由尿排出只占总排出量的 10%。

各种锰化合物的毒性不同，锰蒸气的毒性 > 锰尘，锰化合物中化合价愈低毒性愈大；溶解度大的锰化合物（如氯化锰）较溶解度小的锰化合物（锰氧化物）毒性大。气管内注入锰尘（如二氧化锰）或其化合物溶液（如二氯化锰），可引起动物急性肺炎，肺泡壁和腔内有明显的单核细胞浸润。氯化锰则能引起呼吸道强烈充血和肺水肿。急性中毒多见于口服高锰酸钾所致的腐蚀性口腔炎及胃肠炎，致死量约为 5~10g。

主要接触见于锰矿石煅烧精炼生产锰，冶金工业中用作制造特种钢，钢铁生产上用锰铁合金作为去硫剂和去氧剂，电焊条制造、使用，干电池生产，玻璃、陶瓷的色料，锰酸和高锰酸盐用作强氧化剂和消毒剂，环烷酸锰用作汽油抗爆剂等。

（二）临床表现

1. 短期内接触大量锰化合物烟雾可有呼吸道刺激表现，出现咽部不适、咳嗽、肺部干湿性啰音，胸部 X 线检查肺纹理增粗、紊乱及模糊阴影，显示为锰中毒性肺炎。

2. 金属烟热　吸入大量新鲜的锰氧化物烟尘后数小时出现头昏、头痛、恶心、寒战、高热、咽痛、咳嗽等症状，持续数小时。大汗后热退，但仍感疲乏。若未合并肺部感染，症状一般在 24~48 小时内消退。

3. 有机锰中毒　甲基环戊二烯三羰基锰（methylcycl pentadienyl manganese tricarbonyl，MMT）可经皮肤吸收，在接触后 5 分钟至 1 小时，可出现胸闷、呼吸困难、头痛、恶心、感觉异常及腹部不适。大部分症状于数小时后消退，尿锰可暂时增高。

4. 口服高锰酸钾中毒　口服高锰酸钾后口腔黏膜染成褐色，口内烧灼感、恶心、呕吐、胃痛、吞咽困难，高浓度则发生强烈的腐蚀作用，引起唇、舌、口腔、咽喉黏膜水肿、糜烂，剧烈呕吐、腹痛、血便，咽喉水肿可发生窒息。严重者因循环衰竭致死。锰经由损伤的胃肠黏膜吸收后可引起感觉异常，定向力障碍、苍白、冷汗、心动过速和帕金森病综合征。

（三）中毒救治

1. 脱离现场，平卧休息，应用肾上腺糖皮质激素，吸氧，抗生素预防肺部感染，对症治疗。

2. 吸入新生锰氧化物烟尘引起的金属烟热，在脱离接触后可自行好转。症状重者可适当输液，口服解热镇痛药和抗生素，预防肺部继发感染。

3. 甲基环戊二烯三羰基锰皮肤吸收所引起的症状，可适当对症治疗。

4. 口服高锰酸钾中毒者，用清水进行洗胃，直至洗出液无色为止，然后口服牛奶和蛋清，以保护胃肠黏膜。喉水肿引起窒息时立即气管切开，吸氧，对症治疗。使用抗生素防治继发感染。注意水、电解质平衡。

三、汞

（一）接触机会

汞（mercury，Hg）是一种液态银白色金属，分子量 200.59，熔点 –38.87℃，沸点 356.6℃，密度 13.59g/cm^3。溶于硝酸和热浓硫酸，能溶解多种金属。在常温下具有易蒸发的特性。金属汞黏度小，流动性大，洒落地面或桌面形成无数的小汞珠使蒸发面积扩大，并易流入缝隙中不易清除，成为污染环境的第二次毒源。

在生产和使用过程中主要以蒸气形态经呼吸道进入人体引起中毒，生活中屡见使用含金属汞的丹方熏蒸吸入引起中毒的报道。金属汞和汞蒸气也可经皮肤接触吸收。消化道吸收甚微，在 0.01% 以下。口服金属汞不易引起中毒，金属汞吸收后易透过血脑脊液屏障，蓄积在脑干和小脑，体内的汞主要蓄积在肾脏，排泄主要通过肾脏，由粪便、唾液、汗液、乳汁、月经血可排出少量，亦能经过胎盘屏障进入胎儿体内。

汞与蛋白质巯基有特殊的亲和力，与酶的巯基结合，抑制含巯基酶的活性，造成机体代谢障碍是汞中毒的生化基础。在体内金属汞逐渐氧化成的 Hg^{2+} 可激活 Ca^{2+} 介导的细胞生化反应，生成花生四烯酸及其代谢产物（血栓素、丙二醛、白三烯）、氧自由基。造成细胞的损伤，特别是 CNS 和自主神经的功能受到损害。汞由唾液腺排出与口腔内食物残渣分解产生的硫化氢相结合生成硫化汞，对口腔黏膜有强烈的刺激作用。狗吸入 3~6mg/m^3 出现典型中毒症状，15~20mg/m^3，8h/d，1~3 天内死亡。人吸入 1~3mg/m^3 的汞蒸气数小时可发生急性中毒。

汞常用于汞齐法提取金、银和铊等金属以及镀金、馏金，化学工业作为生产汞化合物的原料和使用汞作电极，仪表等行业汞仪表的制造、维修和校验，电器行业制造汞弧整流器、荧光灯、紫外线灯等，汞亦可用作精密铸造的铸模和原子反应堆的冷却剂。汞银合金是良好的牙科材料。在中医学上，汞用作治疗恶疮、疥癣等药物的原料。

（二）临床表现

1. 短期内吸入大量的金属汞蒸气后常数小时内发病，出现头昏、头痛、乏力、发热或中度发热等全身症状，严重者可有情绪激动、烦躁不安、失眠、手指震颤甚至精神失常或抽搐、昏迷等。

2. 化学性气管、支气管炎和肺炎　少数严重患者可出现咳嗽、胸痛、呼吸困难、呼吸频率加快，发绀，呼吸衰竭等。胸部 X 线检查肺纹理增粗、紊乱及模糊阴影，严重者两肺广泛片状密度增高阴影。

3. 口腔炎和胃肠道症状　表现齿龈红肿、酸痛、糜烂、出血、口腔黏膜溃疡 . 牙根松动、流涎，口内腥臭味，食欲减退，恶心、呕吐、腹痛、腹泻。

4. 过敏性皮炎　部分患者吸入汞蒸气或皮肤大面积接触汞蒸气后，皮肤可出现红斑或斑丘疹，有融合倾向。

5. 肾脏病变　部分患者可出现蛋白尿、管型尿及肾功能障碍，个别严重患者发生急性肾衰竭。

6. 实验室检查　尿汞、血汞明显升高，尿汞正常参考值上限 0.05μmol/L（10μg/L，冷原子吸收法)，血汞正常参考值0.5μmol/L(10μg/dl)。

(三)中毒救治

1. 立即脱离中毒环境，清洗污染皮肤。

2. 化学性气管、支气管炎和肺炎，可应用肾上腺糖皮质激素，并给予吸氧、止咳等对症治疗。

3. 驱汞治疗　及早使用巯基络合剂驱汞，可用二巯丙磺钠0.5~0.75g/d，分2~3次肌注。连用数天，以后改为0.125g肌注，一日2次，连用3天，休息4天为一疗程，直至临床症状消失，尿汞正常。也可使用Na-DMS 1.0g稀释后静注，一日2次，连用数日后改为1g/d静注，或0.5g肌注，一日2次，疗程同前。发生急性肾衰竭者不宜立即驱汞，应积极处理急性肾衰竭，在血液透析的配合下有尿后再驱汞治疗。

4. 常规使用抗生素预防继发感染，明确合并感染时加强抗生素使用。

5. 注意保护肝肾功能，可用大剂量维生素C、B族维生素，对症治疗口腔炎可用3%过氧化氢或1/5000高锰酸钾液，或0.1%~0.2%依沙吖啶溶液漱口；腹痛酌情使用解痉剂和镇静剂。

6. 过敏性皮炎，可应用肾上腺糖皮质激素及对症处理。

7. 口服少量金属汞不必治疗，汞可自行经粪便排出；口服大量金属汞可给予牛奶、蛋清口服保护胃肠黏膜，采取变换体位促进排出，如尿汞升高，可给予络合剂治疗。

四、有机锡化合物

有机锡(organic tin)化合物有四种类型，即一烷基化合物、二烷基化合物、三烷基化合物和四烷基化合物。此类化合物多为挥发性固体或油状液体，主要用作聚氯乙烯塑料产品的热稳定剂，其他用作杀真菌剂、杀螨剂、防腐剂、驱鼠剂和水下防腐剂等。大多数有机化合物不同程度地可经胃肠道、皮肤和呼吸道吸收。吸收后在体内的分布因种类不同而有所差异，肝脏的浓度较高，经代谢、转化，大部分经肾和肠道排出。有机锡化合物属高毒或中等毒类，其毒性大小顺序为：三烷基化合物＞二烷基化合物＞一烷基化合物，四烷基化合物在体内经肝转化为三烷基化合物，因此，其毒性与三烷基化合物相似。有机锡化合物对中枢神经系统有明显的毒性，可出现剧烈头痛、头晕、乏力、眩晕、兴奋、精神紊乱、昏迷、脑水肿，可因呼吸麻痹和循环衰竭而致死。部分有机锡化合物对皮肤黏膜有强烈的刺激作用。主要可致接触性皮炎，常在暴露部位出现丘疹、疱疹、糜烂和溃疡，乃至引起灼伤；眼及呼吸道损害，出现眼刺痛、流泪、流涕、喷嚏、咽喉干燥、干咳等症状。严重时可发生肺炎和肺水肿。

(一)二丁基二氯化锡

二丁基二氯化锡(dibutyltin dichloride，$C_8H_{18}Cl_2Sn$)为腐蚀性的白色浆状物质。分子量303.8，密度1.36，熔点39℃，大鼠经口LD_{50} 50mg/kg，吸入LC_{50}>364mg/(m^3·4h)，剧烈刺激眼睛50ug/24h。对皮肤和眼、呼吸道黏膜可造成腐蚀性损害。二丁基二氯化锡用于有机合成，聚合用催化剂，有机锡中间体。农业上用作杀菌剂，工业上用作防腐剂、塑料稳定剂和分析试剂。二氯二丁基锡对眼和呼吸道黏膜有刺激作用，轻度中毒时，可有眼刺痛、流泪、流涕、喷嚏、咽喉干燥、干咳等。严重时可发生肺炎和肺水肿，出现咳嗽、胸闷、呼吸困难、肺部可闻及干湿性啰音。皮肤接触可发生接触性皮炎和化学性灼伤。

处理原则参见二月桂酸二丁基锡。

（二）二月桂酸二丁基锡

1. 接触机会 二月桂酸二丁基锡（dibutyltin dilaurate）$(CH_3CH_2CH_2CH_2)_2Sn[OCO(CH_2)_{10}CH_3]_2$，又名：二丁基二（十二酸）锡、二丁基二月桂酸锡，常温下为浅黄色或无色油状液体，低温成白色结晶体。分子量 631.57，密度 1.05，凝固点 16~23℃，能溶于苯、甲苯、四氯化碳、乙酸乙酯、氯仿、丙酮、石油醚等有机溶剂和所有工业增塑剂，不溶于水，具有优良的润滑性、光稳定性和透明性，可用作聚氯乙烯的稳定剂。

主要用于软质和半软质聚氯乙烯制品，也可作聚氨酯催化剂。广泛应用于聚氨酯胶粘剂、涂料、弹性体等领域。

2. 临床表现

（1）急性中毒时主要表现为中枢神经系统症状，有头痛、头晕、乏力、精神萎靡、恶心等。

（2）呼吸道黏膜刺激作用，上呼吸道刺激感、咽喉干燥、干咳等，严重时可发生肺炎和肺水肿，出现咳嗽、胸闷、呼吸困难、肺部可闻及干湿性啰音。肺部 X 线检查可见肺纹理增粗、紊乱及片絮状阴影。

（3）对眼和呼吸道黏膜有刺激作用，轻度中毒时，可有眼刺痛、流泪、流涕、喷嚏、结膜炎。

（4）皮肤接触可致接触性皮炎和过敏性皮炎。

3. 中毒救治

（1）立即脱离中毒现场，用清水清洗污染皮肤，注意保持安静、休息、止咳，必要时吸氧。积极防治中毒性脑病。

（2）发生肺炎、肺水肿应早期、短程、足量使用肾上腺糖皮质激素，保持呼吸道通畅，并使用抗生素预防与治疗感染。

（3）对症治疗，注意维持水、电解质平衡和保护心、肝、肾功能。

（4）眼结膜炎清水或生理盐水冲洗，氯霉素眼药水滴眼。

其他有机锡化合物见表 2-17-1。

表 2-17-1 其他有机锡化合物

品种	化学性质及毒性	临床要点	处理原则
三乙基溴化锡	无色液体，热分解时放出溴化物烟雾	眼及上呼吸道刺激症状，严重者发生肺炎和肺水肿。	对症处理，注意防治肺水肿
三丁基锡	无色液体	眼及上呼吸道刺激症状，接触性皮炎，化学性灼伤，严重者发生肺炎和肺水肿	对症处理，注意防治肺水肿
四乙基锡	无色液体，高毒类	以脑水肿临床表现为主，可有精神障碍，皮肤黏膜刺激和腐蚀，溅入眼内能造成角膜溃烂，急性眼及上呼吸道刺激症状，严重者发生肺炎和肺水肿	对症处理，注意防治肺水肿
三苯醋酸锡	白色结晶粉末，微溶于有机溶剂	眼及上呼吸道刺激症状，严重者发生肺炎和肺水肿	对症处理，注意防治肺水肿

（穆进军）

参考文献

1. 谢黎虹，许梓荣．重金属镉对动物及人类的毒性研究进展．浙江农业学报，2003，15(6)：376-381.
2. 任继平，李德发，张丽英，等．镉毒性研究进展．动物营养学报，2003，15(1)：1-6.
3. 张晓华，肖雄斌，赖燕，等．不同原因所致慢性轻度镉中毒临床特征分析．中华劳动卫生职业病杂志，2013，31(10)：763-765.
4. 田娇，朱志良．镉电池厂职业性慢性镉中毒发病情况分析．实用预防医学，2012，19(1)：35-36，160.
5. 梁顺华，陈嘉斌，夏丽华，等．职业性慢性镉中毒 15 例病例分析．中国职业医学，2009，36(6)：476-477.
6. 詹杰，魏树和．镉中毒的干预措施与机理分析．生态毒理学报，2012，7(4)：354-359.
7. 张瑞丹，檀国军，郭力，等．慢性锰中毒致神经系统受损 4 例临床分析．中国神经精神疾病杂志，2014，40(11)：662-665.
8. 李惠民，李其琪，肖湘声，等。急性碳酸镍粉尘吸入性肺损伤的临床与影像学诊断．中华放射学杂志，2001，35(2)：151-152.
9. 高明静，常桂玲，李秀云．慢性锰中毒 132 例临床分析及护理．中国工业医学杂志，2011，24(1)：78-79.
10. 安建博，张瑞娟．低剂量汞毒性与人体健康．国外医学(医学地理分册)，2007，28(1)：39-42.
11. 丁岩，宋冉，李存江，等．慢性汞中毒致神经系统损害的临床观察．中华内科杂志，2011，50(11)：950-953.
12. 刘晓玲，王汉斌，孙成文，等．汞中毒 92 例临床分析．中华内科杂志，2011，50(8)：687-689.
13. 郑东，张凡，祝英．急性镉中毒 18 例临床分析．中国煤炭工业医学杂志，2005，18(7)，776.

第三节　碱性金属

钾、钠、钙均属于活泼的碱金属，其化合物在人类生活和生产中有着重要的作用，强碱类化合物工业上用途广泛，日常用的去污剂、清洁剂、擦亮剂、烫发剂中均有强碱。钠、钾、钙均为人体的必需元素，在机体代谢中起着重要的作用。

碱性金属化合物包括氧化钠(Na_2O)、过氧化钠(Na_2O_2)、氢氧化钠($NaOH$)、氧化钾(K_2O)、氢氧化钾(KOH)、氯酸钾($KClO_3$)、氧化钙(CaO)和氢氧化钙[$Ca(OH)_2$]、碳酸钠(Na_2CO_3，)、磷酸三钠(Na_3PO_4)、硅酸钠(Na_2SiO_3)等。因其碱性强，泄漏时可污染环境。

此类物质易溶于水，其溶液的 $pH>7$，对人体有刺激性和腐蚀性。亦有较强的穿透力与弥散性，主要经眼、皮肤、呼吸道和消化道进入人体，高浓度的气体、液体、固体、粉尘，均可对人体组织引起较为严重的损伤。碱性物能溶解组织，使组织蛋白变性，生成易溶性胶状碱性蛋白盐，脂肪皂化，细胞膜结构破坏，致使病变向深层组织发展，产生溶解性坏死，且穿透及破坏均较深。同时碱亦可吸收组织中的水分，使组织细胞脱水坏死，并放热而使组织遭受热力损害。引起皮肤黏膜反应。对含水丰富组织损伤更为严重。疼痛较为剧烈，碱灼伤的轻重与接触的碱性质、浓度、接触时间及皮肤状况有关。不同种类、不同浓度的碱烧伤后，创面可扩大、加深，呈潮红、白色或起小水疱，有黏滑感；暴露干燥后呈褐色或黑褐色，可有肥皂状或皮革状焦痂，创面较深，往往都在Ⅱ度以上。与碱性物质接触时间越长皮肤越硬，皮革样变越明显，愈合慢。尤其是碱液溅入眼内，可造成眼痛、化学性结膜角膜炎、化学性眼灼伤。一般情况下，误服 $pH<11.5$ 的碱性化合物不伴发明显的胃肠道伤。碱吸收后可使机体碱中

毒，并可发生神经系统、心、肝、肾损害。

一、氢氧化钾

（一）概念

氢氧化钾（potassium hydroxide，KOH）又称苛性钾，是易潮解的白色固体，有片状、条状、粒状和块状。分子量56.10，密度2.044g/cm^3，熔点360℃，沸点1320℃，易溶于水，水溶液的pH≥13。遇水和水蒸气大量放热，并成为腐蚀性液体，遇酸发生中和反应并发热。

（二）接触机会

化学工业的基本原料，主要用于钾盐生产，日化工业、制药工业、染料行业、纺织化纤工业、化妆品行等业的原料，电池工业制造碱性蓄电池，在电化学工业中用于电镀、雕刻等。用作干燥剂、吸收剂、冶金加热剂和皮革脱脂等。

其毒性机制、侵入途径、临床表现、中毒救治参照氢氧化钠。

二、过氧化钠

（一）概念

过氧化钠（sodium peroxide，Na_2O_2）为白色粉末状或粒状物，分子量77.99。密度2.805g/cm^3，熔点460℃，沸点657℃。挥发性低，为强氧化剂。遇水反应生成氢氧化钠和过氧化氢并释放大量的热。有强腐蚀性。常用做漂白剂、杀菌剂、消毒剂、去臭剂、氧化剂及供氧等。

（二）临床表现

1. 呼吸道吸入后，可产生呼吸道黏膜刺激症状和呼吸困难。一次大量吸入可引起肺炎或肺水肿。

2. 皮肤直接接触后可产生刺痛，红肿，接触高浓度可致灼伤。

3. 眼内溅入后，可引起结膜充血、水肿，角膜损伤，甚至失明。

4. 口服中毒出现腹痛、胸口痛、呼吸困难、呕吐、消化道灼伤。

（三）中毒救治

参照氢氧化钠。

三、氧化钙

（一）接触机会

氧化钙（calcium oxide，CaO）又称生石灰，为白色或灰白色疏松的块状物质，分子量56.08，密度3.35g/cm^3，熔点2580℃，沸点2580℃，其饱和水溶液的pH为12.8。具有强烈的吸水性，与水化合时放出大量热，形成氢氧化钙。具有腐蚀性。对皮肤和黏膜有强烈的刺激和腐蚀作用。因氧化钙易于吸水放热，故同时兼具热灼伤，造成化学性伤与热灼伤的复合伤。侵入途径：粉尘吸入，误食入，眼睛及皮肤接触。

主要用于建筑，制造电石、液碱、漂白粉、石膏。钢铁、农药、医药、金属、肥料、制革、制氢氧化钙，实验室等。

（二）临床表现

1. 吸入粉尘后，很快出现喷嚏、咳嗽等上呼吸道黏膜刺激症状，常伴有咽痛、胸闷等症状。严重者可发生鼻中隔溃疡和穿孔。可并发生急性气管、支气管炎。严重者可发生化学性肺炎、肺水肿。

2. 皮肤接触后、可引起碱灼伤,特别是湿皮肤接触后灼伤更为严重。大面积灼伤可导致死亡。

3. 氧化钙进入眼中,可引起结膜水肿和充血,角膜灼伤、混浊呈现灰白色。甚至失明。

4. 皮肤长期低浓度接触氧化钙可导致皮肤角化过度、皲裂、指甲变薄、变形。

(三)中毒救治

1. 吸入者应及时脱离现场,用蘸有植物油和矿物油的棉球清除鼻腔中的粉尘。如发生气管、支气管炎、化学性肺炎、肺水肿,参照总论。

2. 皮肤接触后,应先用植物油或矿物油清洗,然后用大量流动的清水冲洗。当石灰颗粒嵌入组织时,用镊子剥出,再用除钙冲洗液(依地酸二钠 0.37g,碳酸氢钠 0.1g 加水至 100ml)彻底冲洗。皮肤灼伤的处理原则可参照“氢氧化钠”。

3. 眼内进入氧化钙后,立即用大量清水冲洗 15 分钟以上,也可用 1%~2% 的氯化铵溶液清洗,使之溶解。石灰灼伤禁用生理盐水冲洗,以免生成碱性更强的氢氧化钠。然后再参照“氢氧化钠”相应部分处理。

四、碳酸钠

(一)接触机会

碳酸钠(sodium carbonate)又称纯碱、苏打。无水碳酸钠纯品分子量 106.0,密度 2.53g/cm^3,熔点 851℃,沸点时分解。为白色粉末或颗粒,吸湿性强。遇水形成强碱性的氢氧化钠和碳酸氢钠并释放出热量,对皮肤、黏膜有较强刺激。是玻璃、造纸、肥皂、洗涤剂、纺织、制革等工业的重要原料,用于冶金工业的助熔剂、水软化剂等。

(二)临床表现

1. 吸入较高浓度的蒸气或粉尘后,可产生咳嗽、胸闷、气短等上呼吸道黏膜刺激症状。严重时可发生急性气管及支气管炎。

2. 干燥的皮肤,直接接触粉尘、颗粒一般不造成明显灼伤。潮湿的皮肤直接接触粉尘或浓溶液可产生灼伤。

3. 眼内溅入可引起眼结膜充血、水肿、眼结膜炎,严重时可灼伤角膜。

4. 口服中毒 误服后可导致口腔、咽部、食管及胃烧灼感,上腹部疼痛。严重者可造成食管及胃黏膜灼伤出血。

(三)中毒救治

参照“氢氧化钠”。但口服中毒者应用大量的清水或 5% 硫酸镁溶液洗胃,不宜用硼酸、硝酸、盐酸、枸橼酸等酸性物质洗胃,以免产生大量气体,易于造成消化道穿孔。

(穆进军)

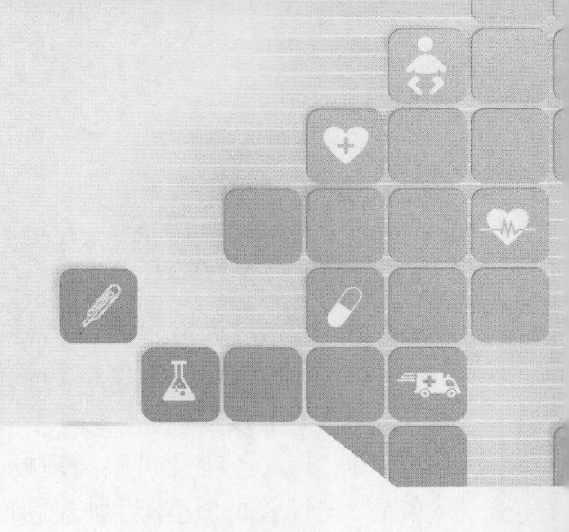

第十八章

火灾烟雾

第一节 概 述

火灾烟雾是火灾发生、发展过程中由于相关材料受热挥发、分解或燃烧等生成的产物，主要包括刺激性气体、窒息性气体，烟尘和热量等。

火灾烟雾的毒害作用比较复杂，主要是源于在火灾中生成的有害气体，即刺激性气体和窒息性气体，以及烟尘等的作用。

第二节 卤 化 氢

氯化氢和溴化氢是能够在水中完全解离的强酸。在火灾事故中，聚氯乙烯和溴化防燃剂受热可形成氯化氢和溴化氢。

氟化氢是一种强刺激性和腐蚀性的气体，其遇水反应迅速，产热并形成氢氟酸。氟化氢对眼睛、皮肤和鼻均具有强烈的刺激作用，高浓度时可吸入肺组织，造成肺水肿和出血。美国环保局根据氟化氢对人以及对六个种属哺乳动物的致死和亚致死效应的数据制定的氟化氢的10~30分钟AEGL-3浓度分别是139mg/m^3和51mg/m^3（AEGL-3是空气中风险物质的浓度标准，超过该值预期会对一般民众，包括敏感个体，造成威胁生命健康的影响或死亡）。

氯化氢是一种酸性气体，在较低浓度（大约82mg/m^3）时能够产生严重的刺激反应，但仅在极高浓度（小鼠2128mg/m^3，大鼠385mg/m^3，暴露30分钟）时导致死亡。现有数据表明，1小时的最大耐受浓度介于16~82mg/m^3之间，在浓度介于818~1637mg/m^3时即使短时暴露也是非常危险的。

第三节 氮 氧 化 物

一氧化氮和二氧化氮是火灾烟雾中不可燃的气体。在空气中，高浓度的一氧化氮能够快速氧化形成二氧化氮；但是在火灾烟雾中的浓度条件下，一氧化氮保持原型。在水中，二氧化氮能够导致形成肺水肿和死亡。与此相反，较低浓度的一氧化氮被用于呼吸障碍。尽管如此，在血液中，其与氧合血红蛋白结合形成高铁血红蛋白，反应速度较氧气快大约5~20倍，而且反应产物的降解速度比较缓慢，因而出现类似于缺氧的症状；如果血液中氧浓度较低其能与血红蛋白结合形成亚硝基血红蛋白。血液中过量的一氧化氮会导致低血压反应，尽管如此，有报告称烟草烟雾中含有高达 1227.4mg/m^3 的一氧化氮，但这并没有导致死亡。

第四节　有机刺激物

已知在火灾形成的有害气体中存在大量的刺激性化学品，这些刺激性化学品是火灾中相关物料高温分解和部分氧化形成的，不同物料所形成的刺激性化学品产物组合通常极为相似。尽管如此，对于大多数有机材料而言，尤其是简单的烃类聚合物（如聚丙烯或聚乙烯），其主要的热解产物包括各种烃类碎片均是无害的，如聚丙烯在氮气中热降解形成乙烯、乙烷、丙烯、环丙烷、丁烯、苯乙烯等产物。但是当这些产物在空气中在无火焰降解过程中发生氧化反应时，其中部分产物转化生成具有强刺激性的产物，表 2-18-1 给出了在有机物燃烧过程中产生的一些具有较高毒性的有机刺激物，以及美国国立职业安全与健康研究所制定的立即威胁生命和健康的浓度值（immediately dangerous to life or health，IDLH）。

表 2-18-1　在火灾烟雾发现的常见有机刺激物及其 IDLH 值

化学物质	IDLH 值（ppm）
乙醛	2000
丙烯醛	2
苯	500
巴豆醛	50
甲醛	20
苯酚	250
甲苯	500

对火灾烟雾中每一种有机刺激物进行定量检测是非常困难的，为此，Purser 教授建立了一个有机刺激物足以导致产生失能效应的暴露浓度近似值，即 10mg/L。例如，苯 IDLH 值 500ppm 相当于 1.6mg/L。

第五节　烟　尘

烟尘是固体物质燃烧时产生的颗粒物，多为含碳颗粒。动物实验研究表明，火灾烟雾的毒性作用并不能仅归因于窒息性气体和刺激性气体，烟尘暴露在其中也发挥了重要作用。根据火灾中物质、温度以及火灾环境不同，所产生的烟尘的粒度分布也不尽相同。闷火燃烧所形成的球形颗粒物其典型的粒径通常是 1μm 级别的，而明火燃烧产生的不规则烟尘颗粒的粒径通常更大且更难测定。

烟尘的一般作用是导致体液分泌和炎症反应，阻碍肺泡内气体交换。终末细支气管的炎症反应通常能够导致气道完全阻塞，仅在没有过量液体分泌的肺泡内透过血气屏障进行氧气的交换。水肿液破坏了肺表面活性物质的部分，导致肺泡塌陷。粒径 $<0.5\mu m$ 的颗粒物

深入肺间质，造成间质水肿；其也可能透过血气屏障进入血液，引发免疫反应（如聚合物烟雾热）和血小板黏性增加导致心脏病发作。此外，颗粒物还可作为载体，将有害物质导入肺内。

第六节 氰 化 氢

氰化氢中毒临床表现取决于中毒时毒剂浓度、暴露时间长短、以及机体状态。接触低浓度氰化氢时，病程进展可稍缓。可先出现眼及上呼吸道刺激症状，如流泪、流涕、流涎、喉头瘙痒、口中有苦杏仁味或金属味、口唇及咽部麻木，继可有恶心、呕吐、震颤，且伴逐渐加重的全身症状。高浓度氰化氢侵入人体内可在数分钟内引起死亡，发病十分迅速。

刺激性气体暴露所致效应主要是皮肤或黏膜组织接触刺激性气体时所致刺激性反应，包括流泪，眼睛反射性眨眼，鼻、喉和胸部疼痛，屏气、咳嗽、黏液过度分泌、支气管收缩和喉痉挛等。其中卤代氰化物尚因可同时解离卤素离子，而具有很强大刺激性，吸入较低浓度时，此种刺激作用尤显突出，可引起眼部刺痛、流泪，化学性呼吸道炎，甚至化学性肺水肿。

（赵建 杜先林）

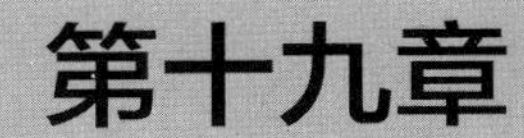

第十九章

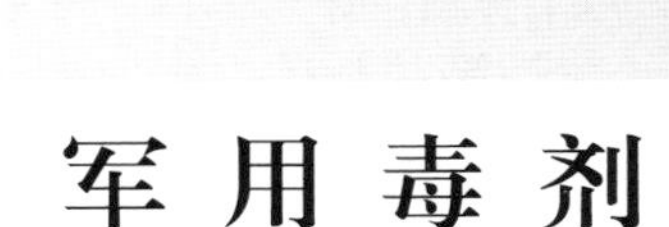

军 用 毒 剂

军用毒剂指的是用于战争目的，具有剧烈毒性，能大规模地毒害或杀伤人畜和植物的各种化学物质。它具有特定的物理、化学性质，是构成化学武器的基础。也称为化学战剂。根据军用毒剂的毒理作用，可以将其分为以下几类。

第一节　刺激性毒物

刺激性毒剂是一类主要损伤呼吸道和肺，引发肺损伤、肺水肿，导致机体产生急性缺氧、窒息，乃至死亡的致死性毒剂，又称肺刺激剂或肺损伤性毒剂。主要代表性毒剂有光气、双光气等。

光气和双光气

（一）概述

英国化学家约翰·戴维于1812年首次利用一氧化碳和氯气合成了光气。随着19世纪工业的发展，光气在化学工业生产中的地位日趋重要，主要用于染料工业。此后，又逐渐出现了双光气、三光气。随着对此类化学品毒性的更多认识，它们逐渐被用于战争。在1916年5月，德军首次将双光气用于战场。

光气（phosgene）化学名为二氯碳酰，CAS注册号为75-44-5，常温、常压下纯光气为无色有烂干稻草味或烂苹果味气体，是典型的暂时性毒剂，易被多孔性物质吸附，防毒面具能够有效地防护光气。在室温（20℃）时，光气是一种发烟液体，其蒸气压为1180mmHg，沸点为7.6℃。光气比空气重，20℃时其相对密度比值为4.39。利用这一特性，我们可以在低洼区采集光气。光气的味道类似鲜切草或干稻草的味道。较高浓度时，出现明显的刺激或烧灼感，并导致快速的嗅觉疲劳。

双光气（diphosgene）化学名为三氯甲基氯甲酸酯，无色具刺激性气味的透明液体，易被多孔性物质吸附，防毒面具能够有效地防护双光气。双光气在常温下是一种无色液体，相对密度为1.65（水=1），蒸气压为1.3kPa（20℃），凝固点为-57℃，沸点为127.5℃，难溶于水，易溶于有机溶剂，可作为其他毒剂的溶剂。双光气受热到沸点开始分解，在300~350℃完全分解成光气，其主要毒性表现和光气相同。双光气的LCT_{50}为分钟3200mg/m^3，ICT_{50}为分钟1600mg/m^3。

（二）中毒机制

1. 直接损伤学说 光气暴露后，直接作用于毛细血管壁和肺泡壁，造成血管内皮细胞、神经元胞体和肺泡上皮细胞崩解，肺泡壁破裂，渗出增加。下呼吸道的纤毛细胞断裂，脱失和倒伏，使肺内分泌物排出受阻而继发感染，加重缺氧和肺水肿。

2. 酰化学说 光气是一种强效的酰化剂，其可以与亲核物质如胺类、硫化物或羟基发生酰化反应。早期研究认为，光气毒性系其与体内水分相互作用过程中产生的 HCl 所致。近来研究发现，酰化反应介导了大多数的光气毒性效应。光气毒性大约是 HCl 毒性的 800 倍。游离的胺类化合物可以对抗光气中毒而不能对抗 HCl 的毒性作用，光气能够抑制辅酶Ⅰ而 HCl 则不能，不含氯亦不能产生 HCl 的化学结构类似化合物（如烯酮类）具有与光气相似的毒性。而且，光气与游离胺类化合物的反应速率较其与水的反应速率更快。在胺类化合物水溶液中，光气几乎仅与胺反应。光气、双光气的羰基（—CO—）与肺组织内许多含氨基（$—NH_2$）、羟基（—OH）和巯基（—SH）的氨基酸、蛋白质、酶等发生酰化反应，引起广谱的肺酶系统的抑制，影响了细胞正常代谢和功能。使毛细血管壁通透性增强，发生肺水肿。

3. 肺血流动力学变化学说 光气中毒后，肺组织内血管紧张素转化酶活力增高，使血管紧张素Ⅰ加速转化为血管紧张素Ⅱ，后者可使肺毛细血管收缩，肺微循环障碍，从而促进肺水肿。

4. 花生四烯酸代谢产物学说 肺组织细胞受损可激活磷酯酶 A2，在此酶作用下，细胞膜磷脂被裂解生成花生四烯酸（AA），AA 的代谢产物能舒张小血管，增加微血管通透性，促进肺水肿。

5. 肺神经内分泌学说 光气中毒后，肺组织大量存在的肺神经内分泌细胞（又称 NE 细胞）大量释放 5- 羟色胺、蛙皮素、P 物质和血管活性肠肽（VIP）等生物活性物质，它们使血管运动、通透性及呼吸道功能的调节失衡，从而促进肺水肿形成。

上述学说，仅能解释光气中毒的某一或某几个环节，光气中毒所致急性肺损伤 / 肺水肿的发病机制的阐明尚需进一步的深入研究。

（三）临床表现

光气（双光气）主要经吸入中毒，损伤呼吸道和肺，导致肺血气屏障的通透性增加，引发肺损伤或肺水肿，损伤气体交换功能，造成机体急性缺氧、窒息，严重的可导致死亡。

光气（双光气）中毒临床表现取决于中毒时毒剂浓度、暴露时间长短、以及机体状态。在接触毒剂时，局部可出现刺激症状；中毒后的主要病变是急性肺损伤 / 肺水肿，其发病机制与过度炎症反应有关。光气（双光气）中毒引起的肺水肿存在潜伏期，一般为 2~8 小时，有时可长达 24 小时，肺水肿发生越早，程度越严重，危险性就越大。

临床表现可分为四期：

1. 刺激期 即暴露初期，产生的眼和呼吸道的刺激症状。

2. 潜伏期 即脱离毒剂接触后，刺激症状减轻或消失，自觉症状好转，但病理过程仍在发展，肺水肿在逐渐形成中，潜伏期一般可持续 2~8 小时，有时长达 24~48 小时。

3. 肺水肿期 从潜伏期到肺水肿期可突然发生或缓慢发生，典型的症状和体征为呼吸困难逐渐加重、咳嗽、胸痛、烦躁不安、口鼻溢出大量淡红色泡沫状液体，肺部有明显的干、湿啰音，血液浓缩，缺氧情况逐渐发展，此期一般为 1~3 天。

4. 恢复期 中毒较轻或经治疗后肺水肿液可于发病后 2~4 天内吸收，全身情况好转，一般在中毒后5~7天基本痊愈，2~3周可恢复健康。

（四）诊断原则、诊断分级及鉴别诊断

接触反应：短时间少量光气暴露后出现一过性的眼和上呼吸道黏膜刺激症状，肺部无阳性体征和X线胸片无异常改变。通常，经72小时医学观察，上述症状明显减轻或消失。

诊断原则：根据短时间急性光气接触职业史，以急性呼吸系统损害的临床症状、体征、X线胸片改变为主要依据，结合实验室检查和现场职业卫生学调查资料，经综合分析排除其他病因所致类似疾病后，方可诊断。

诊断分级：

1. 轻度中毒　短时间吸入光气后，出现急性气管-支气管炎。

2. 中度中毒　凡具有下列情况之一者：

（1）急性支气管肺炎。

（2）急性间质性肺水肿。

3. 重度中毒　凡具有下列情况之一者：

（1）肺泡性肺水肿。

（2）急性呼吸窘迫综合征。

（3）休克。

（五）中毒救治

1. 现场急救　光气（双光气）中毒目前尚无特效抗毒药物，现场中毒急救主要原则是终止继续暴露。可以在现场采取以下自救互救措施：①立即戴上面具，或用浸有碱液或水的纱布、口罩、毛巾等掩盖口鼻，也有一定效果；②迅速向上风向转移，离开暴露区，有条件就进行局部洗消，例如冲眼、洗鼻和漱口等；③已知光气中毒立即后送，尽量减少体力活动，注意保温，依中毒轻重分类，中毒较重者，应首先后送治疗。

对中毒患者实行全程分类，即根据中毒患者的病情发展情况，实时调整其中毒严重程度的分类，以便于对中毒患者实施救治。

有中毒史但无任何症状的人员，应注意安静、保温、减少活动、严密观察24小时。

有条件时，应尽早开始间歇给氧，使用激素（泼尼松5~10mg或地塞米松0.75~1.5mg，一日3~4次）和碱性合剂（4%碳酸氢钠20ml、氨茶碱0.25g、地塞米松5mg、1%普鲁卡因2ml）早期雾化吸入10~15分钟，以减轻炎症和解除平滑肌痉挛。

呼吸停止时应进行人工呼吸；心搏停止时，行心肺复苏术。

2. 中毒伤员分类　由于光气（双光气）中毒所致肺损伤迄今尚无有效治疗药物与措施，为了提高救治效率，根据伤员伤情需要和医疗、后送条件的可能，将伤员区分为不同处置类型，是做好伤员收容、治疗和后送工作的前提。

光气/双光气中毒所致肺水肿具有明显的潜伏期，根据暴露剂量不同，潜伏期时间长短不一，一般为2~8小时，有时可长达24~48小时，肺水肿发生越早，程度越严重，危险性就越大。因此，对于此类毒剂中毒伤员的分类，以其染毒时间为限，分类如下：

（1）中毒后12小时内的伤员分类

1）轻度中毒：指已知光气中毒，但是无症状者。每2小时观察1次和重新鉴别分类一次。24小时保持无症状，可以出院。如怀疑病情有进展的可能，需再观察12小时，无症状方可出院。

2）密切观察：伤员呈胸闷、胸骨后痛、气憋甚至呼吸频率变快，呼吸困难者，但是没有客观体征，则需密切观察，每1小时观察一次并重新鉴别分类。

3）严重中毒：伤员出现肺水肿、发绀和低血压，应立即给予监护和急救措施。

（2）中毒超过12小时后的伤员分类

1）轻度中毒：有光气接触史，除一过性的轻度局部刺激症状外，无其他不适或呼吸困难等已恢复，列为轻度中毒。

2）密切观察：开始出现胸闷、咳嗽和呼吸困难或入院前已出现的症状、体征有减轻或延迟出现者，需列入每2小时观察和重新鉴别一次的密切观察病例中。

3）严重中毒：如果开始出现肺水肿，发绀和低血压，或这些症状拖延者，属立即或继续处理的严重中毒。

3. 光气/双光气中毒治疗　光气/双光气中毒主要损伤呼吸系统，诱发形成急性肺损伤/肺水肿，产生窒息。此类中毒的救治主要是防止肺水肿，但是由于缺乏特效救治药物，目前仍采用综合对症支持疗法。治疗的主要原则是纠正缺氧、防治肺水肿、防治心血管功能障碍、控制感染和对症处理。必须根据上述原则和病情发展的不同阶段灵活采取相应措施。

（1）纠正缺氧

1）减少氧耗量：采取合适体位，使其保持安静、绝对卧床休息，注意保暖，防止躁动和不必要的活动，慎用镇静剂。

2）保持呼吸道通畅：早期可吸入碱性合剂。肺水肿出现后，可吸入消泡净（二甲硅油气雾剂），消除液气泡造成的阻塞，还可采用体位引流。必要时，可行气管切开术或气管插管术，吸出气管内的泡沫液。

3）给氧：尽早吸氧提高动脉血氧饱和度从而纠正缺氧现象，防止或减轻因缺氧造成的代谢障碍及各种系统功能紊乱，并切断缺氧与肺水肿的恶性循环，限制或减轻肺水肿的发展。吸入氧浓度（FiO_2）不宜超过60%。

（2）防治肺水肿：根据肺水肿形成原理进行防治。在潜伏期，应尽早发现肺水肿和采取防治措施。除纠正缺氧外，早期应用大剂量激素和终末正压通气，效果较好。

（3）激素的应用：早期、足量、短程应用糖皮质激素，控制液体输入。肾上腺皮质激素可减低毛细血管通透性和炎症反应，减轻肺水肿。在肺水肿发生之前可尽早口服泼尼松5~10mg或地塞米松0.75~1.5mg，一日3~4次。在发生肺水肿后，一般用地塞米松5~10mg，一日3~4次；或氢化可的松100~300mg，加入10%葡萄糖溶液中，静脉滴注，一日1~2次。病情好转后停药。

（4）呼气末正压通气：终末正压通气（PEEP）使气道经常保持正压，可提高肺泡压，对抗滤过压，减轻肺水肿，并可防止末梢气道闭塞，使闭塞的肺泡张开，使增多的分流减少，以改善充氧及降低心输出量。可间歇（每小时15分钟）或连续进行终末正压呼吸（压力5cmH_2O即980.7Pa）。不能进行呼气末正压呼吸时，进行间歇正压通气（IPPV）也有一定的效果。

（5）使用消泡剂：为了保持呼吸道畅通、改善肺通气及气体交换，提高给氧的疗效和阻断水肿液泡沫引起呼吸道阻塞与缺氧、肺水肿间的恶性循环，在出现肺水肿的早期症状和体征时就应当开始使用消泡剂。消泡净（二甲硅油气雾剂）治疗光气中毒性肺水肿可取得良好效果。在大量泡沫液充塞呼吸道时，可采用体位引流和吸出上呼吸道的泡沫液。必要时，可行气管切开术，吸出气管内的泡沫液。

（6）钙剂、阿托品、吗啡、利尿剂、祛痰剂、高渗溶液、放血、睡眠疗法等在治疗光气中毒性肺水肿时应根据病情，权衡利弊，慎用或不用。

（7）防治心血管功能障碍：心血管功能障碍是在肺水肿和缺氧的基础上发生的，因此防治缺氧和肺水肿亦有助于心血管功能的改善。防治心血管功能障碍，改善循环，也有助于纠正缺氧和减轻肺水肿。在心血管功能障碍发生前应注意避免引起心血管功能障碍的诱因，过度利尿脱水可造成血容量不足和加重血液浓缩。出现心血管功能障碍后，心脏活动减弱、血压下降，甚至发生休克，应当积极进行抢救。

（8）控制感染：光气中毒时容易发生感染并发症，并可成为晚期死亡的重要原因，因此应早期使用广谱抗生素。继发感染时，应全身使用抗生素、磺胺或有抑菌作用的中草药。

（9）对症处理：大量维生素 C 和适量的 654-2 是治疗光气中毒的常用药物。呼吸衰竭时，可依病情选用呼吸兴奋剂。及时纠正酸中毒和电解质紊乱。

（10）其他：鉴于抗 SARS 药物筛选研究证明清开灵注射液具有良好的抗全氟异丁烯吸入性肺水肿疗效，另据文献报道抗氧化剂 N- 乙酰半胱氨酸具有对抗化学源性肺损伤的疗效，因此建议临床收治光气中毒患者时，可依病情选用清开灵注射液和 / 或 N- 乙酰半胱氨酸（鼻腔喷雾或静脉注射，可能过敏）。

分度治疗可依患者中毒程度进行分度治疗，下列急性光气中毒的治疗方案可供参考。

接触反应：一般无须特殊处理，必要时给予对症治疗。

轻度中毒：早期吸入碱性合剂；必要时吸氧；病情偏重时口服泼尼松 10mg 或肌注地塞米松 5mg，一日 3~4 次；卧床休息，临床监护 24 小时。

中度中毒：监测中毒患者动脉血气、反复胸部听诊、以及适时拍胸片；卧床休息，限制液体进入量；吸入碱性合剂；鼻导管给氧；地塞米松 5~10mg，肌内注射，一日 3 次，用至病愈；对症治疗，预防感染。

重度中毒：除按中度中毒处理外，密切监测中毒患者动脉血气、连续检查患者生命体征、反复胸部听诊、以及连续拍胸片；取半卧位；尽早给予地塞米松，一般 10~20mg，一日 3 次，病情好转后减量；保持 PaO_2>60%；50% 葡萄糖溶液 10ml 加维生素 C 1g，静脉注射；早期应用抗菌药物，预防感染；出现肺水肿时，应用二甲硅油消泡气雾剂；慎用利尿剂和脱水剂；治疗并发症和处理，作好抢救准备。

（赵建　杜先林）

参考文献

1. Sciuto AM, Phillips CS, Orzolek LD, et al. Genomic analysis of murine pulmonary tissue following carbonyl chloride inhalation. Chem Res Toxicol, 2005(18): 1654-1660.

2. Meng G, Zhao J, Wang HM, et al. Cell Injuries of the Blood-Air Barrier in Acute Lung Injury Caused by Perfluoroisobutylene Exposure. J Occup Health, 2010(52): 48-57.

3. Zhao J, Shao Z, Zhang X, et al. Suppression of perfluoroisobutylene induced acute lung injury by pretreatment with pyrrolidine dithiocarbamate. J Occup Health, 2007, 49(2): 95-103.

4. Ji L1, Liu R, Zhang XD, et al. N-acetylcysteine attenuates phosgene-induced acute lung injury via up-regulation of Nrf2 expression. Inhal Toxicol, 2010(22): 535-542.

5. Van Helden HP, van de Meent D, Oostdijk JP, et al. Protection of Rats Against Perfluoroisobutene (PFIB)-Induced Pulmonary Edema by Curosurf and N-Acetylcysteine. Inhalation Toxicology, 2004(16):549-564.
6. Grainge C, Brown R, Jugg BJ, et al. Early treatment with nebulised salbutamol worsens physiological measures and does not improve survival following phosgene induced acute lung injury. J R Army Med Corps, 2009(155):105-109.
7. 赵建，丁日高，阮金秀，等．化学修饰的四环素对全氟异丁烯吸入性急性肺损伤的防治效果．中国职业医学，2008，35(1):7-9.
8. 张天宏，邵志华，林娟，等．清开灵防治化学性肺水肿的有效成分追踪和作用机制研究．中国中药杂志，2007，32(1):53-57.
9. Parkhouse DA, Brown RF, Jugg BJ, et al. Protective ventilation strategies in the management of phosgene-induced acute lung injury. Mil Med, 2007(172):295-300.
10. 梁海龙，江朝光，刘朝阳，等．无泵体外膜肺氧合治疗急性呼吸窘迫综合征的实验研究．中国急救医学，2007，27(9):816-818.
11. American Chemistry Council. Phosgene: information on options for first aid and medical treatment. Arlington, VA, USA: American Chemistry Council, 2006.
12. Grainge C, Jugg BJ, Smith AJ, et al. Delayed low-dose supplemental oxygen improves survival following phosgene-induced acute lung injury. Inhal Toxicol, 2010(22):552-560.

第二节　刺　激　剂

刺激剂，也被称为控暴剂，是一类以强烈的刺激性作用使暴露部位的皮肤、黏膜等产生疼痛、灼烧感等强烈不适，导致中毒人员暂时性失去抵抗力及抵抗能力，从而达到骚扰对方和影响对方各种行动的毒剂。刺激剂暴露人员的主观症状剧烈，而客观体征少，一般不会造成人员死亡或长期伤害。平时主要是执法部门用于维护治安、控制暴乱、制止骚乱，避免造成人员死亡；也可用于个人防身。主要的代表性毒剂有催泪剂苯氯乙酮（CN）、西埃斯（CS）、西阿尔（CR）、喷嚏剂亚当氏剂（DM）以及辣椒油树脂（OC）。

一、催泪剂

（一）概述

刺激剂的大规模研究、生产和应用始于第一次世界大战。在一战期间，交战各国投入大量人力物力研究开发各种毒剂并用于战场，其中绝大部分属刺激剂（表2-19-1）。在第一次世界大战之后，首个正式生产并装备的刺激剂是催泪剂苯氯乙酮，是当时各国装备的主要刺激剂，这一状况一直持续至20世纪50年代，被西埃斯（CS）逐步取代。与苯氯乙酮相比，西埃斯的刺激性更强、合成更方便。据文献记载，美军在越南战争期间就曾大量使用过西埃斯。在1962年Higginbottom和Suschitzkey合成了西阿尔（CR），其刺激作用于CS相当，即同时具有催泪、喷嚏与皮肤刺激作用，与CS相比作用强度更大，但不易引起实质性的伤害，故在20世纪70年代美军和英军先后正式装备。

苯氯乙酮，代号为CN，纯品为无色结晶，工业品为黄色、棕色或绿色结晶，具有苹果花香味或荷花香味，难溶于水，易溶于醇、苯等有机溶剂。常温下不水解，在碱中煮沸或遇强氧化剂时反应失去毒性。西埃斯，代号 CS，化学名为邻氯苯甲基丙二腈，纯品为白色结晶，不纯品为黄色结晶，有胡椒味，难溶于水，微溶于醇，易溶于苯、氯仿、丙酮等有机溶剂；不易水解，加热或加碱则可加速水解；遇高锰酸钾反应失去刺激性。西阿尔，代号 CR，化学名为二苯并(b,f)(1,4)氧杂吖康因[dibenz(b,f)-(1,4)-oxazepine]，为淡黄色粉末，无气味，难溶于水，易溶于乙醇，丙烯二醇、乙醚和苯等有机溶剂。不易水解，而且在水中仍具有刺激作用，因此可污染水源。与乙醇钠、硫酸二甲酯反应的产物无毒。

表 2-19-1 第一次世界大战期间使用的主要化学毒剂（按第一次使用时间排序）。

表 2-19-1 第一次世界大战期间使用的主要化学毒剂

试剂	第一次使用时间	试剂	第一次使用时间
溴乙酸乙酯	1914 年 8 月	氯甲酸三氯甲酯	1916 年 5 月
o- 二茴香胺氯甲磺酸酯	1914 年 10 月	氢氰酸	1916 年 7 月
氯丙酮	1914 年 11 月	硫化氢	1916 年 7 月
溴甲基甲苯	1915 年 1 月	氯化苦	1916 年 8 月
苯二甲基溴	1915 年 1 月	溴化氰	1916 年 9 月
溴化苄	1915 年 3 月	氯化氰	1916 年 10 月
氯	1915 年 4 月	氯化苯肼	1917 年 5 月
溴	1915 年 5 月	二苯氯胂	1917 年 7 月
甲基氯磺酸	1915 年 6 月	双(2- 氯乙基)硫醚	1917 年 7 月
乙基氯磺酸	1915 年 6 月	苯基二氯化胂	1917 年 9 月
氯甲酸氯甲酯	1915 年 6 月	双(氯甲基)乙醚	1918 年 1 月
氯甲酸二氯甲酯	1915 年 6 月	双(溴甲基)乙醚	1918 年 1 月
溴丙酮	1915 年 6 月	硫光气	1918 年 3 月
溴甲基乙酮	1915 年 7 月	乙基二氯胂	1918 年 3 月
碘丙酮	1915 年 8 月	甲基二氯胂	1918 年 3 月
硫酸二甲酯	1915 年 8 月	二苯基氰胂	1918 年 5 月
高氯甲基硫醇化合物	1915 年 9 月	N- 乙基咔唑	1918 年 7 月
碘乙酸乙酯	1915 年 9 月	α- 氰化溴苄	1918 年 7 月
苄碘	1915 年 11 月	10- 氯 -5,10- 二氢 - 吩砒嗪	1918 年 9 月
光气	1915 年 12 月	苯基二溴化胂	1918 年 9 月
o- 硝基苄氯	1915 年	乙基二溴胂	1918 年 9 月
氯苯	1915 年	氰基甲酸酯	1918 年
丙烯醛	1916 年 1 月		

催泪剂（CN、CS、CR）的理化性质见表 2-19-2。

表 2-19-2 催泪剂（CN、CS、CR）的理化性质

通用名	苯氯乙酮	西埃斯	西阿尔
化学名	2- 氯 -1- 苯基乙酮	邻氯苯亚甲基丙二腈	二苯并（b,f)）(1,4）氧氮杂䓬
代号	CN	CS	CR
化学结构			
分子量	154.59	188.62	195.22
外观	无色或黄褐色到绿色结晶	白色或淡黄结晶	淡黄色粉末
气味	苹果花香味	胡椒味	无气味
熔点	54℃	93~95℃	72℃
沸点	248℃	310~315℃	335℃
闪点	118℃	197℃	188℃
固体密度	1.318g/cm^3（20℃）	1.04g/cm^3（20℃）	1.16g/cm^3（20℃）
溶解度	难溶于水，易溶于有机溶剂		
水解	不易水解	不易水解	不易水解，在水中仍具有刺激性

（二）毒性机制

此类毒剂的损伤机制尚未完全阐明，有学者认为，氯根还原生成的次氯酸是接触部位（黏膜、皮肤等）产生明显的刺激作用、烧灼感的主要原因。

（三）临床表现

眼睛接触 CS 后，可立即引起双眼灼痛、流泪，眼结膜、角膜有烧灼感，眼睑痉挛，结膜充血、水肿和畏光，严重影响视力。CN 作用与 CS 类似，其眼部症状可持续 2~5 天。病情分级：

轻度损伤：可在几分钟到几十分钟内消失；

中度损伤：结膜炎较重，1~2 天可痊愈；

重度损伤：严重结膜炎、眼睑炎，1 周后痊愈。

吸入 CS 中毒后，鼻腔立即有辣味感，咽疼，大量流涕，喷嚏和咳嗽。中毒人员自觉胸部发"紧"，甚至有短暂的呼吸困难。一般于脱离毒剂接触后 30 分钟左右，所有症状消失。如吸入到肺，有可能会加重原有慢性呼吸道疾病。高浓度吸入是可导致形成肺水肿。一般情况下不会造成永久性的肺损伤。CN 作用与 CS 类似，刺激症状最长可持续 12 小时。

皮肤接触 CS、CN 后立即产生烧灼感和刺痛，根据接触的剂量和时间不同，可出现大小不等，轻重不一的红斑，甚至水疱。类似Ⅰ、Ⅱ度烧伤，有的可产生过敏性皮炎。症状、体征轻者在脱离毒剂接触 40~60 分钟逐渐消退。严重者则可能会持续 8~16 小时才消失。如果出现皮肤水疱、溃疡等，其痊愈则需要数天时间，并在损伤部位留有色素沉着。

与 CS 相比，CR 接触引发的毒性反应与 CS 类似，但是毒性比 CS 强约 5 倍。对皮肤的刺激强度比 CN 和 CS 大，皮肤接触后（1~2 小时）会产生一过性红斑，但不会诱导产生炎症细胞浸润、起疱、或致敏、而且也不会延迟皮肤损伤的愈合。对眼睛的损害比 CS 或 CN 更低，

一般不会导致眼睛出现器质性损伤。CR进入口腔可引起灼痛不适，有喉头紧迫感，伴有大量黏稠的分泌液，持续时间一般不超过5分钟。另外，CR对下呼吸道或肺几乎没有作用。

（四）诊断原则、诊断分级及鉴别诊断

主要根据接触环境和中毒症状进行诊断。此类毒剂中毒症状特点是有强烈的催泪作用，无潜伏期，症状发展快，消失也快。中毒者自觉症状明显而且严重，但客观检查阳性体征不多。

（五）中毒救治

1. 防护　防毒面具可以完全防护催泪性毒剂对眼和呼吸道的刺激作用。各种就便器材，例如风镜，多层纱布口罩等都具有不同程度的保护作用。用任何掩蔽物遮住裸露皮肤，可以减少和减轻催泪剂对皮肤的损伤。

2. 急救　迅速戴上防毒面具，努力睁开眼，待视线清楚可继续活动。情况允许时，脱下面具，擦干泪水（不可用力揉眼）。如无面具，可用手帕、帽子捂住鼻、口，向上风向走，离开染毒区。在脱离染毒区后，用清水或2%碳酸氢钠溶液冲洗眼睛、鼻、并漱口。一般经急救后，无须特殊治疗，多在15~30分钟内症状、体征可消失。皮肤红斑约在1小时左右也可消失。

3. 治疗　对于明显的眼睛、呼吸道和皮肤损伤可参照如下处理方法：

（1）眼睛：用水或生理盐水认真冲洗，特别要注意眼内是否有毒剂颗粒。可适当应用消炎膏、可的松膏等。

（2）皮肤：皮肤红斑通常不需进行处理，可在1~2小时消失。在毒剂浓度高，以及高温、高湿等情况下，发生的严重继发性红斑，短期内不能得到恢复者，可用止痛、止痒外用药，如炉甘石洗剂、樟脑和薄荷霜等。对于较大水疱，可用无菌注射器抽出疱液，裸露皮肤，并敷上抗生素。对于严重的皮肤损伤可参照烧伤处理方法执行。

（3）呼吸系统：此类毒剂接触可能会加重原有的慢性呼吸系统疾病，可以对症给予止喘，消炎等治疗。如一旦有肺水肿发生，则应按肺水肿治疗原则积极治疗。

二、喷嚏剂

（一）概述

喷嚏剂主要指亚当氏剂（Adamsite，DM），其化学名称为10-氯-5，10-二氢氮砷蒽。德国化学家Wieland在1915年首次合成了该化合物，其后不久，美国化学家Adams在1918年独立的合成了该化合物并将其命名为亚当氏剂。在第一次世界大战中，法国首先将其用于战场。

亚当氏剂的分子量为248.1，是金黄色至暗绿色结晶，无味，熔点为195℃，沸点为410℃，固体密度为1.65mg/m^3，不溶于水，略溶于有机溶剂。亚当氏剂化学性质稳定，不受空气潮湿和雨雪的影响。遇碱加速水解，但产物仍具有致喷嚏作用。与强氧化剂次氯酸钙作用生成无刺激性的二氢氮砷蒽酸。其战斗状态为毒烟，是淡黄或微绿色烟尘，持久性约为10分钟左右。

亚当氏剂刺激上呼吸道的最低浓度为0.04mg/m^3，在浓度为0.1mg/m^{3}时，暴露人群中的多数人感到呼吸道刺激；刺激下呼吸道的最低浓度为0.5mg/m^3；在浓度为2~5mg/m^{3}时，人可耐受1分钟；亚当氏剂的LCt_{50}为11 000（mg·min）/m^3。

（二）毒性机制

DM 的损伤机制尚未完全阐明。

（三）临床表现

亚当氏剂中毒症状以上呼吸道为主，呈现难以抑制的喷嚏和鼻、咽部疼痛症状，脱离染毒区后刺激症状有可能会持续一段时间（原因是毒烟微粒在呼吸系统逐渐溶解导致而症状加重 / 持续，但大多在脱离毒剂接触后 1~2 小时症状消失）。

临床表现为鼻、咽部有辣椒样刺激感，呈烧灼样疼痛，反射性喷嚏、咳嗽不止和胸闷、胸骨后疼痛（据此，有人将其称为"胸痛剂"）。大量流涕、流涎、流泪（对眼睛的刺激作用不如 CS 严重），高浓度的亚当氏剂吸入暴露可导致形成肺水肿和出现砷中毒全身症状。消化道中毒症状主要表现为恶心、腹部痛性痉挛、呕吐和腹泻等（据此，有人将其命名为呕吐剂）

与其他刺激剂相比，DM 具有如下特点：

1. 刺激症状的发生具有一定延迟性，即刺激症状不是在暴露后立即或数秒内发生，而是在几分钟以后出现，这使得中毒人员不能够及时佩戴面具，当其戴上面具后，由于其已经吸入了相当剂量的毒剂，随着毒剂的后续作用，症状加重，容易使中毒人员误认为面具失效而脱掉，结果造成严重中毒。

2. 具有更多持续时间很长的全身症状，如头痛、精神抑郁、寒战、恶心、腹部痛性痉挛、呕吐和腹泻；这类症状的持续时间约数小时。

（四）诊断原则、诊断分级及鉴别诊断

1. 喷嚏剂中毒的诊断　主要参考如下几个方面：

（1）中毒史：即有没戴面具而遭到控爆剂袭击，同一时间内突然多人出现同类刺激症状的病史。

（2）中毒人员典型症状：喷嚏不断，咳嗽不止，胸骨后剧疼，脱离染毒区后（一般时间 10~20 分钟）刺激症状反而加重。

（3）实验室化验结果：血、尿中可检出砷。

（4）侦检结果报告。

2. 喷嚏剂中毒诊断的注意事项

（1）轻度亚当氏剂中毒，颇似感冒，有咳嗽、喷嚏、流涕、头痛、咽痛等应特别警惕，要参考中毒史。

（2）染毒后，已戴上面具，由于毒剂的后续作用，症状加重，易使伤员误为面具失效而脱掉，结果造成严重中毒。

（五）中毒救治

1. 急救　在染毒区立即佩戴防毒面具，虽然在短时间内症状仍存在，甚至有可能加重，都不要脱掉面具。如有呕吐或面罩内分泌物过多，可屏息、闭眼，迅速脱下面具擦去污物，尔后立即戴上面具并深吹一口气。随后可继续活动或工作。如无面具，可用帽子、手帕、衣服捂嘴、鼻，听从指挥，统一向毒烟淡处移动。眼、咽、胸疼痛不可忍时，可由医师根据病情给予适量镇痛剂。其他急救措施可参考催泪剂中毒。

2. 治疗　一般情况下，中毒症状可在短期内消失，入院或入医疗站的患者不多。只有在特殊情况下，伤情较重，甚而出现肺水肿及砷中毒全身症状的伤员，才后送入院进行治疗（参考催泪毒剂中毒治疗）。

三、辣椒油树脂

（一）概述

辣椒油树脂(oleoresin capsicum)又称辣椒提取物、辣椒油、辣椒精油，是从多种辣椒植物中提取的多种物质的混合物，主要活性成分是辣椒素类物质(capsaicinoids)，包括辣椒素及其相关化合物。辣椒素类物质是一类C9-C11支链脂肪酸和香草基胺合成的酰胺类化合物，差异主要在于脂肪烃侧链长度、是否存在双键和分支点、以及相对辣度。代表性化合物为辣椒素、二氢辣椒素、N-香草基壬酰胺(vanillyl-N-nonylamide)、降二氢辣椒素、高二氢辣椒素和高辣椒素等，其中辣椒素是辣椒中的主要辣椒素类物质，是辣味的主要决定因子，二氢辣椒素次之，这两种化合物的辣度大约是降二氢辣椒素、高二氢辣椒素和高辣椒素的两倍。目前N-香草基壬酰胺已能人工合成，可用作参比物质测定其他辣椒素类物质的相对辣度(表2-19-3)。

表2-19-3　代表性辣椒素类物质

辣椒素类物质	缩写	辣椒提取物中的质量分数	史高维尔指数(SHU)*	外观	溶解性	气味
辣椒素	C	69%	16 000 000	白色结晶粉末	略溶于CS_2、HCl、石油，易溶于乙醇、乙醚和苯	胡椒味
二氢辣椒素	DHC	22%	15 000 000	白色至灰白色固体	难溶于水	无味
降二氢辣椒素	NDHC	7%	9 100 000	无色结晶或蜡样物质	微溶于水	无味
高二氢辣椒素	HDHC	1%	8 600 000	无色结晶或蜡样物质		无味
高辣椒素	HC	1%	8 600 000	无色结晶或蜡样物质		无味
N-香草基壬酰胺	VNA	–	9 200 000	白色至灰白色粉末	不溶于水，易溶于甲醇	胡椒味

注：*史高维尔指数(Scoville scale)是1912年美国化学家韦伯·史高维尔所制订的度量辣椒素(capsaicin)含量的一项指标。他以自己的姓“史高维尔”(Scoville)作为单位名称，称为“史高维尔辣度单位”(Scoville heat unit)，缩写为SHU，“苏”

（二）毒性机制

辣椒素类物质主要与大量含有神经肽的传入神经元相互作用并激活辣椒素受体。辣椒素受体是瞬时受体电位离子通道(transient receptor potential cation channels，TRP)超家族的主要构成部分，含辣椒素配体与受体结合，导致通道开放，钙离子和钠离子内流，神经元去极化并释放神经肽。辣椒素的生物学作用主要源于感觉神经元释放大量神经肽类物质如P物质、降钙素基因相关肽以及神经激肽a等。这些物质的释放导致呼吸上皮、气道血管、腺体以及平滑肌产生神经源性炎症反应，出现支气管收缩、血管通透性升高、气管支气管黏膜水肿、黏液分泌增加等表现。辣椒素受体激活同时还可导致接触部位出现烧灼感。重复接触辣椒素类物质可产生脱敏作用。

（三）临床表现

眼睛接触时可出现眼睑痉挛、烧灼感、流泪、对光敏感/畏光、眼睛毛细血管扩张、视力模糊等症状；严重者可出现浅层角膜炎、结膜炎、乃至角膜灼伤。

吸入暴露，可导致喉咙闭合，仅允许支持生命所需的最低呼吸量；胸部紧缩感（窒息感觉）；呼吸道烧灼感；喉头暂时性麻痹，不能讲话等表现。在暴露于史高维尔指数 > 1 000 000SHU 的辣椒素类物质时，有可能导致呼吸道灼伤和起疱、慢性喉炎等。

皮肤接触时，可产生强烈的灼痛、麻刺感，并出现类似晒伤的皮肤红斑、皮炎、皮疹等表现，偶尔可见皮肤水肿、起疱。大剂量暴露时有可能造成神经和痛觉纤维永久性损伤，严重者可导致神经纤维坏死。

由于上述反应，接触者有可能出现眩晕、剧烈的情绪反应、上身活动能力消失等表现。大剂量的辣椒素可成为致命毒物，人体在吸取过量辣椒素后，会出现呼吸困难、蓝皮肤及抽搐等症状。

辣椒素类物质的刺激作用起效迅速，接触后 3~15 秒即可出现明显刺激症状，作用持续时间大约 20~30 分钟。

（四）诊断原则、诊断分级及鉴别诊断

主要根据接触环境、暴露史以及中毒症状进行诊断。

（五）中毒救治

对于辣椒素类物质暴露，主要的处置措施是洗消。主要的处置原则如下：

1. 脱离染毒环境。

2. 对接触部位进行洗消，主要的注意事项如下：

（1）去除染毒衣物，将其置于密封塑料袋或容器中并妥善处置。

（2）用冷水冲洗染毒部位。

（3）用非油性物质或肥皂清洁染毒部位，切勿使用油膏或油脂；洗消过程中避免摩擦皮肤染毒部位；如果在洗消后染毒部位仍然有刺激症状或疼痛，则应就医。

（4）如果眼睛染毒，则采用大量清洁的凉水冲洗 15 分钟；如果仍然有刺激症状或疼痛，则应进行眼科检查。

（5）对于接触部位的剧烈疼痛，可采用药物进行镇痛。

（6）皮肤出现水疱者，参照烧伤进行处置。

（赵建 杜先林）

参考文献

1. Hilmas CJ. Riot Control Agents. //Gupta RC. Handbook of Toxicology of Chemical Warfare Agents. 2nd ed. Academic Press, 2015: 131-150.

2. Salem H, Gutting BW, Timothy A, et al. Kluchinsky Riot Control Agents. //Tuorinsky SD. Medical Aspects of Chemical Warfare. Bernan Assoc, 2008: 441-483.

第三篇

刺激性化学物中毒的影像学表现

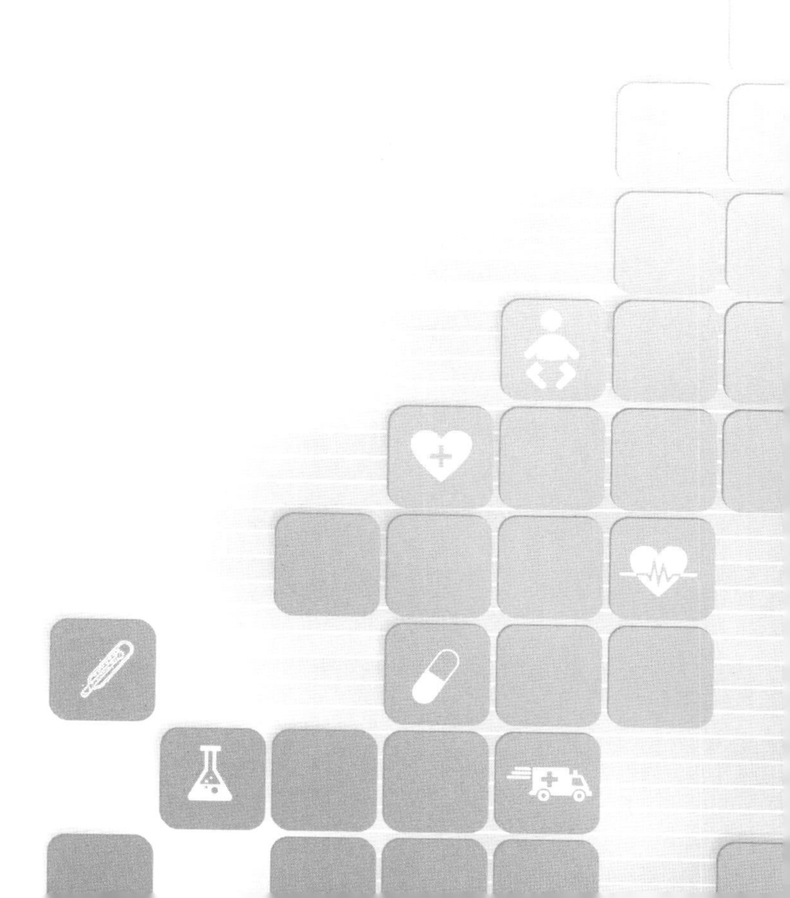

【病例一】

患者，男，44岁。临床诊断：急性中度氢氟酸中毒（第1天）。X线表现：右下肺纹理增强，边缘模糊；左中肺野呈片状阴影（右下肺支气管周围炎，左下肺肺炎），见图3-1-1。

图3-1-2与图3-1-1为同一个病人，临床诊断：急性中度氢氟酸中毒（第40天）。X线表现：左下肺炎症吸收、局部肺纹理粗乱，留有纤维化痕迹。

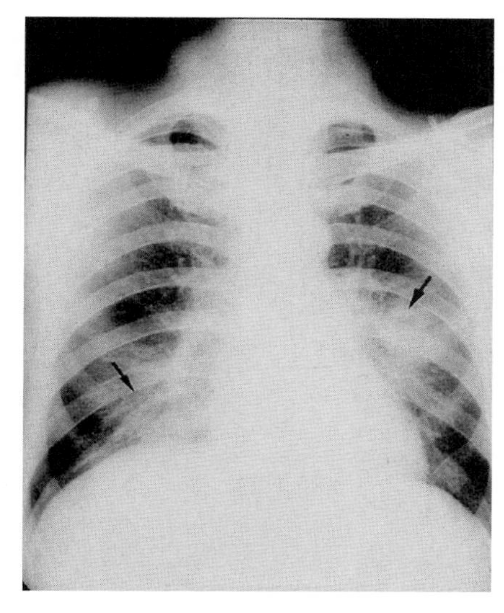

图3-1-1　急性中度氢氟酸中毒

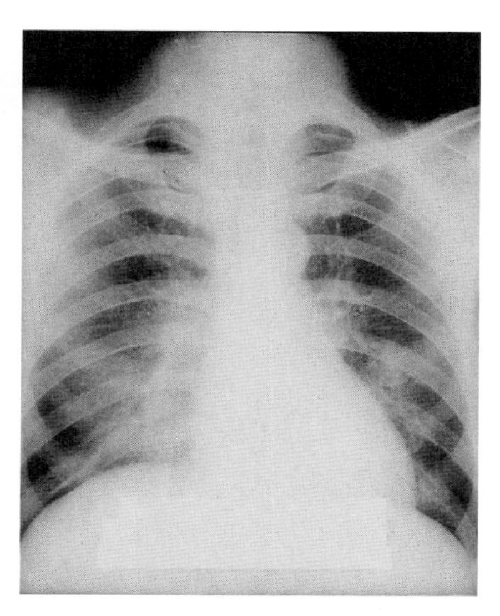

图3-1-2　急性中度氢氟酸中毒

【病例二】

患者，男，28岁。临床诊断：急性轻度氯气中毒（第1天）。X线表现：右下肺纹理增强（支气管炎），见图3-2-1。

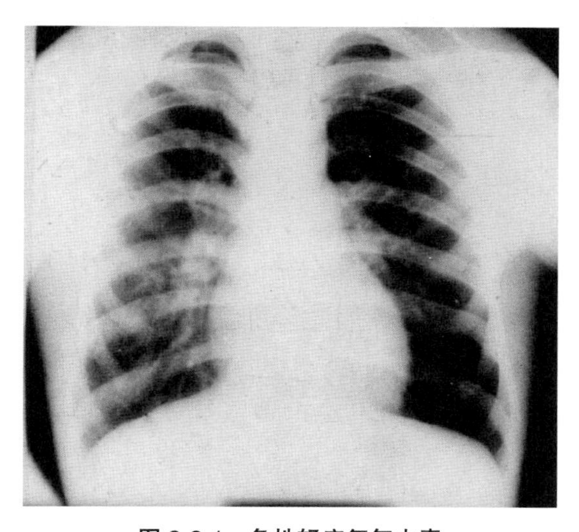

图3-2-1　急性轻度氯气中毒

【病例三】

患者，男，42岁。临床诊断：急性中度氯气中毒（第1天）。X线表现：间质性肺水肿伴右中叶外段肺泡性肺水肿。右中叶外段肺泡性肺水肿（→），见图3-3-1。

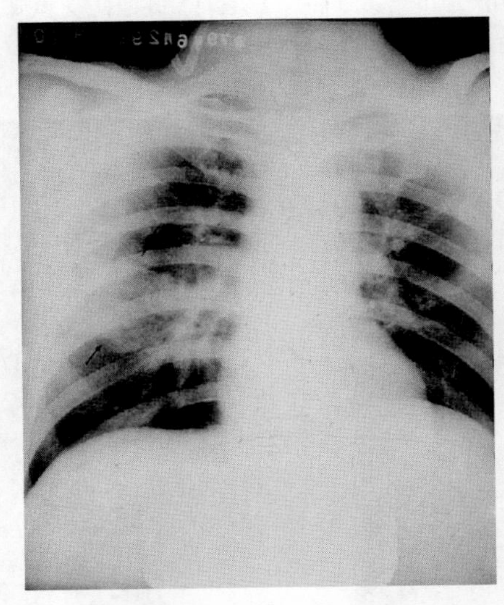

图 3-3-1 急性中度氯气中毒

【病例四】

患者，男，25岁。临床诊断：急性重度氯气中毒（第2天）。X线表现：左肺野广泛分布云絮状阴影，左肺单侧性弥漫性肺水肿，见图3-4-1。

图3-4-2与图3-4-1为同一个病人。临床诊断：急性重度氯气中毒（第9天），X线表现：肺水肿全部吸收。

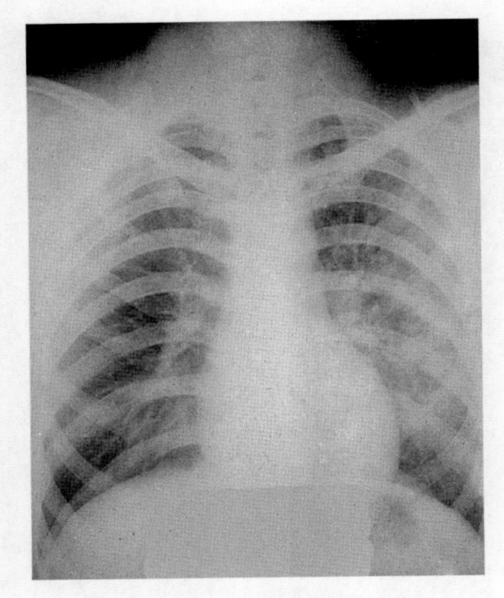

图 3-4-1 急性重度氯气中毒

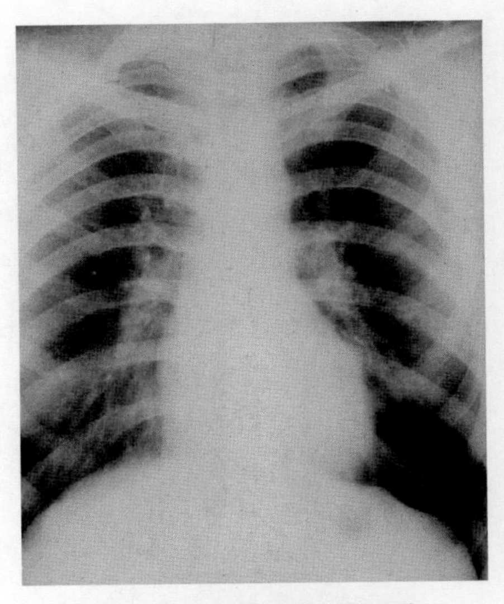

图 3-4-2 急性重度氯气中毒

【病例五】

患者，男，33岁。临床诊断：急性重度氯磺酸中毒-ARDS（第3天）。X线表现：两肺弥漫性肺水肿大片融合，呈"白肺征"，见图3-5-1。血气分析：pH 7.39，PaO_2 6.06kPa，$PaCO_2$ 5.9kPa（每分钟吸氧5L）。

图3-5-2与图3-5-1为同一个病人。临床诊断：急性重度氯磺酸中毒（第5天）。X线表现：肺水肿较前有所吸收。血气分析：pH 7.44，PaO_2 7.43kPa，$PaCO_2$ 4.55kPa（停氧5分钟）。

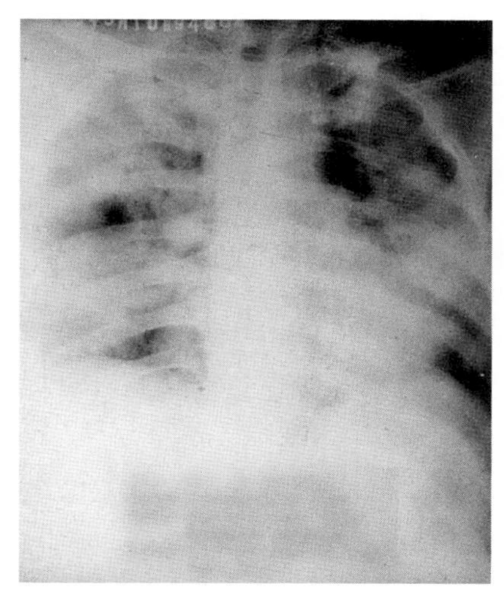

图3-5-1　急性重度氯磺酸中毒

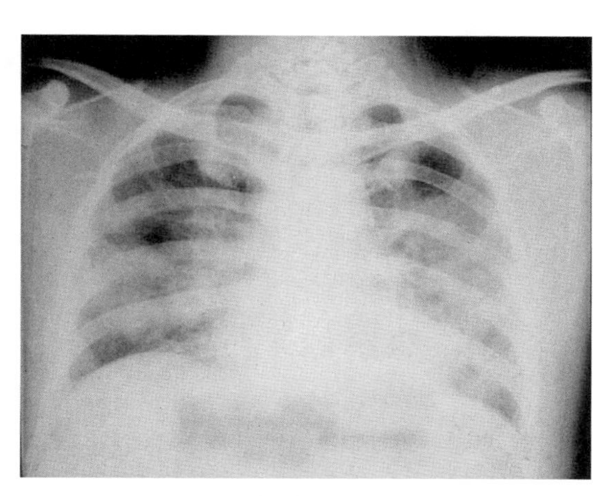

图3-5-2　急性重度氯磺酸中毒

【病例六】

患者，男，38岁。临床诊断：急性重度溴素中毒（第2天）。X线表现：两肺弥漫性小点片状阴影（2~5mm）弥漫性肺水肿，见图3-6-1。血气分析：PaO_2 7.1kPa，$PaCO_2$ 4.8kPa（吸氧前）。

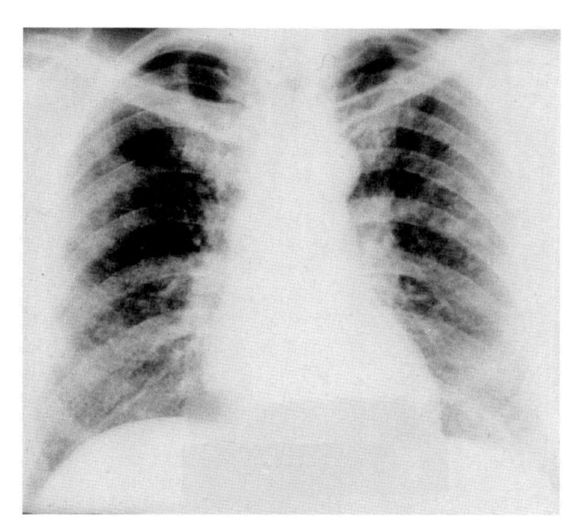

图3-6-1　急性重度溴素中毒

图 3-6-2 与图 3-6-1 为同一个病人。临床诊断：急性重度溴素中毒（第 4 天）。X 线表现：肺水肿有所吸收，两肺散在小粟粒状阴影。血气分析：PaO_2 9.6kPa，$PaCO_2$ 4.3kPa（每分钟吸氧 5L）。

图 3-6-3 与图 3-6-1 为同一个病人。临床诊断：急性重度溴素中毒（第 5 天）。X 线表现：两肺粟粒状影减少，肺纹理增多。血气分析：PaO_2 9.2kPa，$PaCO_2$ 4.1kPa（每分钟吸氧 1.5L）。

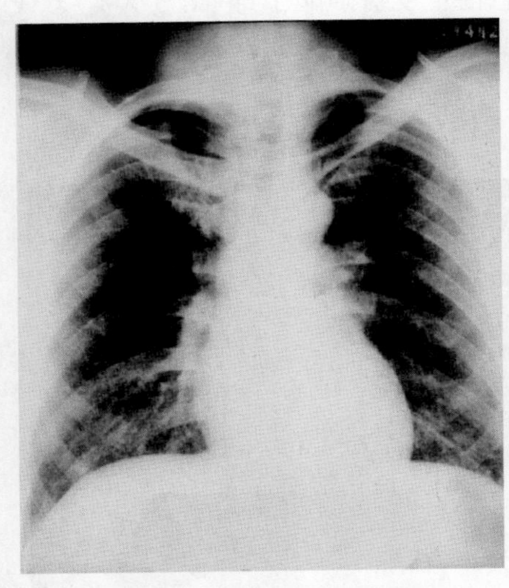

图 3-6-2　急性重度溴素中毒

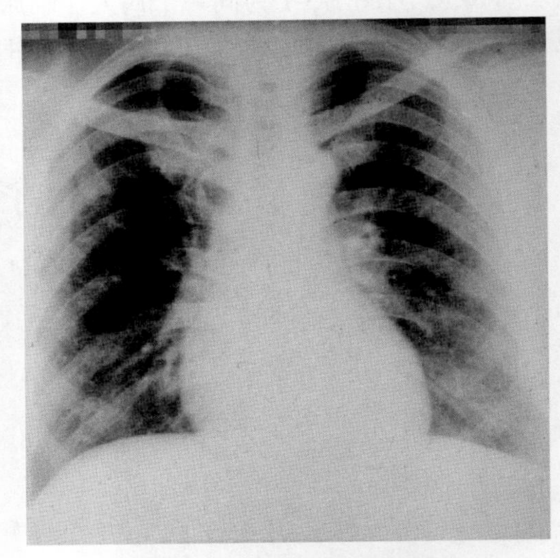

图 3-6-3　急性重度溴素中毒

图 3-6-4 与图 3-6-1 为同一个病人。临床诊断：急性重度溴素中毒（第 9 天）。X 线表现：粟粒状阴影消失，两肺纹理广泛增多，伴网状阴影。血气分析：$PaO_2$9.1kPa，$PaCO_2$4.5kPa（停止吸氧）。

图 3-6-5 与图 3-6-1 为同一个病人。临床诊断：急性重度溴素中毒（第 19 天）。X 线表现：两肺基本正常。血气分析：PaO_2 10.1kPa，$PaCO_2$ 5.6kPa（停止吸氧）。

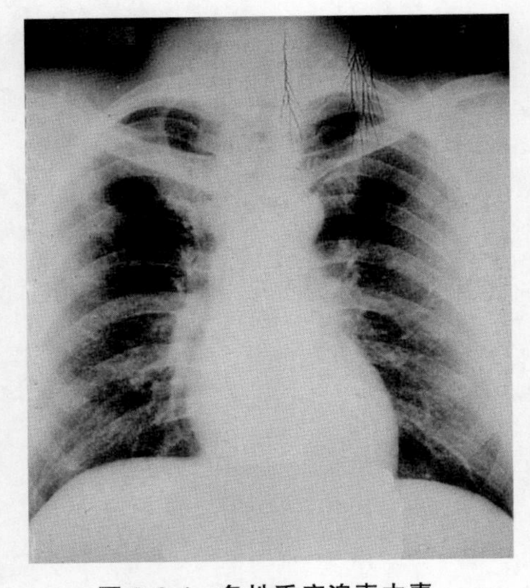

图 3-6-4　急性重度溴素中毒

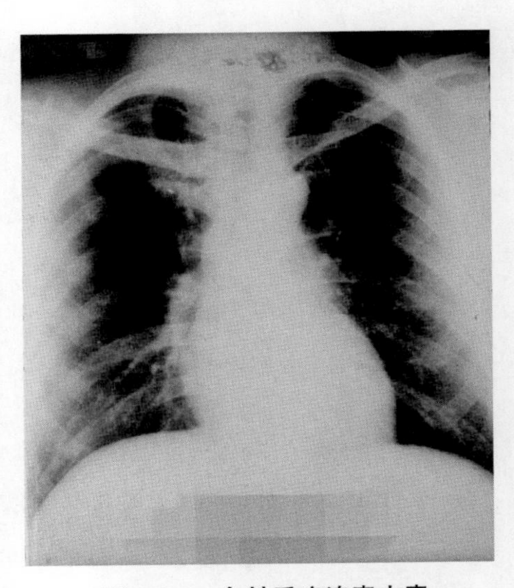

图 3-6-5　急性重度溴素中毒

【病例七】

患者,女,37岁。临床诊断:急性重度氮氧化物中毒(第3天)。X线表现:两肺弥漫分布2~5mm大小点片状浸润阴影,以右肺为密集(弥漫性肺水肿),见图3-7-1。

图3-7-2与图3-7-1为同一个病人。临床诊断:急性重度氮氧化物中毒(第4天)。X线表现:两肺肺泡性肺水肿明显吸收。

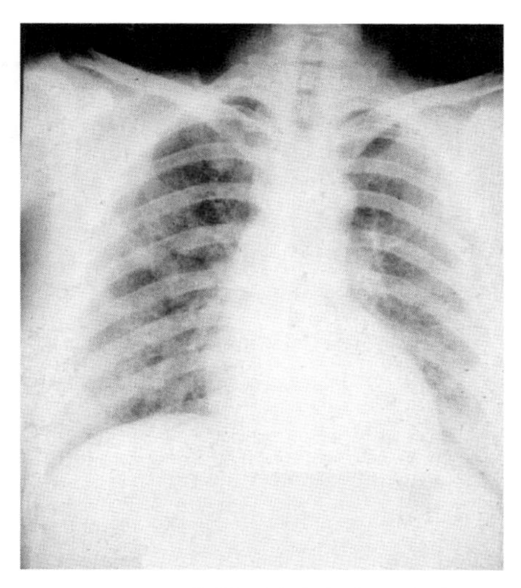

图3-7-1　急性重度氮氧化物中毒

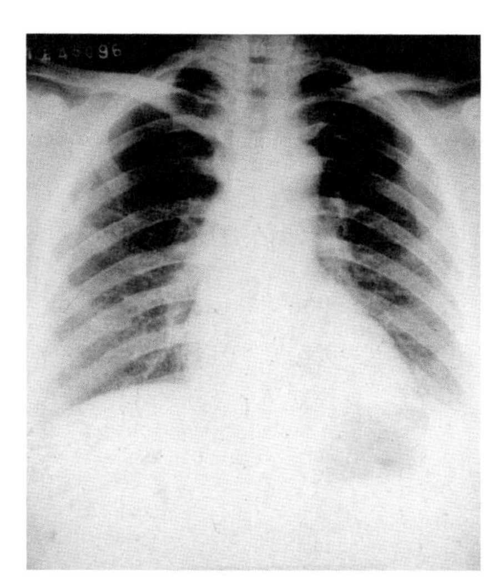

图3-7-2　急性重度氮氧化物中毒

图3-7-3与图3-7-1为同一个病人。临床诊断:急性重度氮氧化物中毒(第11天)。X线表现:肺水肿吸收后,出现左侧胸腔少量积液。

图3-7-4与图3-7-1为同一个病人。临床诊断:急性重度氮氧化物中毒(第28天)。X线表现:左侧胸腔积液略减少。

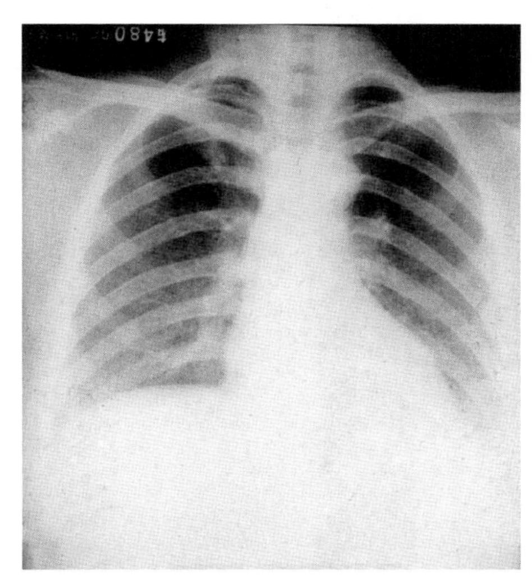

图3-7-3　急性重度氮氧化物中毒

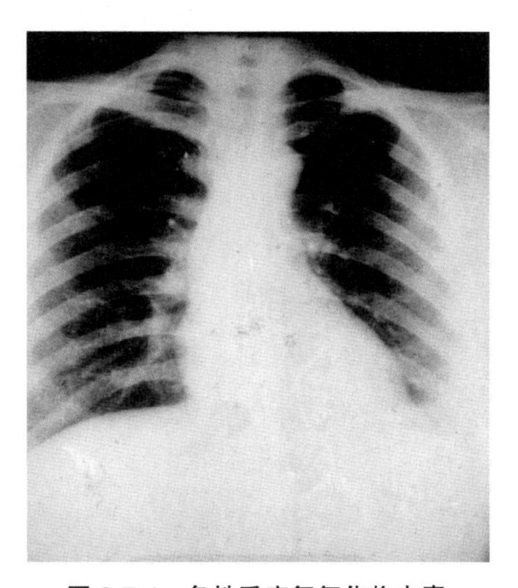

图3-7-4　急性重度氮氧化物中毒

【病例八】

患者,男,30 岁。临床诊断:急性重度三氯硫磷中毒(第 2 天)。X 线表现:两肺满布大小不一,轮廓不清的云絮状阴影,两上中肺野尤为密集(弥漫性肺水肿),见图 3-8-1。

图 3-8-2 与图 3-8-1 为同一个病人。临床诊断:急性重度三氯硫磷中毒(第 3 天)。X 线表现:两肺尖及肺外缘较前片有所吸收,但两肺中下肺野云絮状阴影密度增高,并有融合倾向。

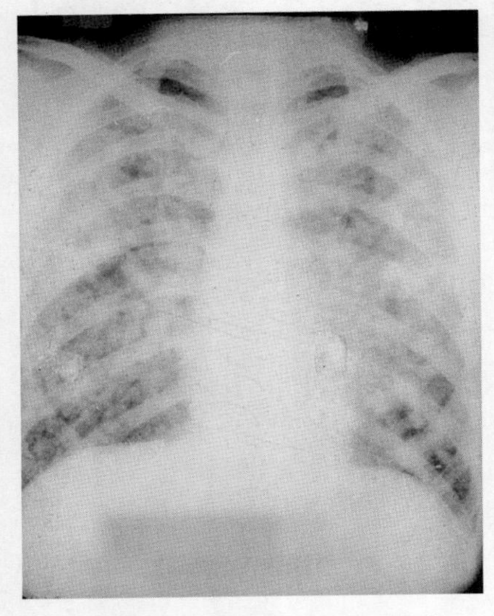

图 3-8-1 急性重度三氯硫磷中毒

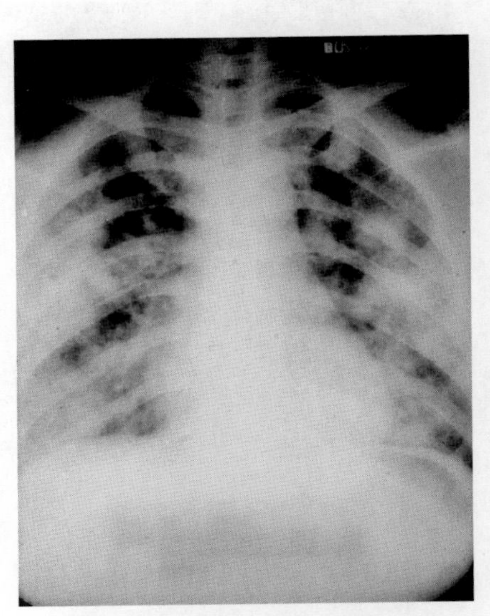

图 3-8-2 急性重度三氯硫磷中毒

图 3-8-3 与图 3-8-1 为同一个病人。临床诊断:急性重度三氯硫磷中毒(第 7 天)。X 线表现:左中和右下肺野水肿尚未完全吸收。

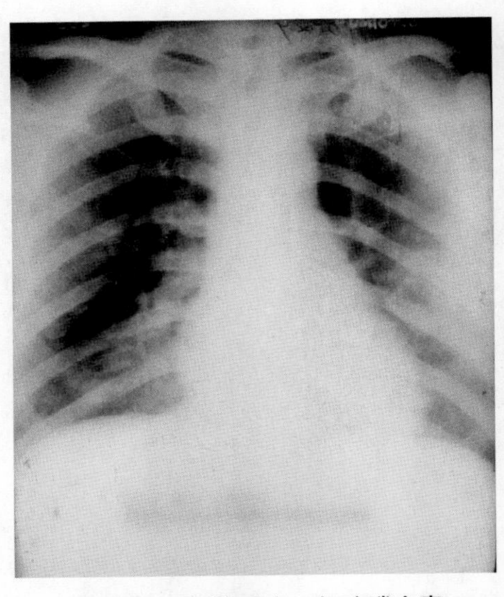

图 3-8-3 急性重度三氯硫磷中毒

【病例九】

患者,男,34 岁。临床诊断:急性中度硫酸二甲酯中毒(第 1 天)。X 线表现:间质性肺水肿,见图 3-9-1。

图 3-9-2 与图 3-9-1 为同一个病人。X 线表现:克氏 B 线。长约 2~3cm、宽约 1~3mm。位于膈上的水平线。

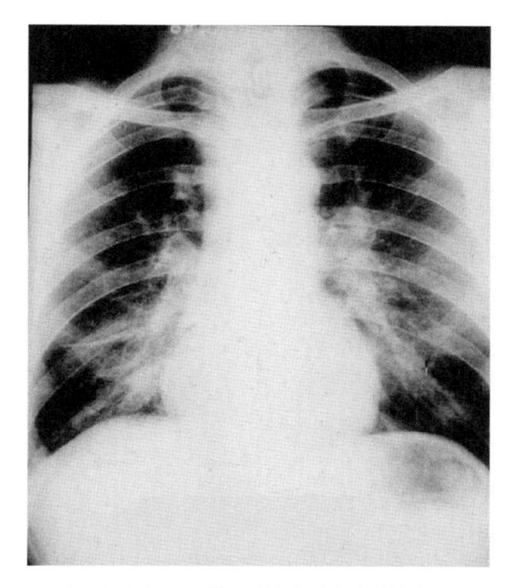

图 3-9-1　急性中度硫酸二甲酯中毒

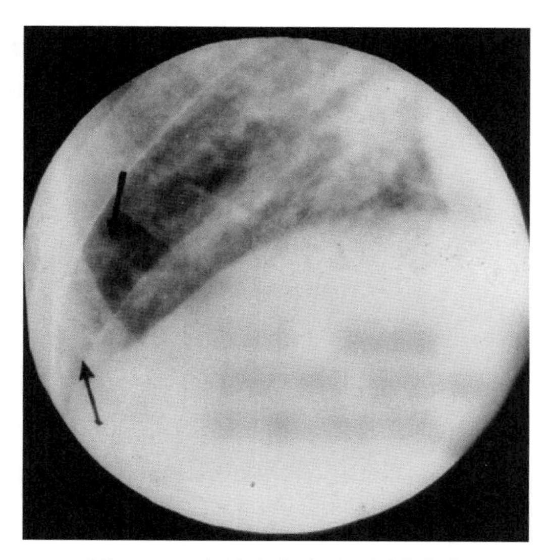

图 3-9-2　急性中度硫酸二甲酯中毒

图 3-9-3 与图 3-9-1 为同一个病人。X 线表现:叶间胸膜增厚。

图 3-9-4 与图 3-9-1 为同一个病人。X 线表现:支气管周围水肿(袖口征);血管周围水肿(实心结节影)。

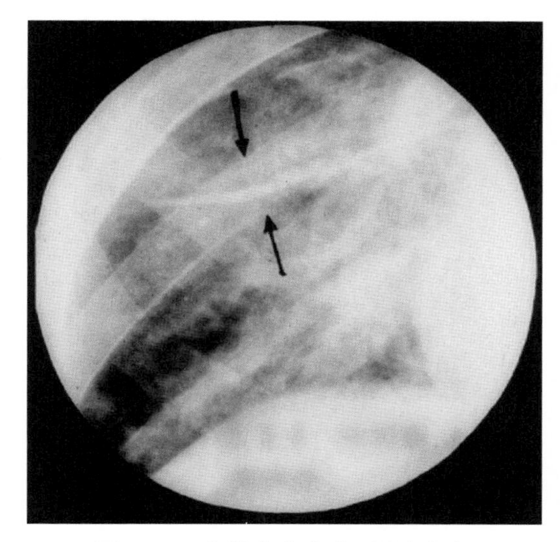

图 3-9-3　急性中度硫酸二甲酯中毒

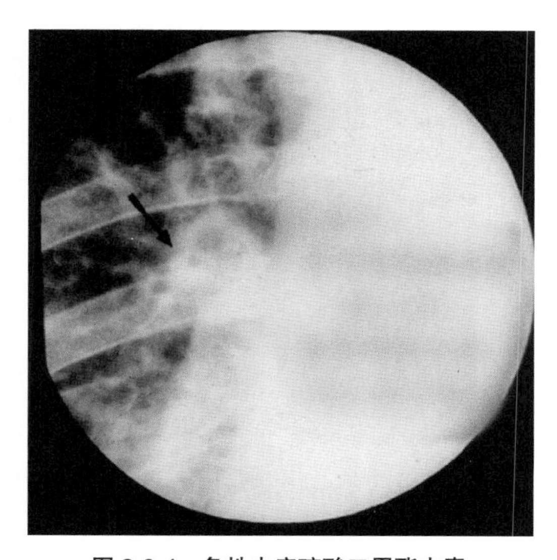

图 3-9-4　急性中度硫酸二甲酯中毒

【病例十】

患者,男,62岁。临床诊断:急性中度有机氟中毒(第2天)。X线表现:两中下肺纹理增强,边缘模糊,并可见网状阴影。两侧肺门阴影增大,密度增高(间质性肺水肿),见图3-10-1。

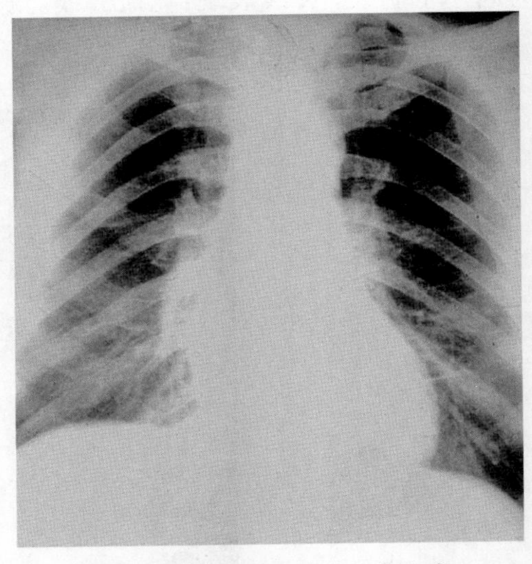

图3-10-1　急性中度有机氟中毒

【病例十一】

患者,男,42岁。临床诊断:急性重度有机氟中毒(第9天)。X线表现:肺泡性肺水肿,见图3-11-1。

图3-11-2与图3-11-1为同一个病人。临床诊断:急性重度有机氟中毒(第19天)。X线表现:肺水肿、肺部感染、纵隔气肿。

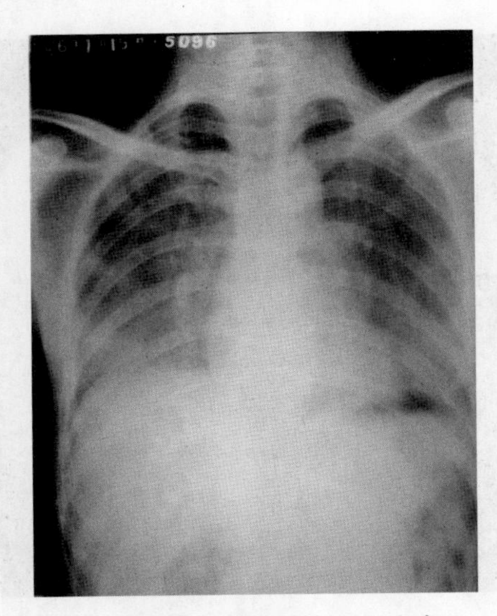

图3-11-1　急性重度有机氟中毒

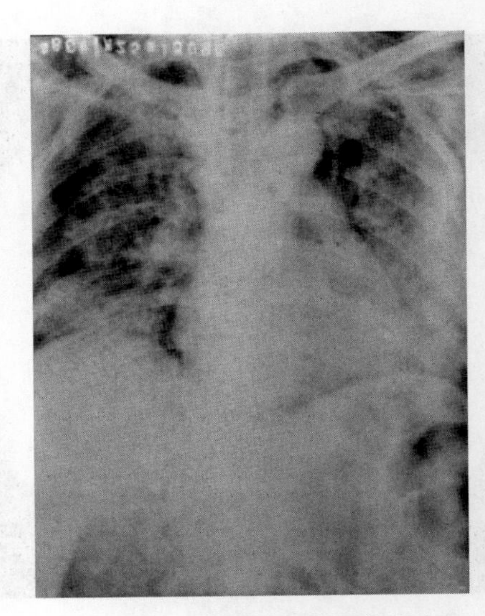

图3-11-2　急性重度有机氟中毒

【病例十二】

患者,男,35岁。临床诊断:急性中度汞中毒。X线表现:右中下肺野透亮度降低,肺纹理增强,其间有弥漫性细网影和小点状阴影(间质性肺炎),见图3-12-1。

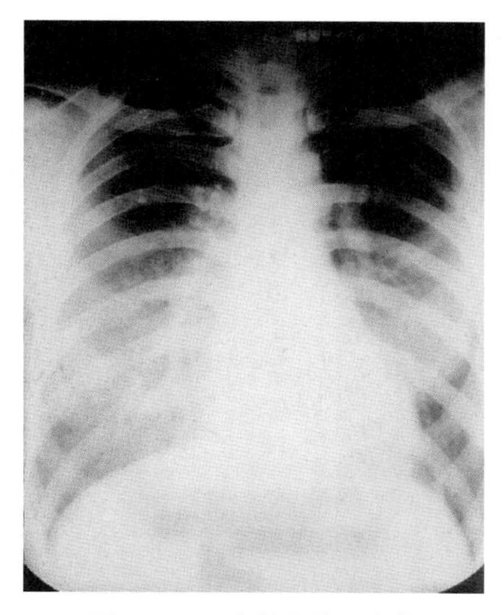

图3-12-1　急性中度汞中毒

【病例十三】

患者,男,34岁。临床诊断:急性重度光气中毒(第1天)。X线表现:两肺广泛云絮状阴影,左上肺支气管充气征(→)(弥漫性肺水肿)。血气分析:$PaO_2$8.3kPa,$PaCO_2$5.2kPa(每分钟吸氧3L),见图3-13-1。

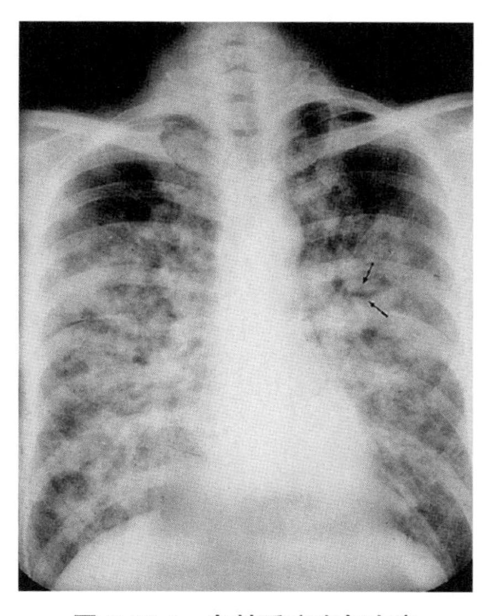

图3-13-1　急性重度光气中毒

图 3-13-2 与图 3-13-1 为同一个病人。临床诊断：急性重度光气中毒（第 3 天）。X 线表现：肺水肿较前吸收。血气分析：PaO_2 7.24kPa，$PaCO_2$ 4.9kPa（停氧 20 分钟）。

图 3-13-3 与图 3-13-1 为同一个病人。临床诊断：急性重度光气中毒（第 7 天）。X 线表现：肺水肿基本吸收。血气分析：$PaO_2$12.3kPa，$PaCO_2$5.3kPa（停止吸氧）。

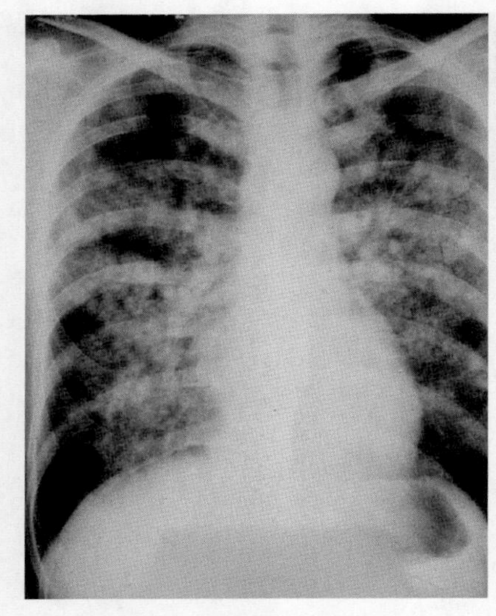

图 3-13-2　急性重度光气中毒

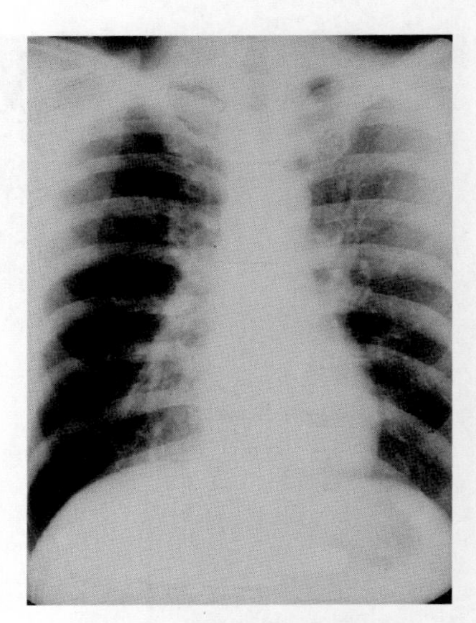

图 3-13-3　急性重度光气中毒

【病例十四】

患者，男，47 岁。临床诊断：急性重度光气中毒 -ARDS（第 2 天）。X 线表现：两肺弥漫性肺泡浸润阴影，呈“白肺征”。弥漫性肺水肿（床旁摄片）。血气分析：PaO_2 2.8kPa，$PaCO_2$ 5.2kPa（鼻导管吸氧每分钟 4L）。见图 3-14-1。

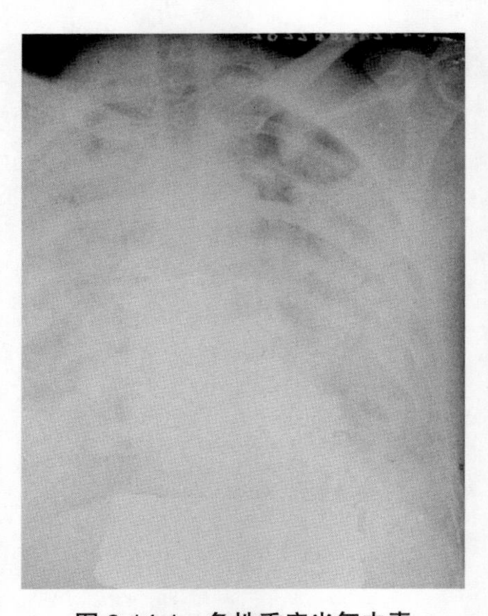

图 3-14-1　急性重度光气中毒

图 3-14-2 与图 3-14-1 为同一个病人。临床诊断：急性重度光气中毒（第 7 天）。X 线表现：肺水肿明显吸收（床旁摄片）。血气分析：PaO_2 8.0kPa，$PaCO_2$ 4.1kPa（停止吸氧 20 分钟）。

图 3-14-3 与图 3-14-1 为同一个病人。临床诊断：急性重度光气中毒（第 12 天）。X 线表现：肺泡性肺水肿消退呈间质性肺水肿。血气分析：PaO_2 11.7kPa，$PaCO_2$ 4.5kPa（停止吸氧 20 小时）。

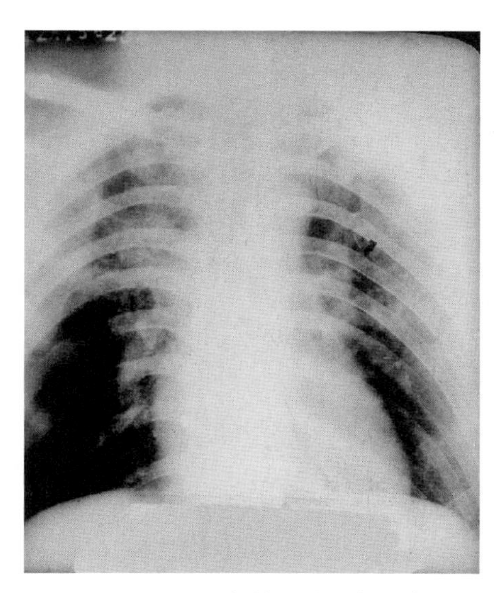

图 3-14-2　急性重度光气中毒

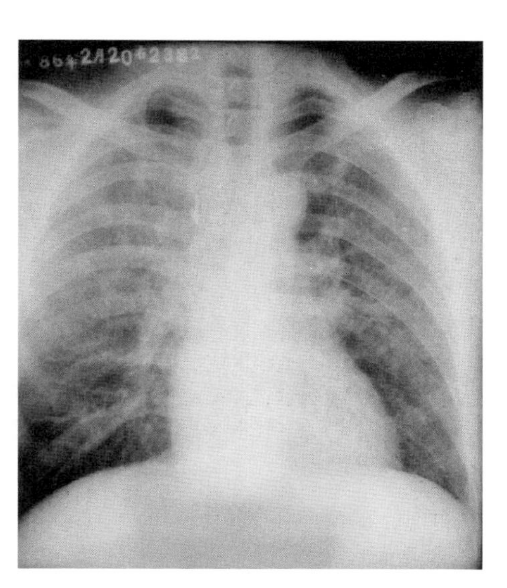

图 3-14-3　急性重度光气中毒

【病例十五】

兔吸入氯气 1 小时。肺出血水肿，肺泡腔内充满水肿液（★），肺内小动脉（A）周围间隙增宽，见图 3-15-1。

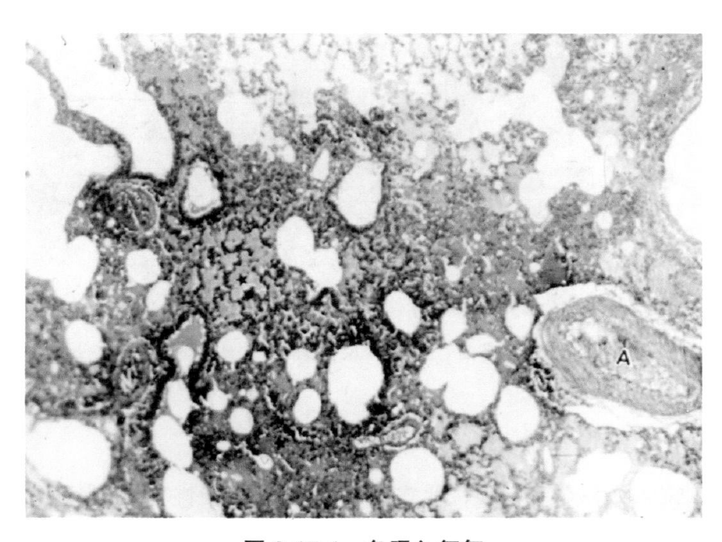

图 3-15-1　兔吸入氯气

兔吸入氯气 1 小时。中毒后 24 小时，两肺广泛水肿出血，肺透明膜（▲）形成，见图 3-15-2。

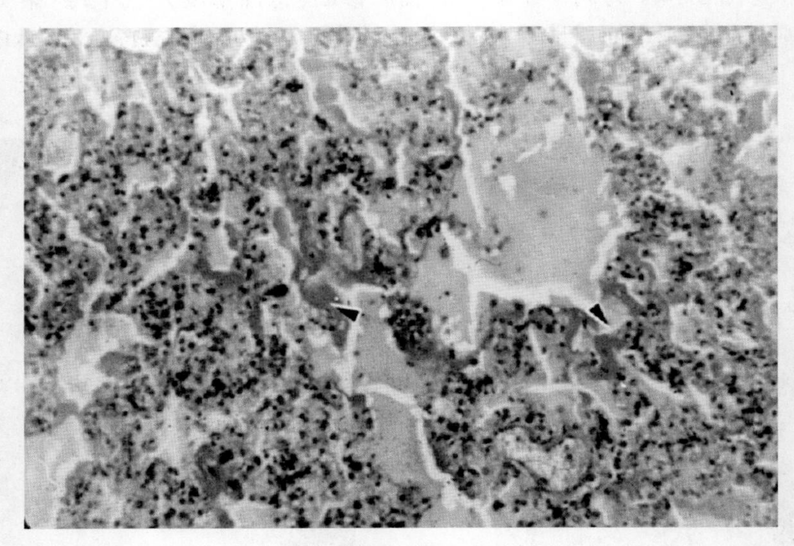

图 3-15-2　兔吸入氯气

同一兔吸入氯气，肺水肿及多量透明膜形成，见图 3-15-3。

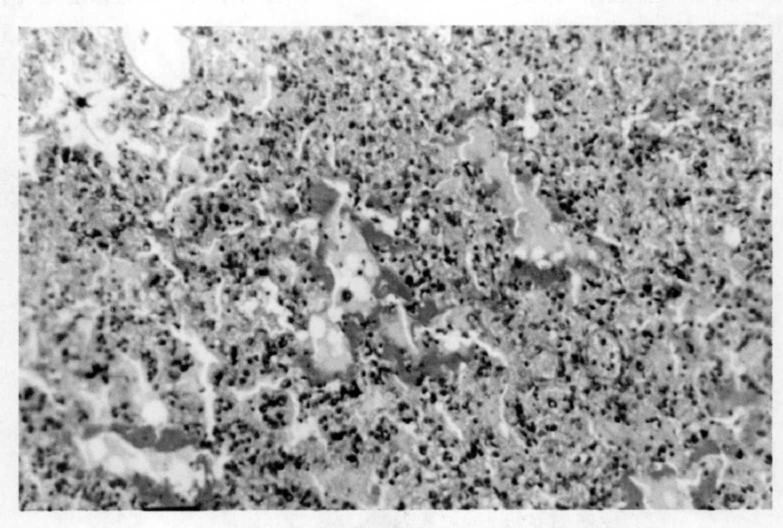

图 3-15-3　肺水肿及多量透明膜形成

【病例十六】

急性吸入 F22 裂解残液气 17 天后死亡。肺泡结构弥漫性损伤，肺泡腔内充满炎性渗出物，肺泡上皮细胞明显增生（▲），呈腺管样。肺间质中成纤维细胞增多，见图 3-16-1。

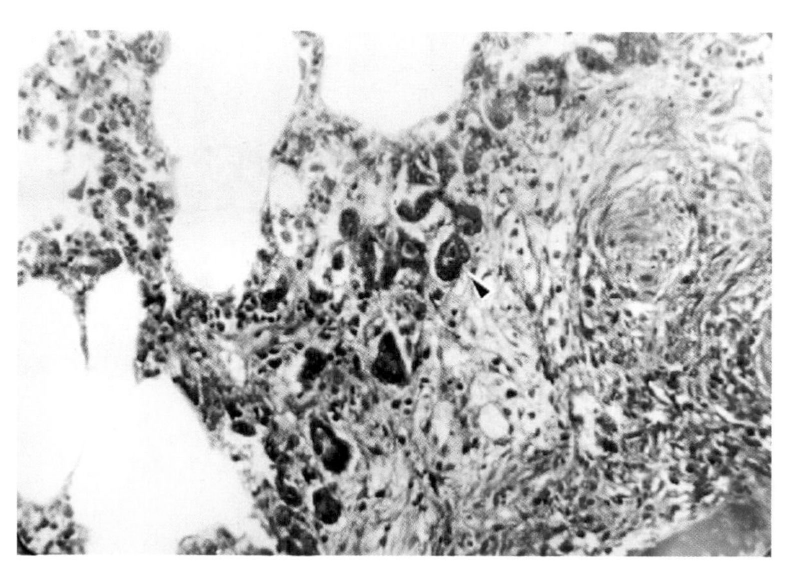

图 3-16-1　急性重度有机氟中毒

【病例十七】

兔吸入 F22 裂解残液气后 24 小时致 ARDS。毛细血管（Cap）内皮细胞（Ed）胞质肿胀，电子密度降低，细胞器消失；上方毛细血管内皮细胞高度肿胀，形成大空泡（1,2,3）。中央为肺泡腔（AL），可见变形坏死的Ⅰ型肺泡上皮细胞（EpⅠ），其核固缩，核膜消失，胞质肿胀，线粒体（Mi）肿胀。肺泡腔中有渗出的纤维蛋白（Fi），见图 3-17-1。

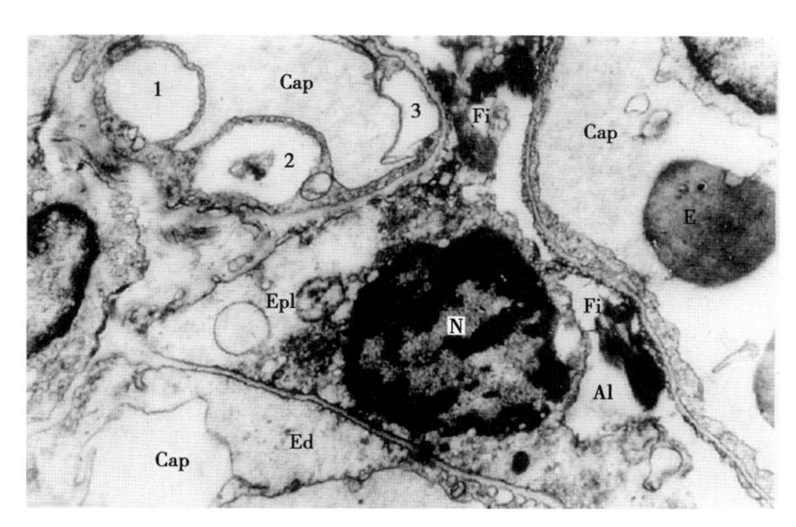

图 3-17-1　兔吸入 F22 裂解残液气